Klärungsorientierte Psychotherapie

Klärungsorientierte Psychotherapie

von

Rainer Sachse

Hogrefe · Verlag für Psychologie
Göttingen · Bern · Toronto · Seattle

Prof. Dr. Rainer Sachse, geb. 1948. 1969-1978 Studium der Psychologie an der Ruhr-Universität Bochum. 1978-1980 Arbeit in einer psychologischen Praxis in Dortmund. Seit 1980 Wissenschaftlicher Mitarbeiter an der Ruhr-Universität Bochum; 1985 Promotion; 1991 Habilitation. Privatdozent an der Fakultät für Psychologie der Ruhr-Universität Bochum; seit 1998 außerplanmäßiger Professor. Leiter des Institutes für Psychologische Psychotherapie. Arbeitsschwerpunkte: Klinische Psychologie, Klientenzentrierte Psychotherapie, Verhaltenstherapie.

Bibliografische Information Der Deutschen Bibliothek
Die Deutsche Bibliothek verzeichnet diese Publikation in der Deutschen Nationalbibliografie; detaillierte bibliografische Daten sind im Internet über <http://dnb.ddb.de> abrufbar.

http://www.hogrefe.de
Aktuelle Informationen • Weitere Titel zum Thema • Ergänzende Materialien

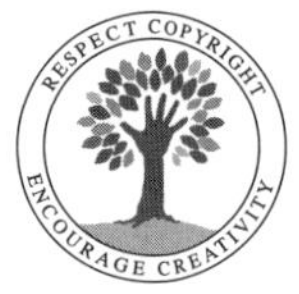

Umschlagabbildung: Edda Wolf, Hamburg
Gesamtherstellung: Druckerei Kaestner GmbH & Co. KG, D-37124 Göttingen/Rosdorf
Printed in Germany
Auf säurefreiem Papier gedruckt

ISBN 3-8017-1643-0

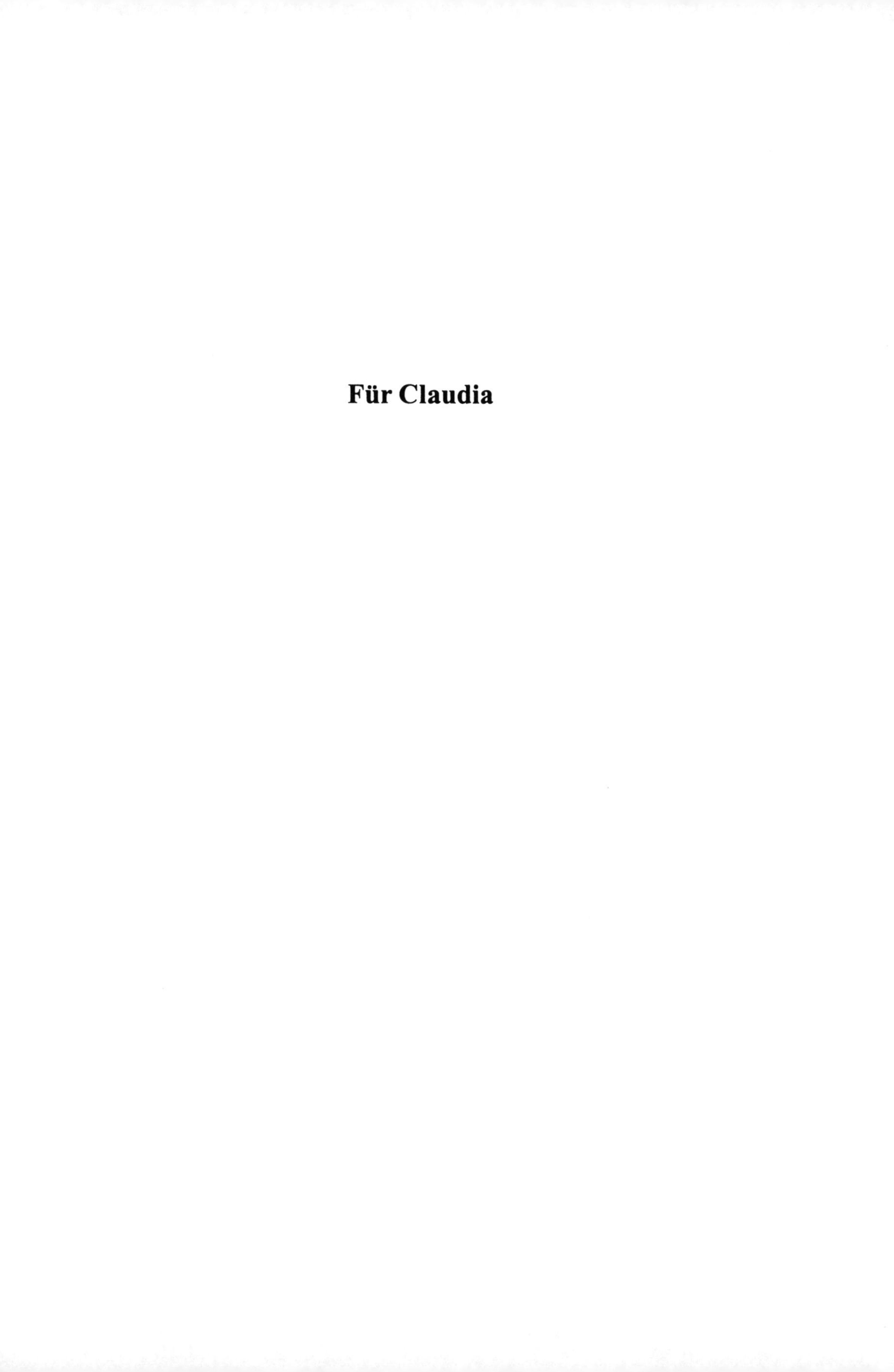

Für Claudia

Inhaltsverzeichnis

1 Was ist Klärungsorientierte Psychotherapie?

> In diesem Kapitel wird erläutert, was unter „Klärungsorientierter Psychotherapie“ verstanden wird; grundlegende Aspekte der Therapieform werden erläutert, wie die Integration von Merkmalen der Gesprächspsychotherapie, der Kognitiven Therapie und der Interaktionellen Verhaltenstherapie.

1.1 Begriffsbestimmung

Klärungsorientierte Psychotherapie ist eine spezifische Therapieform, die bei bestimmten Klienten mit bestimmten Eingangsvoraussetzungen und Problemen indiziert ist, die spezifische Therapieziele verfolgt und dazu spezifische Interventionen und Strategien verwendet und beim Therapeuten eine spezifische Expertise voraussetzt.

Grawe, Donati und Bernauer (1994; vgl. auch Grawe, 1996) haben aus ihrer Meta-Analyse die fundamentale Bedeutung von drei Wirkmechanismen abgeleitet:

- der Klärungsorientierung;
- der Beziehungsgestaltung;
- der Bewältigung.

Wie wir sehen werden, realisiert Klärungsorientierte Psychotherapie die beiden Wirkmechanismen der Klärungsorientierung und der Beziehungsgestaltung in sehr hohem Maße; den Wirkmechanismus der Bewältigung realisiert sie dagegen nur in untergeordnetem Maße (z.B. bei der sogenannten „Bearbeitung der Bearbeitung“ oder im Ein-Personen-Rollenspiel). Klärungsorientierte Psychotherapie ist damit eine Psychotherapie *mit einem bestimmten Wirkungsspektrum und damit einem bestimmtem Indikationsbereich*. Innerhalb dieses Bereichs weist sie eine sehr hohe Expertise auf: sie kann Ziele erreichen, die andere Therapieformen, wie z.B. die Verhaltenstherapie, nicht erreichen können (wie z.B. die Repräsentation von Motiven) bzw. sie erreicht Ziele besser und tiefer als andere z.B. als die Kognitive Therapie (wie z.B. die Bearbeitung affektiver Schemata). Dagegen kann sie andere Ziele, wie z.B. die Vermittlung spezifischer Kompetenzen, deutlich schlechter erreichen als z.B. die Verhaltenstherapie. Klärungsorientierte Therapie ist damit ein *spezifisches Therapieinstrument*. Und dieses Instrument kann gut im Rahmen einer Psychologischen Psychotherapie mit anderen Therapieinstrumenten verbunden werden. Klärungsorientierte Therapie hat damit nicht den Anspruch, eine „Therapie für alles“ zu sein; sie hat aber den Anspruch, innerhalb ihres Geltungsbereichs eine sehr anspruchsvolle, hoch praktische und sehr wirksame Psychotherapie zu sein.

Der Hauptansatzpunkt klärungsorientierter Psychotherapie ist die Klärung, Repräsentation, Integration und Umstrukturierung affektiver und kognitiver Schemata: Motive, Werte, Ziele, Selbstkonzepte, Beziehungskonzepte, Grundüberzeugungen. Das bedeutet: wann immer solche Schemata zu einem Problem beitragen, gibt es eine Indikation zu klärungsorientierter Psychotherapie. Klärungsorientierte Psychotherapie wird insgesamt als ein wichtiges und erfolgreiches therapeutisches Vorgehen eingeschätzt (Grawe, 1998, S. 89; Grawe et al., 1990a, 1990b, 1994).

Ein weiterer wesentlicher Geltungsbereich ist die Beziehungsgestaltung und Beziehungsbearbeitung: der Aufbau und die Pflege einer tragfähigen therapeutischen Allianz, komplementäre und differentielle Beziehungsgestaltung und die Bearbeitung von Beziehungsproblemen sind Hauptanwendungsgebiete klärungsorientierter Psychotherapie.

Und Klärungsorientierte Psychotherapie ist indiziert, wenn Klienten sogenannte „Bearbeitungsprobleme“ aufweisen: wenn sie „in ihren Problemen festsitzen“: wenn sie dysfunktionale Lösungen entwickelt haben, wenn sie immer wieder dieselben Fragen stellen, immer wieder „mehr desselben“ betreiben. Diese „Bearbeitungsschwierigkeiten“ sind ein dritter Arbeitsschwerpunkt der Klärungsorientierten Psychotherapie.

1.2 Entwicklungslinien und Einflüsse

In die Konzepte der Klärungsorientierten Psychotherapie sind Konzepte der Gesprächspsychotherapie, des Focusing, der „process-experiential psychotherapy“, der Kognitiven Therapie, der Interaktionellen Verhaltenstherapie und der Gestalttherapie eingegangen.

Entwickelt hat sich die Klärungsorientierte Psychotherapie aus der Zielorientierten Gesprächspsychotherapie und diese aus der Gesprächspsychotherapie. Im Laufe der Zeit hat sich die Therapieform jedoch so weit von der „klassischen“ Gesprächspsychotherapie weg entwickelt (siehe Sachse & Howe, 1989; Sachse, Lietaer & Stiles, 1992), hat heute mindestens so viele Bezüge zur Kognitiven und zur Interaktionellen Verhaltenstherapie, wie zur Gesprächspsychotherapie und geht theoretisch und in den Interventionsstrategien so weit über Gesprächspsychotherapie hinaus, dass diese Bezeichnung nicht mehr angemessen erscheint. Ich möchte mich daher von der Bezeichnung „Gesprächspsychotherapie“ verabschieden und die Therapieform „Klärungsorientierte Psychotherapie“ nennen.

Mit der Gesprächspsychotherapie hat die Therapie aber nach wie vor die Annahme gemeinsam, dass Empathie, Akzeptierung, Echtheit und Transparenz eine unverzichtbare Basis für die therapeutische Arbeit darstellen. Es wird davon ausgegangen, dass eine tragfähige therapeutische Allianz ein notwendiges Fundament für eine Klärungsorientierte Therapie darstellt, und dass die „Basisvariablen“ sehr gute therapeutische Möglichkeiten sind, dieses Fundament zu schaffen. Diese Basis-Strategien des Therapeuten sind aber nicht alles: darauf müssen spezifische Klärungsstrategien und spezifische Beziehungsgestaltungs-Strategien aufbauen. Und abweichend von der Gesprächspsychotherapie wird auch zentral angenommen, dass Menschen weder eine „fully functioning person“ sind, noch eine „Aktualisierungstendenz“ aufweisen: Menschen weisen biographisch determinierte affektive und kognitive Schemata auf, die ihnen mehr oder weniger Probleme bereiten, und sie sind meist nicht allein in der Lage, diese Probleme zu lösen. Daher reicht es nicht, den Klienten einen „Wachstumsraum“ anzubieten und Therapeuten können auch nicht nondirektiv sein (sie sind es nie gewesen, vgl. Truax, 1966): sie müssen vielmehr Klienten in ihren Prozessen aktiv und prozessdirektiv unterstützen! Therapeuten können auch nicht allen Klienten das gleiche Beziehungsangebot machen, denn Klienten kommen mit völlig unterschiedlichen Beziehungsmustern und Beziehungserwartungen in die Therapie. Die „klassische“ Gesprächspsychotherapie ist therapeutisch unzureichend, sowohl von ihrem Theoriesystem her, als auch, und vor allem, bezüglich ihres therapeutischen Regelwerks (zur ausführlichen Kritik, vgl. Sachse, 1992a; Sachse & Maus, 1991). Sie enthält aber mit dem Konzept der Basisvariablen einige fruchtbare therapeutische Konzepte. Und sie liefert noch ein anderes zentrales Konzept: das Konzept der „Klientenzentrierung“. Klientenzentrierung bedeutet z.B., dass es in der Therapie wesentlich um die *Inhalte des Klienten* geht, darum, dass der *Klient* besser mit seinem Leben klarkommt, darum, den Klienten in der Therapie dort abzuholen, wo er ist. Klientenzentrierung ist damit in einem sehr fundamentalen Sinn ein Basiskonzept von Klärungsorientierter Psychotherapie.

Die Klärungsorientierte Therapie übernimmt aber auch einige Ansätze aus der Kognitiven Therapie, insbesondere von Beck (1979), Beck & Greenberg (1979), Beck et al. (1981). Man muss davon ausgehen, dass

- kognitive Schemata bei Problemen eine große Rolle spielen;
- kognitive Umstrukturierungen damit therapeutisch wesentlich sind;
- damit kognitive Interventionen in der therapeutischen Arbeit bedeutsam sind.

Andererseits lassen sich Menschen aber weder auf kognitive Prozesse, noch auf kognitive Schemata beschränken: affektive Verarbeitungsprozesse spielen bei persönlichen Problemen eine mindestens ebenso große Rolle. Und für den Umgang mit affektiven Schemata und affektiven Verarbeitungsprozessen hat die Kognitive Therapie kaum angemessenen Strategien entwickelt: daher muss eine Klärungsorientierte Psychotherapie über kognitive Strategien hinausgehen. Therapeutisch sind affektive Schemata und solche Interventionen wesentlich, die zur Aktivierung und Klärung affektiver Schemata führen; und diese Strategien gehen weit über den range kognitiver Strategien hinaus.

Die Klärungsorientierte Psychotherapie hat auch Elemente der „Interaktionellen Verhaltenstherapie“ integriert. Von zentraler Bedeutung sind auch Konzepte der komplementären und differentiellen Beziehungsgestaltung (Grawe, 1986, 1987a, 1988a, 1992a, 1996): Therapeuten müssen in der Lage sein, flexibel auf unterschiedliche Beziehungsmuster von Klienten zu reagieren. Therapeuten müssen aber in der Regel noch mehr tun, als Beziehungen nur zu gestalten: sie müssen Beziehungen *bearbeiten*, d.h., sie müssen Beziehungsmuster, Beziehungsmotive, Beziehungserwartungen usw. zum Thema der therapeutischen Arbeit machen. Die Klärungsorientierte Psychotherapie umfasst bestimmte Strategien, die dies ermöglichen.

Von wesentlicher Bedeutung sind auch Konzepte der „process-experiential psychotherapy" (Rice & Greenberg, 1984) wie z.B. das Konzept der Prozessdirektivität (vgl. Greenberg & Pinsof, 1986), das Konzept der „therapeutischen Aufgaben (tasks)" (Greenberg, 1984a, 1984b; Rice & Saperia, 1984), das Konzept des „affektiven Schemas" (Greenberg, Rice & Elliott, 1993) und andere zentrale Begriffe (Greenberg & Paivio, 1997; Wexler & Rice, 1974).

2 Basiskonzepte der Klärungsorientierten Psychotherapie

In diesem Kapitel soll eine Einführung in zentrale therapeutische Konzepte der Klärungsorientierten Psychotherapie gegeben werden; Ziel des Kapitels ist es, *einen ersten Überblick über Grundkonzepte zu geben*, die in späteren Kapiteln dann ausführlicher behandelt werden. Das Konzept der drei therapeutischen Ebenen, das Konzept zentraler Schemata oder „internalen Problemdeterminanten", das Konzept der störungsspezifischen Determinanten, affektive Schemata und affektive Verarbeitungsprozesse und das Konzept der Repräsentation von Schemata oder „Explizierung". Im Anschluss daran werden Grundlagen der therapeutischen Arbeit auf den drei Ebenen vorgestellt.

2.1 Das Konzept der drei therapeutischen Ebenen

Das Konzept der drei therapeutischen Ebenen ist fundamental in der Klärungsorientierten Psychotherapie. Das Konzept stammt von Sachse (1986a) und Sachse und Maus (1991). Es besagt, dass der Therapieprozess sich immer aus drei unterschiedlichen Perspektiven betrachten lässt und dass jede Perspektive eine Analyse-Ebene ergibt, auf der man das therapeutische Geschehen betrachten kann. Die drei Ebenen sind:

- Inhaltsebene,
- Bearbeitungsebene,
- Beziehungsebene.

Jede dieser drei „Betrachtungsebenen" definiert spezifische Analyse-Aspekte, unter denen das therapeutische Geschehen betrachtet werden kann. Jede Ebene macht damit eine spezifische Perspektive auf, jede Ebene stellt andere Arten von Fragen an das Therapiegeschehen. Damit werden auch unter jeder Perspektive andere Aspekte des Therapiegeschehens sichtbar. Alle drei ergänzen sich: um das therapeutische Geschehen zu verstehen ist es daher nötig, alle drei Ebenen zu berücksichtigen.

Die drei Ebenen sind jedoch nicht nur Analyse-Ebenen, es sind auch konzeptuelle Ebenen: man kann theoretisch annehmen, dass sich der Therapieprozess auf diesen Ebenen abspielen kann, und dass er sich zu einem gegebenen Zeitpunkt schwerpunktmäßig auf einer dieser Ebenen abspielt. Das Drei-Ebenen-Modell erhält damit den Status eines theoretischen Konstruktes und, da es z.B. Prozesse wie Interaktionsschwierigkeiten zwischen Therapeuten und Klienten erklären kann, den Status eines explikativen Konstruktes im Sinne von Herrmann (1969).

Man kann annehmen, dass ein Klient je nach Art seiner Problematik überwiegend auf Inhalts-, Bearbeitungs- oder Beziehungsebene „arbeitet" oder „agiert". Je nachdem, welche Arten von Schemata aktiv sind und die aktuelle Verarbeitung und das aktuelle Handeln bestimmen, ist das Verhalten des Klienten entweder überwiegend auf bestimmte Inhalte (Problemaspekte) zentriert oder es ist auf Bearbeitungsaspekte zentriert (z.B. darauf, die Konfrontation mit bestimmten Selbstaspekten zu vermeiden), oder es ist zentriert auf Beziehungsaspekte (z.B. darauf, den Therapeuten zu bestimmten Handlungen zu bewegen). Man kann damit sagen: ein Klient bewegt sich zu einem gegebenen Zeitpunkt aufgrund der Aktivierung bestimmter Schemata (schwerpunktmäßig) auf einer dieser Ebenen.

Das gleiche gilt für den Therapeuten: je nach Art seiner Annahmen und Hypothesen seines Klienten-Modells realisiert der Therapeut überwiegend Interventionen, die auf eine Klärung, Bearbeitung und Veränderung von Inhaltsaspekten, Problembearbeitungsstrategien oder Beziehungsgestaltungshandlungen abzielen.

Auch der Therapeut bewegt sich somit zu einem gegebenen Zeitpunkt (schwerpunktmäßig) auf einer dieser Ebenen.

Die drei Ebenen können daher nicht nur aufgefasst werden als drei mögliche Analyseperspektiven, sondern als drei mögliche Handlungs- und Verarbeitungsebenen, auf denen das therapeutische Geschehen schwerpunktmäßig stattfindet (wobei ein Wechsel der Ebenen jederzeit stattfinden kann!).

2.1.1 Inhaltsebene

Betrachtet man die Schemata eines Klienten, die die Interaktion der Person mit der Umwelt bestimmen bzw. betrachtet man das daraus resultierende Handeln, Erleben oder die relevanten Verarbeitungsprozesse, dann bewegt man sich auf der Inhaltsebene der Psychotherapie. Bezüglich der relevanten internalen Determinanten geht es hier z.B. um relevante Motive, Werte, Ziele, Überzeugungssysteme, Selbstkonzepte usw. der Person. Diese bestimmen, wie eine Person eine Situation auffasst, bewertet, wie sie empfindet und handelt.

Auf der Inhaltsebene kommunizieren Therapeuten und Klienten über bestimmte Probleme und Problemaspekte des Klienten, darüber, welche Gefühle eine Situation beim Klienten auslöst, wie der Klient sich selbst und seine Fähigkeiten einschätzt usw. Therapeuten und Klienten können auch über die Ressourcen des Klienten sprechen, über Lösungen und Lösungsansätze, über den Transfer von Lösungen in den Alltag usw. Therapeuten und Klienten bewegen sich auf der Inhaltsebene, wenn über derartige Aspekte gesprochen wird, ohne dass der Klient (oder der Therapeut!) mit Vermeidungsstrategien beschäftigt ist und ohne dass intransparent-manipulative Interaktionen ablaufen: die therapeutische Kommunikation ist auf Inhalte fokussiert und kann auf Inhalte fokussiert sein (es gibt keine Aspekte in der Interaktion, die dies massiv erschweren oder unmöglich machen).

Bewegt sich der therapeutische Prozess auf der Inhaltsebene (oder wird der Prozess unter dem Aspekt der Inhaltsebene analysiert) dann geht es darum, *worüber* gesprochen wird.

Die Inhaltsebene bezieht sich daher auf Fragen wie:

- Welche Probleme hat der Klient?
- Wie sieht (konstruiert) der Klient seine Probleme?
- Was möchte er in welcher Richtung verändern (Ziele)?

Bewegen sich Therapeut und Klient auf der Inhaltsebene, dann sind Explizierungsprozesse möglich: der Klient kann, mit aktiver Unterstützung durch den Therapeuten, eigene relevante Motive, Ziele, affektive Schemata klären, explizit bewusst machen, mit anderen Erfahrungen integrieren und verändern. Der Therapeut kann diese Prozesse durch entsprechende Interventionen, z.B. auch durch Focusing, unterstützen. Explizierungsprozesse im Sinne einer Motivklärung sind jedoch *nur dann* möglich, *wenn* sich die Therapie auf der Inhaltsebene bewegt. Sind Bearbeitungs- oder Beziehungsebene relevant, erweisen sich diese Prozesse als sehr stark erschwert oder nicht möglich (vgl. Sachse, Atrops, Wilke & Maus, 1992).

2.1.2 Bearbeitungsebene

Betrachtet man die Schemata eines Klienten, die die Problembearbeitung determinieren bzw. betrachtet man die daraus resultierende Problembearbeitung, dann bewegt man sich auf der Bearbeitungsebene von Psychotherapie.

Auf der Bearbeitungsebene steht der Umgang mit dem Inhalt im Focus der Betrachtung: wie geht der Klient mit Problemen, Lösungen usw. um? Möchte er einen Inhalt klären oder hält er ihn für nicht klärungsbedürftig? Betrachtet er eigene Motive und Handlungen oder betrachtet er externale Situationskomponenten?

Die Frage ist hier, wie sich der Klient Problemen annähert, welche Strategien der Klient anwendet, um mit den Problemen umzugehen. Die Frage ist auch, ob diese Strategien funktional sind, zu einer Lösung führen können oder ob sie dysfunktional sind, also eine Lösung eher behindern oder verhindern.

Die Bearbeitungsebene bezieht sich daher auf Fragen wie:

- Wie geht ein Klient selbst mit seinen Problemen um?
- Ist der Umgang mit eigenen Problemen funktional oder dysfunktional?
- Trägt der eigene Umgang mit Problemen zur Problemstabilisierung bei?

Die Bearbeitungsebene umfasst weiterhin Fragen wie:

- Nimmt der Klient bei der Betrachtung eigener Probleme eine internale oder externale Perspektive ein?
- Nimmt der Klient eigene Gefühle als wichtige Informationsquelle wahr und ernst?
- Vermeidet der Klient die Konfrontation mit unangenehmen Selbstaspekten?
- Hat der Klient selbst Fragestellungen in Bezug auf eigene Problemaspekte?

Ein wesentliches Beispiel für die Relevanz der Bearbeitungsebene sind Klienten mit psychosomatischen Störungen. Diese Klienten zeigen eine dysfunktionale Problembearbeitung in einem so hohen Ausmaß, dass eine Bearbeitung relevanter Motive, Selbstaspekte usw. zunächst im Therapieprozess gar nicht möglich ist. Die Klienten vermeiden systematisch eine Konfrontation mit negativen Selbstaspekten, so dass diese gar nicht fokussiert und geklärt werden können. Daher ist es in der ersten Phase der Therapie notwendig, die dysfunktionale Problembearbeitung selbst zum Gegenstand der Therapie zu machen. Der Therapeut verarbeitet und handelt damit primär auf der Bearbeitungsebene. Diese therapeutische Vorgehensweise erweist sich bei psychosomatischen Klienten als hoch effektiv (vgl. Sachse & Atrops, 1991; Sachse, 1990f, 1991e, 1993c, 1994c, 1995a, 1995b, 1995c).

Im Therapieprozess ist es sehr wesentlich, dass ein Therapeut versteht, wie ein Klient mit seinen Problemen umgeht:

- Zeigt er bereits konstruktive Ansätze, die in der Therapie genutzt oder weiter ausgebaut werden können?
- Stabilisiert er durch ungünstige Problembearbeitungen sein Problem?
- Ist die Problembearbeitung so ungünstig, dass sie selbst verändert werden muss, bevor das (inhaltlich definierbare) Problem angegangen werden kann?

2.1.3 Beziehungsebene

Betrachtet man die Schemata eines Klienten, die speziell die Beziehungsgestaltung und Interaktion mit anderen Personen determinieren bzw. das daraus resultierende Interaktionsverhalten, dann bewegt man sich auf der Beziehungsebene von Psychotherapie. Der Focus liegt hier auf der Frage, wie der Klient Beziehungen, auch die Beziehung zum Therapeuten, gestaltet. Dabei kann und sollte man hier zwei Arten von Beziehungsaspekten unterscheiden:

1. den Aspekt der therapeutischen Arbeitsbeziehung: dieser Aspekt tangiert die Grundlage der therapeutischen Arbeit, er tangiert jedoch noch nicht (notwendigerweise) problematisches Interaktionsverhalten des Klienten selbst;
2. den Aspekt des Interaktionsspiels: hier trägt der Klient problematische Interaktionsmuster in die Therapie hinein, die mit der therapeutischen Arbeitsbeziehung nichts zu tun haben: hier werden vielmehr interaktionelle Schemata (oder „Pläne“, vgl. Caspar, 1984, 1986, 1989; Caspar & Grawe, 1982a, 1982b; Grawe, 1982, 1992b; Grawe & Caspar, 1984) des Klienten in der therapeutischen Interaktion aktiviert, die den Klienten dazu führen, Verhaltensweisen dem Therapeuten gegenüber zu realisieren, die er auch anderen Personen gegenüber realisiert.

2.1.4 Arbeitsbeziehung

Bezüglich der Arbeitsbeziehung (oder „therapeutischer Allianz“, vgl. Bordin, 1976; Gomes-Schwartz, 1978; Hartley & Strupp, 1983; Horowitz et al., 1984; Luborsky, 1984; Luborsky et al., 1980; Marziali, 1984; Marziali et al., 1981; Moras & Strupp,

1982; Morgan, 1978; Morgan et al., 1982) wird einmal die Frage erörtert, durch welche Handlungen ein Therapeut zum Aufbau einer tragfähigen Therapeut-Klient-Beziehung beitragen kann. Zum anderen wird bezüglich des Klienten analysiert, ob dieser eine Arbeitsbeziehung zum Therapeuten aufnimmt und, falls nicht, was dem im Wege steht, bzw. was die Beziehungsaufnahme-Probleme bedeuten.

Bei der therapeutischen Beziehung oder „Arbeitsbeziehung" zwischen Therapeut und Klient geht es um Fragen wie:

- Besteht eine vertrauensvolle Beziehung zwischen Therapeut und Klient?
- Schätzt der Klient den Therapeuten als kompetent ein?
- Nimmt der Klient eine Klientenrolle ein? u.ä.

Die Arbeitsbeziehung zwischen Therapeut und Klient kann als eine Grundlage therapeutischer Arbeit angesehen werden. Jede Selbstöffnung des Klienten, jeder Explizierungsprozess setzt voraus, dass der Klient eine vertrauensvolle, „tragfähige" Beziehung zum Therapeuten hat: andernfalls lässt sich der Klient auf einen solchen Prozess gar nicht ein (Sachse & Neumann, 1987a; Sachse et al., 1992). Die therapeutische Beziehung in diesem Sinne ist der fundamentalste Faktor von Psychotherapie, ohne den praktisch keine erfolgreiche Therapie möglich ist (vgl. Orlinsky, Grawe & Parks, 1994).

2.1.5 Interaktionsspiele

Wie ausgeführt, können Klienten Schemata (Strukturen) aufweisen, nach denen sie Beziehungen in manipulativer, intransparenter Weise gestalten. Diese Schemata wenden sie auf sehr unterschiedliche Interaktionssituationen und Interaktionspartner an. Sie wenden sie auch auf den „Interaktionspartner Therapeut" an: sie realisieren damit diese intransparenten Interaktionsmuster auch in der Therapie. Damit entstehen für den Therapeuten massive Probleme:

- der Therapeut kann nicht mehr mit dem Klienten „über" ein Problem sprechen: das Problem wird nicht thematisiert, es passiert.
- der Therapeut wird hier von einem Supervisor, der gemeinsam mit den Klienten an dessen Problemen arbeitet, zu einem Teil des Problems: er wird in das Problem involviert, ob er will oder nicht und benötigt daher meist dringend selbst einen Supervisor, um den Prozess zu verstehen.

Derartige Interaktionsmuster sind typisch für Klienten mit Persönlichkeitsstörungen: diese Klienten bringen bestimmte Interaktionsmuster in die Therapie mit; damit bewegen sich diese Klienten ausschließlich auf Beziehungsebene. Will der Therapeut den Prozess verstehen und beeinflussen, muss er sich ebenfalls auf Beziehungsebene bewegen: er muss seine Verarbeitung darauf ausrichten, was nun aktuell zwischen ihm und dem Klienten geschieht und muss seine Interventionen darauf ausrichten, dies transparent zu machen (vgl. Sachse, 1987; 1992a, 2000e).

2.2 Die therapeutische Arbeit auf der Inhaltsebene

Die therapeutische Arbeit auf der Inhaltsebene bezieht sich vorwiegend auf die Repräsentation (Klärung), Integration und Umstrukturierung kognitiver und affektiver Schemata, der sogenannten „internalen Determinanten" der von Klienten bearbeiteten Probleme.

2.2.1 Internale Determinanten

Theoretisch wird in der Klärungsorientierten Psychotherapie davon ausgegangen, dass affektive und kognitive Schemata die zentralen Determinanten komplexer Klientenprobleme sind. Diese „internalen Determinanten" bestimmen,

- wie eine Person eine Situation auffasst und verarbeitet;
- welche Kognitionen, Emotionen und Affekte bei einer Person ausgelöst werden;
- wie eine Person handelt.

Die jeweils aktivierten Schemata determinieren den jeweiligen „state of mind" der Person; sie bestimmen,

- in welcher Stimmung die Person sich befindet;
- welche Gedächtnisbestände aktiviert oder leicht aktivierbar sind;
- was eine Person zentral im Bewusstsein hat.

Daher stehen *aktuelle Verarbeitungsprozesse* und die denen zugrundeliegenden *Schemata* im Zentrum der therapeutischen Arbeit in der Klärungsorientierten Therapie. Anders als in der Verhaltenstherapie wird den Situationen selbst nicht so viel Aufmerksamkeit geschenkt; Situationen spielen insofern eine Rolle, als sie Schemata aktivieren. Das Zentrum der therapeutischen Arbeit liegt dann aber bei den Verarbeitungsprozessen und Schemata.

Psychologisch kann man davon ausgehen, dass eine Person eine Situation in für sie spezifischer, idiosynkratischer Weise verarbeitet. Dass sie eine Situation als ängstigend, als herausfordernd, als kränkend usw. erlebt, hängt im Wesentlichen davon ab, was die Person in die Situation mitbringt: verschiedene Personen (mit unterschiedlichen Voraussetzungen) verarbeiten die gleiche Situation auf völlig andere Weise. Daher können Interpretationen und Reaktionen nicht nur auf die Situation zurückgehen: sie müssen spezifisch mit der Person zu tun haben.

Wie eine Person eine bestimmte Situation interpretiert, hängt wesentlich von internalen Strukturen ab: von eigenen Motiven, Erwartungen, Kompetenzeinschätzungen usw. Eine Person bringt somit psychische Komponenten in die Situation mit, die Verarbeitung, Erleben und Handeln ganz wesentlich determinieren: sie weist daher „internale Determinanten" der Verarbeitung, des Erlebens und Handelns auf. Diese internalen Determinanten gehen (weitgehend) auf spezifische Erfahrungen der Person zurück, sie sind theoretisch als (kognitive oder affektive) Schemata konzipierbar (Beck & Freeman, 1993; Sachse, 1992a).

Relevante, d.h., für ein persönliches Problem eines Klienten bedeutsame internale Determinanten können dabei sehr unterschiedlicher Natur sein:

- es kann sich um eigene Motive, Werte, Ziele der Person handeln;

- es kann sich um Überzeugungs- und Glaubenssysteme handeln;
- es kann sich um Konstruktionen über „die Realität“ handeln;
- es kann sich um Einschätzungen der eigenen Kompetenz, Ressourcen usw. handeln und vieles mehr.

In jedem Fall bestimmen diese Determinanten der Person in hohem Maße mit,
- welche Interpretation einer Situation die Person vornimmt (z.B. als bedrohlich, kränkend, herausfordernd usw.);
- welche Emotionsprozesse ausgelöst werden (Traurigkeit, Scham, Freude usw.);
- welche affektiven Reaktionen oder „felt senses“ ausgelöst werden (z.B. ein diffuses Gefühl von Unbehagen, das die Person zwar spüren kann, jedoch ohne zu wissen, was es genau bedeutet);
- welche Handlungsimpulse ausgelöst werden.

Therapeutisch kann man daher davon ausgehen, dass eine Klärung dieser internalen Determinanten ein zentrales Ziel der Therapie ist: wenn internale Determinanten dieser Art wesentlich problematisches Erleben und Handeln mitbestimmen, dann müssen diese Determinanten auch im Zentrum der therapeutischen Arbeit stehen.

Aus diesen Überlegungen lässt sich das zentrale Ziel der Klärungsorientierten Psychotherapie ableiten:

1. Eine Person weist ein persönliches Problem auf: d.h., sie reagiert in einer bestimmten Art und Weise, z.B. mit Angst, Niedergeschlagenheit o.ä.
2. Diese Reaktion entsteht jedoch nicht durch die Situation selbst: die gleiche Situation kann bei anderen Personen völlig andere Reaktionen auslösen.
3. Dass die Person genau so und nicht anders reagiert (z.B. mit Angst), hängt ganz spezifisch von ihren Schemata, Motiven, Konstruktionen usw. ab.
4. Die problematischen Erlebens- und Verhaltensweisen der Person gehen also auf spezifische, idiosynkratische, internale Determinanten zurück.
5. Diese internalen Determinanten stellen damit den zentralen therapeutischen Ansatzpunkt dar. Sie müssen geklärt, repräsentiert und verändert werden. D.h.: sie müssen therapeutisch bearbeitbar werden.

2.2.2 Schema-theoretische Konzeption internaler Determinanten

Folgt man störungstheoretischen Postionen von (vgl. 1986, 1987a, 1987b, 1988a, 1988b) und Sachse (1992a), dann können problemrelevante internale Determinanten auch schematheoretisch konzipiert werden. Eine solche Konzeption hat Vorteile, da dadurch bestimmte Charakteristika psychische Probleme sehr gut verstanden werden können, z.B.:

- dass Personen bestimmte Erlebnis- und Handlungsweisen feststellen oder ausführen, obwohl sie diese gar nicht wollen und sie „eigentlich“ als unsinnig, schädlich oder unangemessen empfinden;
- dass Personen Handlungen ausführen, die an wichtigen eigenen Zielen und Motiven „vorbeigehen“, ja sogar das Erreichen wichtiger Ziele systematisch verhindern und hohe emotionale oder soziale „Kosten“ erzeugen;

- dass Personen solche Erlebnisweisen und Handlungen zuverlässig, hoch automatisiert zeigen und selbst kaum Kontrolle darüber haben;
- dass sie selbst die Gründe ihres Erlebens und Handelns nicht verstehen.

Schemata sind organisierte Wissensstrukturen (vgl. Bartlett, 1932; Piaget, 1936, 1976; Schank & Abelson, 1977) oder motivational-affektive Netzwerke (Kuhl, 1983a), die durch Erfahrung gebildet werden: spezifische Erfahrungen mit bestimmten Situationen, Personen, eigenen Handlungen usw. „kondensieren“ zu Strukturen, die von der Person, sind sie einmal vorhanden, auf entsprechende Situationen wieder angewandt werden. Macht eine Person permanent die Erfahrung zu versagen, zu scheitern, keine Kontrolle zu haben und ähnliches, dann bildet sich ein Selbstschema eigener Inkompetenz (vgl. Beck et al., 1981). Schemata werden dann von entsprechenden situationalen Auslösern aktiviert: dabei kann ein Schema sehr spezifisch sein (z.B. nur durch eine ganz bestimmte Situation ausgelöst werden, etwa ein Schema „ich bin unattraktiv für Frauen“, das nur in Interaktionen aktiviert wird, in denen es um Partnerschaft geht), oder es kann sehr generalisiert sein (z.B. ein Schema „ich bin ein Versager“, das durch praktisch jede Art von Anforderungssituation ausgelöst werden kann).

Ist ein Schema einmal aktiviert, dann determiniert es

- die weitere Situationsverarbeitung,
- das emotionale Empfinden,
- die Handlung.

Die Verarbeitung wird voreingenommen (Beck & Emery, 1981; Beck et al., 1981; Sachse & Musial, 1981): die Situation wird schema-konform interpretiert (z.B. als überfordernde Situation, in der man scheitern kann usw.); andere Aspekte der Situation werden ignoriert (z.B., dass man Erfolg haben und sich beweisen kann) oder systematisch verzerrt. Schemata erzeugen damit in hohem Maße Interpretationen, die das Schema stützen oder bestätigen oder Handlungen, die selbsterfüllende Prophezeiungen produzieren.

Die Anwendung von Schemata ist der Person auch nicht bewusst repräsentiert: die Person bemerkt selbst nicht, dass sie ein Schema auf die Situation anwendet und so bestimmte Konstruktionen erzeugt: sie hält ihre Interpretation für „die Realität“ und ihr Erleben und Handeln für zwangsläufig. Auch ist die Anwendung des Schemas meist hoch automatisiert, schnell und fast kapazitätsfrei: die Person nimmt Interpretationen unbewusst (im Sinne „automatischer Gedanken“ von Beck et al., 1981), sehr schnell und ohne weitere Überlegungen vor, so dass sie das, was in ihr passiert, nur schwer selbst betrachten kann (vgl. auch Frederiksen, 1972, 1975a, 1975b; Langer & Abelson, 1974; Pichert & Anderson, 1977; Spiro, 1977, 1980).

Auch ist das Schema selbst den Personen in aller Regel unklar: sie wissen nicht, auf welche Erfahrungen, Annahmen, Motive usw. diese Interpretationen und Handlungen zurückgehen.

Und genau dies sind die Ansatzpunkte klärungsorientierter Therapie: die relevanten Schemata müssen deautomatisiert werden, die Person muss erkennen, dass sie Situationen aufgrund solcher Schemata verarbeitet und handelt, und sie muss das Schema bewusst repräsentieren, mit anderen Erfahrungen integrieren und verändern.

Es lassen sich verschiedene Arten von Schemata unterscheiden. Wesentlich sind insbesondere drei Arten von Schemata:

- Schemata, die Person-Umwelt-Bezüge bestimmen,
- Bearbeitungs-Schemata,
- Beziehungs-Schemata.

2.2.3 *Inhalts-Schemata: Schemata, die Person-Umwelt-Bezüge bestimmen*

Schemata, die in ganz allgemeiner Weise den Umgang der Person mit alltäglichen Situationen oder Personen bestimmen, können in hohem Maße problemrelevant sein. Es sind Schemata, die die „Person-Umwelt-Bezüge" einer Person determinieren (vgl. Heckhausen, 1963, 1969, 1977, 1980).

Hier sind bedeutsam:

- Motive und Ziele einer Person: was will eine Person erreichen? Spielen Leistungsaspekte für sie eine zentrale Rolle?
- Überzeugungen und Glaubenssysteme: z.B. die Überzeugung, man werde von anderen Personen geschädigt, hintergangen und betrogen
- Selbstkonzepte oder Selbstwertüberzeugungen: z.B. die Überzeugung, im Grunde inkompetent und wertlos zu sein usw.

Derartige Schemata bestimmen in hohem Maße,

- wie eine Person eine gegebene Situation interpretiert: als Bedrohung (z.B. des Selbstwertes), als Herausforderung (z.B. eigener Ressourcen) usw. (vgl. Lazarus et al., 1980a);
- welche Erwartungen die Person in einer Situation entwickelt, Erwartungen an sich („ich muss besonders gut sein") oder an andere („andere sind verpflichtet, sich um mich zu kümmern");
- wie sie selbst ihre Kompetenzen und Handlungsmöglichkeiten einschätzt, welche Handlungen sie für erfolgreich oder erfolglos hält usw.

Hier spielen, wie deutlich wird, nicht nur kognitive, sondern auch affektive Schemata eine Rolle (vgl. Beck & Freeman, 1993; Sachse, 1992a). Erfahrungen der Person „verdichten" sich auch zu affektiven Schemata, die in Situationen ausgelöst werden und die zu unspezifischen Empfindungen führen können, z.B. zu der Empfindung von Unbehagen, diffusem Unwohlsein o.ä. oder die sich auch in körperlichen Reaktionen niederschlagen können, die Gendlin (1970, 1978a, 1978b) „felt sense" nennt: dies sind körperliche Reaktionen, die die Person darüber informieren, dass etwas für sie Bedeutsames passiert, dessen Bedeutung jedoch noch nicht hinreichend geklärt ist (vgl. Neumann & Sachse, 1992; Sachse, 1985; Sachse & Atrops, 1989; Sachse & Neumann, 1983, 1986, 1987a, 1987b; Sachse et al., 1992; Schneider & Sachse, 1992). Hier laufen damit affektive Verarbeitungsprozesse auf sehr elementarem Niveau ab, die von kognitiven Analysen weitgehend unabhängig sein können (Zajonc, 1980, 1984).

Somit bestimmen derartige Schemata in hohem Maße, wie eine Person eine Situation auffasst, was sie empfindet und wie sie handelt oder handeln kann. Und somit bestimmen Schemata auch in hohem Maße problematische, dysfunktionale Erlebens- und Verhaltensweisen einer Person mit.

2.2.4 Bearbeitungs-Schemata

Klienten lernen in ihrer Biographie auch Strategien, wie man mit persönlichen Problemen umgeht oder nicht umgeht. Auch diese Strategien verdichten sich zu automatisierten Schemata, die (als meta-kognitive Operationen) bestimmen, wie eine Person mit Problemaspekten umgeht: ob sie eigene Gefühle als wichtige Informationsquelle über eigenes Befinden auffasst oder ob sie eigene Gefühle als störend, das eigene Funktionieren beeinträchtigend einschätzt und somit Gefühle weitestgehend ignoriert; ob sie Probleme in Teilaspekte aufgliedern kann, die sich sukzessiv bearbeiten lassen oder ob sie versucht, „alles auf einmal zu machen" usw.

Solche Problembearbeitungen können hoch automatisiert und der Person somit als spezifische Strategien gar nicht mehr bewusst sein: die Person bemerkt gar nicht mehr, dass ihre Problemlösung hochgradig voreingenommen ist, dass sie die Lösung selbst überprüfen und revidieren müsste (weil sie u.U. selbst zum Problem geworden ist; vgl. Watzlawick, Weakland & Fish, 1974).

Prinzipiell können die bei einer Person vorhandenen Problemlösestrategien funktional sein. Sie können sinnvoll genutzt werden, um bestehende Probleme konstruktiv zu bearbeiten. Die Person hat jedoch u.U. noch nicht erkannt, dass bestimmte Strategien auf bestimmte Probleme angewandt werden können. In diesem Fall stellen diese Strategien eine wichtige Ressource im Therapieprozess dar: Therapeuten können diese Ressourcen aktivieren und Klienten anleiten, sie sinnvoller als bisher zu nutzen.

Bearbeitungsstrategien können jedoch auch dysfunktional sein: dann führen sie dazu, dass Probleme gerade nicht geklärt oder verändert werden können; diese Strategien können das Problem sogar konservieren oder verschlimmern. In diesem Fall „sitzen" die Klienten in ungünstigen Strategien fest: sie stellen sich immer die gleichen Fragen, entwickeln die gleichen Erklärungen, nehmen die gleiche Perspektive ein, entwickeln Lösungen, ohne dass sie das Problem verstanden haben usw. Ist dies der Fall, dann müssen die Bearbeitungsstrategien selbst zum Gegenstand der Therapie werden: bevor Person-Umwelt-Schemata überhaupt verändert werden können, müssen die Strategien der Problembearbeitung geändert werden.

2.2.5 Beziehungs-Schemata

Personen entwickeln aufgrund umfangreicher Interaktionen mit anderen Personen auch Schemata bezüglich der Interaktion mit anderen Personen (diese Schemata könnte man auch als „Skripte" bezeichnen, vgl. Schank & Abelson, 1977).

Solche „Beziehungs-Schemata" enthalten

- Ziele und Intentionen in Bezug auf andere Personen: was will ich von anderen Personen? Was sollen die für mich, im Hinblick auf mich tun?
- Strategien, wie ich diese interaktionellen Ziele erreichen kann, mit welchen Arten von Verhaltensweisen ich andere Personen dazu bringen kann, bestimmte Dinge für mich zu tun.

- Annahmen darüber, wie andere Personen mit mir umgehen, was sie von mir wollen, wie sie mich behandeln, auf welche meiner Verhaltensweisen sie wie reagieren werden.

Auch Beziehungs-Schemata können funktional oder dysfunktional sein. Dysfunktional sind sie insbesondere dann,

- wenn eine Person Interaktionsintentionen hat, die andere Personen in der Regel nicht teilen: ich möchte z.B. eine andere Person kontrollieren, aber in der Regel wird eine andere Person sich das nicht lange gefallen lassen;
  und
- wenn meine Handlungen und Strategien, mit deren Hilfe ich meine Intentionen realisiere, intransparent und manipulativ sind (ich z.B. die Person dadurch kontrolliere, dass ich mich schwach stelle, anstatt meine Intention offen vorzutragen);
  und
- wenn meine Handlungen unflexibel sind, ich Interaktionen praktisch nur nach einem Schema gestalte (z.B. ohne es selbst zu wissen) und mich somit nicht mehr situationsangemessen verhalten kann;
  und
- wenn damit Beziehungen nicht mehr reziprok verlaufen (d.h. wenn ich ständig meine Intentionen durchsetze, die Intentionen des Interaktionspartners jedoch „auf der Strecke bleiben“).

Derartige Schemata führen zu einem Interaktionsverhalten, das wir in Anlehnung an den transaktionsanalytischen Begriff (vgl. Berne, 1961, 1963, 1967; English, 1980; Schlegel, 1987) als „Spiel“ bezeichnen; dieses Interaktions- und Intentionsmuster bedarf im Therapieprozess einer besonderen (und besonders sorgfältigen) Analyse und spezifischer therapeutischer Strategien (vgl. auch das sogenannte „Testkonzept“ der Mount Zion Psychotherapy Research Group, z.B. Ambühl & Dobbies, 1991; Sampson & Weiss, 1986; Silberschatz, 1986; Silberschatz et al., 1986, 1989, 1990, 1991).

2.2.6 Schema-Art und Störung

In der Klärungsorientierten Therapie wird davon ausgegangen, dass die drei Arten von Schemata bei verschiedenen Klienten eine unterschiedlich große Rolle spielen: es gibt Klienten, deren Probleme hauptsächlich auf „Person-Umwelt-Schemata“ zurückzuführen sind, deren Bearbeitungsstrategien (im Wesentlichen) funktional sind und die keine Beziehungs-Schemata aufweisen, die intransparente Interaktionsmuster determinieren.

Es gibt jedoch auch Klienten, die neben problematischen Person-Umwelt-Schemata sehr ungünstige Bearbeitungsstrategien aufweisen, die in dysfunktionalen Bearbeitungen „festsitzen“ usw. Und es gibt Klienten, die (neben anderen) Schemata aufweisen, die manipulative, intransparente Interaktionsmuster zur Folge haben.

Dies bedeutet, dass die Ausgangsbedingungen von Klienten keineswegs einheitlich sind: verschiedenen Klienten kann damit nicht das gleiche therapeutische Angebot gemacht werden.

Weist ein Klient „nur“ problematische Person-Umwelt-Schemata auf, dann kann sich die therapeutische Arbeit auf diese konzentrieren: es ist nicht notwendig, die dysfunktionale Problembearbeitung als solche zu bearbeiten und auch eine Klärung dysfunktionaler Interaktionsmuster steht nicht an (in diesem Fall gibt es auch keine „Übertragung“ und daher sind Bearbeitungen von Übertragung sinnlos und eher schädlich, vgl. Orlinsky, Grawe & Parks, 1994). Weist eine Person jedoch in hohem Maße Bearbeitungsprobleme auf, dann ist eine therapeutische „Bearbeitung der Bearbeitung“ nötig, parallel oder vor der Bearbeitung der inhaltlich bestimmbaren Schemata: ansonsten behindern diese dysfunktionalen Bearbeitungs-Schemata eine konstruktive therapeutische Arbeit in hohem Maße.

Weist die Person Interaktionsprobleme auf, dann müssen die entsprechenden Schemata in der Therapie vorrangig bearbeitet werden, da ansonsten dieses Interaktionsverhalten sowohl die Entwicklung einer therapeutischen Allianz als auch eine konstruktive Problembearbeitung massiv „sabotiert“ (ohne dass dem Klient diese Absicht bewusst ist!).

Es wird auch angenommen, dass zwischen der Art der problemrelevanten Schemata und der daraus resultierenden Verarbeitungs-, Erlebens- und Handlungsweisen einerseits und der Art der diagnostizierten Störung andererseits enge Beziehungen bestehen. So spielen bei Störungen wie Angst oder Depression solche Schemata eine Rolle, die die Interaktion der Person mit der Umwelt betreffen (z.B. ungünstige Selbst-Schemata, die entsprechend negative Situationsverarbeitungen determinieren, charakteristische affektive Verarbeitungsprozesse und Handlungen).

Bei psychosomatischen Erkrankungen spielen neben diesen Person-Umwelt-Schemata die Bearbeitungs-Schemata eine zentrale Rolle. Die Klienten zeigen eine hochgradig dysfunktionale Problembearbeitung. Sie vermeiden die Konfrontation mit Selbst-Aspekten, zeigen eine externale Perspektive und halten eigene Emotionen für „Störfaktoren“, die ein reibungsloses Funktionieren der eigenen Person verhindern (vgl. Sachse, 1995a).

Bei Klienten mit Persönlichkeitsstörungen sind dagegen Schemata relevant, die sich auf die Gestaltung von Beziehungen und Interaktionen beziehen (vgl. Beck & Freeman, 1993; Fiedler, 1993, 1994a, 1994b, 1994c, 1994d, 1995). Klienten mit diesen Störungen weisen intransparente, unflexible Interaktionsmuster auf, die längerfristig zu hohen Kosten führen. Diese interaktionellen Verhaltensmuster realisieren die Klienten auch in der Therapie, in der Interaktion mit dem Therapeuten.

Diese Sichtweise macht Folgendes deutlich:

- welche Art von Schema in der Therapie bearbeitet werden muss, hängt vom jeweiligen Klienten, seinen Problemen und Eingangsvoraussetzungen ab;
- die konkrete Gestaltung der Therapie, von konkreten Einzelinterventionen bis zur Gestaltung der therapeutischen Beziehung, hängt damit von der Art der Störung und von anderen Bedingungen ab;
- damit muss eine Therapie notwendigerweise klientenzentriert sein, und zwar in dem Sinne, dass sie Bezug nimmt auf die jeweiligen Probleme und Eingangsvoraussetzungen des Klienten und dem Klienten ein solches therapeutisches Angebot macht, dass auf diese Bedingung „passt“;

- daher kann man keinesfalls allen Klienten das gleiche therapeutische Angebot machen: dieses muss sowohl die Art der Störung, die Art der Eingangsbedingungen, das konkrete Verhalten des Klienten in der Therapie und andere Faktoren berücksichtigen: das therapeutische Angebot kann daher nur ein differentielles sein.

2.2.7 *Affektive Schemata und affektive Verarbeitungen*

Die grundlegenden problemdeterminierenden Schemata können, wie ausgeführt, kognitive Schemata sein, wie Überzeugungen, Annahmen über die Realität, Selbstkonzepte u.a. Daher spielt auch die Bearbeitung kognitiver Schemata eine Rolle in der Therapie. Die problemdeterminierenden Schemata können jedoch auch affektive Schemata sein. Affektive Schemata sind „Verdichtungen" affektiver Erfahrungen in der Biographie. Affektive Schemata werden (wie kognitive) durch bestimmte Situationsaspekte (bottom up) aktiviert; ihre Aktivierung führt dann zu bestimmten Affekten:

- zu bestimmten Stimmungen der Person;
- zu diffusen Gefühlen, z.B. von Unbehagen, von Bedrohung, von Unzufriedenheit;
- zu körperlichen Reaktionen, „die etwas bedeuten", von denen die Person aber oft nicht weiß, was sie bedeuten, den sogenannten „felt senses" (Gendlin, 1978b).

Diese Prozesse kommen meist durch automatisierte, schnell ablaufende Schema-Aktivierungen zustande; sie erfordern weder Situations-Analysen noch kognitive Verarbeitungsprozesse: sie sind prä-kognitiv. Diese Affekte weisen allerdings immer auf die Aktivierung affektiver Schemata hin: sie sind Indikatoren für eine Schema-Aktivierung. Tauchen Affekte bei Problemen auf, so ist das ein Indikator dafür, dass affektive Schemata bei diesen Problemen eine Rolle spielen, d.h., dass sie relevante internale Determinanten des Problems sind. Und damit wird deutlich, dass sie therapeutisch bearbeitet werden müssen: sie dürfen im Therapieprozess nicht übergangen, nicht ignoriert werden.

2.2.8 *Repräsentation von Schemata*

Eine wesentliche theoretische Annahme ist die, dass affektive Schemata in einem anderen Repräsentations-Code gespeichert sind als kognitive Schemata. Während kognitive Schemata in einem kognitiven Code vorliegen, sind affektive Schemata in einem „sensumotorischen" (Piaget, 1936) oder „perzeptuellen" Code (Perrig et al., 1993) gespeichert. Die Tatsache der unterschiedlichen Codes hat z.B. zur Folge,

- dass affektive und kognitive Schemata nicht direkt miteinander „kommunizieren" können;
- dass affektive Schemata sich nicht unmittelbar in kognitive Schemata integrieren lassen (so lässt sich ein problematisches affektives Schema (z.B. „ich bin hilflos") nicht ohne weiteres mit einem kognitiven Ressourcen-Schema (z.B. „ich bin kompetent") verbinden);

- dass ein (biographisch altes) affektives Schema keine neue kognitive Information anlagert: so wird eine neue „positive Erfahrung“ nicht an das Schema assimiliert und wirkt sich damit gar nicht korrigierend aus;
- dass ein affektives Schema hoch automatisiert aktiviert wird und den state of mind determinieren kann, ohne dass es unter direkte kognitive Kontrolle gebracht werden kann.

Klienten weisen daher oft ein „doppeltes Überzeugungssystem“ (Beck & Greenberg, 1979) auf:

- „Ich weiß, dass ich kompetent bin und keine Angst haben muss, aber in Situation X habe ich sie trotzdem“.
- „Ich weiß, dass ich mich wehren kann, aber in Situation Y fühle ich mich hilflos“.
- „Ich weiß, dass mir dieses Verhalten schadet, aber in Situation Z kann ich es nicht unterdrücken“.

  usw.

Die Personen haben hier

- ein kognitives (in der Regel) funktionales Schema von Kompetenz, Handlungsmöglichkeiten usw., dieses wird in bestimmten Situationen aktiviert und führt zu funktionalem Handeln;
- ein affektives und dysfunktionales Schema, das durch andere Situationsaspekte aktiviert wird, das bei der Aktivierung den state of mind determiniert, das (funktionale) kognitive Schemata hemmt und zu ungünstigem Verhalten führt.

Das affektive Schema ist von dem kognitiven Schema „dissoziiert“, es führt ein vom Rest des Systems losgelöstes Eigenleben und ist durch neu einlaufende Informationen auch nicht mehr modifizierbar. Diese Annahme ist zentral für die Klärungsorientierte Psychotherapie: dass es bei einem Klienten nicht nur problem(-mit)determinierende Schemata gibt, sondern *dass diese Schemata nicht modifiziert und kontrolliert werden können, weil sie nicht (ausreichend) repräsentiert sind.* Ein Aspekt mangelnder Repräsentation liegt dann vor, wenn Schemata existieren, die in einem nicht-kognitiven Code gespeichert sind. Eine mangelnde Repräsentation kann jedoch auch bei einem Schema vorliegen, das in einem kognitiven Code vorliegt: dennoch können der Person Aspekte des Schemas nicht zugänglich sein, nicht „bewusst“, nicht in Sprache umsetzbar. Eine mangelnde Repräsentation eines Schemas hat *in jedem Fall* zur Folge,

- dass das Schema nicht bearbeitbar ist;
- dass das Schema nicht geprüft werden kann;
- dass das Schema nicht mit anderen Schemata integriert werden kann;
- dass das Schema nicht kontrolliert werden kann.

Ein nicht-repräsentiertes Schema ist ein *isoliertes Schema*: es ist isoliert vom Rest der Schemata, von Ressourcen, Wissensbeständen und Erfahrungen. Dabei gibt es jedoch noch einen wichtigen Unterschied zwischen affektiven und kognitiven Schemata:

- Kognitive Schemata liegen bereits in einem kognitiven Code vor: Elemente dieses Codes müssen „nur“ noch bewusst gemacht, sprachlich repräsentiert werden;
- affektive Schemata liegen jedoch noch nicht einmal in einem kognitiven Code vor: sie müssen daher im ersten Schritt in einen kognitiven Code übersetzt werden und dann erst sprachlich repräsentiert werden; damit ist die Repräsentationsbildung af-

fektiver Schemata deutlich schwieriger und aufwendiger als die kognitiver Schemata.

Es gibt noch einen speziellen Fall mangelnder Repräsentation: eine mangelnde Repräsentation eigener Motive (Kuhl & Eisenbeißer, 1986): Kuhl & Beckmann (1994) sprechen hier von einer Alienation (Entfremdung). Personen unterscheiden sich stark darin, in welchem Ausmaß sie ihre zentralen Motive repräsentiert haben bzw. in welchem Ausmaß sie aktuell Zugang zu ihrem Motivsystem haben. Personen, die einen guten Zugang zum Motivsystem / eine gute Repräsentation aufweisen,

- wissen in verschiedenen Situationen, was sie möchten;
- können Anforderungen von außen daraufhin prüfen, ob sie mit ihren Motiven „kompatibel" sind;
- folgen ihren eigenen Standards und sind nicht leicht von außen zu beeinflussen;
- realisieren ihre Motive in ihrem Handeln.

Personen, die einen schlechten Zugang zu ihrem Motivsystem aufweisen,

- wissen oft nicht, was sie eigentlich möchten;
- können Anforderungen von außen nicht auf Kompatibilität prüfen: sie übernehmen oft solche Aufforderungen und glauben anschließend, sie hätten sich selbst dafür entschieden;
- sie haben kaum internale Standards, an denen sie sich orientieren können: infolgedessen orientieren sie sich stark an sozialen Normen und an den Erwartungen anderer;
- sie realisieren ihre Motive kaum in ihren Handlungen, was dazu führt, dass sie „an ihren Motiven vorbeileben", was zu einem hohen und für die Personen unverständlichen Ausmaß von Unzufriedenheit führt (Brunstein, 1993; Brunstein & Schultheiß, 1996; Brunstein et al., 1995).

Probleme von Personen können somit darin begründet sein, dass sie einen schlechten Zugang zu ihrem Motivsystem aufweisen. Dann besteht eine wesentliche therapeutische Aufgabe darin, diesen Zugang zu verbessern und der Person zu helfen, eine Repräsentation zu schaffen.

2.2.9 Explizierung

Liegen relevante, problemdeterminierende Schemata in einer nicht oder wenig repräsentierten Form vor, dann besteht eine zentrale therapeutische Aufgabe darin, an einer Repräsentation dieser Schemata zu arbeiten. Eine solche „Repräsentationsbildung" wird in der Klärungsorientierten Psychotherapie als „*Explizierungsprozess*" bezeichnet. Klienten müssen im Therapieprozess schrittweise psychologische Voraussetzungen für einen solchen Prozess schaffen, wie z.B. die Einnahme einer internalen Perspektive, die Aktivierung relevanter Schemata oder das Aufwerfen klärender Fragestellungen. Danach müssen sie den Prozess der Repräsentationsbildung durchlaufen, bei dem sie die Schemata letztlich in einen bewusstseinsfähigen, meist sprachlichen Code umsetzen. Ist eine solche Übersetzung gelungen, dann verbinden die Klienten die problematischen Schemata mit positiven Ressourcen-Schemata, nehmen also einen Integrationsprozess vor. In der Klärungsorientierten Therapie wird (auch aufgrund empirischer Ergebnisse, s. Kapitel 12) davon ausgegangen, dass Klienten in der Regel diese Prozesse nicht von selbst vornehmen und vornehmen können; Therapeuten müssen vielmehr in sehr hohem Ausmaß diese Prozesse anregen und steuern. Um bei Klienten konstruktive Bearbeitungsprozesse anzuregen, müssen die Therapeuten daher in hohem Maße *prozessdirektiv* sein.

2.3 Therapeutische Arbeit auf der Bearbeitungsebene

2.3.1 Dysfunktionale Bearbeitung

Es wird davon ausgegangen, dass Klienten, die in eine Therapie kommen, sich gerade dadurch auszeichnen, dass sie *keine* konstruktive Problembearbeitung oder Problemlösung vornehmen können.

Diese Schwierigkeiten sind bei verschiedenen Klienten ganz unterschiedlich groß; jedoch werden selbst Klienten, die keine ausgesprochen dysfunktionalen Problembearbeitungsstrategien aufweisen, nicht ohne weiteres ihre Probleme optimal bearbeiten können. Daher, so wird angenommen, ist es notwendig, dass Therapeuten den Klienten im Bearbeitungsprozess gezielt unterstützen, und zwar um so mehr, je mehr Schwierigkeiten der Klient aufweist. Diese Unterstützung des Klienten durch den Therapeuten kann z.B. reichen von gelegentlichen Hilfestellungen, eine internale Perspektive einzunehmen, bis zur überwiegenden „Bearbeitung der Bearbeitung“ (vgl. Sachse, 1992a, 1995a).

Es gibt verschiedene Gründe, die zu der Annahme führen, dass Klienten bei einer konstruktiven Problembearbeitung Schwierigkeiten haben werden.

2.3.2 Ambivalenz

Der erste dieser Gründe betrifft die Ambivalenz der Klärungsprozesse selbst. Klienten, die sich über eigenes Verhalten oder Erleben wundern, die selbst besser verstehen möchten, warum sie tun, was sie tun usw., weisen eine starke Annäherungstendenz an relevante internale Determinanten auf. Sie sind motiviert, das eigene Erleben und Handeln besser zu verstehen, zu verändern usw. Das aber ist in aller Regel nicht alles: Klienten weisen meist gleichzeitig eine (mehr oder weniger) starke Vermeidungstendenz auf (vgl. Martin, 1972): sie haben oft Angst, auf unangenehme Selbstaspekte zu stoßen, denen sie dann nicht mehr ausweichen können; sie haben Angst, im Zuge der therapeutischen Arbeit ihre bisherige Struktur, ihre Identität zu verlieren, ohne schon eine neue zu haben usw. Alle diese Befürchtungen lassen sie davor zurückschrecken, sich unangenehmen Selbstaspekten zu stellen und diese zu klären. Die Klienten befinden sich daher oft in einem Klärungskonflikt: sie weisen Annäherungs- und Vermeidungstendenzen gleichzeitig auf. Und: die Vermeidungstendenzen werden um so ausgeprägter, je stärker sich die Klienten den unangenehmen Selbstaspekten nähern.

Daher ist es nötig, dass Therapeuten die Annäherungstendenzen der Klienten gezielt fördern: Therapeuten müssen die Klienten ermuntern und ermutigen, sich den zu klärenden Aspekten zu stellen, sie anzuschauen und nicht zu vermeiden. Die Therapeuten müssen den steigenden Vermeidungstendenzen der Klienten auch gezielt entgegenwirken. Wird der Klient vom Therapeuten nicht gezielt „angehalten", dann „startet er durch" und verlässt den „heißen Bereich".

2.3.3 Habituell dysfunktionale Bearbeitungen

Es wird angenommen, dass Klienten in ihrer Biographie ungünstige Problembearbeitungsstrategien gelernt haben: sie wenden diese Strategien weiterhin an, wodurch „die Lösung zum Problem wird" (Watzlawick et al., 1974). Klienten sitzen also, so muss man annehmen, oft in ungünstigen Bearbeitungen fest:

- Sie stellen immer wieder die gleichen Fragen und geben die gleichen Antworten.
- Sie nehmen immer wieder die gleiche Perspektive ein usw.

Der Therapeut muss hier somit die Rolle eines Bearbeitungs-Supervisors einnehmen, der Klienten auf ungünstige Bearbeitungen aufmerksam macht und der günstige Bearbeitungsweisen anregt.

2.3.4 Fehlendes prozedurales Wissen

Manchmal kann das Problem auch an fehlendem Wissen liegen: die Klienten wissen nicht, was sie tun sollen, um ein persönliches Problem konstruktiv zu bearbeiten. Sie fühlen sich eigenen Problemen gegenüber hilflos. Hier muss der Therapeut dem Klienten Anregungen geben, was der Klient tun kann: der Therapeut kann den Klienten durch konkrete Bearbeitungsangebote unterstützen.

2.3.5 Mangelnde kognitive Ressourcen

Es ist bekannt, dass ein Klärungsprozess für Klienten sehr schwierig ist (Sachse & Maus, 1991). Um Schemata zu aktivieren, zu klären und zu verändern, müssen sich Klienten vollständig auf diese Prozesse konzentrieren. Sie müssen alle verfügbaren Ressourcen nutzen, um diesen Prozess auszuführen. Damit hat ein Klient aber nicht mehr genug Ressourcen übrig, um auf einer Meta-Ebene therapeutische Strategien zu planen und seine eigene Bearbeitung auch noch zu supervidieren: der Klient kann nicht auch noch beurteilen, ob seine Art der Bearbeitung günstig ist, ob das jetzt eine angemessene Fragestellung ist usw. Ein Klient kann nicht gleichzeitig einen Klärungsprozess durchführen und diesen Prozess steuern und supervidieren. Diese Aufgaben müssen daher notwendigerweise auf zwei Personen übertragen werden: auf den Klienten als denjenigen, der den Klärungsprozess durchführt und den Therapeuten, der diesen Prozess überwacht und steuert.

2.3.6 Der Therapeut als Prozessexperte

Aus all diesen Gründen muss *der Therapeut die Rolle des Prozessexperten* übernehmen: der Therapeut muss verstehen, wie der Klient arbeitet, er muss den Bearbeitungsprozess des Klienten supervidieren und entscheiden, ob der Klient gefördert werden muss oder nicht. Der Therapeut ist Experte dafür, den Bearbeitungsprozess zu beurteilen und zu verbessern. Er muss dann den Klienten, wenn und wann nötig, durch Bearbeitungsangebote gezielt fördern. Damit steuert der Therapeut den Bearbeitungsprozess des Klienten in hohem Maße: der Therapeut ist prozessdirektiv (vgl. Becker & Sachse, 1998; Gäßler, 1994; Gäßler & Sachse, 1992a, 1992b; Raum & Sachse, 1992).

2.4 Beziehungsgestaltung und Beziehungsbearbeitung

Beziehungsgestaltung ist eine der zentralen Aufgaben eines Psychotherapeuten. Beziehungsgestaltung kann man in zwei Bereiche unterteilen:

1. den Aufbau einer therapeutischen Allianz,
2. die komplementäre oder differentielle Beziehungsgestaltung.

Beziehungs-Bearbeitung bedeutet, dass Beziehung zum Thema der Therapie gemacht wird.

2.4.1 Therapeutische Allianz

Wie ausgeführt, wird auch in der Klärungsorientierten Psychotherapie davon ausgegangen, *dass die therapeutische Beziehung die zentrale Grundlage der Therapie ist* (Orlinsky, Grawe & Parks, 1994; Orlinsky & Howard, 1986). Man muss davon ausgehen, dass Therapeut und Klient eine vertrauensvolle Beziehung aufgebaut haben müssen,

- bevor der Klient sich bestimmten, bisher vermiedenen Schemata überhaupt nähert;
- bevor ein Klient peinliche, unangenehme Inhalte anspricht;
- bevor der Klient beginnt, sich zu öffnen;
- bevor sich der Klient auf Klärungsprozesse einlässt.

2.4.1.1 Basishandlungen des Therapeuten

Es wird davon ausgegangen, dass die therapeutischen Basishandlungen der Gesprächspsychotherapie eine sehr gute therapeutische Strategie zum Aufbau einer vertrauensvollen therapeutischen Allianz sind. Betrachtet werden hier die Strategien Empathie, Akzeptierung, Echtheit und Transparenz.

2.4.1.2 Empathie

Empathie ist ein komplexer Begriff (vgl. Bohart & Greenberg, 1997a, 1997b; Feshbach, 1997; Greenberg & Elliott, 1997). In der Klärungsorientierten Therapie spielt der Prozess des *empathischen Verstehens* eine große Rolle: dies soll als ein komplexer, sprachpsychologisch konzipierter Verarbeitungsprozess des Therapeuten aufgefasst werden (vgl. Kapitel 5). „Empathisches Verstehen" in diesem Sinne betrifft auch eher die kognitive Verarbeitung des Therapeuten, die für eine Modellbildung des Klienten absolut zentral ist.

Der Begriff der „Empathie" meint dagegen noch etwas anderes als ein kognitives empathisches Verstehen. Empathie ist eher eine, sich in konkreten Handlungen des Therapeuten ausdrückende Grundhaltung des Therapeuten (Sachse, 1988b, 1993b, 1996b, 2000b). Es ist die Haltung,

- sich auf einen Klienten als Person einzustellen und einzulassen;
- zu versuchen, den Klienten „aus dessen Voraussetzungen heraus zu verstehen";
- zu versuchen zu verstehen, was ein Klient meint, was in einem Klienten vorgeht;
- den Klienten dort abzuholen, wo er gerade ist;
- dem Klienten nichts aufzudrängen.

Empathie umfasst auch die Fähigkeit, „sich in den Klienten hineinzuversetzen", zu denken, wie der Klient denkt, sich in die Schemata des Klienten zu begeben und die Welt mit den Augen des Klienten zu sehen (Truax & Mitchell, 1971). Auch „nachzufühlen", wie der Klient fühlt, zu spüren, wie es ihm in bestimmten Situationen oder mit bestimmten Personen geht. Diese Grundhaltung hat enorme Beziehungskonsequenzen. Denn wenn der Therapeut dem Klienten all das deutlich macht, es dem Klienten mitteilt, dann bemerkt der Klient,

- dass der Therapeut sich um ihn bemüht;
- dass der Therapeut sich auf ihn einstellt, ihm entgegenkommt;
- dass der Therapeut sich intensiv bemüht, ihn zu verstehen;
- dass der Therapeut sein Denken und Fühlen nachvollziehen kann;
- dass der Therapeut dem Klienten entgegenkommt, nahe kommt.

Dieses Verhalten des Therapeuten führt dazu,

- dass der Klient sich beim Therapeuten aufgehoben und angenommen fühlt;
- dass der Klient sieht, dass der Therapeut sich auf ihn einstellen kann;
- dass der Klient dem Therapeuten vertraut.

Dies schafft in sehr hohem Maße „Beziehungskredit", d.h., der Therapeut erhält vom Klienten einen „Vertrauensbonus", mit dem er arbeiten kann.

2.4.1.3 Akzeptierung

Die Haltung der Akzeptierung bedeutet im Wesentlichen, dass es dem Therapeuten gelingt, seine eigenen Bewertungen zurückzustellen, d.h., den Klienten *nicht* nach seinen Motiven und Schemata zu bewerten (Truax & Mitchell, 1971). Der Therapeut muss keineswegs alles gut finden, was der Klient sagt; das Entscheidende ist, *dass er es gar nicht findet*, d.h., dass er es weder positiv noch negativ wertet. Der Therapeut orientiert sich vielmehr an den Wertungen des Klienten: wenn der Klient sein Verhalten ablehnt, wird es bearbeitet und an einer Änderung gearbeitet; wenn der Klient sein Verhalten gut findet, dann kann auch der Therapeut den Klienten loben und auf Fortschritte aufmerksam machen. Diese „*Bewertungsabstinenz*" ist die Voraussetzung dafür, dass der Klient sich ohne Angst vor Ablehnung öffnen kann, und es ist die Voraussetzung dafür, dass der Therapeut dem Klienten gegenüber neutral bleiben kann. Macht ein Klient dagegen die Erfahrung, dass seine Inhalte oder seine Person negativ bewertet werden, dann „macht er dicht", rechtfertigt sich, zensiert seine Inhalte u.ä. Dies hätte verheerende Konsequenzen für eine Klärungsarbeit.

2.4.1.4 Echtheit / Transparenz

Echtheit bedeutet, dass der Therapeut dem Klienten keine Fassade vorspielt: denn wenn der Klient *diesen* Eindruck gewinnt, dann kann er dem Therapeuten nicht mehr vertrauen. Daher sollte der Therapeut nicht versuchen, dem Klienten etwas vorzumachen: aufgrund von Kanaldiskrepanzen besteht eine hohe Wahrscheinlichkeit, dass der Klient die Unechtheit des Verhaltens bemerkt: der Schaden für die Beziehung ist dann oft nicht mehr zu reparieren. Daher ist es wichtig, dass ein Therapeut authentisch ist: außerdem ist der Therapeut damit auch ein *Modell* für authentisches Verhalten.

Transparenz bedeutet, dass der Klient alle therapeutischen Ziele und Strategien durchschauen darf; geht man, wie in der Klärungsorientierten Therapie, davon aus, dass es ein wesentliches Therapieziel ist, dem Klienten neue und effektivere Strategien der Problemlösung zu vermitteln, dann sollte der Klient den Therapieprozess aber nicht nur verstehen dürfen, er sollte ihn in jedem Fall verstehen. Daher machen Therapeuten viele kurze (!) Meta-Statements, in denen sie erläutern,

- was das Ziel ihres Handelns ist;
- was sie jetzt tun;
- warum sie es für sinnvoll halten.

Der Klient, der solche Statements erhält, erfährt,

- dass in der Therapie nichts passiert, was er nicht verstehen kann bzw., was er nicht akzeptiert;
- dass der Therapeut völlig offen ist;
- dass der Therapeut den Klienten ernst nimmt;
- dass der Therapeut den Klienten nicht manipuliert;
- dass der Therapeut auf Kooperation des Klienten Wert legt.

Auch diese Botschaften schaffen Beziehungskredit.

2.4.1.5 Kompetenz

Therapeuten bauen aber nicht nur über die „Basisvariablen“ eine therapeutische Allianz auf. Sie fördern die Allianz auch dadurch, dass sie sich als kompetent erweisen. Die Vermittlung von Kompetenz dient vor allem zur Etablierung einer „Besserungserwartung“ beim Klienten (vgl. Grawe, 1998, S. 25ff). Dies tun sie z.B. dadurch, dass sie

- es schaffen, einen Teil der Erwartungen des Klienten (zunächst einmal) zu erfüllen;
- dem Klienten den Eindruck vermitteln, dass sie wissen, „wo`s langgeht“;
- deutlich ihren Anteil an der Prozessverantwortung übernehmen;
- dem Klienten Strategien anbieten, die der Klient als nachvollziehbar und als hilfreich empfindet;
- in der Lage sind, Fragen des Klienten kompetent zu beantworten und dem Klienten kurz und verständlich erläutern können, was Psychotherapie ist, kann und tut;
- positive Erfolgserwartungen beim Klienten induzieren.

Therapeuten bauen auch dadurch Kompetenzeinschätzungen beim Klienten auf, dass sie es schaffen, beim Klienten Hoffnung auf Besserung zu erwecken; dem Klienten in Aussicht zu stellen, dass sich sein Zustand durch Therapie verbessern wird. Diese Erwartungsinduktion sollte allerdings von der Größenordnung und von der Dauer der Prozesse her *realistisch* sein, und sie sollte auch betonen, dass die Mitarbeit des Klienten von Nützen ist.

(An dieser Stelle endet übrigens das Methodeninventar der „Klassischen“ Gesprächspsychotherapie auch schon; alles, was noch kommt, geht über dieses Therapiekonzept hinaus; dies ist insbesondere aufgrund der Tatsache relevant, dass die Realisierung der Basisvariablen in der Regel knapp 16% (!) der Erfolgsvarianz von Therapien aufklärt!)

2.4.2 Differentielle Beziehungsgestaltung und Beziehungsbearbeitung

Wenn Klienten einen Teil ihrer Problematik *auf der Beziehungsebene aufweisen*, dann zeigen sie dysfunktionale Beziehungsmuster, Beziehungsmotive und Beziehungserwartungen, die sie in der Regel auch in die therapeutische Beziehung einbringen. In solchen Fällen reicht die Gestaltung einer therapeutischen Allianz durch den Therapeuten nicht aus: der Therapeut muss sich vielmehr differentiell auf diese Beziehungsmuster *einstellen*, er muss die Beziehung zum Klienten komplementär gestalten, um den Klienten da abzuholen, wo er sich befindet. Aber auch dies reicht therapeutisch nicht aus: vielmehr müssen die Beziehungsmotive, Strategien usw. selbst zum *Thema der Therapie* werden: die Beziehungsschemata selbst müssen therapeutisch bearbeitet werden. Derartige therapeutische Strategien sind nötig bei Klienten mit sogenannten „Persönlichkeitsstörungen“ sowie bei Klienten mit Abhängigkeitserkrankungen wie z.B. Alkoholismus.

3 Therapeutische Prinzipien und Regeln in der Klärungsorientierten Psychotherapie

In diesem Kapitel werden therapeutische Prinzipien und Regeln der Klärungsorientierten Psychotherapie dargestellt; diese dienen als Verarbeitungsgrundlagen und als Handlungs-Richtschnur für Therapeuten; sie bilden gleichzeitig die „therapeutische Grundlage" der Therapieform.
In der Klärungsorientierten Psychotherapie kann ein Therapeut sein Handeln nach bestimmten Grundprinzipien und therapeutischen Regeln ausrichten. Diese sind als *Leitlinien* des therapeutischen Handelns gedacht. Aus diesen Leitlinien folgen therapeutische Ziele und therapeutische Regeln. Diese Leitlinien sollen helfen, das therapeutische Handeln zu strukturieren.

3.1 Therapeutische Prinzipien

Die therapeutischen Prinzipien enthalten grundlegende Essentials der therapeutischen Arbeit: sie bilden die Basis des therapeutischen Verständnisses in der Klärungsorientierten Psychotherapie.

1. *Der Therapeut sollte nie etwas tun, was dem Klienten schadet.*
   Dies ist das grundlegendste Prinzip der therapeutischen Arbeit. Es klingt trivial; es gibt jedoch Situationen, in denen es bedeutsam ist. Ein Beispiel ist die Situation, in der ein Therapeut sich entscheidet, dass er mit einem bestimmten Klienten nicht arbeiten kann. Er kann zu dem Schluss kommen, dass es den Klienten beeinträchtigen könnte, wenn er dem Klienten sagt, dass er ihn unsympathisch o.ä. findet. In diesem Fall ist keineswegs „Echtheit" das höchste therapeutische Gut, sondern das Prinzip, dem Klienten nicht zu schaden. Daher findet der Therapeut eine andere Begründung für den Klienten: z.B. die, dass er für die Probleme des Klienten kein Experte ist und dem Klienten daher einen anderen Therapeuten empfiehlt. Das bedeutet keineswegs, dass ein Therapeut dem Klienten gegenüber unehrlich sein sollte: wenn jedoch Ehrlichkeit schaden würde, dann ist sie *nicht* angebracht: es ist *wichtiger, nichts* zu tun, was dem Klienten schaden könnte.

2. *Der Klient soll in der Therapie andere und konstruktivere Erfahrungen machen als im Alltag.*

   Therapie kann nicht die Fortsetzung des Alltags mit anderen Mitteln sein: dann wäre Therapie genauso effektiv wie der Alltag, nämlich gar nicht! Der Klient soll sowohl bezüglich der therapeutischen Beziehung, als auch der therapeutischen Bearbeitung andere und konstruktivere Erfahrungen machen als im Alltag.

   Ein Klient kommt in Therapie, weil sein normales Unterstützungssystem im Alltag zur Bewältigung seiner Probleme nicht ausreicht. Es genügt offenbar nicht, das Problem mit Freunden und Bekannten zu besprechen, die „normalen" sozialen Rückmeldungen und Bestätigungen reichen offenbar nicht aus. Der Klient benötigt daher ganz offensichtlich in der Therapie ein Angebot, das über Alltagskommunikation hinausgeht. *Was* der Klient im Einzelfall benötigt, kann nur über spezifische Diagnostik ermittelt werden.

   Prinzipiell ist es jedoch notwendig, dass das therapeutische Angebot in zwei Bereichen über den Alltag hinausgeht:

   - in der Gestaltung der Beziehung,
   - in der Gestaltung der Interventionen.

   Bezüglich der Interventionen wurde schon gezeigt, dass Therapeuten diese Klientenprozesse gezielt stützen, aber auch dysfunktionale Prozesse gezielt blockieren müssen, etwas, das in Alltagskommunikationen unmöglich ist. Dies impliziert auch, wie noch zu zeigen ist, die Realisation von Interaktionsformen, die man sich im Alltag kaum erlauben darf; den Klienten zu unterbrechen, ihn darauf aufmerksam zu machen, dass er eine Frage nicht beantwortet, ihn mit Widersprüchen zu konfrontieren usw. Die Realisation sinnvoller Interventionen erfordert es manchmal, dass der Therapeut soziale Konventionen der Interaktion bewusst verletzt.

   Auf der Ebene der Beziehungsgestaltung kann der Therapeut durch Realisation von Akzeptierung und empathischem Verstehen Grundvoraussetzungen schaffen für eine Selbstöffnung des Klienten, die weit über das Maß an Offenheit hinausgeht, das der Klient im Alltag mit Freunden oder Partnern erreichen kann.

   Das Postulat impliziert auch, dass ein Therapeut sich nicht auf der Verhaltensebene komplementär verhalten soll, da er dadurch in der Regel *keine* anderen Erfahrungen als im Alltag machen kann (vgl. Kapitel 11).

   Eine wesentliche Implikation dieses Prinzips ist auch, dass ein Therapeut nicht im Alltagssinne „höflich" sein kann: Therapeuten konfrontieren Klienten mit peinlichen Inhalten, sie stellen die gleiche Frage dreimal usw. D.h., sie tun viele Dinge, die Interaktionspartner im Alltag nie tun würden. Therapeuten sind auch solidarisch mit den Klienten: d.h., sie unterstützen ihre Klienten, stützen sie, bauen sie auf usw.; sie solidarisieren sich aber *nicht* mit ihren Klienten *gegen* Dritte; sie lassen sich nicht als „normale" Interaktionspartner in das soziale Netz des Klienten „einbauen".

3. *Der Therapeut bestimmt die Regeln der Therapie.*

   Geht man davon aus, dass Klienten in der Regel wenig Wissen über konstruktive Bearbeitung haben, dass sie oft in wenig konstruktiven Bearbeitungsstrategien festsitzen, und dass eine Bearbeitung relevanter Motive usw. für sie hoch ambivalent, also mit z.T. starken Vermeidungstendenzen verbunden ist, dann folgt zwangsläufig, *dass der Therapeut die Regeln der Therapie bestimmen muss*. Der Therapeut ist der *Prozessexperte*, der dem Klienten Anregungen geben muss, wie der Klient besser als bisher mit seinen Problemen umgehen kann.

Würde man dem Klienten erlauben, die Bearbeitung nach seinen Regeln zu betreiben, dann wäre diese Bearbeitung notwendigerweise *in* der Therapie genauso wie *außerhalb* der Therapie: nämlich völlig unkonstruktiv. Der Klient würde genauso den heißen Themen ausweichen, Realitätskonstruktionen unhinterfragt stehen lassen, immer die gleichen Fragen stellen und dieselben Antworten geben wie im Alltag. Die Therapie würde zur Fortsetzung des Alltags mit anderen Mitteln. Damit hätte sie ihre Rechtfertigung jedoch völlig verloren.

Damit ein Klient konstruktiv von der Therapie profitieren kann, damit er andere Erfahrungen machen kann als im Alltag, darf der Klient nicht die Regeln der Therapie bestimmen. Das bedeutet z.B., dass der Therapeut einen Themenwechsel, ein Ausweichen u.ä. nicht einfach zulässt und mitmacht, sondern dass er den Klienten beim Thema hält oder den Klienten zumindest auf den Wechsel oder das Ausweichen aufmerksam macht. Der Therapeut ist damit prozessdirektiv: er gibt an, wohin sich der Bearbeitungsprozess bewegen sollte. Lehnt der Klient dies ab, dann kann der Therapeut ihn natürlich nicht dazu zwingen. Er macht den Klienten aber sehr wohl auf die Konsequenzen aufmerksam, z.B. darauf, dass der Klient nichts verändern kann, wenn er seine Bearbeitung nicht verändert.

Damit muss der Therapeut, wie schon deutlich geworden ist, auch *Verantwortung für den Prozess übernehmen* (Grawe, 1998; S. 327). Da der Therapeut, genau wie der Klient, nur für das Verantwortung übernehmen kann, was unter seiner Kontrolle ist, kann der Therapeut nicht direkt Verantwortung übernehmen für die Veränderung des Klienten; denn ob sich der Klient verändert oder nicht, hängt nicht allein vom Therapeuten ab. Die Qualität der therapeutischen Arbeit wird jedoch in sehr hohem Maße vom Therapeuten bestimmt, und damit muss der Therapeut dafür Verantwortung übernehmen.

Der Therapeut übernimmt mit dieser Regel *ganz eindeutig die Rolle des Prozessexperten in der Therapie*. Er ist Experte dafür, wie man mit Problemen umgeht, wie man Determinanten klärt und verändert. Und diese Rolle übernimmt er auch ganz klar und eindeutig dem Klienten gegenüber. Sagt der Klient z.B.: „Sie sind der Experte, sagen Sie mir, was ich tun soll!", dann sagt der Therapeut: „Sie haben vollkommen recht: ich bin der Experte. Deshalb sage ich Ihnen jetzt, was Sie tun sollen." Und dann sagt der Therapeut dem Klienten, wie er das Problem *bearbeiten* soll (nicht, wie er das Problem lösen soll!): z.B. nach innen gucken, Gefühle ernst nehmen, Schemata rekonstruieren usw. *Der Therapeut bestimmt, wie gearbeitet werden soll.*

4. *Der Therapeut baut eine therapeutische Allianz zum Klienten auf.*

   Die Entwicklung einer tragfähigen therapeutischen Allianz ist ein Kernbestandteil der Therapie (Orlinsky, Grawe & Parks, 1994). Man kann auch in einer Klärungsorientierten Psychotherapie davon ausgehen, dass die Bildung einer vertrauensvollen Beziehung eine wesentliche Arbeitsvoraussetzung ist.

   Ein ganz wesentlicher Teil der therapeutischen Beziehungsgestaltung geschieht durch die Realisation der therapeutischen Basisvariablen Empathie, Akzeptie-

rung, Echtheit und Transparenz: sie bilden eine Grundlage für den Aufbau einer vertrauensvollen therapeutischen Beziehung.
Bei manchen Klienten sind darüber hinaus spezielle Maßnahmen der Beziehungsgestaltung erforderlich, z.B. Maßnahmen der komplementären und differentiellen Beziehungsgestaltung, z.B. bei Klienten mit Persönlichkeitsstörungen.

5. *Der Therapeut fördert gezielt mit seinen Interventionen konstruktive Klientenprozesse.*

   Therapeuten müssen ihre Rolle und ihre Verantwortung als Prozessexperten ernst nehmen; *sie* haben das know how, um Klienten gezielt zu fördern und sie müssen es einsetzen. Klienten sind keine Prozessexperten: sie sitzen in ungünstigen Strategien fest und wissen nicht, wie man Probleme konstruktiv bearbeitet.

6. *Die Therapie stellt Anforderungen an den Klienten; sie dient nicht der Stabilisierung des pathogenen Systems.*

   Therapie ist in vieler Hinsicht ein Schutzraum: hier kann der Klient in einer akzeptierenden Atmosphäre Selbst-Aspekte bearbeiten, die er in anderen Kontexten nicht einmal eingestehen würde. Dass der Therapeut akzeptierend und empathisch ist, bedeutet aber nicht, dass er keine Anforderungen an den Klienten stellt: das Gegenteil ist der Fall. *Jede Intervention stellt Anforderungen an den Klienten:* der Klient wird aufgefordert, bestimmte Prozesse in Gang zu setzen, bestimmte Aktivitäten auszuführen; er soll seine Perspektive internalisieren, soll sich schmerzhaften Gefühlen stellen usw.
   Das bedeutet, dass vom Klienten erwartet wird, ebenfalls eine bestimmte Art von Verantwortung für den Therapieprozess zu übernehmen. Da nur der Klient Zugang zu seinem Gedächtnis hat, wird auch vom Klienten erwartet, dass er relevante Informationen liefert, falls er etwas ändern will. Der Therapeut ist weder Telepath, noch Hexenmeister: ohne Kooperation des Klienten sind bestimmte Ziele einfach nicht erreichbar. Und dies muss ein Therapeut dem Klienten manchmal ganz deutlich machen: „Wenn Sie X erreichen wollen, dann müssen Sie Y tun. Wenn Sie Y nicht tun wollen, dann können wir daran arbeiten, was das für Sie schwierig macht. Wenn Sie das auch nicht wollen, dann müssen Sie die Verantwortung dafür übernehmen, dass Sie X nicht erreichen".
   Die Therapie dient *nicht* der Stabilisierung des problematischen Klienten-Systems: kommen Klienten in die Therapie mit der Intention, ihr System mit Hilfe des Therapeuten zu stabilisieren, dann bearbeitet der Therapeut genau diese Intention, er *folgt* dieser Intention aber nicht (vgl. Kapitel 11). Der Therapeut macht immer ein Bearbeitungsangebot: er erwartet letztlich, dass ein Klient sich mit sich und seinen Problemen *auseinandersetzt.*

7. *Der Therapeut sollte so inhaltsabstinent wie möglich sein.*

   Inhaltsabstinenz bedeutet zweierlei:
   - Der Therapeut überlässt dem Klienten die Entscheidung für sein Handeln.
   - Der Therapeut gibt möglichst wenige Inhalte vor.

   Wesentlich ist, dass ein Therapeut dem Klienten niemals *vorschreibt,* was er denken und fühlen oder wie er handeln oder sich entscheiden soll. Ein Therapeut steuert zwar den Bearbeitungs- und Klärungsprozess des Klienten, er steuert ihn aber

so, dass *der Klient* eine Entscheidung trifft. Aber nur der Klient selbst kann entscheiden,
- was er tun will und was nicht;
- welche Handlungen zu seinem Motivsystem passen;
- welche Entscheidungen er tragen kann und welche nicht.

Und um dem Klienten den größtmöglichen Freiraum für eigene Entscheidungen zu lassen, sollten Therapeuten den Klienten möglichst wenige Inhalte vorgeben. Therapeuten können natürlich nie völlig inhaltsabstinent sein: sie wählen Formulierungen, sie explizieren Inhalte, sie verarbeiten Informationen aufgrund ihrer Wissensbestände und sie handeln nach ihren Überzeugungen. Natürlich vermitteln sie dem Klienten damit bestimmte Vorstellungen und Sichtweisen; das ist unvermeidbar: die therapeutische Situation ist und bleibt eine *soziale Lernsituation*. Diese „Vorgabe" von Inhalten ist jedoch unter drei Bedingungen nicht problematisch:

1. Der Therapeut ist so zurückhaltend wie möglich in der Vorgabe von Inhalten.
2. Er betrachtet die vorgegebenen Inhalte immer nur als Vorschläge, als Denkmöglichkeiten.
3. Er akzeptiert in jedem Fall die Entscheidungen, die der Klient trifft, unabhängig davon, wie diese aussehen!

Der letzte Punkt ist besonders wichtig: der Therapeut „will nichts für den Klienten", er will nicht, dass der Klient etwas Bestimmtes tut oder erreicht, sondern er ist bereit, das zu akzeptieren, wofür der Klient sich letztlich entscheidet! Der Klient muss selbst verantworten, was er tun will und diese Verantwortung kann und sollte der Therapeut ihm nicht abnehmen! Dafür ist es jedoch wichtig, so wenige Inhalte vorzugeben, wie möglich: Klärungsprozesse funktionieren nur dann, wenn *der Therapeut die vom Klienten gemeinten Inhalte herausarbeitet* und nicht, wenn der Therapeut dem Klienten Inhalte vorgibt. Der Klient „muss nicht auf alles selbst kommen", er muss die Inhalte jedoch in sein System integrieren können und *das* kann nur er bestimmen.

8. *Der Klient hat Verantwortung für den Prozess.*
   Damit hat der Klient aber auch immer Mitverantwortung für den therapeutischen Prozess: der Klient bestimmt, welche Inhalte bearbeitet werden, ob er Interventionen des Therapeuten umsetzt, ob und welche Entscheidungen er trifft, und, ob er sein Handeln letztlich verändert. Damit hängt das Therapieergebnis auch nie allein vom Therapeuten ab, sondern immer auch vom Klienten! Therapeuten sollten *ihren* Teil der Verantwortung übernehmen und dem Klienten ihre Rolle auch deutlich machen; sie sollten dem Klienten aber auch deutlich machen, dass die Qualität der therapeutischen Arbeit auch von seiner Mitarbeit abhängt!
9. *In der Klärungsorientierten Psychotherapie geht es um das Bearbeiten, nicht um das „Erzählen" von Inhalten.*
   Die Klärungsorientierte Therapie ist prozess-zielorientiert: es geht um die Veränderung von Schemata und damit darum, dass ein Klient Situationen anders bewerten, anders verarbeiten und darin anders handeln kann. Damit geht es in der Therapie immer darum, relevante Schemata, idiosynkratische, internale Determinanten so zielgerichtet wie möglich zu rekonstruieren, zu klären und zu verändern. Damit

soll die Therapie auch möglichst schnell von der Schilderung externaler Sachverhalte zur Klärung relevanter Schemata vorstoßen. *Um dies zu tun, muss im Therapieprozess die vom Klienten gegebene Information in ganz bestimmter Weise bearbeitet werden.* Aus Informationen müssen Fragestellungen abgeleitet werden; zur Beantwortung dieser Fragestellungen müssen bestimmte Gedächtnisbereiche aktiviert werden; bisher unzusammenhängende Informationen müssen integriert werden usw. D.h., das Therapieziel kann nicht erreicht werden, wenn der Klient einfach nur Information gibt, wenn er Geschichten erzählt; das Therapieziel kann nur erreicht werden, wenn im Prozess in bestimmter Weise mit dieser Information umgegangen wird: *nicht erzählen; bearbeiten!*

10. *Klärungsorientierte Psychotherapie beschäftigt sich mit psychischen Problemaspekten.*

    Psychotherapie beschäftigt sich grundsätzlich nur mit den psychischen Aspekten eines Problems: mit dem Erleben und Verhalten der Person, mit den Bewertungen, Zielen, Motiven usw., die für die Problemkonstruktion wesentlich sind. Wenn ein Klient arbeitslos ist, ist die Beschaffung von Arbeit als solches kein Therapiethema, ebenso wenig die konjunkturelle Lage; Thema sind dagegen Selbstzweifel, mangelndes Kompetenzerleben, depressive Verstimmung u.ä. Der Therapeut kann weder Arbeit vermitteln, noch besorgen; er kann nur den Klienten befähigen, dies selbst zu tun. Bei finanziellen Schwierigkeiten kann der Therapeut auch nicht als Finanzberater fungieren: Themen sind daher z.B. Impulskontrolle, Gefühle von Wertlosigkeit, Kontrollverlust usw. Wenn ein Partnerkonflikt behandelt wird, dann sind die juristischen Fragen kein Therapiethema, wohl aber die Schuldgefühle, die mit bestimmten juristischen Entscheidungen einhergehen.

    Klienten schildern Probleme manchmal als reine Sachprobleme: dann weiß man als Therapeut nicht, was man damit tun soll. Das einzige, was man damit tun kann, ist zu schauen, ob mit dem „Sachproblem" psychische Aspekte verbunden sind, deren Bearbeitung relevant ist: Welche emotionalen Folgen haben bestimmte Sachentscheidungen? Wie bewertet der Klient die augenblickliche Lage? Macht sie ihn hilflos und wenn ja, warum? Es ist daher manchmal nötig, in einem ersten Schritt ein „Sachproblem" in ein psychisches Problem umzudefinieren, denn ansonsten besteht gar kein Arbeitsauftrag für eine Psychotherapie.

11. *Klärungsorientierte Therapie beginnt dort, wo die Klarheit endet.*

    Eine klärungsorientierte, explizierende Psychotherapie zielt darauf, Motive, Schemata u.ä., also internale Determinanten des Erlebens und Handelns, die der Person unklar, unverständlich sind, zu klären, explizit zu machen und über diesen Prozess einer Veränderung zuzuführen. Dies impliziert, dass die Therapie gerade dann relevant, wichtig, spannend wird, wo die Klarheit des Klienten endet: wo der Klient sagt „Da ist etwas, aber ich weiß nicht was!"; „Ich tue das, aber ich weiß nicht warum!" usw. Solange der Klient dem Therapeuten Informationen gibt, die ihm bereits völlig bekannt und klar sind, passiert noch nicht sehr viel Wesentliches im Therapieprozess.

    Eine Folge dieser Auffassung ist z.B., dass Therapeuten sich nicht bluffen lassen dürfen, wenn ein Klient auf eine Frage (z.B.: „Was ist an X für Sie wichtig?") antwortet: „Ich weiß nicht!". Diese Antwort heißt häufig: „Lassen Sie uns nicht wei-

ter gucken, ich weiß es eh nicht.".
Nach obigem Postulat aber muss der Therapeut hier einwenden: „Das ist sehr interessant. Bitte bleiben Sie hier an dieser Stelle und schauen Sie, was Sie spüren: welche Gefühle oder Gedanken sind damit verbunden?" Was der Therapeut dem Klienten vermitteln muss, ist: „Wenn Sie es nicht wissen, dann heißt das ja *gerade*, dass wir uns jetzt damit beschäftigen müssen. Wenn Sie das alles schon wüssten, wäre eine Bearbeitung dieser Inhalte *überflüssig*".

3.2 Therapeutische Regeln

Therapeutische Regeln sollen dem Therapeuten helfen, seine Verarbeitungs- und Handlungsplanungsprozesse zu strukturieren. Sie sollen dem Therapeuten auch helfen, nicht in die vielen möglichen therapeutischen „Fallen" zu tappen, die einen Therapeuten blockieren, lähmen oder frustrieren können, oder die zu „netten", aber untherapeutischen Plaudereien zwischen Klient und Therapeut führen können.

1. *Realisiere im Therapieprozess so weit wie möglich Empathie, Akzeptierung, Echtheit und Transparenz.*
   Die therapeutischen Basisvariablen bilden das Fundament der Klärungsorientierten Therapie. Ein Therapeut sollte dem Klienten immer akzeptierend und empathisch entgegentreten, um die therapeutische Beziehung immer zu „pflegen". Das hilft dem Therapeuten auch, eine klientenzentrierte Grundhaltung zu wahren, die für eine Klärungsorientierung zentral ist.
2. *Internalisiere die Perspektive*!
   Für Klärungsprozesse benötigt ein Klient eine internale Perspektive: er muss seine Aufmerksamkeit auf intern ablaufende Prozesse richten. Das bedeutet: wenn Therapeuten eine klärungsorientierte, therapeutische Arbeit anregen wollen, dann sollten sie die Perspektive des Klienten internalisieren!
   Die Interventionen des Therapeuten sollten vorrangig darauf gerichtet sein, den Klienten dazu anzuregen, „vom Ich aus auf internale Aspekte zu schauen". Wendet der Klient die Aufmerksamkeit nach außen (z.B.: „Der X ist bescheuert!"), dann soll der Therapeut die Aufmerksamkeit nach innen lenken (z.B.: „*Sie* finden, der X sei bescheuert? Was missfällt Ihnen an X?").
   Hält ein Klient die Perspektive konsistent external, dann muss der Therapeut den Klienten auf der Meta-Ebene darauf aufmerksam machen, was er tut: er wirft dann auch die Frage auf, was es für den Klienten so wichtig macht, immer nach außen zu gucken oder, was es dem Klienten so schwer macht, nach innen, auf sich selbst zu schauen.
   Klienten begreifen in der Regel erst im Verlauf der Therapie, dass eine Internalisierung, eine internale Perspektive auch Autonomie zurückbringt: machen die Klienten andere Personen für ihre Probleme verantwortlich, gucken sie nach außen und beschweren sich, dann können sie sich einerseits entlasten; sie haben ja keine Schuld. Diese Perspektive impliziert leider aber auch, dass sie keine Kontrolle haben: sie können nichts ändern, sie sind davon abhängig, dass *andere* sich

ändern. Blicken sie aber auf eigene Determinanten, dann müssen sie zwar für das Problem (zumindest zum Teil) auch Verantwortung übernehmen: sie haben jedoch prinzipiell Kontrolle über ihre eigenen Determinanten. Nun *können* sie etwas tun, etwas ändern, sie haben wieder ein Stück Autonomie.

3. *Aktiviere die relevanten Schemata*!

   Affektive Schemata, so wurde bereits ausgeführt, lassen sich nur dann rekonstruieren und verändern, wenn sie aktiviert sind. Nicht-aktivierte Gedächtnisbestände sind nicht rekonstruierbar. Daher ist es im Therapieprozess wesentlich, relevante affektive Schemata zu aktivieren. Das zentrale Handlungsprinzip lautet daher: *Aktiviere die affektive Verarbeitung!*

   Affektive Verarbeitung bedeutet, dass die Person Motive, Ziele, Werte, Schemata aktiviert und aufgrund dieser eine Situation, Person usw. bewertet: sie produziert Bewertungen, gefühlte Bedeutungen, Stimmungen, Gefühle usw. Das Vorliegen dieser Gefühle, Bewertungen usw. ist dann ein valider Indikator dafür, dass Motive affektive Schemata u.ä. aktiviert sind: bei der Person finden nicht nur kognitive, sondern affektive Verarbeitungen statt. Diese Prozesse müssen vom Therapeuten angeregt werden: der Therapeut muss explizit auffordern, Gefühle zu einer Situation zuzulassen („Bitte bleiben Sie dabei und schauen Sie, was das in Ihnen auslöst!“), er muss nach Gefühlen fragen („Welches Gefühl hat das in Ihnen ausgelöst?“), er kann Klienten damit konfrontieren, dass sie keine Gefühle zeigen, obwohl ein Inhalt dies nahe legt. Der Therapeut kann auch Sachverhalte, die Emotionen auslösen können, sehr klar, sehr konkret, sehr pointiert formulieren, so dass der Klient sich nicht mehr emotional distanzieren kann, sondern der affektive Verarbeitungsprozess angeregt wird.

   Das heißt: der Therapeut soll nicht warten, bis der Klient ein Gefühl äußert, sondern er soll durch seine Interventionen Gefühlsprozesse gezielt anregen.

   Diese Emotionalisierung, das sollte völlig klar sein, dient aber nicht einfach dazu, den Klienten zu emotionalisieren. *Emotionalisierung als solche ist überhaupt nicht das Ziel der Intervention. Das Ziel ist die Aktivierung der relevanten Strukturen und dann, wenn diese aktiviert sind, ihre weitere therapeutische Bearbeitung.* „Emotionalisierung“ ist damit nur eine Zwischenstufe; eine notwendige Voraussetzung weiterer therapeutischer Arbeit, kein Ziel an sich. Bleibt im Therapieprozess eine weitere Bearbeitung der Schemata aus, dann ist der therapeutische Effekt der Emotionalisierung häufig minimal.

4. *Entwickle Fragestellungen für den Prozess*!

   Die Richtungen, in die die therapeutische Arbeit gehen soll, sind keineswegs leicht zu bestimmen. Um sie bestimmen zu können, muss ein Therapeut aus dem vorhandenen Material *Leitfragen* entwickeln.

   Die Entwicklung von (heuristischen) Leitfragen hilft dabei, den Verarbeitungsprozess zu strukturieren, zu zentralisieren, bei einem Thema zu bleiben und ein Modell über den Klienten systematisch zu elaborieren. Leitfragen sind daher für ein zielgerichtetes therapeutisches Vorgehen von großer Bedeutung.

   Ein Therapeut muss sich z.B. bezüglich der Inhalte nicht nur fragen: was habe ich verstanden? (synthetischer Modus; vgl. Kapitel 5).

   Er muss sich (im analytischen Modus) immer wieder fragen:

- Was habe ich noch nicht verstanden?
- Was ist mir unklar, unplausibel, nicht nachvollziehbar?
- Was finde ich erstaunlich, verwunderlich, merkwürdig?
- Was passt nicht zusammen, ist widersprüchlich?

Solche Fragen machen in der Regel auf wesentliche Aspekte aufmerksam, denen man Aufmerksamkeit schenken muss.

Um zu zentralen Aspekten zu gelangen, muss ein Therapeut auch *nach der Implikationsstruktur des Gemeinten fragen* (vgl. Kapitel 5):

- Welche Überzeugungen, Annahmen, Vorstellungen muss ein Klient haben, damit er eine solche Sichtweise haben kann?
- Welche Motive, Werte, Ziele liegen dieser Bewertung, diesem Handeln zugrunde?
- Auf welche zentralen Determinanten weisen die Beispiele hin?
- Was sind die übergreifenden gemeinsamen Aspekte, die an den Beispielen deutlich werden?
- Worum geht es eigentlich?

Um zu zentralisieren, ist es oft hilfreich, Details wegzulassen und sich zu fragen: was ist das Wesentliche in dem, was der Klient mitteilt?

5. *Hilf dem Klienten bei der Bildung von Repräsentationen*!

   Therapeuten sollten den Klienten aktiv bei der „Übersetzung des Gemeinten in Sprache" helfen. Therapeuten sollten Inhalte, die sie verstehen, die der Klient aber noch nicht in Worte fassen kann, explizit formulieren; sie sollten dem Klienten helfen, passende, präzise Formulierungen zu finden; sie sollten Begriffe zur Verfügung stellen. Diese „Übersetzungshilfe" ist eine zentrale Aufgabe des Therapeuten.

6. *Unterstütze den Klienten im Explizierungsprozess*!

   Ein Therapeut sollte den Explizierungsprozess des Klienten bewusst und gezielt anregen, z.B. durch vertiefende Fragen; er sollte den Klienten „am Prozess halten", z.B. durch „saying back". Oft müssen Therapeuten den Klienten auch erst an einen Explizierungsprozess heranbringen, z.B. „durch Verfolgung heißer Spuren". In jedem Fall sollte der Therapeut diese Prozesse *aktiv* anregen und nicht darauf warten, dass Klienten „den Prozess von selbst beginnen".

7. *Stärke die Annäherungstendenz bei Ambivalenz*!

   Klärungsprozesse sind meist ambivalent: Klienten spüren eine Annäherungstendenz: sie sind neugierig, sie wollen das Problem endlich verstehen und angehen. Sie spüren aber auch eine Vermeidungstendenz: sie haben Angst, sich mit bestimmten Inhalten zu konfrontieren. Therapeuten sollten grundsätzlich die Annäherungstendenz stärken:

   - „Im Grunde möchten Sie verstehen, was in Ihnen vorgeht".
   - „Sie wissen schon, dass Sie sich diesen Aspekten stellen müssen".
   - „Ich möchte Sie bitten, so lange wie möglich dabei zu bleiben", u.a.

   Zeigt der Klient schon eine deutliche *Vermeidungstendenz*, dann ist es allerdings wesentlich, diese transparent zu machen *und* sie sofort zu bearbeiten: hier kann die Annäherungstendenz am ehesten dadurch gefördert werden, dass die Vermeidungstendenz reduziert wird. In diesem Fall sollte ein Therapeut aber eben nicht nur die Vermeidung oder Vermeidungstendenz als solche aufzeigen. Damit lenkt er die Aufmerksamkeit des Klienten ja auf die Hindernisse. Regt er keine weitere Bearbeitung der Vermeidung an, dann kann die Fokussierung der Vermeidungstendenz diese durchaus steigern: der Klient traut sich nicht, der Therapeut traut sich auch nicht und die Gründe des Zögerns werden nicht klarer: eine desolate Situation.

Daher sollte man beachten: wenn der Therapeut eine Vermeidung transparent macht, den Klienten auf sein Zögern, auf Schwierigkeiten aufmerksam macht, dann sollte er immer einen *Arbeitsauftrag* damit verbinden: den Auftrag, zu klären, warum es für den Klienten so schwierig ist, in der Klärung weiterzugehen, was den Klienten hindert, ängstigt usw. Der Therapeut sollte also bei einer Vermeidung nicht sagen: „Es ist jetzt ganz schwer für Sie, da weiterzugehen." und dann seine Intervention beenden. Sondern er sollte zweistufig intervenieren, z.B.:

- „Es ist ganz schwierig für Sie, jetzt weiterzugucken"
- Pause
- „Was macht das im Augenblick so schwierig?" oder
- „Ist es möglich, es dennoch zu versuchen?"

Grundsätzlich sollte der Therapeut auch seine Interventionen so gestalten, dass der Klient *aufgefordert* wird, weiterzugehen; der Therapeut muss deutlich machen, dass er, der Therapeut, das auch vom Klienten erwartet und dem Klienten dies auch zutraut. Dagegen sollte die Intervention nicht zögerlich sein oder den Klienten geradezu dazu einladen, ihr nicht zu folgen, z.B.: „Sie können jetzt mal gucken, was Sie in dieser Situation empfinden, aber nur, wenn es Ihnen nichts ausmacht". Betont ein Therapeut die Schwierigkeiten, Hindernisse, Vermeidungsmöglichkeiten, Gefahren usw., dann wird der Klient sich auf eine Klärung kaum einlassen.

8. *Kläre ein Problem, bevor Du an Lösungen arbeitest*!

   In der Klärungsorientierten Therapie wird davon ausgegangen, dass Klienten häufig internale Determinanten ihres Problems nicht oder nicht ausreichend verstehen. Eine Konsequenz davon ist, dass sie Lösungen erarbeiten und ausprobieren, die ihre motivationalen Gegebenheiten ignorieren, und die deshalb ständig scheitern. Die Klienten erarbeiten so Lösungen, ohne das Problem verstanden zu haben; ihre Lösungen sind damit auf dem Niveau von Versuch und Irrtum.

   Dieser Lösungsweg soll in der Therapie nicht fortgesetzt werden: der Sinn der klärenden Arbeit besteht darin, die Problem (-mit-)determinierenden internalen Determinanten der Person zu klären, um sie bei der Definition des Problems systematisch berücksichtigen zu können. Das Ziel ist, eine möglichst „vollständige" Problemdefinition zu erarbeiten, so dass eine Lösung auch die relevanten Aspekte des Problems mitberücksichtigt: erarbeitet werden soll eine tragfähige Lösung, mit der die Person auch tatsächlich leben kann. Man muss aber in der Therapie damit rechnen, dass die Klienten weiterhin versuchen, Lösungen ohne Klärung zu finden oder Lösungen vom Therapeuten verlangen, bevor sie das Problem verstanden haben. Genau dies darf der Therapeut aber nicht mitmachen, denn dann würde er dysfunktionalen Strategien des Klienten folgen. Der Therapeut muss also dem

Prinzip folgen und dies auch dem Klienten klarmachen, dass erst eine *Problemklärung* erarbeitet werden muss, bevor man eine Lösung finden kann: *Klären vor Lösen*!

9. *Arbeite an der Kante des Möglichen*!
   Wesentlich ist es, dass die Klienten möglichst effektiv und schnell an die zentralen Aspekte ihrer Probleme herankommen, diese klären und verändern. „Möglichst schnell“ bedeutet, dass der Therapeut an der Kante des Möglichen arbeitet, also mit seinen Interventionen den Klienten weder über- noch unterfordert. Kennt der Therapeut den Klienten, d.h., hat er bereits ein Modell über den Klienten, dann kann er grob abschätzen, was dem Klienten zuzutrauen ist. Dennoch wird man im Therapieprozess die Grenze des Machbaren oft durch Interventionen *austesten* müssen: man muss eine vertiefende Frage tatsächlich stellen, um zu sehen, ob der Klient sie noch umsetzen kann, oder ob sie den Klienten überfordert; man muss ein „heißes“ Thema ansprechen, um zu sehen, wie der Klient damit umgeht. Wichtig ist es hier natürlich, dass der Therapeut die Signale des Klienten erkennen kann, also sieht, wann es für den Klienten schwierig, unangenehm, unerträglich wird. Stellt er dies fest, kann er das Tempo seiner Interventionen reduzieren, kann die Schwierigkeit des Klienten thematisieren usw., also sicherstellen, dass der Klient nicht überfordert wird. Um aber sicherzustellen, dass der Klient auch nicht unterfordert wird, muss der Therapeut sich auch trauen, mit seinen Interventionen an die Kante des Möglichen heranzugehen.
   Aus therapeutischer Erfahrung, aus Erfahrung als Supervisor und Ausbilder, weiß ich inzwischen, dass Klienten in aller Regel viel weniger sensibel sind als z.B. Anfänger-Therapeuten glauben: wenn die Beziehung zum Therapeuten gut ist, trauen sich Klienten viel und der Therapeut kann sie fordern und dadurch sehr stark fördern.
   Wesentlich dabei ist aber
   - die *richtige Indikation*: man muss wissen, mit welcher Art von Klienten man dies nicht tun darf (z.B. schizophrene Klienten, Borderline-Klienten);
   - die Beziehung: Austesten der Grenzen setzt eine tragfähige Beziehung voraus;
   - die Verarbeitung: der Therapeut muss sensibel sein für die Signale des Klienten, die gute Arbeit, Langeweile oder emotionale Überlastung anzeigen.
10. *Kläre den Arbeitsauftrag*!
   Eine Internalisierung der Perspektive und eine Aktivierung affektiver Schemata und affektiver Verarbeitungsprozesse erscheinen als notwendige Voraussetzungen für eine klärende Arbeit: ohne Internalisierung und Aktivierung kann eine Rekonstruktion und Veränderung affektiver Schemata nicht stattfinden.
   Diese Aspekte reichen jedoch, so muss man annehmen, für eine effektive Psychotherapie noch nicht aus: es gibt ungezählte affektive Schemata, die man aktivieren kann, es gibt ungeheuer viele Situationsaspekte, zu denen man Bewertungen und Gefühle entwickeln kann usw. Würde man unspezifisch die Perspektive nach innen lenken und *irgendwelche* affektiven Verarbeitungsprozesse aktivieren, dann käme man wohl nie zu einem Ende; und zu einer Problemlösung auch nicht. Schon die Tatsache, dass Therapiezeit begrenzt ist, bedeutet, dass man nur eine geringe Anzahl von Problemen bearbeiten kann und sie impliziert, dass man diese Proble-

me möglichst effektiv bearbeiten muss.

Es ist daher notwendig, die zu bearbeitenden Probleme oder Problemaspekte zu bestimmen, festzulegen, woran gearbeitet werden soll. Es ist damit ein *Arbeitsauftrag zu definieren*: an welchen Problemaspekten, die aus welchen Gründen problematisch sind, soll im Hinblick auf welches Ziel gearbeitet werden? Ohne eine solche Definition, ohne einen solchen Arbeitsauftrag, ohne eine solche Einschränkung der zu bearbeitenden Probleme und ohne ihre Bestimmung droht die Therapie in Details zu „versacken", ohne roten Faden zu verlaufen, zu chaotisieren.

Hat man ein Problem bestimmt, einen Arbeitsauftrag definiert, dann ist es notwendig, möglichst schnell die zentralen Aspekte des Problems zu bestimmen. Es ist notwendig herauszuarbeiten, *welche* Motive, Ziele, Schemata usw. hier von zentraler Bedeutung sind. Ist dies klar oder gibt es zumindest eine Hypothese, dann ist bestimmbar, auf *welches* Schema sich die Aufmerksamkeit des Klienten richten soll, *welches* Schema aktiviert werden muss.

Die Therapie soll damit *zielorientiert* verlaufen: es soll möglichst schnell klar werden, worauf sich die Therapie bezieht, welche Aspekte zu bearbeiten sind.

11. *Bilde ein Klientenmodell*!

Therapeuten müssen sich ein hoch strukturiertes Bild von ihrem Klienten machen; d.h., sie müssen im Therapieprozess eine Wissensstruktur vom Klienten aufbauen, die z.B. Angaben darüber enthält,

- was die relevanten, d.h., therapeutisch zu bearbeitenden Inhaltsbereiche des Klienten sind;
- welches die anzustrebenden therapeutischen Ziele sind;
- wie der Klient arbeitet, wie er selbst mit seinen Inhalten umgeht;
- wie die therapeutische Allianz aussieht u.ä.

Dieses Klientenmodell ist die Grundlage dafür, den Klienten zu verstehen und es ist die Grundlage für die Ableitung therapeutischer Strategien (vgl. Kapitel 5.3).

12. *Greife so viel wie nötig in den Prozess ein*!

Ein Therapeut sollte aktiv sein und den Klienten-Prozess steuern. *Wie* aktiv er sein muss, hängt aber wesentlich davon ab, wie der Klient arbeitet. Befindet sich ein Klient z.B. in einem Explizierungsprozess und arbeitet er weitgehend selbständig, dann tut der Therapeut nur wenig; viel Aktivität würde den Klienten stören! Arbeitet der Klient von sich aus wenig, dann muss der Therapeut stärker eingreifen und den Prozess stärker steuern; zeigt ein Klient massives Vermeidungsverhalten, dann muss ein Therapeut viel der therapeutischen Arbeit übernehmen.

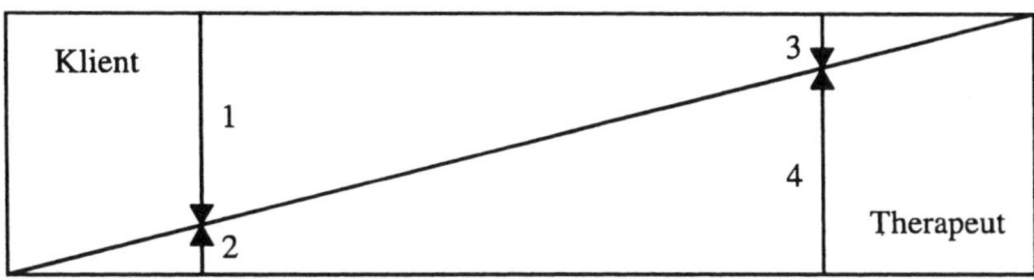

Abbildung 1: Kompensationsmodell

Man kann sich dies als ein „Kompensationsmodell“ vorstellen (vgl. Abbildung 1): die Aktivität von Therapeut und Klient addiert sich jeweils zu einer Konstanten: macht der Klient von sich aus viel (1), tut der Therapeut wenig (2); tut der Klient von sich aus wenig (3), muss der Therapeut stark in den Prozess eingreifen (4). Manchmal ist es für einen Therapeuten auch wichtig, schnell und früh in den Therapieprozess einzugreifen. Dies gilt dann, wenn Klienten z.B. Inhalte völlig ausufernd und detailreich erzählen und sich dabei völlig in Assoziationen verlieren. Therapeuten, die diesen Prozess erst einmal laufen lassen, stehen hochgradig in der Gefahr, vom Klienten paralysiert zu werden: sie erleben es mit fortschreitender Zeit als immer schwieriger, sich aufzuraffen und den Prozess konstruktiv zu kontrollieren. Stattdessen sinken sie immer tiefer in den Sessel, ihre Interventionen werden immer schlapper, ihre Anspannung und Unzufriedenheit steigt.
Dieser Prozess ist ähnlich dem Entfremdungs-Prozess, der in einem Experiment von Kuhl (Kuhl & Beckmann, 1994) beschrieben wird: setzt man (insbesondere lageorientierte) Personen vor einen Computer und gibt ihnen die Aufgabe, 15 Minuten lang die Taste „M“ zu drücken, dann ist anschließend ihr volitionales System vollständig paralysiert. Setzt man sie vor einen Fernseher, in dem alte Folgen der „Ziehung der Lottozahlen“ laufen, sie aber die Möglichkeit haben, durch einen einzigen Knopfdruck der Fernbedienung auf einen ihnen ausschnittweise bekannten, hoch interessante Film über die Kanadischen Rocky Mountains umzuschalten, dann sind sie nach der Monotoniebedingung des „M“-Drückens (in hohem Prozentsatz) nicht mehr in der Lage, umzuschalten. Sie sehen sich die völlig langweiligen Lottozahlen an, obwohl sie wissen, dass sie ihren Zustand mit einem einzigen Fingerdruck erheblich verbessern können. Ähnlich ergeht es aber auch den Therapeuten, die Klienten längere Zeit zuhören, die langweilige Inhalte erzählen oder intellektualisieren oder auf andere Weise wenig konstruktiv arbeiten: entweder die Therapeuten übernehmen schnell Kontrolle über den Prozess und ändern die Bearbeitung oder ihre Handlungsmöglichkeiten werden ausgeknockt.

13. *Übernimm Verantwortung für das, was Du unter Kontrolle hast*!

    Ein Therapeut kann nur für das Verantwortung übernehmen, was er unter Kontrolle hat. Macht ein Klient z.B. keine Hausaufgaben und setzt er kaum Interventionen des Therapeuten um, dann geht eine Stagnation der Therapie zum großen Teil auf die Handlung des Klienten zurück. Beschwert sich der Klient dann darüber, „dass es nicht läuft“, übernimmt der Therapeut dafür nicht die Verantwortung. Therapeuten sollten sich deshalb auch genau überlegen, für welche Prozessaspekte sie die Verantwortung haben und für welche nicht. Übernimmt ein Therapeut Verantwortung für Aspekte, die er gar nicht unter Kontrolle hat, kann das zu einem „burn-out“ beitragen.

14. *Schau dem Drachen ins Auge*!

    Der Klient beschäftigt sich mit seinen Problemaspekten und ihrer Klärung nur ambivalent. Um so wichtiger ist es, dass der Therapeut die Tendenz zeigt, den unangenehmen, peinlichen, erschreckenden Inhalten „ins Auge zu sehen“. Er vermittelt dem Klienten, dass es wesentlich ist, wirklich hinzugucken und nicht zu vermeiden: dass der Klient das Problem nur dann lösen kann, wenn er die Determinanten des Problems zur Kenntnis nimmt, anstatt sie zu ignorieren. Dieses Prinzip, dem Drachen ins Auge zu schauen, sich also dem Unangenehmen, dem Peinlichen, den (vermeintlich) schrecklichen Inhaltsaspekten zu stellen, kann der Therapeut auf sehr verschiedene Weise vermitteln:

- Der Therapeut greift Themen, die dem Klienten unangenehm sind, akzeptierend und selbstverständlich auf: natürlich kann über Sexualität, über ungewöhnliche Wünsche, über furchtbare Erfahrungen gesprochen werden, ohne dass der Hörer erblasst, erzittert oder den Klienten verurteilt!
- Der Therapeut fragt „in den unangenehmen Bereich hinein", stellt also Fragen, die den Klienten veranlassen, sich den Inhalten zu stellen;
- der Therapeut formuliert Inhalte, die der Klient nur vage, ansatzweise, vorsichtig zu formulieren wagt, sehr deutlich, präzise, „auf den Punkt gebracht";
- der Therapeut realisiert auch im eigenen Handeln dieses Prinzip, indem er z.B. einer Kritik durch den Klienten nicht ausweicht, sondern im Gegenteil diese Kritik wichtig nimmt.

Das Prinzip impliziert auch, dass der Therapeut das Gegenteil dringend unterlassen sollte: wenn der Therapeut dem Klienten, der noch nicht entschlossen ist, sich einem Inhalt zu stellen, signalisiert, dass er, der Therapeut, das Thema sehr heiß, sehr brisant findet, dann wird der Klient indirekt aufgefordert, eine Konfrontation lieber sein zu lassen. Signalisiert der Therapeut (vielleicht aufgrund eigener Probleme oder weil er befürchtet, beim Klienten könnten Prozesse ausgelöst werden, die der Therapeut nicht mehr kontrollieren kann), es sei besser, das Thema nicht oder „noch nicht" zu behandeln, wird das den Klienten, der selbst ambivalent ist, sehr wahrscheinlich blockieren. Manchmal „trieft" die Aussage des Therapeuten geradezu von Skepsis, Befürchtung und Verzagtheit: „Wir können das Thema behandeln, wenn sie unbedingt wollen...".

15. *Argumentiere nicht mit dem Klienten*!

Klienten versuchen oft, einen Zustand als „die Realität" zu definieren oder als „zwangsläufig so entstanden". Dass sie dies tun, dient meist dazu, sich selbst vor notwendiger Veränderung zu schützen, zu verhindern, dass eine Konstruktion hinterfragt wird. Dies ist oft eine eklatante Falle für die Therapeuten: hält der Therapeut die Ausführungen des Klienten für rationale Argumente, fängt er an, mit dem Klienten rational zu argumentieren. Er argumentiert und argumentiert und argumentiert: mit dem Effekt, dass der Klient immer mehr, immer bessere und immer schwerer zu widerlegende Gegenargumente aufbietet. Anstatt den Klienten zu überzeugen, kommt der Therapeut in immer größere Schwierigkeiten.

Diese Schwierigkeiten resultieren aus einem grundsätzlichen Missverständnis des Therapeuten: der Klient argumentiert nicht deshalb so, weil er von den Argumenten überzeugt wäre (und sich somit auch vom Gegenteil überzeugen lassen könnte), sondern seine Argumentation hat, unabhängig von den jeweiligen Inhalten, eine *Funktion*:

- er behauptet, ein Problem sei die „Realität", weil er es nicht ändern will;
- er behauptet, sein Problem sei zwangsläufig, weil er die Verantwortung dafür nicht übernehmen will;
- er behauptet, sein Problem sei unlösbar, damit der Therapeut sich mehr anstrengt usw.

Immer dann, wenn Inhalte etwas *bewirken* sollen, wenn sie eine Funktionalität haben, dann sind die Inhalte als solche irrelevant: findet der Klient einen anderen Inhalt, der den gleichen Zweck erfüllt, dann nimmt er diesen. Damit ist es aber völlig unsinnig, rational gegen einen Inhalt zu argumentieren; denn dies würde voraussetzen, dass es dem Klienten um den Inhalt als solchen geht.
Auch wenn ein Inhalt nicht funktionalisiert ist, aber ein Problem auf motivationale Determinanten zurückgeht, ist Argumentieren zwecklos (Versuchen Sie einmal, einem Workaholic auszureden, dass es wichtig ist, erfolgreich zu sein; versuchen Sie mal einem Verliebten einzureden, dass es besser sei, nicht verliebt zu sein. Alle werden Ihnen Recht geben und das gleiche weiter tun). Könnte man persönliche Probleme durch Argumentieren lösen, *gäbe* es gar keine persönlichen Probleme.

16. *Arbeite nicht für den Klienten*!

Der Unterschied zwischen dem „Steuern des Prozesses" und einem „Arbeiten für den Klienten" ist manchmal schwer zu erkennen. Therapeuten sollen ja in den Prozess eingreifen, sollen steuern, sollen auch Inhalte explizit machen, sollen den Klienten unterstützen. Wichtig dabei ist allerdings, dass *alle Interventionen Aufträge an Klienten enthalten, die der Klient umsetzen muss*: der Klient

- soll Inhalte prüfen;
- soll Gedächtnisbestände aktivieren;
- soll Fragestellungen nachgehen;
- soll Inhalte miteinander verbinden usw.

D.h., Interventionen „katalysieren" den Klienten-Prozess, d.h., sie zeigen etwas beim Klienten an, führen dazu, dass der Klient etwas *aktiv tut*. Interventionen, bei denen der Therapeut für den Klienten arbeitet, sind solche, bei denen der Klient passiv bleiben kann, bei denen der Klient nur „ja" sagen muss (oder „nein"), bei denen der Klient nichts aktiv tun muss. Dabei geben die Therapeuten den Klienten Antworten vor, schlagen Inhalte vor oder machen Vorschläge in Form von multiple-choice-Fragen:
„Fühlen Sie in der Situation eher x oder z oder vielleicht y?" Der Klient antwortet dann, zur Frustration des Therapeuten oft „weder-noch" oder „alles", und alles ist, wie es vorher war: unklar.
Therapeuten, die für die Klienten arbeiten, weisen meist nur sehr vage Hypothesen darüber auf, was das Problem des Klienten sein könnte oder sie „drängen" dem Klienten Inhalte auf, für die er noch gar nicht bereit ist. Ein „Arbeiten für den Klienten" beginnt beim Therapeuten häufig dann,

- wenn sie den Eindruck haben, sie wissen besser, was mit dem Klienten los ist als der Klient selbst (was aber nicht der Fall ist); *und*
- wenn sie ungeduldig sind und *wollen, dass der Klient es jetzt einsieht*; *und*
- den Eindruck haben, dass der Klient es einfach nicht schnallt.

Therapeuten neigen dann auch manchmal dazu, auf Klienten einzureden, wie auf ein totes Pferd: sie sitzen mit dem Hintern vorn auf der Stuhlkante, sind vornüber gebeugt und gestikulieren auf den Klienten ein, aber man kann mit Charles Laughton sagen: wenn der Therapeut fortfährt, die Fragen an den Klienten selbst zu beantworten, dann wird die Anwesenheit des Klienten überflüssig!

Fängt ein Therapeut an, für den Klienten zu arbeiten, dann leitet er den Klienten nicht mehr an, seine Inhalte selbst zu sichten, zu klären und zu verändern. Damit kann der Klient aber genau das, was er zentral in der Therapie lernen soll, nicht mehr lernen: anders als bisher, konstruktiver, kreativer mit seinen eigenen Problemen umzugehen. Kurzfristig kann ein Therapeut dem Klienten damit vielleicht helfen; langfristig jedoch sabotiert der Therapeut die Veränderungsprozesse des Klienten.

17. *Akzeptiere Grenzen, aber mache sie transparent*!

    Setzt der Klient dem Therapeuten gegenüber Grenzen, dann sollte der Therapeut diese im Augenblick akzeptieren. Der Klient kann z.B. deutlich machen, dass eine weitere Beschäftigung mit diesem Thema ihn im Augenblick zu sehr belastet; dass er im Augenblick nicht weiter vertiefen will; dass er über das Thema nicht mehr mitteilen möchte usw. Der Therapeut sollte diese Grenzziehung akzeptieren, allerdings nur dann, wenn der Klient sie als Grenze auch klargemacht hat: weicht der Klient aus, sollte der Therapeut stringent dem Prozessziel folgen, an der Kante des Möglichen weiterarbeiten. Geht der Klient erneut nicht auf die Intervention ein, dann kann der Therapeut das Ausweichen als solches klarmachen: er macht dem Klienten auf der Meta-Ebene deutlich, was dieser tut. Erst, wenn der Klient dann deutlich macht, dass er nicht weitergehen *will*, akzeptiert der Therapeut die Grenze.

    D.h., die Grenze, die der Klient definiert, ist dann akzeptabel,

    - wenn der Klient dies auch wirklich als Grenze und nicht nur als vorübergehende Schwierigkeit deutlich macht;
    - wenn die Tatsache der Grenzziehung, der Blockade transparent ist, der Klient also weiß, was er tut und weiß, dass der Therapeut weiß, was er tut;
    - und wenn damit klar ist, dass der Klient die Verantwortung für diese Grenzziehung übernimmt.

    Akzeptieren heißt, dass der Therapeut hier nicht „weiterbohrt“: er kann aber eine Bearbeitung der Schwierigkeit anbieten, also den Klienten fragen, was es ihm schwer macht, hier weiterzugehen. Akzeptierung „im Augenblick“ bedeutet, dass der Therapeut später im Prozess die Grenze durchaus wieder antesten darf: denn die Bedingungen für die Abschottung können sich im Therapieprozess natürlich ändern. Würde der Therapeut es nicht wieder versuchen, würde er sich wie ein Phobiker verhalten, der sich nicht traut, ein Stück Realität neu zu testen: in diesem Fall bliebe beim Klienten ein bestimmter Problemaspekt unbearbeitet.

18. *Nimm den Klienten ernst, aber auch in die Pflicht*!

    Aus Gründen der Akzeptierung, einer tragfähigen Arbeitsbeziehung, als Grundlage explizierender Arbeit ist es nötig, den Klienten ernst zu nehmen. Den Klienten ernst nehmen heißt z.B. auch, die Kritik, die er am Therapeuten oder an der Therapie äußert, ernst zu nehmen: kritische Einwände dürfen nicht ignoriert, bagatellisiert, lächerlich gemacht werden.

    Jedoch bedeutet, den Klienten ernst zu nehmen auch, den Klienten in die Pflicht zu nehmen: will der Klient vom Therapeuten als Interaktionspartner ernst genommen werden, dann muss er auch den Therapeuten als Interaktionspartner ernst nehmen.

Das bedeutet am Beispiel Kritik z.B., dass der Therapeut ein Recht darauf hat, die Gründe und Hintergründe der Kritik zu kennen. Als Therapeut ist es wesentlich, zu der Kritik Stellung zu nehmen; aber man *kann* erst Stellung nehmen, wenn man weiß, wozu. Daher hat der Therapeut auch das Recht, vom Klienten eine Ausführung der Kritik zu erwarten. Eine Guerilla-Taktik, die Klienten manchmal realisieren, sollte der Therapeut nicht akzeptieren: ein Klient sagte z.B. mit der letzten Stunde sei er ganz unzufrieden, aber man brauche nicht weiter darüber zu reden. Nach der Regel, den Klienten ernst und in die Pflicht zu nehmen, kann der Therapeut hier erwidern:
„Wenn Sie mit der Therapie unzufrieden sind, dann ist es ganz wichtig, darüber zu sprechen. Ich möchte auf keinen Fall, dass etwas schief läuft und wir nicht versuchen, das rechtzeitig zu korrigieren. Es ist sehr wichtig, genau zu erfahren, genau zu verstehen, womit Sie unzufrieden sind. Daher möchte ich Sie bitten, dazu etwas mehr zu sagen.“.

19. *Alles ist hinterfragbar und nichts ist plausibel*!
Psychologisch muss man davon ausgehen, dass Klienten nie eine uneingeschränkte Wahrnehmung der Realität aufweisen. Was sie wahrnehmen und interpretieren, hängt wesentlich von ihren Schemata ab. Damit sind ihre Sichtweisen aber *Konstruktionen*, und Konstruktionen sind grundsätzlich
- nicht zwangsläufig;
- hinterfragbar;
- veränderbar.

Ein Therapeut sollte sich das immer wieder klarmachen: nichts ist a priori plausibel, nichts ist zwangsläufig und *alles* ist hinterfragbar!
Klienten haben (wie wir noch sehen werden) eine sehr starke Tendenz, dem Therapeuten Konstruktionen anzubieten, die sie selber plausibel finden oder von denen sie möchten, dass der Therapeut sie bestätigt. Der Sinn der Klärungstherapie besteht aber gerade *nicht* darin, Konstruktionen zu bestätigen, sondern darin, Konstruktionen aufzudecken, transparent zu machen, zu hinterfragen und zu verändern. Dies kann ein Therapeut aber nur, wenn er nicht auf *Plausibilitätsfallen* hereinfällt: hält der Therapeut (aufgrund eigener Annahmen, Werte, Probleme usw.) die Konstruktionen und Images eines Klienten für plausibel, dann kann er diese nicht mehr hinterfragen. Therapeut und Klient bilden dann einen impliziten Konsens, einen „Konsensus des Unstreitigen“.
Um dies zu vermeiden, ist es wesentlich, dass der Therapeut von zwei Regeln ausgeht:
1. Es ist alles nur eine Konstruktion!
2. Nichts ist plausibel, was nicht ausführlich überprüft und hinterfragt ist!

Dass es schwierig für Therapeuten ist, diese Regeln konkret anzuwenden, werden wir noch sehen; es soll vor allem auf die mögliche Schwierigkeiten eingegangen werden, die Therapeuten in Plausibilitätsfallen führen können, damit diese in der Lage sind, diese Probleme rechtzeitig zu erkennen.

20. *Wahre Neutralität und Arbeitsdistanz*!
Die therapeutische Beziehung ist eine besondere Art von Beziehung. Ein Aspekt, der sie besonders macht, ist, dass ein Therapeut bei aller therapeutischen Allianz

eine *Arbeitsdistanz* zum Klienten behält: er will nichts für den Klienten, er will nichts von der Beziehung, er hat keine Ansprüche an den Klienten und er kann eine neutrale, betrachtende Haltung dem Klienten gegenüber einnehmen. Er hat keine Gründe, die vom Klienten kommende Information zu verzerren, z.B. bestimmte Schwächen des Klienten zu ignorieren oder den Klienten zu schonen.
Der Therapeut muss in der Lage sein, dem Klienten deutlich zu machen, wie dieser Klient seine Realität konstruiert, welche Konsequenzen diese Konstruktion hat und, gegebenenfalls, dass viele Probleme des Klienten, auch Partner-Probleme, auf diese Konstruktionen und die daraus resultierenden Handlungen zurückgehen. Oft muss ein Klient erkennen, dass er einen wesentlichen Beitrag zu einem interaktionellen Problem leistet. Der Therapeut muss damit prinzipiell in der Lage sein, den Klienten mit Alternativ-Interpretationen zu konfrontieren, die oft für den Klienten gar nicht angenehm sind. Der Therapeut muss in der Lage sein, Annahmen des Klienten zu hinterfragen, die der Klient gar nicht gern hinterfragt haben möchte. Dies kann der Therapeut aber nur, wenn er *neutral* bleibt; wenn er davon ausgeht, dass alles, was der Klient sagt, lediglich eine *Konstruktion der Realität* ist; wenn er nicht davon ausgeht, dass „sein" Klient in Partner-Problemen grundsätzlich der „Held", der Unschuldige oder das Opfer ist; sondern wenn er annimmt, dass „zu dem Spiel immer zwei gehören", im Augenblick aber nur die höchst subjektive Meinung eines Einzelnen verfügbar ist. Der Therapeut ist kein Freund, der sich solidarisieren kann, der dem Klienten alles abnimmt, der ihn für toll, heldenhaft und integer hält usw. Der Therapeut sollte nicht zum *Teil des Klientensystems* werden, zu einem Teil des Systems, das den Klienten schützt, fördert usw. und das damit die Notwendigkeit einer Veränderung reduziert. Der Therapeut wird dann nämlich von einem Veränderer zu einem *Stabilisator eines pathologischen Systems*. Dies würde in der Tat die Ziele und Ansprüche der Therapie ad absurdum führen.
Neutralität ist aber ein wesentlicher Faktor, der Therapie von Beratung unterscheidet: als Berater, als jemand, der in eine Krise eingreift usw. habe ich andere Ziele. Hier kann ich parteilich sein, stützen, schützen usw. Als Therapeut aber liegt das Ziel deutlich höher: ich will den Klienten nicht stützen, ich will, dass der Klient sich selber stützt. Therapie ist keine Krisenintervention.

21. *Der Klient kann das therapeutische Angebot annehmen oder nicht, ein neues kann nicht erfunden werden.*

Ein Therapeut kann in der Klärungsorientierten Therapie eine Fülle von Angeboten machen und sich dabei in sehr hohem Maße auf die Probleme und Eingangsvoraussetzungen des Klienten einstellen. Dies alles garantiert jedoch nicht, dass der Therapeut den Klienten damit erreicht: der Klient kann z.B. erwarten, dass seine Probleme verschwinden, ohne dass er sich selbst mit unangenehmen Selbstaspekten konfrontieren muss o.ä. D.h., der Klient kann vom Therapeuten ein therapeutisches Vorgehen erwarten, das dieser nicht leisten kann. In einem solchen Fall soll der Therapeut nicht versuchen, eine neue Therapieform für den Klienten zu erfinden; denn die Therapieform stellt Anforderungen an den Klienten und es muss vom Klienten erwartet werden, dass er Mitarbeit und Mitverantwortung zeigt. Ein Patient kann zu einem Arzt gehen und erwarten, dass ein Magenkrebs ohne Operation, ohne Schmerzen usw. entfernt wird; leider wird der Arzt dafür keine Methode erfinden können. Der Therapeut ist Experte für eine Therapieform: diese kann der Klient annehmen, er muss sie aber nicht annehmen. Nimmt er sie nicht an, liegt das ausschließlich in der Verantwortung des Klienten. Für den Therapeuten bedeutet dies auch, dass er bereit sein muss, einen Klienten „gehen zu lassen", der nicht bereit ist, die Regeln und Anforderungen der Therapie zu akzeptieren. Zu glauben, eine Therapie könne alle Klienten erreichen, ist eine erkennbare irrationale Annahme.

4 Der Therapieprozess in der Klärungsorientierten Psychotherapie

In diesem Kapitel werden grundlegende Aspekte des Therapieprozesses in der Klärungsorientierten Psychotherapie behandelt: der Prozesscharakter der Therapie und seine Implikationen für das therapeutische Handeln; die Abfolge und hoch strukturierten und chaotischen Phasen, der Aspekt der Selbstorganisation; die Bedeutung der Expertise des Therapeuten; die systemtheoretische Auffassung von Psychotherapie und die Stellung der Klärungsorientierten Psychotherapie im System einer Psychologischen Psychotherapie. Abschließend wird die Frage der Indikation zur Klärungsorientierten Psychotherapie erörtert und die verschiedenen Phasen eines Therapieprozesses.

4.1 Prämissen

Aufgrund theoretischer Ableitungen und aufgrund empirischer Befunde geht die Klärungsorientierte Psychotherapie bezüglich des Therapieprozesses von einigen Prämissen aus. Eine der wichtigsten Voraussetzungen für die Evaluationsfähigkeit eines Systems ist das ständige Hervorbringen von Neuem (Ebeling & Feistel, 1994, S.22).

1. *Probleme und Themen können sich im Prozessverlauf ändern*

   Wenn man davon ausgeht, dass dem Klienten zu Therapiebeginn viele problemrelevante Schemata selbst unklar, unverständlich, wenig repräsentiert sind, dann folgt daraus, dass sich relevante therapeutische Ansatzpunkte, Schemata, Themen *erst im Laufe der therapeutischen Arbeit herauskristallisieren*. Zu Beginn können Klienten vielleicht ein „Problem" definieren, die relevanten Determinanten sind jedoch meist noch völlig unklar. Und diese kristallisieren sich erst im Laufe der therapeutischen Arbeit heraus. Oft zeigt sich auch, dass die Problemdefinition, mit der ein Klient in die Therapie kommt, *vorläufig* war: es war eine erste Spezifikation, sie repräsentiert lediglich das, was den Klienten bereits klar ist. Diese Problemdefinition kann sich im Verlauf der Therapie jedoch vollkommen oder weitgehend verändern; damit verändern sich auch die zentralen therapeutischen Themen.

2. *Auch Ziele verändern sich im Therapieprozess*

   Das Gleiche gilt für therapeutische Ziele; viele Klienten, wie z.B. solche mit Persönlichkeitsstörungen, können oft zu Therapiebeginn gar keine therapeutischen Ziele definieren; andere Klienten definieren Ziele, die sich als vorläufig erweisen. Je klarer dem Klienten im Therapieverlauf das Problem wird, desto klarer kristallisieren sich auch die therapeutischen Ziele heraus: dabei kann es sein, dass zunächst definierte Ziele sich schließlich als nebensächlich oder irrelevant herausstellen.

3. *Therapeutische Ansatzpunkte und Ziele können oft zu Therapiebeginn gar nicht festgelegt werden*

   Bei komplexeren Klienten-Problemen, bei denen unklare Schemata eine zentrale Rolle spielen, ist es, anders als bei den „klassischen" Themen der Verhaltenstherapie, oft noch *nicht* möglich, therapeutische Ansatzpunkte und Ziele bereits zu Beginn der Therapie zu definieren: diese können vielmehr oft erst im Verlauf der Therapie herausgearbeitet werden. Damit werden die Definition der Ansatzpunkte, der Ziele und die therapeutische Entscheidung, an bestimmten Inhalten zu arbeiten, zu *ersten Prozesszielen der therapeutischen Arbeit*: sie sind keine Eingangsvoraussetzungen, sondern erste Ziele der Therapie!

4. *Therapeuten erhalten oft zu Therapiebeginn gar keine relevante Information*

   Wenn man davon ausgeht, dass Klienten eine vertrauensvolle Beziehung zum Therapeuten aufgebaut haben müssen, um dem Therapeuten peinliche Inhalte mitzuteilen und sich zu öffnen, dann folgt daraus zwangsläufig, dass Therapeuten zum großen Teil zu Therapiebeginn an relevante Informationen gar nicht herankommen. Daher ist es bei Klienten mit komplexen Problemen naiv anzunehmen, Therapeuten könnten in der ersten Stunde eine Exploration vornehmen und dann über alle relevanten Klienten-Daten verfügen. Diese Annahme gilt nur bei Klienten mit einfachen, nicht konfliktreichen Problemen; für alle anderen Probleme ist eine solche Annahme erkennbar unsinnig! D.h.: auch aus Gründen der Beziehung müssen Therapeuten davon ausgehen, *dass sie relevante Informationen erst im Therapieprozess erhalten*!

Aus diesen Gründen muss man bereits davon ausgehen, dass bei komplexen und/oder konflikthaften und/oder teilweise unklaren Problemen

- die Therapiethemen und -ziele erst allmählich, im Verlauf der Therapie entwickelt werden können;
- eine „Exploration" und Therapieplanung in aller Regel zu Therapiebeginn gar nicht möglich ist;
- die Ableitung therapeutischer Ansatzpunkte, Ziele, die Wahl therapeutischer Strategien und oft auch: die Entscheidung für eine therapeutische Veränderung *erste Ziele* der therapeutischen Arbeit sein werden und keine Voraussetzung für die Aufnahme einer Therapie sein können.

Nur bei solchen Klienten-Problemen,

- die von Anfang an klar sind,
- die nicht konflikthaft sind, *und*
- die in ihrer Struktur eher einfach sind,

ist es denkbar, dass Explorationen zu Therapiebeginn sinnvolle Daten ergeben und dass eine Therapieplanung zu Therapiebeginn durchgeführt werden kann. Es ist jedoch offensichtlich, dass man mit einem solchen Vorgehen viele Klienten-Probleme nicht erreicht bzw. „an den Problemen vorbeitherapiert".

4.2 Chaos und Struktur

Verschiedene Überlegungen zeigen aber noch einen ganz anderen Aspekt des Therapieprozesses auf. Der Prozess umfasst Phasen der Struktur und Ordnung; er umfasst jedoch auch Phasen des Chaos. Chaos ist hier definiert als

- Phase, in der unvorhersehbare Effekte auftreten, die sich aus den Vorzuständen nicht ableiten lassen; *und/oder*
- Phase, in der äußere Einflüsse keine nennenswerten Wirkungen zeigen und die eigengesetzlichen Prozesse schwer vorhersehbar sind; *und/oder*
- Phase, die eine sehr sensible Reaktion auf Schwankungen der Ausgangswerte aufweist und die man daher nicht langfristig vorhersagen kann (vgl. Gleick, 1990; Peitgen et al., 1998).

1. Der erste Grund, warum ein Therapieprozess „chaotisch" verlaufen kann, besteht darin, dass ein Therapeut nicht vorhersagen kann, wann ein Klient auf welche Schemata stoßen wird. Schema-Aktivierungen können aufgrund therapeutischer Aktivierungen zustande kommen; sie können in den Denk- und Analyseprozessen des Klienten aber auch völlig spontan passieren; und dann kann alles Mögliche passieren:
   - Ein Klient kann auf ein völlig neues, relevantes Schema stoßen.
   - Ein Klient kann in einen heftigen emotionalen Zustand geraten.
   - Beim Klienten kann eine massive Vermeidungstendenz ausgelöst werden.
   - Der Klient kann zu spontanen neuen Erkenntnissen gelangen usw.
2. Derartige Schema-Aktivierungen können auch zur Folge haben, dass der Klient völlig selbst bestimmte Prozesse vornimmt und sich vom Therapeuten nur minimal steuern lässt; therapeutische Interventionen haben dann nur wenige Effekte; d.h., der Therapeut ist nicht in der Lage, den ablaufenden Prozessen eine Struktur, eine Zielorientierung zu geben. Es bleibt ihm oft nichts anderes übrig, als dem Klienten zu folgen.
3. Therapieprozesse sind hochgradig rekursiv: jeder Therapieschritt kann den Zustand des Klienten, den „state of mind" (Horowitz, 1987), verändern: es können bestimmte Stimmungen ausgelöst werden, bestimmte Gedächtnisbestände können aktiviert werden usw. Und jeder dieser Effekte kann andere weitreichende Konsequenzen haben: so kann eine Aktivierung bestimmter Wissensbestände die Bedeutung eines bestimmten Ereignisses völlig verändern; dies kann emotionale Prozesse triggern, die wiederum bestimmte Gedächtnisbestände aktivieren usw. Es ist prinzipiell nicht berechenbar, wie sich der state of mind entwickeln wird.

4. Damit ist aber jeder Prozesszustand in komplexer Weise vom vorherigen Prozesszustand abhängig, der Prozess ist rekursiv. Gleichungen, die rekursive Prozesse beschreiben, wie sogenannte Populationsgleichungen der Art

   $y_{n+1} = a \cdot y_n (1 - y_n)$
   wobei y_n der Zustand zum Zeitpunkt n ist,
   y_{n+1} der Zustand zum Zeitpunkt n+1,
   a eine Konstante,

   zeigen jedoch ein grundsätzlich chaotisches Verhalten: die Zustände können ohne jede Möglichkeit der Vorausberechnung praktisch jeden beliebigen Wert annehmen; und die Werte können massive Schwankungen aufweisen (vgl. Briggs & Peat, 1990; Bublath, 2001; Morfill & Scheingraber, 1991; Peitgen & Richter, 1986). Rekursive Prozesse sind so komplex, dass praktisch alles passieren kann, auch Dinge, die man nicht vorausgesehen hat und nicht voraussagen konnte.

   Die Konsequenzen aus diesen Überlegungen sind relativ gravierend:
   - Therapeuten müssen im Therapieprozess mit Überraschungen rechnen; völlig unerwartet können Reaktionen und Inhalte auftauchen;
   - diese Inhalte können mehr oder weniger irrelevant sein, „neben der Spur liegen"; sie können aber auch von zentraler Bedeutung sein und der Therapie eine völlig neue Richtung geben;
   - Therapeuten sollten mit Phasen rechnen, in denen sie weder den Prozess voraussagen, noch ihn nennenswert steuern können; sie können ihn nur begleiten und allenfalls begrenzen.

   Das bedeutet aber, dass zumindest bei komplexen Problemen *ein Therapieprozess nie völlig planbar ist* und schon gar nicht vom Anfang an bis zum Ende; vielmehr müssen Therapeuten mit Sprüngen, Brüchen, Überraschungen, Wendungen usw. rechnen; *und sie müssen damit umgehen können*. Völlige Planbarkeit von Therapie ist nur unter drei Bedingungen möglich:
   - das Problem ist einfach und überschaubar; es sind nur wenige (komplexe oder affektive) Schemata damit verbunden; dadurch kann im Therapieprozess auch kaum etwas Neues auftauchen; *oder*
   - der Klient ist sehr stringent und begrenzt seine Arbeit strikt auf bestimmte Themen, andere teilt er dem Therapeuten gar nicht mit; *oder*
   - der Therapeut ignoriert systematisch alles, was von seiner Planung abweicht, womit er bezüglich des einen Themas zwar sehr erfolgreich, möglicherweise aber nur wenig klientenzentriert arbeitet; außerdem bestimmt dann *allein* der Therapeut darüber, welche Themen bearbeitungsbedürftig sind. Damit kann er unter Umständen um Lichtjahre an den Bedürfnissen des Klienten vorbeiarbeiten, jedoch in seinem Thema hoch effektiv sein. Aus der Sicht des Klienten könnte die Therapie jedoch ebenso effektiv wie irrelevant sein. Therapeuten in der Klärungsorientierten Therapie weisen wegen der möglichen chaotischen Prozesse der Klienten in der Regel nur Strategien mittlerer Reichweite auf: über mehrere takes, eine oder mehrere Therapiestunden. Außer bezüglich sehr prinzipieller Therapieziele, die man auch langfristig verfolgen kann, ist in der Regel eine längerfristige Vorausplanung auch nicht möglich bzw. wenig sinnvoll.

5. Selbst in chaotischen Prozessen kann es möglich sein, kurzfristige Voraussagen zu machen; je länger sich die Voraussagen jedoch erstrecken, desto ungenauer werden sie (vgl. Gleick, 1990; Morfill & Scheingrater, 1991). Die kurzfristigen Vorhersagbarkeiten kann ein Therapeut durchaus wieder nutzen, um Interventionen einzusetzen mit dem Ziel, das chaotische System „zu bändigen" und daraus wieder eine zielgerichtete Arbeit zu machen.

4.3 Selbstorganisation

Es gibt noch einen anderen Aspekt, der die Planbarkeit von Therapie einschränkt: die Selbstorganisation. Systeme, sogar chemische und physikalische Systeme, insbesondere aber biologische Systeme, weisen eine starke Tendenz zur Selbstorganisation auf (vgl. Cramer, 1989; Ebeling & Feistel, 1994; Haken, 1995, 1981; Kriz, 1992; Prigogine & Stengers, 1986; Schneider, 1988; Tschacher, 1990). Auch Klienten zeigen in der Therapie eine Selbstorganisation: in der Regel tun sie das weniger zu Beginn der Therapie, da sie dort noch in dysfunktionalen Systemen festsitzen. Sie tun es meist gegen Mitte der Therapie, wenn der Therapeut ihnen geholfen hat, Blockaden abzubauen und ihnen gezeigt hat, wie man konstruktiv mit persönlichen Problemen umgeht.

Eine sehr wichtige Phase der Selbstorganisation im Therapieprozess ist die Phase der Explizierung: Klienten sind hier hochgradig auf ihre Prozesse konzentriert, verfolgen hochgradig eigenständig Fragestellungen, aktivieren Schemata, rekonstruieren Inhalte, nehmen Verbindungen zwischen Inhalten vor usw. In dieser Phase arbeiten Klienten meist hochgradig eigenständig ohne den (und manchmal auch trotz des) Therapeuten. Diese Phase kann als eine typische Phase der Selbstorganisation betrachtet werden; ein Therapeut kann sie durch Interventionen einleiten; seine Steuerung in der Phase ist jedoch minimal.

Selbstorganisation spielt auch bei dem „Erfolg" der Therapie eine Rolle. Man kann zwar versuchen, Therapieerfolg standardisiert zu messen, und das ist zum Therapievergleich auch *ein* sinnvoller Zugang, doch letztlich ist es immer der Klient selbst, der entscheidet, was er aus der Therapie macht. Die Motive, Ziele, Werte des Klienten stellen „Attraktoren" dar (Briggs & Peat, 1990; Gleick, 1990), die bestimmen, in welchen Zustand das System des Klienten sich neu stabilisieren wird. Ein Therapeut kann Änderungsprozesse katalysieren, aber er kann wohl nur ungenau vorhersagen, welchen Zustand der Klient letztlich anstreben wird (und deshalb kann er es auch nicht bestimmen, sondern muss die Entscheidung dem Klienten überlassen!).

4.4 Therapieprozess: Wechsel von Chaos und Struktur

Ein Therapieprozess in einer Klärungsorientierten Psychotherapie enthält damit immer geplante, zielorientierte, strukturierte und organisierte Phasen; er enthält aber auch unvorhersehbare, unkontrollierbare, chaotische Phasen. Die organisierten Phasen kommen meist durch therapeutische Interventionen zustande oder durch Selbstorganisationsprozesse des Klienten. Ein Therapeut kann durch seine Strategien den Prozess über längere Zeit organisiert und strukturiert halten: und dies ist auch wesentlich, denn Klärungsprozesse benötigen sowohl Zeit als auch eine hohe Disziplin der Bearbeitung: diese Aspekte kann ein Therapeut durch seine Interventionen schaffen. Der Therapeut wird aber immer wieder Phasen erleben (und oft auch gewollt oder ungewollt provozieren), in denen es chaotisch abläuft. Ein Therapeut sollte aber weder Angst vor diesen Phasen haben, noch sie geringschätzen. Vielmehr sind die chaotischen Phasen in der Therapie *von sehr großer Bedeutung*: in ihnen bringt der Klient oft neue, relevante Inhalte ein, in ihnen stößt der Klient oft auf hoch relevante Schemata, in ihnen öffnet er Gedächtnisbereiche, die lange verschlossen waren usw. Chaotische Phasen geben der Therapie oft einen Schub, bringen die Arbeit voran, bringen neues, interessantes Material in die Therapie ein (das gilt offenbar für alle biologischen Systeme; vgl. Cramer, 1989).

Und außerdem verläuft Veränderung oft über eine Phase des Chaos: lösen sich alte Schemata, Überzeugungen, Handlungen und Motive auf, dann hat der Klient oft noch keine Alternativen zur Verfügung; er kann in der Regel eine alte Struktur nicht einfach gegen eine neue, fertige tauschen. Der Übergang zu einer neuen Struktur führt meist durch eine Phase der Unsicherheit, der Desorientierung, der Unentschlossenheit, d.h., des Chaos. Dieses Chaos ist jedoch notwendig und kreativ: man kann und man sollte es nicht vermeiden.

4.5 Der Weg entsteht beim Gehen

Der Therapieprozess in einer Klärungsorientierten Psychotherapie ist damit ein dialektischer Prozess zwischen der Steuerung des Klientenprozesses, der Verfolgung therapeutischer Strategien einerseits und einem Folgen des Klienten, einem „den Klienten machen lassen“ andererseits. Es ist ein Prozess wie die Erforschung eines neuen Territoriums: kommt der Forscher über ein Gebirge, so eröffnet sich ihm eine Landschaft, die er nur sehr systematisch und gezielt erkunden kann und muss. Hinter dem nächsten Hügel kann die Landschaft aber wieder völlig anders aussehen. Der Forscher kann nie im Detail voraussehen, auf was er stoßen wird; aufgrund seiner Expertise weiß er aber, worauf er *im Prinzip* stoßen kann; und er weiß, wie er mit dem umzugehen hat, worauf er stoßen kann. Aufgrund seiner Expertise kann sich der Therapeut auf neue Aspekte einlassen; er weiß, dass er sie strukturieren und bearbeiten kann. Ein Therapeut kann und muss den Therapieprozess nicht pausenlos planen, unter Kontrolle haben oder voraussehen können; er muss vielmehr in der Lage sein, sich auf neue Aspekte einzustellen! Man kann den Weg nicht von Anfang bis Ende planen, denn man weiß gar nicht, worauf man stoßen wird. Wie Grawe es, nach einer alten asiatischen Weisheit, formuliert: der Weg entsteht beim Gehen (Grawe, 1988a).

4.6 Expertise

Das aber ist nicht alles: der Weg muss auch gegangen werden, von jemandem der weiß, wie man Hügel überwindet, Flüsse überquert, wie man Landschaften vermisst und gestaltet. D.h., ein Therapeut folgt nicht einfach: er muss immer wieder in der Lage sein, mit neu auftauchenden Schemata konstruktiv umzugehen, therapeutische Krisen zu bewältigen, Emotionen des Klienten therapeutisch zu nutzen usw. Das bedeutet: *damit sich ein Therapeut überhaupt auf derart komplexe Prozesse des Klienten einlassen und sie therapeutisch konstruktiv nutzen kann, benötigt er eine sehr hohe Expertise* (Gruber, 1994). Er muss Zustände erkennen können, Probleme diagnostizieren können, er muss wissen, zu welchen Problemen welche Ziele passen und er muss über eine Vielzahl therapeutischer Strategien verfügen, die er flexibel einsetzt, aber auch stringent durchhalten kann. Für einen derartigen Therapieprozess benötigt ein Therapeut eine ungleich höhere Kompetenz als für die Abarbeitung eines Manuals. Dafür ist die therapeutische Arbeit aber auch ungleich spannender, intensiver, existentieller und auch relevanter als die Abarbeitung eines Manuals.

Aus dem Gesagten folgt, dass Psychotherapeuten in einer Klärungsorientierten Therapie *Prozessexperten* sein müssen.

Ein Therapeut muss, um in seinen Interventionen flexibel sein zu können, die vom Klienten kommende Information nach unterschiedlichen Aspekten verarbeiten können: er muss verstehen, worum es inhaltlich geht, wie ein Klient mit seinen Problemen umgeht, wie ein Klient die Beziehung gestaltet usw. Der Therapeut muss außerdem Wissen haben und dies bei seiner Verarbeitung der Klienteninformation systematisch nutzen: Wissen über Klientenprozesse, z.B. was konstruktive und was weniger konstruktive Problembearbeitungen sind; Wissen über psychische Störungen und deren Konsequenzen für die Gestaltung von Interaktionen usw. Ein Therapeut muss dieses Wissen integrieren und ein Modell vom Klienten aufbauen, d.h., eine systematische Wissensbasis über den Klienten schaffen, die er seinen Interventionen zugrunde legen kann, um zielgerichtet handeln zu können.

Um Klientenprozesse gezielt fördern zu können und um vor allem, wirklich differentiell handeln zu können, benötigen Therapeuten ein hohes Maß an Wissen und Kompetenzen: sie müssen ein Regelwissen darüber haben, unter welchen Bedingungen und bei welchen Zielen sie welche Arten von therapeutischen Strategien und welche Arten konkreter Interventionen sinnvoll anwenden können. Sie müssen auch Wissen darüber haben, welche therapeutischen Maßnahmen unter welchen Bedingungen und Zielen nicht zielführend oder kontraindiziert sind.

All dies bedeutet, dass Therapeuten Experten sein müssen, denn alle genannten Aspekte kennzeichnen Personen, die aufgrund von Wissen und Erfahrung von Laien zu Experten geworden sind. Damit einher geht auch die Rolle des Experten: Therapeuten sind Personen, die wissen, wie Klienten lernen können, ihre Probleme konstruktiv zu bearbeiten und zu lösen. Therapeuten haben dieses Wissen, das Klienten offenbar fehlt, und sie können Prozesse konstruktiv steuern, was Klienten selbst nicht können.

4.7 Stringenz und Flexibilität

Ein Therapeut steht im Therapieprozess immer im Spannungsfeld von Stringenz und Flexibilität:

- Einerseits ist es von zentraler Bedeutung für Klärungs- und Veränderungsprozesse, dass man Themen stringent eine ganze Zeit lang behandelt; dem Klienten Zeit gibt, gründlich ist, den Klienten beim Thema hält und sich nicht ablenken lässt,
- andererseits ist es aber auch wichtig, neue, relevante Inhalte zu berücksichtigen, „am Klienten zu bleiben", die Inhalte des Klienten aufzunehmen.

Grawe (1998) schreibt dazu: „Unsere ganzen Überlegungen laufen darauf hinaus, dass man Indikationsstellung nicht als Auswahl ‚der' richtigen Therapiemethode auffassen kann, sondern dass sie als ein erster und noch vorläufiger Schritt zur Komposition einer für diesen Patienten optimalen Behandlung aufzufassen ist, dem dann in der Therapieplanung sukzessive weitere ‚Kompositionsakte' folgen. Therapie ist nach dieser Auffassung nicht das Spielen einer Partitur, sondern eine kontinuierliche Improvisation." (Caspar & Grawe, 1992, 1996)

Daher muss ein Therapeut Entscheidungen treffen:

- Betreffen die neuen Inhalte noch die alte Fragestellung? Bleibe ich am Thema, wenn ich sie aufgreife?
- Führen die neuen Inhalte auf ein neues Thema?
- Wenn ja, ist dieses Thema so relevant und relevanter als das andere, sodass es sofort aufgegriffen werden sollte?
- Oder ist die Arbeit an dem bisherigen Thema so wichtig, so weit fortgeschritten, dass das neue Thema zunächst zurückgestellt werden sollte?

4.8 Systeme

Unter bestimmten Perspektiven macht es auch Sinn, Klienten als komplexe Systeme zu betrachten (die mit anderen komplexen Systemen interagieren). Unter dieser Perspektive werden einige andere wesentliche Therapieaspekte erkennbar. Briggs und Peat (1990, S. 279) machen auf einige wesentliche Aspekte komplexer Systeme aufmerksam:

1. In jedem System gibt es nur sehr wenige „Haupteingriffsstellen" oder „Hebelpunkte", an denen man eingreifen kann, um wesentliche, dauerhafte Veränderungen im Gesamtverhalten des Systems zu bewirken.
   In der Klärungsorientierten Therapie wird angenommen, dass diese „Hauptangriffspunkte" die „internalen Problemdeterminanten" sind, die therapeutisch verändert werden müssen, um zentrale Wirkungen im System zu erzeugen.
2. Um ein System dauerhaft zu verändern, muss man seine Struktur ändern.
   Wir nehmen an, dass durch eine Veränderung der internalen Determinanten sich die Verarbeitung, die Affektlage, die Handlungen des Klienten ändern, dass also eine Veränderung der Gesamtstruktur eintritt.

3. Je komplexer ein System ist, umso weiter voneinander entfernt sind gewöhnlich Ursache und Wirkung, sowohl im Raum als auch in der Zeit.
   Daher geht man hier davon aus, dass nicht „Stimuli“ die „Ursache“ des Verhaltens sind, sondern dass die Wirkungen (Handlungen, Affekte) durch komplexe Verarbeitungsprozesse vermittelt werden, die Therapeuten erst im Verlauf der Therapie herausarbeiten müssen.
4. „Erst schlechter, dann besser“ ist oft das Ergebnis, wenn man an einem Hebelpunkt des Systems zu verändern versucht; jede Änderung, die unmittelbar zu besseren Ergebnissen führt, sollte daher stets verdächtig erscheinen.
   Es ist eine allgemeine Erfahrung mit Klärungsorientierter Therapie, dass sie die Zustände von Klienten zunächst (und vorübergehend!) verschlechtert. Die Klienten werden mit vermiedenen, unangenehmen Schemata konfrontiert; sie geraten in chaotische Zustände, negative Emotionen werden evoziert usw. Dies ist oft eine notwendige Durchgangsphase zu einer Reorganisation des Systems.

4.9 Klärungsorientierte Psychotherapie als Teil einer Psychologischen Psychotherapie

Wie ausgeführt, wird Klärungsorientierte Psychotherapie als ein bestimmtes *Expertise-System* angesehen: als eine Therapieform, die auf bestimmte Probleme, therapeutische Ansatzpunkte, therapeutische Ziele und dazu gehörende therapeutische Strategien *spezialisiert* ist. Dieses Expertise-System deckt einen bestimmten Bereich der therapeutischen Wirklichkeit ab, es hat für bestimmte Arten von Klienten und Problemen seinen Gültigkeitsbereich. Das gleiche gilt z.B. für Verhaltenstherapie: für Klienten mit umgrenzten, konditionierten Ängsten, bei denen komplexe Schemata nur eine untergeordnete Rolle spielen, ist manualisierte Konfrontationstherapie indiziert; eine Klärungsorientierte Therapie wäre dort relativ sinnlos (daher sollte die Verhaltenstherapie aber auch nicht von „der Therapie“ sprechen und mit Generalisierungen eher vorsichtig sein, was sie z.T. aufgrund hoher hegemonialer Tendenz aber oft nicht ist). Auf diese Weise haben verschiedene Therapieformen *spezifisches Spezialwissen* in sehr elaborierter Form erarbeitet; *und diese spezifische Expertise sollte geschätzt und gepflegt werden.* Allerdings sollten die verschiedenen Expertensysteme zusammenarbeiten, denn sie stehen in einem Ergänzungsverhältnis; und dieses bildet den Bereich der *Psychologischen Psychotherapie* (vgl. Sachse, 1990e, 1994a).

Das spezifische Expertise-System der Klärungsorientierten Psychotherapie kann nun mühelos mit anderen spezialisierten Expertise-Systemen kombiniert werden, wie z.B. mit Verhaltenstherapie; dadurch ergibt sich eine Konzeption einer übergreifenden *Psychologischen Psychotherapie.* Ein solches Konzept von einer übergreifenden, psychologischen Psychotherapie, wie Grawe es formuliert, ist absolut wegweisend für eine heutige Konzeption von Psychotherapie (Grawe, 1988, 1994, 1997c; Grawe et al., 1990a, 1990b, 1994); jede spezielle Therapieform solle in diesem Kontext ihren Platz bestimmen.

Ein allgemeines Konzept von dem, was Psychologische Psychotherapie sein könnte, kann man ableiten, wenn man die (in neueren Arbeiten) von Grawe definierten vier therapeutischen Wirkfaktoren (Dick, Grawe, Regli & Heim, 1999; Grawe, 1995, 1996, 1999; Grawe, Regli, Smith & Dick, 1999; Smith, Regli & Grawe, 1999) mit den drei Ebenen von Sachse und Maus (1991) kombiniert.

In diesem Fall ergeben sich pro Ebene vier Wirkfaktoren, die durch unterschiedliche therapeutische Vorgehensweisen realisiert werden.

Tabelle 1: Therapeutische Ebenen und Wirkprinzipien

	Ressourcen	**Problem-aktualisierung**	**Klären**	**Bewältigen**
Inhalt	Ressourcen-aktivierung	Erlebnisaktivieren-de Verfahren Konfrontations-verfahren	Explizieren Focusing	Training Expositionen
Bearbeitung	Bekräftigen funktionaler Strategien	Konfrontation mit dysfunktionalen Strategien	Klären der Gründe von Vermeidung	Training funk-tionaler Bear-beitung
Beziehung	Aufbau thera-peutischer Allianz Komplemen-tarität	Konfrontation mit (dysfunktionalem) Beziehungsverhal-ten	Klären von Beziehungs-schemata	Training alter-nativen Bezie-hungsverhaltens

Arbeitet man auf der *Inhaltsebene* von Psychotherapie, dann bedeutet ein therapeutischer Umgang mit Ressourcen eine *Ressourcenaktivierung*: was kann der Klient, über welche Fähigkeiten und Möglichkeiten verfügt er? Wie kann man Problemaspekte mit Ressourcen verbinden? Therapeuten arbeiten hier daran, die Aufmerksamkeit des Klienten auf eigene Möglichkeiten zu richten und diese zur Lösung von Problemen systematisch einzusetzen.

Problemaktualisierung auf der Inhaltsebene umfasst erlebnisaktivierende Methoden oder Konfrontationsverfahren: diese Verfahren dienen der Aktivierung relevanter Schemata, so dass mit ihnen entweder klärungsorientiert oder bewältigungsorientiert weitergearbeitet werden kann (vgl. Esser, 1983).

Klärung auf der Inhaltsebene bezieht sich auf Methoden der Explizierung (der Klärung eigener Motive, Ziele, Annahmen usw.) oder des Focusing (der Klärung affektiver Schemata): mit den Klientinnen und Klienten wird daran gearbeitet, was die „internalen Determinanten" problematischen Handelns und Erlebens sind.

Bewältigung auf der Inhaltsebene bedeutet, dass mit den Klientinnen und Klienten konkrete Übungen durchgeführt werden, die zur Überwindung von Defiziten des Könnens oder Wissens angewandt werden, z.B. Training sozialer Kompetenzen, Selbstverbalisationstraining usw.

Auf der *Bearbeitungsebene* geht es um die „*Bearbeitung der Bearbeitung*“, also z.B. um die therapeutische Veränderung von Vermeidungsstrategien, von dysfunktionalen Problembewältigungsstrategien u.a.

Eine Arbeit mit *Ressourcen* auf der Ebene der Bearbeitung umfasst z.B. die systematische Bekräftigung funktionaler Problembearbeitungsstrategien: die Aufmerksamkeit des Klienten wird auf günstige Strategien der Problembearbeitung gerichtet und diese werden vom Therapeuten explizit als „funktional“ gekennzeichnet, so dass der Klient sie beibehalten und ausbauen kann.

Problemaktualisierung auf der Bearbeitungsebene impliziert die Konfrontation des Klienten mit dysfunktionalen Problembearbeitungsstrategien: so macht ein Therapeut einen Klienten z.B. darauf aufmerksam, dass dieser die Bearbeitung eines bestimmten Inhaltes systematisch vermeidet (vgl. Sachse, 1995a, 1997a, 1997b, 1998c).

Klären auf der Bearbeitungsebene ist dann der nächste Schritt: nachdem der Klient auf eine Vermeidung aufmerksam gemacht worden ist, kann der Therapeut dem Klienten anbieten, die Gründe der Vermeidung zu klären, z.B. durch die Frage: was macht das so wichtig für Sie, sich diesen Inhalt nicht anzuschauen?

Bewältigung auf der Bearbeitungsebene bezieht sich auf das Training funktionaler Bearbeitungsstrategien: der Therapeut erläutert dem Klienten sinnvolle Strategien im Umgang mit Problemen (z.B. das Einnehmen einer internalen Perspektive) und gibt dem Klienten Anweisungen, die Strategie systematisch anzuwenden.

Umgang mit *Ressourcen auf der Beziehungsebene* bezieht sich zum einen auf den Aufbau einer therapeutischen Allianz: diese „therapeutische Beziehung“ kann als wichtige Ressource des Klienten im Therapieprozess aufgefasst werden (Grawe, 1998). Ein wesentlicher Faktor zum Aufbau einer therapeutischen Allianz ist die Verwirklichung von empathischem Verstehen, Akzeptierung/Wertschätzung und Kongruenz durch den Therapeuten (Sachse, 2000a).

Ein anderer wesentlicher Aspekt des Umgang mit Ressourcen auf der Beziehungsebene betrifft das komplementäre („bedürfnisbefriedigende“) Verhalten des Therapeuten: indem ein Therapeut sich z.B. zu wesentlichen Beziehungsmotiven des Klienten komplementär verhält, aktiviert der Therapeut wieder authentisches Beziehungsverhalten des Klienten und damit eine wesentliche interaktionelle Ressource (Grawe, 1998).

Problemaktualisierung auf der Beziehungsebene kann z.B. dadurch geschehen, dass der Therapeut den Klienten mit seinem (dysfunktionalem) Beziehungsverhalten konfrontiert und so entsprechende Schemata des Klienten aktiviert.

Diese aktivierten Schemata können dann *geklärt* werden, indem z.B. der Frage nachgegangen wird, wann der Klient diese Interaktion ausführt.

Bewältigung auf der Beziehungsebene schließlich beinhaltet das Training alternativen Beziehungsverhalten.

Eine Psychotherapie, die therapeutische Angebote auf allen Ebenen und zu allen Wirkprinzipien macht, ist eine Psychologische Psychotherapie. Keine der heute etablierten Therapieverfahren tut das! Das ist auch verständlich, da die einzelnen Therapieverfahren sich im Grunde hochgradig spezialisiert haben. Das ist auch keineswegs sinnlos: denn durch diese Spezialisierung sind Systeme mit hoher Expertise, großem know-how entstanden. Um eine Psychologische Psychotherapie zu schaffen ist es nötig,

- dieses know-how zu pflegen, also einerseits die Spezialisierung beizubehalten;
- andererseits aber auch die Expertise-Systeme zu kombinieren.

Die Klärungsorientierte Therapie weist eine hohe Expertise in den meisten Bereichen auf:

- Aspekte der Ressourcen auf Inhalts-, Bearbeitungs- und Beziehungsebene,
- Aspekte der Problemaktualisierung auf Inhalts-, Bearbeitungs- und Beziehungsebene,
- Aspekte der Klärung auf Inhalts-, Bearbeitungs- und Beziehungsebene,
- Aspekte der Bewältigung auf Bearbeitungsebene.

Lediglich Aspekte des Trainings auf Inhalts- und Beziehungsebene werden kaum behandelt: daher deckt die Klärungsorientierte Psychotherapie einen weiten Bereich ab. Für den Bereich „Bewältigung“ kann sie mühelos mit verhaltenstherapeutischen Maßnahmen kombiniert werden, wodurch sie sich leicht zu einer vollständigen Psychologischen Psychotherapie ergänzen lässt.

4.10 Indikation zur Klärungsorientierten Psychotherapie

Eine wesentliche Frage ist die nach der Indikation einer Therapieform: bei welchen Klienten mit welchen „Problemen“ und welchen Eingangsvoraussetzungen ist Klärungsorientierte Psychotherapie indiziert?

Um diese Frage zu beantworten, soll zunächst kurz auf die Bedeutung einer psychologischen Störungstheorie eingegangen werden.

4.10.1 Psychologische Störungstheorie

Eine Indikation, soviel sollte theoretisch deutlich sein, kann nie aufgrund einer Diagnose allein gestellt werden: die diagnostischen Systeme DSM-IV (Saß et al., 1996) und ICD-10 sind deskriptive Systeme, die „*Oberflächenmerkmale*“ einer Störung definieren: beobachtbare „Symptome“, aufgrund der eine klassifikatorische Diagnostik betrieben werden kann. Sie machen jedoch keinerlei Angaben darüber, wie eine Störung „*psychologisch funktioniert*“: welche Verarbeitungsprozesse eine Rolle spielen, welche Motive, Schemata usw., die Diagnosen implizieren demnach *keine* Störungstheorie (und das ist auch beabsichtigt!). Ein solches Störungswissen ist aber unabdingbar, wenn man für eine Störung therapeutische Ansatzpunkte, therapeutische Ziele usw. definieren will. Man will Symptome verändern, aber man muss an zugrundeliegenden psychologischen Prozessen *ansetzen*: das Symptom als „Oberflächenmerkmal“ ist *nur Folge komplexer psychologischer Prozesse* (und eben nicht „die“ Neurose, wie Eysenck und Rachman (1973) behaupteten; eine solche verkürzt-behavioristische Auffassung ist nicht nur nicht mehr zeitgemäß, sie ist auch zutiefst unpsychologisch; sie ignoriert alle intrapsychischen Prozesse).

Um aber zu wissen, an welchen psychologischen Prozessen therapeutische Interventionen ansetzen müssen, muss man eine *psychologische Funktionstheorie* der Störung haben; eine Theorie darüber, wie die Störung funktioniert, welche psychologischen Verarbeitungsprozesse aufgrund welcher Schemata ablaufen und zu welchen Erlebens- und Verhaltensweisen sie führen. Man benötigt damit eine Theorie über die *aktuell* ablaufenden psychischen Prozesse, um therapeutische Ansatzpunkte zu definieren; was man *nicht* unbedingt benötigt, ist eine ätiologische Theorie; eine ätiologische Theorie kann ohne Frage das Verständnis über die Störung vertiefen, sie ist jedoch keine Alternative zu einer Funktionstheorie.

Für eine Indikationsstellung muss jedoch noch eine weitere wesentliche Bedingung erfüllt sein: *die Funktionstheorie muss kompatibel sein mit der jeweiligen Interventionstheorie.*

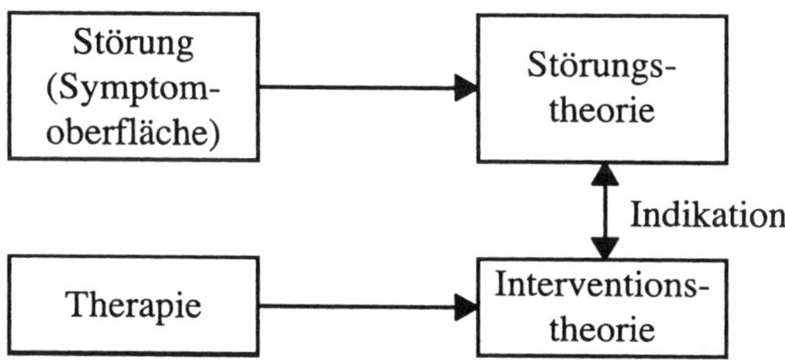

Abbildung 2: Indikation

Die Störungstheorie muss mit der Interventionstheorie in dem gleichen „theoretical framework“ abgefasst sein (geht die Interventionstheorie von einer Veränderung von „Schemata“ aus, dann müssen in der Funktionstheorie „Schemata“ an zentraler Stelle vorkommen, ansonsten lässt sich die eine Theorie (Interventionstheorie) nicht auf die andere (Störungstheorie) beziehen). Diese hergestellte theoretische „Passung“ zwischen Störungstheorie und Interventionstheorie ergibt dann die *Indikation*: die Therapie kann theoretisch nachvollziehbar an zentralen Funktionen der Störung ansetzen! Die Interventionstheorie setzt an den psychischen Prozessen an, die nach Ansicht der Störungstheorie für das Funktionieren der Störung *zentral* sind!

Das bedeutet: eine Indikation setzt eine Störungstheorie *und* eine Interventionstheorie voraus *und* dass diese beiden Theorien theoretisch kompatibel sind!
Diese Auffassung hat nun eine Reihe interessanter Implikationen.

Die erste Folgerung daraus ist: *eine Therapie leitet sich niemals direkt aus der Diagnose ab*! (Die Diagnose enthält nämlich überhaupt keine Angaben über relevante psychologische Prozesse! Dies tut erst die Störungstheorie!) Dies tut sie auch nicht in der Verhaltenstherapie: dass Reizkonfrontation auf Phobien „passt“, liegt nicht an den Phobien, sondern *an einer bestimmten theoretischen Auffassung* über Phobien! Daher ist es unsinnig zu glauben, aus DSM-IV-Diagnosen könne man direkt therapeutische Maßnahmen ableiten! Eine solche Auffassung stellt eine theoretische Verkürzung dar (die zustande kommen kann, wenn man davon ausgeht, dass eine spezifische Auffassung einer Störung die einzig mögliche ist; damit ist man aber der Chinesischen Mauer schon recht nahe gekommen).

Die zweite Folgerung ist: Störungen und Interventionen müssen in derselben theoretischen Sprache abgefasst sein, weil die beiden Theorien sonst gar nicht aufeinander passen *können*! Das bedeutet aber, dass man, wenn man von einer Therapieform ausgeht, eine zu einer Therapieform kompatible Auffassung der Störung entwickeln muss! Denn: man kann die Störung gar nicht unabhängig von einer (bereits existierenden oder zu entwickelnden) Therapieform konzipieren, denn dann würde man nie theoretisch kompatible Systeme entwickeln und damit hätte man nie eine theoretisch begründbare Indikation!). Daher ist die Annahme, dass man therapie-unabhängig eine Störung konzipieren kann, irrig; tut man das, dann löst man die Störungstheorie völlig von therapeutischen Möglichkeiten ab, eine Indikationsstellung erfolgt dann nach Versuch und Irrtum. Daher ist eine therapiebezogene Störungstheorie, eine Konzipierung einer Störung aus einer bestimmten therapeutischen Perspektive heraus auch gar kein Nachteil eines Systems: es ist vielmehr *unabdingbar*! Und tatsächlich wird dieser Ansatz (oft implizit) auch überall betrieben: in der Verhaltenstherapie, der Kognitiven Therapie, der Psychoanalyse und in der Gesprächspsychotherapie und nun auch in der Klärungsorientierten Psychotherapie.

Es ergibt sich aus diesen Überlegungen aber noch eine weitere wichtige Folgerung: unterschiedliche Therapiesysteme blicken aus ganz unterschiedlichen Perspektiven auf eine Störung. Und damit werden sie notwendigerweise andere Aspekte wahrnehmen und als zentral konzipieren; und sie werden an anderen Stellen therapeutisch ansetzen, und sie werden ihre Erfolge auf unterschiedlichen Wegen erreichen. Und da man aus verschiedenen Perspektiven auf die Störung guckt, wird man notwendigerweise *unterschiedliche Funktionstheorien* entwickeln!

Damit kann es aber, von therapeutischer Seite aus, gar keine „einheitliche“ Störungstheorie geben (es sei denn, man setzt willkürlich eine Methode als absolut gültig ein). Psychologische Prozesse sind so komplex, dass es wahrscheinlich nie nur eine Auffassung und nur eine Möglichkeit ihrer Beeinflussung geben wird; „Einheitlichkeit“ ist daher auch keine anzustrebende Größe (es kann die „einzig wahre“ Störungstheorie so wenig geben wie die „einzig wahre“ Therapie).

4.10.2 Die Frage der Indikation

Da die Basis der Klärungsorientierten Psychotherapie eine psychologische Theorie ist, kann die Indikation auch nur anhand psychologischer Störungstheorien und nicht anhand von Diagnosen gestellt werden. Das ist aber auch nur dann ein Nachteil, wenn man gewohnt ist, nach medizinischer Tradition in Diagnosen zu denken (und die innovative Alternative in individuellen Konzepten zu denken haben viele Verhaltenstherapeuten heute wieder zugunsten einer medizinischen Denkweise aufgegeben, was ich eindeutig als Rückschritt werte, als eine Anpassung des Denkens an den kassenärztlichen Zeitgeist).

Standardisierte Diagnosen (nach DSM oder ICD) sind nützlich, um eine *erste Orientierung* zu erhalten; daher sollte man auf sie auch keineswegs verzichten; aber dann muss man in der Diagnostik noch einen *wesentlichen* Schritt weitergehen, denn dann muss man analysieren, *ob* die Störung eines Klienten so funktioniert, dass eine Therapieform auch wirklich auf ihn passt (Grawe, 1998). Also muss man eine *individuelle*, störungstheoretische Diagnose stellen!

Hat man z.B. eine schema-theoretische Therapiekonzeption, dann muss man analysieren, ob sich die Störung des Klienten entsprechend konzeptualisieren lässt: wenn ja, hat man eine Indikation für die Therapieform, wenn nein (und dieser Fall wird selbstverständlich eintreten, wenn man nicht voreingenommen diagnostiziert), dann hat man *keine* Indikation! Daher reicht es nicht aus, Standard-Diagnosen zu stellen: man muss vielmehr *ein individuelles Klienten-Modell* erstellen, um festzustellen, ob die jeweilige Störung sich so konzeptualisieren lässt, dass eine bestimmte Therapieform darauf passt!

Und in der Klärungsorientierten Psychotherapie bedeutet das festzustellen,
- ob die Störung wesentlich durch Schemata mitdeterminiert ist;
- durch Selbst-Schemata, Motive, Werte, Ziele, Beziehungsschemata usw.;
- durch kognitive oder affektive Schemata, deren Aktivierung zu dysfunktionalem Erleben und Verhalten führt;
- und ob diese Schemata geklärt, umstrukturiert werden müssen oder können.

Ist dies der Fall, dann ist Klärungsorientierte Psychotherapie indiziert; ist das nicht der Fall, dann gibt es keine Indikation.

Über diese – immer notwendige – individuelle Diagnostik hinaus, müsste es jedoch auch möglich sein, allgemeine störungstheoretische Modelle vorzulegen, die die Anwendung einer Klärungsorientierten Psychotherapie theoretisch ableitbar machen. Solche störungstheoretischen Modelle liegen vor für:
- Persönlichkeitsstörungen: Sachse (1999a, 2000d, 2001a, 2001b, 2002) hat ein „Modell der doppelten Handlungsregulation" vorgelegt, aus dem sich viele therapeutische Ansatzpunkte für eine Klärungsorientierte Psychotherapie ableiten lassen; zu diesem Modell gibt es auch bereits erste empirische Bestätigungen (Sachse, 2000d; Atrops & Sachse, 1994; Düppe; 1997; Federwisch, 1995; Klaßen-Leithoff, 1997; Leisch, 1998; Maetze, 1995; Malitte, 1997; Urbaniak, 1998).
- Psychosomatische Störungen: Hier wurde von Sachse (1990f, 1991e, 1991f, 1993c, 1994c, 1994d, 1995a, 1995c) ein Modell entwickelt, das Alienation (die Schwierigkeit einer Person, ihr eigenes Motivsystem zu repräsentieren) als zentralen Faktor der Störung annimmt und weitere spezifische Verarbeitungsprozesse spezifiziert; hierzu gibt es empirische Ergebnisse, die die Effektivität einer Klärungsorientierten Psychotherapie bei psychosomatischen Störungen nachweisen (Sachse, 1994c, 1995c, 1997a, 1997b, 1998c, 1999c); es gibt darüber hinaus Studien, die die Gültigkeit des Störungsmodells nachweisen (Aschke, 1995; August, 1994; Bauta, 1995; Biergann, 1994; Deges, 1998; Di Bari, 1994; Diedrich, 1989; Dikomey, 1994; Fuß, 1995; Helfer, 1994; Hempelmann, 1995; Jansen, 1995; Kalle, 1994; Kukorus, 1995; Litz, 1995; Muß, 1993; Nuyken, 1996; Patrikalakis, 1995; Pleiger, 1996; Pörschke,

1994; Ries, 1993; Rohde, 1994; Rüter, 1996; Sachse, 1990f, 1991e, 1993c, 1994d, 1995c, 1997b; Sachse & Rudolph, 1992a, 1992b; Schiermeyer-Wendlandt, 1996; Schmücker, 1995; Tholen, 1994; Urlaß, 1998; Wiegert, 1995).

- Angststörungen: Hier gibt es kognitive Modelle, die auf schema-theoretischen Konzepten basieren (Beck, 1979), sowie das Modell von Guidano und Liotti (1983, 1985) und Liotti (1988, 1991), das bei Agoraphobien bestimmte kognitiv-affektive Verarbeitungsprozesse postuliert, die auf kognitive und affektive Schemata zurückgeführt werden können, die geklärt und umstrukturiert werden können.
- Depressionen: Hier existiert die Theorie der kognitiven Schemata nach Beck et al. (1976, 1981; Hedlund & Rude, 1995), die ebenfalls klärungsorientiert bearbeitet werden können, sowie die Theorie affektiver Schemata von Greenberg et al. (1993), deren Bearbeitung eine zentrale Domäne der Klärungsorientierten Psychotherapie ist.

  Bei Depressionen sollte ein Therapeut jedoch (wegen der starken Internalisierung der Perspektive) nie ausschließlich oder sehr lange nur klärungsorientiert arbeiten; der Klient muss immer wieder durch Ressourcenaktivierung und Prüfung/Kontrolle stabilisiert werden. Jedoch ist eine klärungsorientierte Arbeit, richtig angewandt (vgl. das Kapitel „Ein-Personen-Rollenspiel“) sehr nützlich.
- Abhängigkeitserkrankungen: Hier gibt es Modelle kognitiver Schemata von Beck, Wright, Newman und Liese (1997) und ein Modell der Emotions- und Motivregulation von Sachse, Schlebusch und Leisch (2002), aus denen sich vielfältige Indikationen zu einer Klärungsorientierten Psychotherapie ableiten lassen. Konzepte und Daten für die Indikation zu einer Beziehungs-Bearbeitung liefern Epke (1995) und Stengel (1995).
- Sexualstörungen: Hier spielen defizitäres Selbstkonzept, Leistungsanforderungen, dysfunktionale Überzeugungen eine zentrale Rolle (Kockott, 1996; Kockott & Fährner, 2000).
- Essstörungen: Hier spielen dysfunktionale Überzeugungen, kognitive Defizite und falsche Schlussfolgerungen eine Rolle (Laessle et al., 1996).
- Somatoforme Störungen: Hier sind defizitäres Selbstkonzept, dysfunktionale Überzeugungen, Fehlinterpretationen von Bedeutung (Salkovskis, 1996).
- Posttraumatische Belastungsstörungen: Hier spielen affektive Schemata eine Rolle; Therapiekonzepte wurden im Rahmen der „process-experiential psychotherapy“ erarbeitet (Elliott et al., 1998) und empirisch validiert (Paivio & Nieuwenhuis, 2000).

Klärungsorientierte Psychotherapie ist jedoch nicht nur dann indiziert, wenn man bei Klienten eine DSM- oder ICD-Diagnose stellen kann, sie ist auch indiziert, wenn Klienten

- die Unzufriedenheit mit ihrem Leben bearbeiten wollen;
- Entscheidungen treffen wollen, dies jedoch nicht können;
- Paarprobleme bearbeiten wollen (vgl. Johnson & Greenberg, 1994);
- „Sinnfindungsprobleme“ aufweisen, u.a.

Die „offiziellen“ Diagnosen sind keine notwendige Voraussetzung für eine Psychotherapie (sie sind nur notwendig für Krankenkassen, aber seit wann entscheiden Krankenkassen über tatsächliche Indikationen? Sie entscheiden lediglich darüber, für was sie zahlen; das ist ihr gutes Recht; mehr Kompetenzen haben sie aber auch nicht!).

Natürlich gibt es auch Störungen, für die es keine oder nur eine sehr schwache Indikation für eine Klärungsorientierte Psychotherapie gibt. Dies sind:

- Psychosen: Klärung könnte hier, durch die Internalisierung der Perspektive, kontraindiziert sein;
- klassisch konditionierte Angstreaktionen, bei denen (komplexe) Schemata keine Rolle spielen und bei denen daher gar nichts „geklärt" werden kann oder muss;
- Störungen, die eindeutig auf einen Mangel an Kompetenzen, also auf ein „Nicht-Können" zurückgehen; hier gibt es ebenfalls nichts zu klären, sondern etwas aufzubauen.

Klärungsorientierte Psychotherapie setzt eine Intelligenz des Klienten voraus, die ihn befähigt, die Interventionen des Therapeuten zu verstehen und umzusetzen: eine hohe Intelligenz setzt sie nicht voraus. Wir haben in unserem Psychosomatik-Forschungsprojekt die Erfahrung gemacht, dass man mit Unterschicht-Klienten, die eine direkte Sprache sprechen, teilweise besser klärungsorientiert arbeiten kann als mit hoch-intellektualisierten Akademikern.

4.10.3 Störungsspezifität

Aus dem Gesagten ergibt sich eine spezifische Auffassung zum Thema „Störungsspezifität": eine Therapie muss störungsspezifisch sein, insofern sie für verschiedene Störungen die jeweils relevanten psychischen Prozesse in der Störungstheorie definiert, die verändert werden sollten und in der Therapietheorie angibt, wie diese Prozesse verändert werden können. Störungsspezifität definiert sich damit nicht in erster Linie nach verschiedenen Therapieverfahren, sondern nach *differentiellen therapeutischen Ansatzpunkten*.

Störungsspezifität bedeutet somit, dass bestimmte psychologisch relevanten Prozesse benannt werden, die es zu verändern gilt und bestimmte Maßnahmen benannt werden, die eine solche Veränderung bewirken sollen. „Störungsspezifität" kann also ebenfalls nicht auf „Symptomebene" definiert werden, sondern nur auf der Ebene von Störungs- und Therapietheorie. Störungsspezifisches Vorgehen bedeutet dann im Wesentlichen die Störungstheorie-adäquate Anwendung der relevanten Wirkprinzipien (Grawe, 1998, S. 39f).

4.11 Therapiephasen

Man kann eine „typische" Klärungsorientierte Psychotherapie in verschiedene Therapiephasen einteilen. Diese dienen nur der groben Orientierung. Es müssen weder alle Klienten alle Phasen durchlaufen, noch müssen sie streng in dieser Reihenfolge durchlaufen werden. Insbesondere dürfen die Phasen nicht klar gegeneinander abgegrenzt aufgefasst werden, sie überlappen sich; der Durchlauf durch die Phasen ist auch nicht linear, sondern rekursiv (bestimmte Abfolgen können mehrfach durchlaufen werden; lineare Abfolgen gibt es auch nur in Manualen).

1. *Beziehungsaufbau*

Die erste Phase der Therapie dient der Herstellung einer therapeutischen Allianz. Bei bestimmten Klienten benötigt man hierzu keinerlei spezifische Maßnahmen, z.B. für „typische Angstpatienten“: hier baut man Allianz am besten dadurch auf, dass man den Klienten eine schnelle und effektive Hilfe anbietet (daher war die „klassische“ Verhaltenstherapie auch nicht gezwungen, sich mit dem Thema „therapeutische Beziehung“ auseinander zu setzen). Bei anderen Klienten, insbesondere denen mit „Persönlichkeitsstörungen“ benötigt man spezifische therapeutische Vorgehensweisen, oft über einen längeren Zeitraum, um eine therapeutische Allianz überhaupt etablieren zu können. Die Etablierung dieser Allianz ist jedoch für eine Klärungsorientierte Therapie unabdingbar.

2. *Bearbeitung der Bearbeitung*

Die zweite Therapiephase betrifft die Bearbeitung der Bearbeitung: Klienten muss beigebracht werden, wie man konstruktiv mit persönlichen Problemen umgeht und wie man (massive) Vermeidungen beseitigt. Diese Phase ist besonders wichtig bei Klienten mit psychosomatischen Störungen und mit Persönlichkeitsstörungen; bei anderen Klienten ist sie meist von untergeordneter Bedeutung oder entfällt ganz.

3. *Phase der Klärung*

Die zentrale Phase der Klärungsorientierten Therapie ist die Phase der eigentlichen Klärungsarbeit: in dieser wird an der Repräsentation dysfunktionaler Schemata gearbeitet. Theoretisch kann eine „Klärung“ ad infinitum laufen, da jede Erkenntnis zu neuen Fragen führt; praktisch aber wird nur so lange geklärt, bis der Klient neue Ansätze zu einer Lösung findet; in aller Regel haben die Klienten selbst irgendwann kein Interesse an einer weiteren Klärung mehr, da sie nun neue Perspektiven sehen.

4. *Training-Ressourcenaktivierung*

Sind Schemata geklärt, dann müssen die geprüft, integriert, mit Ressourcen verbunden werden. Dies war (in Stufe 8 der Explizierungs-Skala) schon immer integraler Bestandteil der Zielorientierten Psychotherapie. Klienten nehmen diesen Schritt oft selbst vor; wenn nicht, sollte er vom Therapeuten bewusst initiiert und angeleitet werden (vgl. Abschnitt „Ein-Personen-Rollenspiel“).

5. *Transfer-Phase*

Ziel der Therapie ist es nicht, dass der Klient sich im Therapieraum wohlfühlt; Ziel ist es, dass er im Alltag anders verarbeitet, erlebt und handelt. Daher muss der Klient die neuen Erkenntnisse und veränderten Schemata im Alltag ausprobieren. Auch hier werden viele Klienten von sich aus aktiv; falls nicht, sollte der Therapeut die Klienten aktiv dazu anleiten (mit Rollenspielen, Hausaufgaben, usw.).

6. *Ablösung*

Manche Klienten haben Schwierigkeiten, sich vom Therapeuten zu lösen. In diesem Fall kann eine Ablöse-Phase vereinbart werden: der Klient soll seine Schemata praktisch erproben und in großen zeitlichen Abständen werden dann „Supervisionssitzungen“ durchgeführt, in denen der Klient über seine Fortschritte und Schwierigkeiten berichtet.

5 Therapeutisches Verstehen und Modellbildung

Für die Klärungsorientierte Psychotherapie ist es extrem wesentlich, dass Therapeuten ihre Klienten verstehen und aus den Klienten-Daten ein mentales Modell über den Klienten entwickeln, das die Grundlage des weiteren Verstehens und Handelns ist. Da Verstehens- und Modellbildungsprozesse so bedeutsam sind, soll hier ausgiebig auf Konzepte des empathischen Verstehens, der Bildung von Klientenmodellen und der Informationsverarbeitung mit Hilfe therapeutischer Heuristiken eingegangen werden.

5.1 Grundlagen therapeutischen Verstehens

5.1.1 Was ist therapeutisches Verstehen?

Therapeutisches Verstehen wird hier in einem streng sprachpsychologischen Sinne verstanden: *Verstehen ist die Bildung mentaler, strukturierter Modelle aufgrund einlaufender, vorwiegend verbaler Daten auf der Grundlage eigenen Wissens*. „Verstehen" in diesem Sinne bedeutet, dass ein Therapeut *„ein Modell über den Klienten bildet"* und dieses Modell ist die zentrale Grundlage seiner therapeutischen Entscheidungen und seiner therapeutischen Strategien. Ohne Verstehen kein zielgerichtetes Handeln: Verstehen ist damit die Basisvoraussetzung strukturierten therapeutischen Handelns. Einige Aspekte des Verstehensprozesses sind von sehr hoher praktisch-therapeutischer Relevanz: diese Aspekte sollen hier näher behandelt werden; zur theoretischen Vertiefung siehe Sachse (1988b, 1989, 1991d, 1992a).

5.1.2 Die therapeutische Aufgabe

Für Therapeuten ist es praktisch nützlich, etwas Grundlegendes über Verstehensprozesse zu wissen: denn dieses Wissen hilft ihnen, die komplexen Prozesse besser zu organisieren. Der therapeutische Verstehensprozess ist viel komplexer, als man dies aufgrund „klassischer" Beschreibungen des empathischen Verstehens vermuten sollte (z.B. Rogers, 1959). Es ist komplexer, weil ein Therapeut als Hörer sich ja nie unmittelbar „in den Klienten hineinversetzen“ kann; ein Therapeut erhält lediglich verbale, paraverbale und nonverbale *Daten*, die er mit Hilfe seines Wissens *interpretieren* muss. Dieser Interpretationsprozess ist so komplex, weil

- ein Therapeut gleichzeitig mit einer Vielzahl von Daten konfrontiert wird;
- ein Therapeut beurteilen muss, welche Informationen relevant sind und welche nicht;
- ein Therapeut die Daten zu einem kohärenten Modell über den Klienten verarbeiten muss;
- ein Therapeut das alles „in Realzeit“ tun muss, also während „der Klient weiterredet“.

Und *gleichzeitig* muss der Therapeut

- Entscheidungen fällen;
- therapeutische Strategien planen;
- Interventionen bilden; usw.

Der „Verarbeitungsteil“ der therapeutischen Aufgabe ist der am weitesten komplexe Teil der Aufgabe: das Zentrale ist, dass der Therapeut die richtigen Interventionen *an der richtigen Stelle ansetzt*; aber dann muss er sehr genau wissen, wo die richtige Stelle ist. Therapeuten benötigen in aller Regel ein langes Training, bis sie Informationen auf einem hinreichend komplexen Niveau hinreichend schnell verarbeiten können: aber *das* macht die eigentliche Expertise eines Therapeuten aus! Um eine derartige Verarbeitung leisten zu können, müssen Therapeuten über gut strukturiertes und gut verfügbares *Wissen* verfügen; auch über ein Wissen über die Grundlagen von Verarbeitungsprozessen.

5.1.3 Sprachproduktion

Bevor man sich der Frage zuwenden kann, wie und was Therapeuten eigentlich verstehen, muss man sich theoretisch damit befassen, wie verbale, zu verstehende Aussagen überhaupt zustandekommen: man muss sich mit der *Sprachproduktion* beschäftigen. Denn ein Verstehen der hier relevanten Prozesse macht auf therapeutisch wichtige Aspekte aufmerksam!

Wir gehen hier aus von dem Sprachproduktionsmodell von Herrmann (1982) und seiner Erweiterung von Sachse (1992a). (Herrmann hat sein Sprachproduktionsmodell später verändert (Herrmann, 1985; Herrmann & Grabowski, 1994); das ursprüngliche Modell eignet sich jedoch für die Konzeption *therapeutischen* Verstehens am besten.)

Herrmann (1982) geht davon aus, dass man Gesagtes und Gemeintes auseinanderhalten muss. Grundlage des jeweils vom Sprecher Gemeinten ist die sogenannte „propositionale Basis“, also die *zu einem Zeitpunkt aktivierten Konzepte und Schemata* einer Person (vgl. auch Herrmann, 1984). Diese Konzepte bilden den jeweiligen „Sinnkontext“, den „*Bedeutungshorizont*“ der Person. Dieser Sinnkontext gibt einem Einzelaspekt erst den gemeinten Sinn (Hörmann, 1976a, 1976b, 1983). Dieser Aspekt ist sehr wichtig; er macht nämlich deutlich:

- Eine Aussage einer Person erhält immer erst einen Sinn durch den jeweils mit-aktivierten Bedeutungshorizont: was ein Wort oder ein Satz für eine Person „bedeutet", ist abhängig von den Konzepten, die sie jeweils damit verbindet.
  So erhält z.B. das Wort „Streit" einen Sinn dadurch, dass eine Person bestimmte Vorstellungen über Situationen, bestimmte Absichten, bestimmte Personen damit verbindet: Wort + Kontext ergeben erst die Bedeutung.
- Die Bedeutung und damit das jeweils von der Person Gemeinte ist nicht konstant, sondern verändert sich, je nachdem, welche Schemata aktuell mit-aktiviert sind: das Wort „Turm" hat eine andere Bedeutung, wenn die Person lediglich ein Bauwerk assoziiert oder wenn sie phobische Erfahrungen damit assoziiert.
- Bedeutungen sind daher *variabel*, sie ändern sich von Kontext zu Kontext.
- Und Bedeutungen sind abhängig von den damit verbundenen Konzepten; das bedeutet aber: diese Konzepte sind bei einer Bedeutungs-Verleihung mit gegeben, können von der Person prinzipiell rekonstruiert werden.

Das Gemeinte, die propositionale Basis, ist nun die Grundlage des Gesagten; da sie aber sehr komplex ist, kann sie selten vollständig versprachlicht werden; nach Herrmann nimmt die Person daher eine Selektion von Inhalten vor: sie sucht die Aspekte aus, die sie versprachlichen will: diese Aspekte bilden den *semantischen Input* (Herrmann & Laucht, 1977). Damit wird immer nur ein Teil des Gemeinten auch gesagt: eine Person meint immer mehr, als sie sagt. In der Regel macht eine Person den jeweils existierenden Bedeutungshintergrund nicht explizit, d.h., sie äußert ihn nicht direkt; er wird aber vorausgesetzt, mitgedacht, ist also *implizit* vorhanden. Selbst wenn der Bedeutungshorizont nicht ausgesprochen wird, so beeinflusst er doch die sprachliche Aussage mit; er ist damit implizit in der Aussage mit enthalten.

Die Selektion von Inhalten aus der propositionalen Basis „zur Versprachlichung" geschieht dabei nach Hörmann (1976a) nach Kriterien des *Handlungsziels*: die Person selektiert solche Inhalte, mit denen sie glaubt, ihr Handlungsziel am besten erreichen zu können. Dabei kann es sehr unterschiedliche Handlungsziele geben: die Person kann wollen,
- dass der Sprecher etwas Bestimmtes weiß;
- dass der Sprecher etwas Bestimmtes glaubt;
- dass der Sprecher etwas Bestimmtes *nicht* weiß oder glaubt;
- dass der Sprecher etwas Bestimmtes tut oder nicht tut.

In der Therapie haben Klienten, die auf der Inhaltsebene kommunizieren, in der Regel die Intention,
- dem Therapeuten relevante Informationen zu geben, damit der Therapeut ihnen helfen kann;
- vom Therapeuten verstanden zu werden;
- selbst über die Reflexion Klarheit zu bekommen.

Klienten mit Persönlichkeitsstörungen, die auf der Beziehungsebene kommunizieren, verfolgen dagegen völlig andere Intentionen: sie wollen z.B.,
- dass ein Therapeut Verantwortung übernimmt;
- dass der Therapeut Lösungsvorschläge macht; u.a.

Die Intention eines Sprechers kann aber auch darin liegen, vom Hörer *nicht* verstanden zu werden: der Sprecher kann verhindern wollen, dass der Hörer das tatsächlich Gemeinte oder die tatsächliche Intention rekonstruiert. Dann „zensiert" der Sprecher Inhalte, er versprachlicht bestimmte Aspekte *nicht* oder er tarnt Inhalte oder er verfälscht sie (d.h., er lügt schlicht und ergreifend). Auch Klienten können

- Inhalte vermeiden;
- bei Inhalten, die ihnen peinlich sind, wollen, dass der Therapeut sie nicht durchschaut;
- Intentionen haben, den Therapeuten zu manipulieren; *usw.*

D.h., es gibt Fälle, in denen das *Gesagte das Gemeinte nicht gut abbildet*; der Hörer kann das in der Regel nur erkennen, wenn er über Zusatzinformationen verfügt: er hat schon Wissen über den Sprecher oder er verfügt über allgemeines Wissen, dem die Aussage des Klienten widerspricht.

Die Aussage eines Sprechers hat also mindestens drei Aspekte:

1. Das vom Sprecher explizit Gesagte;
2. das mit-gemeinte, implizite;
3. die Intention.

Alle drei Aspekte müssen vom Therapeuten verstanden, rekonstruiert werden.

Dieser semantische Input wird dann lexikalisch (in Worte gefasst), grammatikalisch und prosodisch (in eine Betonungsstruktur) encodiert und bildet dann die Aussage. Die prosodische Encodierung (Betonung, Pausen, Stimmlage, usw.) dient wieder bestimmten Intentionen. So kann z.B. ein Klient, der die Absicht hat, den Therapeuten zu kontrollieren, sehr langsam und mit langen Pausen sprechen, um den Therapeuten zu blockieren. Klienten können aber auch Aspekte besonders betonen, damit sie der Aufmerksamkeit des Therapeuten nicht entgehen.

Damit liegt einer Aussage nicht nur „das Gemeinte" zugrunde, sondern ihr liegt immer auch eine bestimmte *Intention* zugrunde: niemand spricht ohne Absicht (Sprechen ist die Fortsetzung des Handelns mit anderen Mitteln, Hörmann, 1976a). Und diese Absicht ist wieder mit Motiven, Zielen, Werten, Normen der Person verbunden; also sind wiederum diese Motive implizit in der Absicht enthalten.

Sachse (1992a) erweitert das Modell von Herrmann. Er geht davon aus, dass die sprachliche Aussage nicht nur durch das beeinflusst wird, was einer Person an Konzepten jeweils fokal gegeben ist, also durch die propositionale Basis. Das jeweils Gemeinte wird vielmehr stark mitbestimmt durch grundlegende Schemata der Person, also durch Motive, Selbstkonzepte, Überzeugungen, usw. D.h., relevante „internale Determinanten" bestimmen nicht nur die Situationsverarbeitung und den „state of mind", sie bestimmen auch die sprachlichen Handlungen der Person entscheidend mit. Was eine Person z.B. über eine Leistungssituation aussagt, wird sehr stark dadurch mitbestimmt, wie sie diese Situation auffasst, und dies wird von ihren Schemata determiniert. *Damit „bilden" sich relevante Schemata der Person immer auch in Sprache ab*; sie sind in den Aussagen eines Klienten impliziert und können daher vom Klienten und vom Therapeuten prinzipiell erschlossen und rekonstruiert werden. Dies ist der Grund, warum verbale Psychotherapie überhaupt möglich und sinnvoll ist: relevante Schemata werden sprachlich deutlich, können durch sprachliche Steuerungen aktiviert und verändert werden. Sachse (1992a) nennt die Schemata, die das vom Klienten jeweils Gemeinte mit beeinflussen die „Implikationsstruktur des Gemeinten": viele dieser Schemata sind dem Klienten nicht fokal gegeben, ja viele sind nicht einmal bewusst repräsentiert.

Dennoch sind sie hoch wirksam, im Verhalten genauso wie in der Sprache; da sie dem Klienten jedoch z.T. nicht bewusst sind, kommen sie nicht direkt, explizit in den Aussagen vor; sie beeinflussen die Aussagen eher implizit (daher „Implikations-Struktur").

Ein Beispiel für eine solche Implikationsstruktur liefert ein Klient, der in die Stunde kommt mit den Worten: „Ich habe mein scheiß Auto wieder nicht in die Parklücke bekommen". Der Therapeut nimmt wahr,

- dass der Klient sich über sein eigenes Handeln ärgert, *also* widerspricht es wichtigen Motiven oder Werten;
- dass es dem Klienten offenbar wichtig ist, ein eigentlich triviales Ergebnis zu erzielen, also macht er daran etwas Grundsätzliches fest;
- dass es den Klienten ärgert, dass es „wieder" passiert;
- also schließt der Therapeut, dass der Klient sein Verhalten als persönliches Versagen betrachtet;
- daraus schließt der Therapeut, dass der Klient ein Selbstwertproblem hat: er betrachtet ein Scheitern als Ausdruck mengelnder Kompetenz.

Damit wird deutlich: der Aussage liegt eine negative Selbstwerteinschätzung zugrunde; dies sagt der Klient zwar nicht explizit, es lässt sich aber aus der Aussage *erschließen*.

5.1.4 Verstehen

Verstehen ist ein komplexer Rekonstruktionsprozess, bei dem der Hörer aufgrund der Aussage (sowie anderer Daten und seines Wissens) Rückschlüsse ziehen muss: er muss rekonstruieren, was der Sprecher gemeint hat. Dabei muss der Hörer, sobald er über das unmittelbar Gesagte hinausgeht, *Schlussfolgerungen* ziehen: Schlussfolgerungen sind aber nie a priori gültig, sie sind grundsätzlich *hypothetisch*. Damit wird ein sehr zentraler Aspekt des Verstehens deutlich: *Verstehen ist immer eine Hypothese*; es kann eine mehr oder weniger gut *belegte* Hypothese sein, aber es bleibt eine Hypothese.

Der Verstehens- oder Rekonstruktionsprozess kann unterschiedlich „tief" gehen. Auf einer eher oberflächlichen Ebene kann der Hörer verstehen, was der Sprecher *sagt*: er kann die einzelnen Worte verstehen und sogar die Aussage selbst. Er hat aber dann noch keine Ahnung von dem Bedeutungshorizont, den der Sprecher in seine Aussage eingebettet hat, d.h., er versteht nicht, was der Sprecher meint. Kann der Hörer diesen Kontext mit-rekonstruieren, dann kann er auch das *Gemeinte* verstehen; er versteht, was der Sprecher mit der Aussage verbindet. Noch tiefer geht das Verstehen, wenn der Hörer Teile der Implikationsstruktur versteht, also Aspekte von Motiven, von Selbstkonzepten, von Überzeugungen des Sprechers. In diesem Fall hat der Hörer Teile des „inneren Bezugssystems" des Sprechers verstanden; er versteht dann nicht nur die Aussage, er *versteht den Sprecher*. Der Hörer kann auch die Intentionen des Sprechers verstehen und den Sprecher in diesem Sinne „tiefer" verstehen.

Manchmal machen Sprecher, auch Klienten, Aussagen, bei denen der Hörer die einzelnen Worte versteht, aber nicht rekonstruieren kann, „worum es eigentlich geht": er versteht den Bedeutungskontext nicht bzw. er kann aus der Aussage, wie Bransford und McCarrell (1975) es formulieren, keine „semantische Beschreibung" bilden. Wenn jemand einen Satz sagt wie: „Weil der Stoff riß, war der Heuhaufen wichtig“ (Bransford und McCarell (1975)), ohne den Kontext dazu zu liefern, dann versteht man das Gesagte, nicht aber das Gemeinte. Erst wenn man erfährt, dass es sich um einen Fallschirm handelt, „macht die Aussage einen Sinn“.

5.1.5 Mitteilung des Verstandenen

Verstehen ist zunächst ein „im“ Therapeuten ablaufender Verarbeitungsprozess. Er dient dem Therapeuten vorrangig dazu, ein „Modell“ über den Klienten zu bilden (s.u.). Es gibt jedoch auch therapeutisch gute Gründe dafür, dass der Therapeut dem Klienten zumindest einen Teil von dem, was er verstanden hat, mitteilt.

Der erste Grund ist *Validierung*: der Therapeut sagt dem Klienten, was er verstanden hat und bittet den Klienten zu überprüfen, ob der Therapeut das Gemeinte richtig rekonstruiert hat. Der Therapeut versucht somit einen *Verstehens-Konsens* mit dem Klienten zu bilden.

Der zweite Grund besteht darin, dem Klienten mitzuteilen, dass der Therapeut aufmerksam ist, mitdenkt, sich um Verstehen bemüht und den Klienten auch tatsächlich versteht. Dies ist im Wesentlichen eine *Beziehungsbotschaft*. Der Therapeut signalisiert dem Klienten,
- ich bin bei Dir;
- ich kümmere mich um Dich;
- ich bemühe mich um Dich;
- ich verstehe Dich.

Der dritte Grund besteht schließlich darin, die Aufmerksamkeit und die *Bearbeitung von Inhalten* zu steuern (vgl. Wexler, 1974).

Dabei kann man je nach der Tiefe des Verstehens grob drei Arten von Interventionen unterscheiden.

1. *Paraphrasieren*

Der Therapeut hat das verstanden, was der Klient *gesagt* hat und fasst dies in die gleichen oder in andere Worte als der Klient. Dies ist gewissermaßen die „oberflächlichste“ Art des Verstehens. Die therapeutischen Funktionen dieser Intervention sind:
- der Therapeut signalisiert dem Klienten Aufmerksamkeit;
- der Therapeut hält den Klienten an dem Thema, er fokussiert die Aufmerksamkeit des Klienten auf bestimmte Inhalte;
- der Therapeut prüft, auf einem sehr grundlegenden Niveau, sein Verstehen.

2. *Verbalisieren*

Der Therapeut hat rekonstruiert, was der Klient gemeint hat; er hat verstanden, welche Konzepte der Klient anwendet, was dem Klienten wichtig ist, wie er eine Situation auffasst, was der Klient möchte, usw. Der Therapeut geht in seinem Verstehen dabei oft über das vom Klienten direkt Gesagte hinaus. Funktionen dieser Intervention sind z.B.,
- der Therapeut zeigt dem Klienten, dass er ihn versteht;
- der Therapeut prüft und validiert sein Verstehen am Klienten;
- der Therapeut fokussiert die Aufmerksamkeit des Klienten auf bestimmte Aspekte.

3. *Explizieren*

Der Therapeut hat Aspekte der Implikationsstruktur des Klienten rekonstruiert; er hat etwas von Motiven, Schemata, Intentionen o.ä. des Klienten verstanden. Der Therapeut geht damit meist weit über das vom Klienten explizit Gesagte hinaus. Dies ist die anspruchsvollste und „tiefste" Art des Verstehens. Sie impliziert in der Regel, dass der Therapeut schon ein „Modell über den Klienten" gebildet hat, das er als Grundlage seines Verstehens verwenden kann. Funktionen sind:

- der Therapeut möchte bestimmte Inhalte explizit und damit thematisierbar machen;
- der Therapeut möchte beim Klienten bestimmte Schemata aktivieren;
- der Therapeut möchte den Klienten von peripheren Inhalten auf zentrale Inhalte lenken.

5.1.6 Idiosynkratische Bedeutung

Sprachproduktion und Wortverwendung hängen in hohem Maße von der subjektiven Konstruktion des Sprechers ab (vgl. Grabowski, 1994; Grabowski, Herrmann & Weiß, 1992; Herrmann & Grabowski, 1994).

In der Therapie geht es in sehr hohem Maße darum zu verstehen, was *die Konstruktionen des Klienten* sind, was die Motive, Überzeugungen *des Klienten* sind. Es geht darum, ein Modell über diesen spezifischen Klienten, über dessen Sichtweisen und Eigenarten zu entwickeln. Und das bedeutet auch zu erkennen, dass jeder Klient einzigartige, hochgradig idiosynkratische Schemata und damit Verarbeitungsprozesse aufweist. Dies hat eine wesentliche sprachpsychologische Implikation: da dem Klienten zum Ausdruck nur die in einer Sprache gebräuchlichen Worte zur Verfügung stehen, er aber damit etwas sehr subjektives, idiosynkratisches ausdrücken muss, muss er Worte in besonderen, idiosynkratischen Bedeutungen verwenden. Bock (1990) trägt in seinem Konzept der „semantischen Relativität" dieser Tatsache Rechnung. Er unterscheidet bei der Bedeutung von Worten zwei Aspekte:

1. Die „durchschnittliche" oder *kommunikative Bedeutung*: ein Wort ist hier mit Konzepten verbunden, die in einer Sprachgemeinschaft fast jeder damit verbindet. Dies sind die Bedeutungen, die im Lexikon stehen. So hat z.B. „Mutter" Bedeutungen wie:
   - liebevoll;
   - aufopfernd;
   - hilfsbereit;
   - pflegend; usw.
2. Daneben gibt es jedoch noch eine andere Bedeutungsdimension, die *idiosynkratische Bedeutung*. Ein Wort ist für eine Person mit ganz bestimmten Konzepten, Motiven, Werten, Schemata verbunden; und diese schaffen einen hoch personenspezifischen Bedeutungshorizont. Dieser kann sehr stark von der „durchschnittlichen" Bedeutung abweichen. So kann für eine Person das Wort „meine Mutter" verbunden sein mit Konzepten wie:
   - kalt;
   - herzlos;

- ignorierend;
- aufgedonnert; u.ä.

Was eine Person meint, entspricht im Psychotherapieprozess weit mehr der idiosynkratischen als einer lexikalischen Bedeutung: Klienten benutzen Worte, um damit etwas Spezifisches auszudrücken: spezifische Gedanken, Empfindungen, Eindrücke, Überzeugungen, usw. Um einen Klienten zu verstehen, reicht es nicht, dass der Therapeut die „lexikalische" Bedeutung der Worte kennt: er muss vielmehr *rekonstruieren, was der Klient damit jeweils meint*. Und dabei ist klar, dass ein Therapeut die Konstruktionen des Klienten um so besser verstehen kann, je mehr der relevanten Schemata des Klienten er schon verstanden und rekonstruiert hat, d.h., je elaborierter sein Klienten-Modell bereits ist. Dabei ergibt sich oft das Verstehen einer Aussage erst aus dem Verstehen des Bedeutungshorizontes: oft muss ein Therapeut erst das Überzeugungs- und Wertesystem des Klienten rekonstruiert haben, um eine bestimmte Aussage überhaupt verstehen zu können.

Für einen Klienten kann es auch schwierig sein, das kognitiv Gemeinte in Sprache abzubilden; es kann so komplex und vielschichtig sein, dass es keine passenden Worte dafür gibt. Dann sollte der Therapeut den Klienten anregen, „mit Sprache zu spielen", Formulierungen zu finden, die das Gemeinte zumindest ansatzweise repräsentieren, und er sollte dem Klienten aktiv bei diesem „Übersetzungsprozess" helfen.

5.1.7 Sinnerfassen vs. Verstehen

Nach Hörmann (1976a) bedeutet „Sinnerfassen" einen psychologischen Prozess, bei dem der Hörer versucht, einer Aussage einen Sinn zu geben, und zwar „irgendeinen" Sinn, unabhängig davon, ob der Sprecher den gleichen Sinn gemeint hat. Dabei versucht der Hörer, aufgrund seines Wissens so lange einen Bedeutungshorizont zu bilden, bis die Aussage einen Sinn ergibt. Diesen Prozess kann man gut an sich selbst betrachten, wenn man einen Satz folgender Art verarbeitet: „Der paraboloide König tropft grün in der flüssigen Maschine" (Herrmann, 1972; Herrmann & Grabowski, 1994).

„Verstehen" geht darüber aber weit hinaus: *Verstehen bedeutet, dass der Hörer genau den oder zumindest annähernd den Bedeutungshorizont rekonstruiert, den auch der Sprecher bei seiner Aussage zugrundegelegt hat*. Im Grunde versteht der Hörer damit nicht die Aussage; er versteht *den Sprecher*. Verstehen kann somit eine *mehr oder weniger valide* Hypothese sein. *Im Therapieprozess geht es eindeutig darum, dass ein Therapeut sich bemüht, seine Hypothesen so valide wie möglich zu gestalten*. Denn es geht darum, ein möglichst valides Modell vom Klienten zu entwickeln, um daraus zutreffende therapeutische Schlussfolgerungen ziehen zu können.

5.1.8 Validierung: Belegbarkeit

Die Frage dabei ist: wie gelangt ein Therapeut zu validen Schlussfolgerungen?
Eine, bereits dargestellte Möglichkeit ist die Konsens-Validierung: der Therapeut teilt dem Klienten mit, was er verstanden hat und bittet den Klienten um Prüfung. Eine sol-

che Konsens-Validierung spielt im Therapieprozess eine sehr wesentliche Rolle: Therapeuten sollten ihre Hypothesen immer und immer wieder mit dem Klienten prüfen; dadurch „bleiben sie am Klienten".

Andererseits kann Konsens-Validierung nicht das einzige Validitäts-Kriterium sein: wie wir gesehen haben, haben Klienten manchmal keinen Zugang zu ihren Inhalten oder aber sie haben die Intention, diese (vor sich selbst oder vor dem Therapeuten) zu verschleiern. In einem solchen Fall kann die Konsens-Validierung nicht funktionieren: ein Klient kann eine zutreffende Hypothese des Therapeuten zurückweisen oder eine falsche akzeptieren (weil sie ihm besser passt). Daher muss ein Therapeut das Kriterium der *Belegbarkeit* anwenden: der Therapeut muss in der Lage sein, seine Schlussfolgerungen (auf das Gemeinte oder die Implikationsstruktur) zu *belegen*. „Belegbar" bedeutet, dass der Therapeut vor sich selbst (bzw. vor dem Supervisor) angeben kann,

- aufgrund welcher Daten er die Schlussfolgerungen gezogen hat;
- welches Wissen über den Klienten in die Folgerung eingeflossen ist;
- welches sonstige Wissen er verwendet hat;
- welche anderen Belege es für die Folgerung gibt;
- was *gegen* die Folgerung spricht, also die Hypothese belastet.

Nicht jede belastete Hypothese muss sofort aufgegeben werden: ein Therapeut kann z.B. sehr gute Gründe für eine Annahme haben, selbst wenn der Klient sie zurückweist. Ein Therapeut sollte sich aber darüber im klaren sein,

- welche Hypothese belastet ist;
- welche Hypothese gut begründet ist und welche noch den Status der Spekulation hat.

5.1.9 Möglichkeitsraum

Ein Therapeut darf natürlich über den Klienten spekulieren, d.h., er darf versuchsweise erste Hypothesen bilden. Ganz wesentlich ist jedoch, dass ein Therapeut *Spekulationen als solche erkennt* und sie nicht für Tatsachen hält. Ein Therapeut kann in seinem Verstehen sogenannte „Möglichkeitsräume" bilden, d.h., Spekulationen darüber, worum es beim Klienten gehen könnte; dies kann helfen, keinen Aspekt zu übersehen und auch abgelegene Hypothesen mit zu berücksichtigen. Im Laufe der Zeit sollte der Therapeut jedoch aufgrund von Daten entscheiden, welche dieser Möglichkeiten belegt sind und welche nicht: er sollte zu belegten Hypothesen gelangen!

Auch wenn ein Therapeut sein Wissen, z.B. eine bestimmte Theorie auf den Klienten anwendet, dann bildet das zuerst eine wenig belegte Hypothese: diese muss erst *geprüft* werden, um ein Teil des Klienten-Modells zu werden. Ganz fatal ist die Annahme von Therapeuten, dass ihre Spekulationen oder Theorien a priori richtig seien oder dass ihr „Eindruck" valide sei, ohne dass sie ihn weiter überprüfen müssten: das ist *psychologischer Unsinn* und es ist *therapeutisch unverantwortlich*.

5.1.10 Die Bedeutung eigenen Wissens im Verstehensprozess

5.1.10.1 Verwendung von Wissen

Wissen spielt beim Verstehen eine zentrale Rolle (Foppa, 1994). Ein Hörer kann einen Sprecher nur verstehen,

- wenn er die Bedeutung der Worte kennt;
- wenn er mit den Worten Konzepte verbindet, die denen ähnlich sind, die der Sprecher damit verbindet;
- wenn er „Weltwissen“ aufweist, auf dessen Hintergrund er die vom Sprecher geschilderten Aspekte „abbilden“ kann.

Verstehen bedeutet, dass eine Aussage Konzepte aktiviert, mit deren Hilfe der Hörer das Gemeinte rekonstruieren kann. Bransford und McCarrell (1975) formulieren es so: „Etwas verstehen heißt immer, es in vorhandene Wissensbestände einordnen zu können“.

Durch Aktivierung von Wissensstrukturen, durch die Anwendung von Schemata auf eine Aussage, kann man auch mehr verstehen, als explizit gesagt wird.

Wenn man den Satz hört „Ich bekomme meinen Wagen erst morgen wieder, gestern bin ich zu schnell gefahren“, dann weiß man, dass der Sprecher seinen Wagen aufgrund zu schnellen Fahrens beschädigt hat und dass dieser sich nun in Reparatur befindet. Man weiß dies, obwohl es nirgendwo direkt, explizit gesagt worden ist. Man kann also verstehen, was der Sprecher meint, obwohl er es gar nicht explizit gesagt hat: man kann also oft sehr viel mehr vom Gemeinten verstehen, als explizit gesagt wurde. Man kann dies, weil die Aussage Schemata aktiviert, Wissensstrukturen, die angeben, was bei zu hoher Geschwindigkeit passieren kann und was man mit angeschlagenen Autos macht usw. Diese Wissensstrukturen erlauben nicht nur ein Verstehen des Gesagten, sie erlauben auch eine Rekonstruktion des Gemeinten, die weit über das Gesagte hinausgeht. Das vorhandene und durch die Aussage aktivierte Wissen erlaubt damit Schlussfolgerungen, die weit über den expliziten Inhalt eines Satzes hinausgehen (vgl. Schwarz, 1985).

Das vom Sprecher Gemeinte zu rekonstruieren, zu verstehen, heißt somit auch, über das explizit Gegebene hinauszugehen, die gegebene Information durch Wissen zu vervollständigen (vgl. Schwarz, 1985) bzw. die Vagheit der Worte aufzuheben (Hörmann, 1983). Sprache ist damit, wie Hörmann (1976a) sagt, transparent. Der Hörer *schafft* Information, indem er über die unmittelbar gegebene Information hinausgeht (Hörmann, 1976a, S. 9).

Wendet man ein solches Wissen nicht an, dann ist das Gemeinte gar nicht rekonstruierbar, ein Hörer kann dann gar nicht verstehen, was ein Sprecher meint; er kann dann bestenfalls verstehen, was ein Sprecher sagt, manchmal nicht einmal das. Es wird somit deutlich: Verstehen ist ein konstruktiver Prozess, an dem außer der direkt gegebenen Information auch bereits vorhandenes Wissen beteiligt ist, das durch die jeweilige Information (oder durch deren Verarbeitung) aktiviert wird. Verstehen impliziert das Herantragen von Wissen an die aktuell gegebene Information. Dabei erlaubt dieses Wissen, über das jeweils explizit Gesagte hinauszugehen und das Gemeinte zu verstehen: dieser Prozess des Schlussfolgerns ist für ein Verstehen essentiell.

Im Prozess des Verstehens muss somit zunächst aufgrund der einlaufenden Information ein Schema identifiziert werden, das zur Verarbeitung dieser Information geeignet ist. Wird ein geeignetes Schema gefunden, dann wird dieses Schema zum Verstehen der Information verwendet. Dies muss nicht heißen, dass das Schema immer als Ganzes auf die Daten angewandt werden muss; vielmehr kann man sich in Anlehnung an Kintsch (1988) auch vorstellen, dass Schemata als Wissensbasen relevantes Wissen *bereitstellen*, aus dem dann aktuell situations- und kontextangemessene „Verstehens-Basen" hergestellt werden können, d.h., die zur Konstruktion eines Bedeutungshintergrundes *genutzt* werden können. In diesem Fall muss die Verarbeitung unter Bezug auf Schemata nicht rigide und unflexibel sein, sondern sie kann im Gegenteil die Entwicklung relevanter elaborativer Inferenzen erleichtern.

Das Schema kann auch zur weiteren Informationsverarbeitung im Sinne einer Top-down-Verarbeitung verwendet werden (vgl. Bobrow & Norman, 1975): diese Verarbeitung hat Vorteile im Sinne einer Ökonomisierung des Prozesses, bringt aber auch Probleme mit sich.

Auch im Therapieprozess verarbeitet der Therapeut das vom Klienten Gemeinte mit Hilfe seines Wissens. Der Therapeut rekonstruiert die propositionale Basis, das vom Klienten Gemeinte, immer mit Hilfe seiner eigenen Bedeutungsstrukturen, seiner Wissensbestände, seiner eigenen Annahmen usw. (Kintsch, 1988). Daher sagt Hörmann auch, dass durch Sprache keine Information übertragen, sondern Information erzeugt wird. Verstehen heißt somit nicht, dass die propositionale Basis des Sprechers einfach beim Hörer abgebildet wird. Das vom Sprecher Gemeinte muss vom Hörer vielmehr unter Einbezug eigener Wissensbestände verarbeitet, rekonstruiert werden (vgl. Black & Bower, 1980; De Beaugrande & Colby, 1979; Lehnert, 1980; van Dijk & Kintsch, 1983).

Wenn der Therapeut zum Verstehen des Klienten Wissen heranziehen muss, dann ist es interessant zu untersuchen, welche Arten von Wissensbasen dem Therapeuten zur Verfügung stehen und was diese Basen leisten. Man kann hier groß drei Wissensbasen unterscheiden:

1. *Allgemeinwissen*
   Hierzu gehören Wissensbestände über alltägliche Abläufe, über Arbeit, Freizeit, Beruf usw. Hierzu gehört auch all das, was als „semantisches Gedächtnis" bezeichnet wird (Collins & Quillian, 1969, 1970; Engelkamp, 1984a, 1984b; Hörmann, 1976a, 1983; Tulving, 1972) und das letztlich ein Verstehen von Sprache überhaupt ermöglicht.
   Der Therapeut benötigt diese Wissensbasis aber auch, um verstehen zu können, was ein Klient meint, wenn dieser Alltagssituationen und Probleme schildert.
   Diese Wissensbasis ist absolut essentiell und völlig unverzichtbar: ohne sie wäre jede Art von Verstehen undenkbar. Auch Fachwissen stellt keinen Ersatz für diese umfangreiche, reichhaltige Wissensbasis dar (vielmehr basiert die Verwendung von Fachwissen auf Alltagswissen).
2. *Psychologisches Fachwissen*
   Hierzu gehören alle psychologischen Fachtheorien und psychologischen For-

schungsergebnisse. Psychologisches Fachwissen kann dem Psychologen selbstverständlich helfen, den Klienten zu verstehen: immerhin ist es der Sinn der Psychologie als Wissenschaft, menschliches Erleben und Verhalten zu erklären und damit verständlich zu machen (Heckhausen, 1980).
Im Bereich klinischer Psychologie sind hier besonders Theorien über psychische Störungen relevant. Sie bieten einen Interpretationsrahmen für „abweichendes" Verhalten und Erleben; anders formuliert: sie gestatten es, bestimmte Handlungen, Erlebensweisen und Emotionen zu verstehen (vgl. Fiedler, 1980).
Diese Theorien haben für entsprechende Phänomene einen höheren Erklärungswert als Alltagstheorien, d.h., sie ermöglichen ein tieferes und ausführlicheres Verständnis. Sie haben zudem den Vorteil, dass sie explizit formuliert sind, was ihre Explizierung als Wissensbasis und die Beurteilung ihrer Anwendbarkeit erleichtert. (Und sie haben, zumindest oft, den Vorteil, dass sie theoretisch begründet und empirisch abgesichert sind.)
Wie man psychopathologische Theorien für ein Verstehen von Klienten direkt nutzbar machen kann, zeigt z.B. Swildens (1989).

3. *Klienten-Modelle*
Therapeuten bilden über Klienten Personenschemata, idiosynkratische Schemata, d.h., Schemata über das Handeln und Erleben dieses einen Klienten. (Der Therapeut baut das auf, was Herrmann (1985) ein „Partnermodell" nennt; vgl. Palmer, 1978.) Ein solches Schema kann Annahmen über die Motive, Werte, Normen, Ziele, Pläne, über die Handlungen, die Situationsauffassungen, über die Verarbeitungen und Verarbeitungsfehler, über das Ausmaß der Selbstexploration, über die Art der Beziehung des Klienten zum Therapeuten usw. enthalten. Ein solches Schema ist auch, das muss man theoretisch folgern, dem episodischen Gedächtnissystem (und nicht dem semantischen) zuzuordnen: die Information über einen Klienten ist spezifisch und kontextbezogen (Tulving, 1972).
Ein solches Schema, das der Therapeut über den Klienten aufbaut, hat als Wissensbasis den Vorteil, relativ klientennah zu sein. Ein solches Schema erlaubt eben ein Verstehen des Klienten aus seinen Voraussetzungen oder genauer: ein Verstehen des Klienten aus einem Modell über seine Voraussetzungen. Seine Anwendung muss daher zu einer weniger stark voreingenommenen Verarbeitung führen als die Anwendung allgemeinen Wissens.

5.1.10.2 Probleme bei der Wissens-Anwendung

Therapeuten können es gar nicht vermeiden, beim Verstehen ihrer Klienten Wissen anzuwenden; das ist vielmehr Teil seiner Expertise (Becker & Sachse, 1998; Vogel, 1993; Vogel & Schulte, 1990; Weinrich, 1993; Weinrich & Sachse, 1992). Durch eine gut funktionierende und schnelle Wissensanwendung kann ein Therapeut

- Informationen sehr schnell verarbeiten;
- sehr schnell zu Hypothesen gelangen;
- Informationen auch parallel verarbeiten, also große Mengen an Informationen verarbeiten.

Allerdings kann die Anwendung von Wissen auch zu Problemen führen.

1. Ein möglicher Effekt der Anwendung von Wissen ist der sogenannte „*Abbruch-Effekt*".
   Eine Person kann dazu neigen, die Analyse von Daten abzubrechen, wenn sie Wissen gefunden hat, das den Daten einen Sinn verleiht.
   Dieser Abbruch-Effekt durch eine Top-down-Verarbeitung wird illustriert durch ein von Erickson und Mattson (1981) beschriebenes Phänomen: fragt man Personen „Wie viele Tiere von jeder Art nahm Moses mit auf die Arche?" dann antworten viele „Zwei." Tatsächlich dürfte jedoch Moses keine Arche gekannt haben. Im Verarbeitungsprozess aktiviert der Satzanfang „Wie viele Tiere jeder Art...?" ein Schema, das dann bereits auf die Verarbeitung des weiteren Satzes angewandt wird. Das Schema wird dann nicht weiter aufgrund einlaufender Daten auf seine Angemessenheit überprüft, schema-inkonsistente Information wird ignoriert: der falsche Akteur wird nicht erkannt.
2. Ein anderer möglicher Effekt sind *systematische Erinnerungsfehler*.
   Wird Information unter Hinweis auf ein Schema gespeichert, dann wird sie anhand dieses Schemas auch wieder rekonstruiert. Das kann zu systematischen Erinnerungsfehlern führen. Denn die Rekonstruktion aufgrund des Schemas hat zur Folge, dass Personen auch Ereignisse erinnern, die gar nicht (in dieser Art) stattgefunden haben, jedoch Teil des Schemas sind (sogenannte „intrusion errors"; vgl. Snyder & Uranowitz, 1978; Thorndyke, 1977).
3. Schemata können auch eine *selektive Erinnerung* bewirken.
   Pichert und Anderson (1977) fanden, dass solche Informationen eines Textes bevorzugt erinnert werden, die zu einem zuvor aktivierten Schema passen.
   Frederiksen (1975a) vermutete, dass ein in normalem Tempo vorgelesener Text viel zu komplex ist, als dass ein Hörer alle in ihm enthaltenen Informationen verarbeiten und speichern kann: der Input muss daher selektiv verarbeitet werden. Frederiksen konnte experimentell zeigen, dass schon bei der *Verarbeitung und Speicherung* der Texte (und nicht erst bei ihrer Reproduktion) von den Hörern Selektionen und Schlussfolgerungen (die z.T. aus dem Text nicht direkt ableitbar waren) gebildet wurden: diese wurden dann zu einem festen Bestandteil der Erinnerung und von den Personen auch nicht mehr als Fehler erkannt. Eine Notwendigkeit einer Überprüfung des Verstandenen besteht für die Personen subjektiv nicht mehr (vgl. Frederiksen, 1972, 1975b).
   Aus seinen Untersuchungen (Spiro, 1977, 1980) zur Rekonstruktion von Information zieht Spiro (1980) den Schluss: „The past is not reproduced, but is reconstructed, guided by knowledge-based principles of coherence." (S. 94)
   Die gute Erinnerung von schema-konsistenter Information impliziert auch, dass Originalinformationen und Hinzufügungen oder eigene Schlussfolgerungen nicht mehr getrennt werden können (vgl. Spiro, 1977; Wyer & Srull, 1980). Die Person ist daher subjektiv davon überzeugt, dass sie sich erinnert und nicht, dass sie Information rekonstruiert, ergänzt o.ä.

   Die schema-bedingten „intrusion errors" sind dann besonders ausgeprägt, wenn ein relevantes Schema schon vor der Informationsaufnahme aktiviert wird (und nicht erst danach; vgl. Rothbart et al., 1979; Zadny & Gerard, 1974). Das vorher aktivierte Schema beeinflusst wahrscheinlich sowohl die Informationsaufnahme als auch deren Rekonstruktion.

4. *Schlussfolgerungen*: Durch Vorinformation aktivierte Schemata führen zu Schlussfolgerungen, die sich nicht aus der Information selbst ergeben. In einem Experiment mit Therapeuten fanden Langer und Abelson (1974), dass diese den Interaktionspartnern in einem (gespielten) Interview dann in besonders hohem Maße pathologische Merkmale zugeschrieben haben, wenn das Interview als psychiatrisches Gespräch angekündigt war (und nicht als normales Einstellungsgespräch). Das Wissen der Therapeuten, dass Personen, die sich einem psychiatrischen Gespräch unterziehen, mit hoher Wahrscheinlichkeit psychische Probleme haben, lässt sie diese auch inferieren. Eine Voreingenommenheit der Verarbeitung muss allerdings nicht darin bestehen, dass Information ausgeblendet wird: eine Verarbeitung aufgrund von Schemata kann im Gegenteil dazu führen, dass atypische Information sogar besonders beachtet wird (Belezza & Bower, 1981; Graesser, 1981; Graesser & Nakamura, 1982). Dies ist aber ebenfalls ein Schema-Effekt, denn das Schema determiniert ja, welche Information als atypisch aufzufassen ist. Es sollte bei der Darstellung von Verarbeitungsfehlern aufgrund von Schema-Anwendungen aber immer beachtet werden, dass es sich hier um *mögliche* Fehlerquellen handelt; es ist keineswegs so, dass diese Fehler zwangsläufig auftreten. Wie schon die Untersuchung von Spiro (1980) zeigt, können Personen Akkommodationsfehler (die Angleichung aktueller Information an ein Schema) dann verhindern, wenn sie wissen, dass es (später) auf genaue Reproduktion der Information ankommen wird. Personen *können* somit ihre Verarbeitung flexibel halten und können dies möglicherweise auch lernen. Demnach erscheint es gerade für die Verarbeitung, die Therapeuten im Therapieprozess vornehmen, wichtig zu sein, die möglichen Verarbeitungsfehler zu kennen. Bezüglich der effektiven Anwendung von Wissen und vor allem bezüglich der Flexibilität, mit der Therapeuten komplexe Informationen verarbeiten können, muss mit einem Erfahrungseffekt gerechnet werden (Vogel & Schulte, 1990): erfahrene Therapeuten sollten in der Lage sein, komplexere Informationen zu verarbeiten und flexibler zu reagieren als Anfänger. Belege für diese Annahme erbringt die Studie von Tracey et al. (1988). Erfahrene Therapeuten weisen auch höhere Erfolgserwartungen auf als weniger erfahrene Therapeuten, und sie trauen sich selbst mehr zu (Sipps et al., 1988).

5. *Unvalide Schlussfolgerungen*: Wird durch eine Information ein Schema aktiviert, dann kann der Therapeut aufgrund dieses Schemas Schlussfolgerungen über den Klienten ziehen, die zum Teil weit über die im Augenblick verfügbaren Daten hinausgehen.
   Dies führt zu einer besonders wesentlichen Überlegung, einer Überlegung, die die Datennähe der Schlussfolgerungen betrifft.
   Offenbar gibt es Schlussfolgerungen, die sehr datennah sind, die sich mühelos aus den Aussagen des Klienten und aus anderen zugänglichen Informationsquellen ableiten lassen. Derartige, gut nachvollziehbare und belegbare Schlüsse wurden an anderer Stelle als „Herausarbeiten von Implizitem" bezeichnet (Sachse, 1984, 1986a, 1986b, 1986c, 1987): wenn der Therapeut diese Schlussfolgerungen for-

muliert, dann fasst er das explizit in Worte, was der Klient indirekt, vage, zwischen den Zeilen gesagt hat, oder er verbindet Informationen, die der Klient noch nicht explizit kombiniert, jedoch verfügbar hat usw. Derartige datennahe Schlüsse sind prinzipiell relativ leicht validierbar oder falsifizierbar: da der Klient die Informationen, auf denen die Schlüsse basieren, noch präsent hat und der Therapeut nur wenig darüber hinausgeht, kann der Klient die Schlussfolgerungen noch prüfen.
Andererseits gibt es aber Schlussfolgerungen, die fast ausschließlich auf der Anwendung von Wissensbasen beruhen und nur noch peripher etwas mit Klienten-Daten zu tun haben.
Auch Attributionen, die Therapeuten vornehmen (z.B. Attributionen einer Störung eines Klienten an eine stabile Ursache) führen aufgrund von Vorwissen (stabile Ursachen sind schwer veränderlich) zu Schlussfolgerungen über den Klienten und die zu erwartende Therapie (wird lange dauern), ohne dass die Therapeuten spezifische Klienten-Informationen berücksichtigt haben (Murdock & Fremont, 1989): Therapeuten ziehen weitreichende Schlüsse aufgrund minimaler Datengrundlagen.
Diese Überlegungen machen deutlich, dass die Anwendung von Wissen, von Schemata, keineswegs zwangsläufig zu abgehobenen Spekulationen führen muss: es kann vielmehr, wenn die Schlüsse möglichst datennah bleiben und immer überprüft werden, zu einem validen (soweit das überhaupt möglich ist) Schema über den Klienten führen.
Es kann jedoch auch, bei Entfernung von den Daten, zu völlig abgehobenen Spekulationen führen, hinter denen der konkrete Klient dann gleichsam verschwindet. Dass Interventionen, die auf unvaliden und wenig belegbaren Schlussfolgerungen basieren die Defensivität der Klienten steigern, zeigen Untersuchungen von Piper et al. (1991) und Henry et al. (1994).
Diese Extreme ergeben sich aber nicht dadurch, dass man einmal Schemata anwendet und einmal nicht: die Anwendung von Schemata ist nicht vermeidbar. Sie ergeben sich vielmehr aus der Art und Weise, wie man Schemata anwendet. Wesentlich ist hier ein flexibler Wechsel zwischen konzeptgesteuerter und datengesteuerter Verarbeitung.

6. *Konsensus des Unstreitigen*: Eine wesentliche Aufgabe des Therapeuten besteht darin, den Klienten bei der Explizierung seines inneren Bezugssystems zu unterstützen (Sachse, 1982, 1984, 1986a, 1986b, 1986c, 1988a; Sachse & Maus, 1987).
Das innere Bezugssystem des Klienten ist ebenfalls kein valides Bild von der Welt, sondern besteht wesentlich aus Schlussfolgerungen, Annahmen und Konstruktionen, die prinzipiell hinterfragt, geprüft und modifiziert werden können und deren Klärung und Modifizierung meist therapeutisch wichtig ist (Beck, 1979; Beck & Emery, 1981; Beck & Greenberg, 1979; Beck et al., 1976, 1981; Sachse, 1982, 1983; Sachse & Musial, 1981).
Um aber das innere Bezugssystem des Klienten verstehen und hinterfragen zu können, muss der Therapeut erkennen, dass eine Konstruktion nicht zwingend ist (denn dann wird sie unhinterfragbar), dass es Alternativen dazu gibt, dass „es auch anders sein kann“ (Watzlawick, 1982).
Dies kann der Therapeut aber nur dann erkennen, wenn auch er bestimmte Inter-

pretationen nicht von vornherein für zwingend, gültig oder wahr hält: denn in diesem Fall wäre jede weitere Klärung, jedes In-Frage-Stellen unmöglich.
Dazu ist aber wesentlich, dass der Therapeut sich immer der Tatsache bewusst ist, dass er Wissen anwendet, und zwar Wissen, das nie absolut valide sein kann. Er muss sich auch bewusst sein, dass er immer Schlussfolgerungen zieht, die, wenn sie datennah sind, valide sein können, die jedoch auch völlig falsch sein können. Sind diese Aspekte dem Therapeuten nicht bewusst, dann kann es in der Therapie zu etwas kommen, das jeden therapeutischen Fortschritt in diesem Themenbereich unmöglich macht: dem *Konsensus des Unstreitigen*.
In diesem Fall äußert der Klient eine Ansicht; diese Ansicht wird vom Therapeuten geteilt. Der Therapeut wendet seine eigenen Schemata, seine Überzeugungen an, ohne zu ahnen, dass diese Schemata unvalide sein können, dass die Folgerung falsch sein kann. Er kann damit aber weder seine eigene noch die Sichtweise des Klienten relativieren, kann sie nicht mehr hinterfragen. Veränderungen der (unter Umständen hoch problematischen) Annahmen des Klienten sind nicht mehr möglich, die Therapie stagniert.

7. *Kurzschlüssiges Verstehen: Sinnerfassen*: Personen neigen bei der Verarbeitung von Informationen dazu, die Anwendbarkeit von Schemata nicht sehr gründlich zu prüfen. Haben sie ein Schema gefunden, das geeignet erscheint, dann suchen sie nicht ohne weiteres nach einem noch besseren, sondern verwenden das gefundene Schema zur Informationsverarbeitung.
Diese Neigung liegt auch dem zugrunde, was Hörmann (1976a) als „Sinnerfassen" bezeichnet: eine Person versucht, einer Aussage einen Sinn zu geben; sie ist aber häufig schon zufrieden, wenn sie irgendeinen Sinn gefunden hat, d.h., wenn sie ein Schema aktivieren konnte, das der Information irgendeinen Sinn verleiht.
Die Tendenz des Hörers, Information sinnvoll zu integrieren, zeigt sich auch bei Merdian (1977): hören Versuchspersonen widersprüchliche Sätze wie „X ist ein unsympathischer Mensch. Ich besuche ihn oft.", dann lösen sie den Widerspruch, der sich aus ihrem Wissen ergibt (man meidet unsympathische Menschen), indem sie die Bedeutung von „oft" verändern: „oft" ist in diesem Fall seltener, als wenn die Aussagen stimmig sind (X ist ein sympathischer Mensch). Der Hörer kann, innerhalb gewisser Grenzen, die Bedeutung einzelner Worte oder ganzer Aussagen so verschieben, dass sie auf dem Hintergrund seines Wissens und seiner Erwartungen wieder sinnvoll sind.
Wie Hörmann deutlich gemacht hat, kann dies dazu führen, das vom Sprecher Gemeinte gerade nicht zu verstehen.
Ein derartiger Fehler ist natürlich in der Therapie besonders gravierend (Sachse, 1986a). Gibt sich ein Therapeut damit zufrieden, einen Sinn zu finden, d.h., gibt er sich mit der ersten möglichen Interpretation zufrieden, dann verfehlt er mit hoher Wahrscheinlichkeit ein Verstehen.
Ob eine Person sich mit dem Erfassen irgendeines Sinns zufrieden gibt oder ob sie weitersucht, ist eine Frage des Verstehens-Kriteriums: eine Person kann verschiedene Kriterien ansetzen, ab wann sie etwas als verstanden gelten lassen will (Hörmann, 1976a).
Dies ist für den Therapieprozess von entscheidender Bedeutung: ein Therapeut

darf sich meist nicht damit zufrieden geben, den Aussagen des Klienten irgendeinen Sinn zu geben. Anders als in der Alltagskommunikation kommt es ja gerade darauf an, das Gemeinte, das innere Bezugssystem so valide wie möglich zu rekonstruieren.
Das heißt, dass ein Therapeut seine bisherigen Rekonstruktionen immer als hypothetisch, als vorläufig, als verbesserungsbedürftig begreifen muss.
Hier wird aber ein besonderes Problem deutlich: hat ein Hörer (Therapeut) einer Aussage einen Sinn verliehen, dann stellt sich ein „Gefühl des Verstanden-Habens" ein (Hörmann, 1976a, S. 207): der Hörer hat also nicht den Eindruck, der Mitteilung einen Sinn gegeben zu haben, sondern den Sprecher verstanden zu haben. Das hat eine wesentliche Konsequenz: das eigene *Gefühl* des Therapeuten, den Klienten verstanden zu haben, ist vollkommen unvalide (es kann stimmen, kann aber auch völlig falsch sein). Es stellt sich auch dann ein, wenn der Therapeut den Klienten völlig aus seinen eigenen Voraussetzungen verstanden hat und gerade nicht die Rekonstruktion vorgenommen hat, die der Sprecher gemeint hat. Daher ist es auch nicht möglich, Verstehen an Veränderungen eigener Kongruenz oder Wertschätzung festzumachen, wie Biermann-Ratjen et al. (1989) dies tun. Diese Illusion des Verstehens, die Interpretation des Sinnerfassens aufgrund eigener Bedeutungsstrukturen als Verstehen des Klienten, liegt dann besonders nahe, wenn empathisches Verstehen aufgefasst wird als ein emotionales Verstehen: wenn man als Therapeut auf die eigenen Gefühle achtet, die der Klient bei einem selbst auslöst, und diese dann ohne *Prüfung* als Verstehensbasis heranzieht: das, was man bei sich spürt und dann in Worte fasst, sei etwas, was direkt und unmittelbar das innere Bezugssystem des Klienten abbilde. Sehr wahrscheinlich bildet das, was dabei entsteht, aber vornehmlich das *eigene* Bezugssystem ab, das dann ungeprüft und höchst un-klientenzentriert auf den Klienten projiziert wird. Ein solches Vorgehen hat mit Verstehen dann überhaupt nichts mehr zu tun.
Derartige Verarbeitungsfehler können minimiert werden, wenn Therapeuten
- sich regelmäßig Gedanken machen über die Belegbarkeit ihrer Hypothesen;
- die Möglichkeit intensiv nutzen, Hypothesen mit den Klienten zu prüfen;
- regelmäßig ihre Arbeit supervidieren lassen.

5.1.10.3 Konsequenzen für den Verstehensprozess

Die Ausführungen haben einige praktisch-relevante Implikationen für den therapeutischen Verarbeitungsprozess.

1. Es gibt kein voraussetzungsloses Verstehen

Wie aus den obigen Ausführungen deutlich wird, ist auch Verstehen in der Therapie der Bezug auf vorhandenes Wissen des Therapeuten: um zu verstehen, was ein Klient mit seiner Aussage meint, muss der Therapeut in der Lage sein, aufgrund dieser Aussage (oder aufgrund para- oder nonverbaler Informationen oder aufgrund seiner Einschätzung der aktuellen Beziehung usw.) Wissensstrukturen, Schemata zu aktivieren, die sich auf die Aussage beziehen lassen, die eine Einordnung der Aussage gestatten. Kann der Therapeut dies nicht, stehen ihm zur Verarbeitung der Information keine geeigneten

Schemata zur Verfügung, dann kann er die Aussage des Klienten gar nicht verstehen, d.h., er kann nicht verstehen, was der Klient meint.

Da der Therapeut immer eigene Wissensbestände aktivieren und einsetzen muss, kann nicht von einem voraussetzungslosen, unvoreingenommenen, unverzerrten o.ä. Verstehen gesprochen werden.

Auch die Vorstellung, ein Therapeut interpretiere die Klienten-Aussage beim empathischen Verstehen nicht, ist unhaltbar: vielmehr interpretiert der Therapeut zwangsläufig in hohem Maße. Interpretieren und Verstehen stehen nämlich nicht nur nicht im Gegensatz zueinander, sondern Verstehen ist Interpretieren (vgl. Baus, 1989).

2. Der Therapeut muss die Voraussetzungen des Klienten erst verstehen, bevor er den Klienten „aus dessen Voraussetzungen heraus" verstehen kann.

Auch wenn in der Psychotherapie ein Verstehen des Klienten aus seinen eigenen Voraussetzungen gefordert wird, dann impliziert das nicht, dass der Therapeut diese Voraussetzungen des Klienten direkt, unvermittelt, unverarbeitet erkennen und dies dann als per se valide Wissensbasis für ein Verstehen nutzen kann.
Er muss vielmehr (in einem zeitaufwendigen, langsam voranschreitenden und oft mühsamen Prozess) aus den, vom Klienten erhaltenen Informationen, die Voraussetzungen des Klienten erst mit Hilfe seines Wissens rekonstruieren, d.h., ein Schema des Klienten aufbauen.

Verstehen des Klienten aus dessen Voraussetzungen ist demnach mehr ein *Ziel* des Therapeuten als eine Ausgangs-Basis des Therapieprozesses: um den Klienten aus dessen Voraussetzungen heraus zu verstehen, muss der Therapeut zuerst die Voraussetzungen verstehen; dies ist aber immer nur unvollständig und vorläufig möglich. Denn der Therapeut baut erst im Zuge seines Verstehens eine Wissensbasis über den Klienten auf: dies braucht Zeit, ist am Anfang der Therapie erst sehr bruchstückhaft möglich; diese Wissensbasis ändert sich mit weiteren Informationen immer wieder (zumindest sollte sie das); und in diese Wissensbasis gehen die Wissensstrukturen des Therapeuten zwangsläufig auch ein.

Das Schema, das der Therapeut über den Klienten aufbaut, kann auch immer nur die Form von (mehr oder weniger fundierten) Hypothesen haben. Und: da die Wissensbasis über den Klienten erst allmählich aufgebaut werden kann, der Therapeut erst langsam rekonstruieren kann, was ein Klient meint und was seine Voraussetzungen sind, kann ein Therapeut zu Beginn der Therapie noch sehr wenig verstehen.

3. Verstehensprozess

Deutlich wird auch, dass „Verstehen" kein alles-oder-nichts-Geschehen ist, sondern ein sich entwickelnder Prozess: Therapeuten müssen ihr Modell langsam aufbauen und immer mehr elaborieren. Sie sollten auch nicht versuchen, „Verstehen zu erzwingen", sondern sie sollten es schaffen, „Verstehen entstehen zu lassen". Manchmal braucht man Zeit, um etwas zu verstehen; manchmal muss man nachfragen, auch mehrmals. Und manchmal muss man auch in der Lage sein, über längere Zeit mit Unklarheiten oder unbeantworteten Fragen zu leben. Nicht alles lässt sich sofort klären; aber im Therapieprozess hat man Zeit; nicht sehr viel, aber in der Regel genug, um Verstehen „aufzubauen".

5.2 Dimensionen der therapeutischen Verarbeitung

Es sollen hier zwei für den Therapieprozess relevante Dimensionen der Informationsverarbeitung vorgestellt werden.

Die eine dieser Dimensionen betrifft sogenannte Verarbeitungsmodi. Sie reicht vom synthetischen Modus, in dem ein Therapeut versucht, einlaufende Information so tief und so elaboriert zu verarbeiten, wie es möglich und/oder sinnvoll ist, in dem er also versucht zu verstehen, was zu verstehen ist, bis zum analytischen Modus, in dem ein Therapeut gegebene Information systematisch daraufhin untersucht, was noch *nicht* oder noch nicht ausreichend zu verstehen ist. Diese Dimension bezieht sich vor allem auf den Inhalt, das *Was* der Information: welche Aspekte der Information werden integriert oder gesucht (Sachse, 1992b)?

Die zweite Dimension der Informationsverarbeitung bezieht sich vor allem auf formale Aspekte, das *Wie* der Verarbeitung: sie reicht von einem *sequentiell-analytischen Modus*, bei dem ein Therapeut Information systematisch „abarbeitet“ bis zu einem *intuitiv-holistischen Modus*, bei dem ein Therapeut komplexe Information gleichzeitig und in sehr kreativer Weise integriert.

5.2.1 Verarbeitungsmodi: Synthetischer und Analytischer Modus

5.2.1.1 Synthetischer Modus

Befindet sich ein Therapeut im *synthetischen Modus*, dann versucht er „zu verstehen, was zu verstehen ist“: er rekonstruiert Inhalte, stellt Zusammenhänge her, zieht Schlussfolgerungen aus der Information. Im synthetischen Modus versucht der Therapeut ein Modell zu *bilden*, eine Wissensbasis aktiv herzustellen, Information zu integrieren und zu elaborieren.

Im synthetischen Modus orientiert sich ein Therapeut an Leitfragen wie beispielsweise:

- Was meint der Klient mit dem, was er sagt?
- Was bedeutet die Situation X für den Klienten?
- Was sagt das beschriebene Verhalten Y über den Klienten aus?
- Was sind die zentralen Problemaspekte und Themen des Klienten?

Auf der Bearbeitungsebene folgt der Therapeut im synthetischen Modus auch Fragen wie z.B.:

- Wie geht der Klient mit seinen Problemen um?
- Nimmt der Klient bei der Betrachtung von Problemaspekten eine internale Perspektive ein?

Im synthetischen Modus

- versucht der Therapeut, einzelne Aussagen des Klienten zu verstehen, indem er sie z.B. mit dem, was er bereits über den Klienten weiß (Klientenmodell) in Zusammenhang bringt.
- versucht der Therapeut über das vom Klienten Gesagte hinauszugehen, indem er aus der Klienteninformation belegbare Schlussfolgerungen zieht.

- versucht der Therapeut Einzelaspekte der Klienteninformation in Zusammenhang zu bringen, um so ein konsistentes Bild vom Problem des Klienten, seinen Ressourcen, seiner Bearbeitung usw. zu erhalten.
- versucht der Therapeut Implizites explizit zu machen: er versucht, Inhalte, die der Klient nur vage angedeutet hat, die er „zwischen den Zeilen" mitgeteilt hat, „auf den Punkt zu bringen", klar, deutlich, präzise, „greifbar" zu machen.

Im synthetischen Modus versucht der Therapeut somit, die vom Klienten gegebene Information unter Rückgriff auf Wissen so weit wie möglich auszuschöpfen (wobei es sehr wesentlich ist, dass Schlussfolgerungen immer *belegbar* bleiben, vgl. dazu Sachse, 1992a). Der Therapeut versucht so, weit mehr als das vom Klienten Gesagte zu verstehen: er versucht, die Ziele, Motive, Übertragungssysteme, die „Schemata" des Klienten zu rekonstruieren, nach denen der Klient denkt, fühlt und handelt.

5.2.1.2 Analytischer Modus

Im *analytischen Modus* versucht der Therapeut im Gegensatz dazu „zu verstehen, was noch *nicht* zu verstehen ist". Seine Aufmerksamkeit richtet sich darauf, Hypothesen und Klientenmodelle zu prüfen. Der Therapeut nimmt somit eine fast gegenteilige Haltung ein: er versucht nicht, Information zu integrieren, sondern *Lücken* aufzuspüren. Er nimmt hier eine kritische Haltung gegenüber Informationen, Hypothesen, Schlussfolgerungen, auch gegenüber dem bisherigen Klientenmodell ein. Er orientiert sich an Leitfragen wie:

- Was verstehe ich noch nicht?
- Was ist mir unklar?
- Welche Informationen sind unkonkret, unklar, unpräzise?
- Ist diese Schlussfolgerung wirklich stimmig? Welche Belege gibt es dafür? Welche dagegen?
- Gibt es ausreichend Daten zur Unterstützung von Hypothesen?
- Wo tauchen Widersprüche in der vom Klienten gegebenen Information auf?
- Ist das Handeln des Klienten aus der bisherigen Kenntnis seiner Motive, Überzeugungen usw. wirklich ausreichend verständlich? Was fehlt zum Verständnis?

Die Aufmerksamkeit des Therapeuten ist daher auf *Prüfung* gerichtet: auf Prüfung von Hypothesen, Schlussfolgerungen, Konsistenz der Information, auf ihre Vollständigkeit. Der Therapeut prüft auch, ob ein Modell über den Klienten lückenhaft ist, ob in ihm wesentliche Information fehlt, die aufgrund des psychologischen Hintergrundwissens des Therapeuten vorhanden sein sollte; der Therapeut prüft auch, ob das Modell bereits so elaboriert ist, dass Interventionen oder längerfristige therapeutische Strategien daraus abgeleitet werden können.

5.2.1.3 Synthetischer und analytischer Modus: ein Ergänzungsverhältnis

Synthetischer und analytischer Modus stehen in einem Ergänzungsverhältnis: während der Therapeut im synthetischen Modus versucht, ein Modell vom Klienten zu bilden, dient der analytische Modus einer rigorosen Modellprüfung, Revision bzw. der Einleitung weitergehender Veränderungsprozesse des Modells.

Die Funktionen beider Verarbeitungsmodi sind somit unterschiedlich und ergänzen sich:

- der synthetische Modus hat eine modell-bildende, erweiternde Funktion: Durch ihn wird ein Modell mit Information angereichert, zentriert, auch strukturiert und hierarchisiert.
- der analytische Modus hat eine modell-revidierende Funktion. Er wirkt akkommodierend auf das Modell und verhindert, dass ein Therapeut mit unvollständigen und unvaliden Modellen arbeitet.

Arbeitet ein Therapeut nur im synthetischen Modus, läuft er Gefahr, invalide, unvollständige oder inkonsistente Modelle zu erzeugen; arbeitet ein Therapeut nur im analytischen Modus, läuft er Gefahr, überhaupt kein konsistentes Modell zu erzeugen. Erst beide Vorgehensweisen im Wechsel erlauben dem Therapeuten die Bildung elaborierter *und* validierter Klientenmodelle.

Ein Therapeut kann wegen der Begrenztheit verfügbarer Ressourcen, aber auch wegen der prinzipiellen Unterschiedlichkeit der Aufgaben, nicht gleichzeitig einen synthetischen und analytischen Modus einnehmen. Therapeuten müssen daher lernen, *flexibel* zwischen beiden Modalitäten „umzuschalten": auf eine Phase der Modellbildung und Elaboration sollte eine Phase der Modellprüfung und Revision folgen.

5.2.2 Sequentiell-analytischer versus intuitiv-holistischer Modus

Die Dimension sequentiell-analytisch versus bezieht sich auf die *Art der Informationsverarbeitung*, auf formale Aspekte therapeutischer Informationsverarbeitung, nicht auf die zu verarbeitenden Inhalte: hier geht es darum, *wie* ein Therapeut bei der Verarbeitung von Information vorgeht, welche Strategien er anwendet. Die beiden Modi unterscheiden sich in einer Reihe von Aspekten, die zunächst im Überblick, in Tabelle 2 dargestellt werden sollen (vgl. Kuhl, 1983a).

Tabelle 2: Unterschiede zwischen sequentiell-analytischem und intuitiv-holistischem Modus

	sequentiell-analytisch	**intuitiv-holistisch**
geeignet für	kleine Informationsmengen	große Informationsmengen
Das Verarbeitungsproblem	kann umgrenzt definiert werden	kann nicht umgrenzt und nur vage definiert werden
Das Verarbeitungsziel	ist gut definierbar	ist nur vage bestimmbar
Aufmerksamkeit des Therapeuten	ist fokal	ist nicht fokal
Aufmerksamkeitsfokus	ist eng	ist weit

Fortsetzung folgt

ein strukturiertes sequentielles Vorgehen	ist möglich	ist nicht möglich
der Therapeut	kann Verstehen aktiv herstellen	muss Verstehen „entstehen lassen“

5.2.2.1 Sequentiell-analytischer Modus

Der *sequentiell-analytische Verarbeitungsmodus* kann vom Therapeuten sinnvoll verwendet werden, wenn es um die Verarbeitung relativ kleiner Informationsmengen geht: ein bestimmter Inhaltsaspekt soll genauer analysiert oder mit anderen Aspekten verbunden werden. Dabei ist klar, welche Informationsaspekte zentral sind, auf welche Informationsaspekte sich die Aufmerksamkeit des Therapeuten ausrichten muss.

Ein Beispiel dafür ist ein Klient mit einer psychosomatischen Störung, der auf eine Frage des Therapeuten antwortet: „Ich weiß nicht“. Der Therapeut nimmt aufgrund theoretischer Modelle sowie aktueller Kontexthinweise (Sachse, 1996a) an, dass der Klient der Bearbeitung ausweicht.

Der Therapeut fragt sich daher:

- „Welchen Aspekten weicht der Klient aus“?
- „Was macht es für den Klienten so schwierig, seine Aufmerksamkeit auf die in der Frage vorkommenden Aspekte zu lenken“?

Damit wird deutlich: das Verarbeitungsproblem, vor dem der Therapeut steht, ist umgrenzt und kann relativ klar definiert werden. Die Ausgangslage kann vom Therapeuten relativ klar bestimmt werden: der Klient weicht der Bearbeitung eines Inhaltes aus. Daraus folgt eine gut definierbare Fragestellung.

Diese Fragestellung ist deutlich *zielorientiert*: der Therapeut will wissen, was den Klienten zu diesem Ausweichen veranlasst. Der Therapeut kann hier also nicht nur angeben, was das Ausgangsproblem ist, er kann auch angeben, was er wissen will.

Eine wesentliche Konsequenz aus der guten Definierbarkeit der Aufgaben ist, dass der Therapeut von Anfang an seine Aufmerksamkeit auf bestimmte Informationen fokussieren kann: es ist klar, welche Information relevant ist und daher kann sich der Therapeut auf diese Information konzentrieren; alle Informationen, die nichts mit dieser Aufgabe zu tun haben, können ausgeblendet werden. Bei dieser Art von Verarbeitungsaufgabe hat der Therapeut auch eine klare Leitfrage: „Was vermeidet der Klient“?

Der Therapeut kann nun, da das Verarbeitungsproblem klar strukturiert ist, durch klare Ausgangslage, Ziel und Leitfrage, schrittweise vorgehen, um die Leitfrage zu beantworten. Er kann einer klaren *Strategie* folgen, die für derartige Probleme beschrieben ist (vgl. Sachse, 1995a).

Bei dieser Art von Verarbeitungsaufgabe kann der Therapeut somit fokussieren, zielorientiert, schrittweise und geplant vorgehen. Der Therapeut kann sich auf die als zentral identifizierten Informationen konzentrieren; er kann alle irrelevanten Informationen ausblenden; er kann sich ein Bild davon machen, was er wissen will; er kann bewährten Strategien folgen und diese diszipliniert anwenden.

5.2.2.2 *Intuitiv-holistischer Modus*

Der *intuitiv-holistische Verarbeitungsmodus* kann vom Therapeuten angewendet werden, wenn es um die Verarbeitung großer Informationsmengen geht: viele Inhaltsaspekte müssen gleichzeitig berücksichtigt und integriert werden. Dabei ist in der Regel *nicht* klar, welche der vielen Informationsaspekte zentral und welche peripher sind; es kann noch nicht zwischen wichtiger und unwichtiger Information unterschieden werden.

Ein Beispiel dafür ist das, dem Therapeuten zunächst nur merkwürdig erscheinende, Interaktionsverhalten eines Klienten mit einer Persönlichkeitsstörung: der Klient gibt kaum wesentliche Probleme an, betont aber, dass Therapie extrem wichtig sei; der Klient reagiert kaum auf Interventionen, lobt den Therapeuten aber für „gute Fragen". Der Klient kontrolliert den Therapeuten durch Kritik, lobt aber die Kompetenz des Therapeuten usw. Der Therapeut hat zunächst nur den Eindruck, dass „etwas nicht stimmt". Er kann jedoch noch nicht sagen, worauf dieser Eindruck zurückgeht; er kann noch kein Modell, keine gezielte Hypothese bilden. Er weiß daher auch nicht, welche vom Klienten erhaltenen Informationen wichtig sind und welche nicht. Folglich muss er versuchen, so viel Information wie möglich gleichzeitig zu verarbeiten, um zu einer Hypothese zu gelangen (vgl. Sachse, 1992e, 1992f, 1992g, 1994b).

Das Beispiel macht deutlich, dass das Verarbeitungsproblem, vor dem der Therapeut hier steht, nicht umgrenzt und nur vage definiert werden kann: der Klient realisiert ein Interaktionsverhalten, das auf seine Problematik hinweist. Es ist jedoch unklar, was diese Problematik ist. Nicht einmal die Ausgangslage (sein Interaktionsverhalten) kann vom Therapeuten ganz genau definiert werden.

In diesem Fall kann der Therapeut auch das Ziel der Verarbeitung nur vage angeben. Er will verstehen, warum sich der Klient so verhält, wie er sich verhält. Ein Verarbeitungsziel über diese vage Beschreibung hinaus ist jedoch nicht angebbar.

Die nur vage definierte Verarbeitungsaufgabe hat zur Folge, dass der Therapeut seine Aufmerksamkeit *nicht* auf bestimmte Information fokussieren kann: es ist völlig unklar, welche Information relevant und welche irrelevant ist. Der Therapeut kann daher *keine* Vorauswahl treffen, er kann seine Verarbeitung *nicht* fokussieren. Im Gegenteil: er muss versuchen, seine Aufmerksamkeit möglichst breit zu halten, um keine potentiell relevante Information auszulassen.

Der Therapeut hat in diesem Fall *keine* klar umrissene Leitfrage: die Leitfrage lässt sich nur vage als „Was veranlasst den Klienten, X zu tun?" formulieren. Da Ausgangspunkt, Ziel und Leitfrage nur vage bestimmt sind, ist auch keine klare Strategie angebbar, wie ein Therapeut Schritt für Schritt die Leitfrage bearbeiten könnte. Ein klar strukturiertes Vorgehen ist nicht bestimmbar. Der Therapeut kann sich hier nicht auf die Verarbeitung bestimmter Informationsaspekte beschränken; er hat auch noch keine klare „Spur", der er strategisch folgen kann. Er muss daher seine Verarbeitung „offen halten", er muss versuchen, alle verfügbaren Informationen „gleich zu behandeln". Er muss die Informationen „auf sich wirken lassen" und sehen, wie sie sich verbinden, mit welchen Wissensbeständen sie sich verbinden. Der Therapeut muss diesen Prozess des „Auf-Sich-Wirken-Lassens" eine ganze Zeit zulassen: der Prozess ist in der Regel zeitaufwendig und er lässt sich auch nicht beschleunigen; in der Regel wirkt sich jeder Versuch, den Prozess zu beschleunigen oder abzukürzen, störend auf den Prozess aus. Der Therapeut darf hier auch gerade *nicht* versuchen, bewusst Schlüsse aus der Information zu ziehen; denn dabei besteht die Gefahr, bei den Schlussfolgerungen doch nur wenige Aspekte zu berücksichtigen und dies, obwohl unklar ist, ob diese Aspekte zentral sind oder nicht. Der Therapeut muss vorschnelle „Abkürzungen" des Verarbeitungsprozesses vermeiden; er muss vielmehr „die Informationen in der Schwebe" halten. Der Therapeut darf hier *nicht* versuchen, der Information möglichst schnell einen Sinn zu geben; er muss vielmehr warten, bis sich ein Sinn bildet: der Therapeut sollte hier nicht aktiv versuchen zu verstehen, sondern er sollte „verstehen entstehen lassen".

Im Verlauf dieses Verarbeitungsprozesses werden

- Informationen miteinander verbunden;
- Informationen mit vorhandenen Wissensbeständen verbunden;
- viele „kleine" Schlussfolgerungen gezogen, die als Hypothesen auch wieder „in der Schwebe" bleiben.

Der Prozess ist vergleichbar mit einem komplexen Puzzlespiel, bei dem die Person die Prozessziele hin und herschiebt (oder besser: ihre Bewegung zulässt), bis Teile des Bildes klar werden. Diese Teile werden wieder verschoben (teilweise auch noch verändert), bis sich ein Gesamtbild ergibt. Der Versuch, den Prozess abzukürzen, schnelle Schlüsse zu ziehen, Informationen auszulassen u.a. ist dabei wie der Versuch, ein Puzzle mit Gewalt zusammenzusetzen: das Bild, was dabei entsteht, ist vielleicht sogar einigermaßen konsistent; nur leider entspricht es nicht dem Bild, das der Klient zeichnet.

5.2.2.3 Sequentiell und holistisch: ein Ergänzungsverhältnis

Betrachtet man die beiden Verarbeitungsmodi sequentiell-analytisch und intuitiv-holistisch, dann wird deutlich, dass ihr Nutzen von der *Art der Verarbeitungsaufgabe* abhängt: ist die Verarbeitungsaufgabe gut definiert, spezifisch und umfasst sie nur relativ wenig Information, ist ein sequentiell-analytisches Vorgehen sehr sinnvoll und effektiv. Es ist zielgerichtet, relativ schnell und kann strategisch durchgeführt werden. Ist dagegen die Verarbeitungsaufgabe nur vage definierbar, ist die zu verarbeitende Informationsmenge groß, dann erscheint ein intuitiv-holistisches Vorgehen eindeutig überlegen. Die Voraussetzungen für eine sequentiell-analytische Strategie sind hier nicht gegeben: es muss vielmehr eine klare Ausgangslage, eine Leitfrage u.ä. erst *geschaffen* werden.

Daher ist die Frage, ob Therapeuten sequentiell-analytisch oder intuitiv-holistisch verarbeiten sollten, falsch gestellt: sie sollten eindeutig in der Lage sein, je nach Anforderung, *beide* Arten der Informationsverarbeitung anzuwenden. Dies erfordert jedoch, nach allen Ausbildungserfahrungen, Therapeuten in diesen Verarbeitungsmodi systematisch zu *trainieren*. Insbesondere der holistische Modus bereitet vielen Therapeuten Probleme: es fällt ihnen schwer, „Prozesse in der Schwebe zu halten", es fällt ihnen oft schwer, über längere Zeit keine Lösung zu haben; es fällt ihnen oft schwer, sich auf einen Prozess einzulassen, der nicht klar strukturiert ist. Der Prozess ist auch ungewohnt, er wird im Alltag meist nicht ausreichend trainiert, so dass ein spezielles Training unumgänglich ist.

5.2.3 Kombination der Verarbeitungsmodi

Wie deutlich geworden ist, beziehen sich die beiden Arten von Verarbeitungsmodi auf völlig unterschiedliche Aspekte: synthetisch-analytisch betrifft die Frage, *was* verarbeitet wird und sequentiell-holistisch die Frage, *wie* verarbeitet wird. Daher können diese Verarbeitungsarten als voneinander unabhängige, orthogonale Dimensionen aufgefasst werden. Diese Dimensionen können nun miteinander kombiniert werden (vgl. Tabelle 3):

Tabelle 3: Kombinationen der Verarbeitungsmodi

	Synthetischer Modus	Analytischer Modus
sequentiell-analytisch	1	3
intuitiv-holistisch	2	4

5.2.3.1 Sequentiell-analytisch/synthetisch

Wenn ein Therapeut synthetisch arbeitet, und dies in einem sequentiell-analytischen Modus tut, dann bildet er sehr explizit Hypothesen, zieht Schlussfolgerungen usw. Er benutzt hier immer nur begrenzte Informationsmengen. So kann er Zusammenhänge zwischen zwei Inhaltsaspekten herstellen; er kann eine Klienten-Information mit einem Aspekt seines Wissens verbinden; er kann etwas, das der Klient implizit gesagt hat, explizit ausdrücken usw. Das „Verarbeitungs-Gebiet“, auf dem sich der Therapeut hier bewegt, ist relativ eng umgrenzt. Der Therapeut kann ja nur relativ wenig Information parallel berücksichtigen.

Daher gehen die Schlussfolgerungen, die der Therapeut zieht, auch nicht sehr weit über die vom Klienten gegebene Information hinaus: die umgrenzte Information erlaubt auch nur Schlussfolgerungen geringer Reichweite. Dafür hat das Vorgehen den Vorteil, dass der Therapeut alle Schlüsse bewusst zieht und auf diese Weise jede Schlussfolgerung sehr gut belegen kann: er kann in der Regel explizit angeben, wie er zu diesen Schlüssen gelangt ist. Geringe Reichweite geht daher mit einer guten Belegbarkeit von Schlussfolgerungen einher.

5.2.3.2 Intuitiv-holistisch/synthetisch

Arbeitet der Therapeut synthetisch, und zwar in einem intuitiv-holistischen Modus, dann versucht er in der Regel, eine große Menge von Information gleichzeitig zu einem konsistenten Bild über den Klienten zusammenzusetzen. Er bildet damit relativ komplexe Zusammenhänge; er ist damit oft in der Lage, Informationen miteinander zu verbinden, die „auf den ersten Blick“ nichts miteinander zu tun haben. So kann ein Therapeut z.B. erkennen, dass die Sehnsucht des Klienten, wichtig zu sein, mit seinem Gefühl zusammenhängt, ständig zurückgewiesen zu werden; und dass das damit zusammenhängt, dass der Klient den Therapeuten dafür kritisiert, die Stunde pünktlich zu beenden, anstatt dem Klienten mehr Zeit zu geben; und dass das damit zusammenhängt, dass der Klient seinen Partner mit Symptomen manipuliert. Der Therapeut arbeitet auch hier daran zu verstehen, was zu verstehen ist; er arbeitet jedoch an der Entwicklung von „Rahmenmodellen“ über den Klienten; er arbeitet weniger an Details.

In diesem Modus kann der Therapeut manchmal, aufgrund der reichhaltigen Information, sehr weitreichende Schlussfolgerungen über den Klienten entwickeln. Diese Schlussfolgerungen können, als Hypothesen oder Leitfragen betrachtet, dem Therapeuten bei der Strukturierung der Therapie sehr hilfreich sein. Der Nachteil ist hier jedoch oft, dass der Therapeut nicht mehr im Detail nachvollziehen kann, wie er zu diesen Schlussfolgerungen gelangt ist: er kann daher die Schlussfolgerungen oft nicht gut belegen. Große Reichweite geht daher oft mit geringer Belegbarkeit von Schlussfolgerungen einher. Daher muss der Therapeut entscheiden, ob er diese Schlussfolgerung wirklich bereits als valide ansehen will, oder ob er sie nicht besser als „Arbeitshypothese“ betrachten sollte, die nun einer Validierung im Detail bedarf.

5.2.3.3 Sequentiell-analytisch/analytisch

Die Aufmerksamkeit des Therapeuten ist hier darauf ausgerichtet, Hypothesen und Modelle zu prüfen, zu verstehen, was noch nicht zu verstehen ist. Der Therapeut tut dies nun in systematischer, expliziter und strategischer Weise. Er betrachtet beispielsweise eine einzelne Hypothese und arbeitet nach der Frage: „Welche Belege existieren für diese Hypothese?“

Der Therapeut fokussiert damit seine Aufmerksamkeit auf ganz bestimmte Hypothesen, Lücken und Widersprüche und prüft die Information schrittweise und strategisch durch. Dieses Verfahren ist, durch seine hohe Fokussierung, sehr genau; der Nachteil ist, dass es immer nur mit einer geringen Informationsmenge durchgeführt werden kann. Es ist daher kaum möglich, ein komplexes Modell als Ganzes zu prüfen, sondern es können immer nur einzelne Aspekte eines Modells untersucht werden.

5.2.3.4 Intuitiv-holistisch/analytisch

In dieser Kombination geht es im Wesentlichen darum, in einer komplexen Verarbeitung Unstimmigkeiten aufzuspüren. Dies ist z.B. dann von sehr großer Wichtigkeit, wenn Therapeuten mit Klienten arbeiten, die eine sogenannte Persönlichkeitsstörung aufweisen, und die daher bestimmte Interaktionen in der Therapie realisieren, die der Therapeut nicht sofort als problematisch erkennen kann (vgl. Sachse, 1997a). So kann ein Klient z.B. auf subtile Weise versuchen, den Therapeuten zu kontrollieren; der Therapeut erkennt jedoch nicht, was der Klient macht. Was der Therapeut jedoch erkennen kann, *falls und wenn* er darauf achtet, ist ein Gefühl von Unstimmigkeit, von „irgend etwas stimmt nicht“. Folgt der Therapeut diesem Gefühl, dann geht er in den Modus der intuitiven Verarbeitung: er kann die verfügbare Information auf sich wirken lassen und versuchen zu spezifizieren, *was* nicht stimmt, was ihn stört. Auf diese Weise kann er wichtige Hinweise darüber bekommen, was in der therapeutischen Interaktion abläuft.

5.3 Modellbildung

Die Bildung eines Klienten-Modells, eines „mentalen Modells“ (Anderson, 1978; Engelkamp, 1994; Johnson-Laird, 1983; Le Ny, 1993; Seel, 1991) über den Klienten durch den Therapeuten kann als Kernstück der therapeutischen Informationsverarbeitung angesehen werden. Ich möchte hier auf drei Fragen eingehen:

- Welche Informationen sollte der Therapeut in seinem Klienten-Modell speichern: die Frage der Modellebenen.
- Welche Arten von Modellen sollte ein Therapeut entwickeln: die Frage nach den Modellarten.
- Welche Prozesse sollte der Therapeut bei der Modellbildung anwenden: Fragen der Selektion, Elaboration, Prüfung und Aufspürung von Lücken.

5.3.1 Modell-Ebenen

Ein Therapeut sollte ein Klienten-Modell auf drei Ebenen aufbauen:

- der Inhaltsebene;
- der Bearbeitungsebene;
- der Beziehungsebene.

Um aufgrund der Klienten-Information ein *systematisches Modell* aufzubauen, kann der Therapeut auf jeder Ebene bestimmten *Leitfragen* folgen: diese Leitfragen sollen seine Aufmerksamkeit auf jeweils relevante und zentrale Aspekte der Information lenken und diese Information daher als zentrale Aspekte des Modells salient machen.

Auf der *Inhaltsebene* kann sich der Therapeut Leitfragen stellen wie:

- Was sind die relevanten, zu bearbeitenden Probleme des Klienten?
- Was macht diese Probleme des Klienten überhaupt problematisch?
- Welches sind die besonders zentralen Aspekte eines Problems und welche Aspekte sind weniger zentral?
- Welche Vorstellungen hat der Klient darüber, wie der Zielzustand aussehen soll?

Auf der *Bearbeitungsebene* kann ein Therapeut an Leitfragen arbeiten wie:

- Definiert der Klient in der therapeutischen Arbeit einen Arbeitsauftrag?
- Welche Art von Perspektive nimmt der Klient bei der Analyse seiner Probleme überwiegend ein?
- Vermeidet der Klient die Auseinandersetzung mit bestimmten Problemen/Inhalten?

- Versucht der Klient ein Problem zu lösen, obwohl er noch gar keine klare Definition des Problems erarbeitet hat?
- Bleibt ein Klient überhaupt lange genug bei einem Inhalt, um diesen gründlich bearbeiten zu können?

Bezüglich der *Beziehungsebene* kann ein Therapeut Fragen folgen wie:

- Bringt mir der Klient personales und Kompetenz-Vertrauen entgegen?
- Übernimmt der Klient die Klienten-Rolle?
- Versucht der Klient, mich zu bestimmten Handlungen zu bewegen, die ich „eigentlich" gar nicht ausführen will?
- Möchte der Klient, dass ich etwas Bestimmtes über ihn glaube oder nicht glaube?

Auf allen diesen Ebenen sollte der Therapeut „Modell-Eintragungen" aufweisen; welche dieser Ebenen aber besonders relevant ist, hängt vom Klienten bzw. von der Art der jeweiligen Störung ab (vgl. Sachse, 1996a).

5.3.2 Modell-Arten

Ein Therapeut sollte grundsätzlich zwei Arten von Modellen über den Klienten aufbauen: ein *dispositionelles Modell* und ein *situationales Modell*. Beide Modellarten sollten alle drei der oben genannten Ebenen umfassen; beide Modelle hängen eng miteinander zusammen.

Das *dispositionelle Modell* ist ein grundlegendes Modell über den Klienten: es enthält Annahmen darüber, „wie der Klient psychologisch funktioniert" und wie man diese Funktionsweise grundlegend verändern könnte. Das *Situationsmodell* enthält Annahmen über die aktuelle therapeutische Situation, darüber, was ein Klient *im Augenblick tut* und wie ein Therapeut *kurzfristig* darauf reagieren könnte.

Diese beiden Modelle enthalten jeweils zwei Modell-Teile, die man analog zum analytischen und synthetischen Verarbeitungsmodus *Analytisches und Synthetisches Modell* nennen kann. Das *synthetische Modell* enthält das, was der Therapeut bereits über den Klienten erschlossen hat: d.h., die (vorläufigen oder belegten) Hypothesen des Therapeuten. Das *analytische Modell* enthält die offenen Fragen des Therapeuten; Aspekte, die der Therapeut noch nicht weiß, die er aber herausfinden möchte.

Das *dispositionelle Modell* enthält wiederum zwei Teilmodelle: das *Störungsmodell*, das Annahmen über die Probleme des Klienten enthält und das *Strategiemodell*, das Hypothesen über einzuschlagende therapeutische Strategien enthält. Das Situationsmodell enthält ebenfalls zwei Teilmodelle: das *Zustandsmodell*, das den augenblicklichen psychischen Zustand des Systems Therapeut-Klient beschreibt und das *Interventionsmodell*, das die kurzfristigen und konkreten therapeutischen Interventionen enthält.

5.3.2.1 Dispositionales Modell

Das Modell sollte Angaben enthalten über die beim Klienten grundsätzlich vorhandenen Probleme, seine habituell vorliegenden Bearbeitungsschwierigkeiten, seine Interaktionsmuster usw. Aus diesem dispositionellen Modell kann der Therapeut grundsätzliche Therapieziele und therapeutische Strategien („Methoden") ableiten, also entscheiden, welche Soll-Zustände mit Hilfe welcher Vorgehensweisen bei diesem Klienten grundsätzlich angestrebt werden sollten.

Synthetisches Störungsmodell

In dem synthetischen Störungsmodell sind alle vorläufigen und belegten Hypothesen eingetragen, die ein Therapeut aus dem Klienten-Material, unter Zuhilfenahme seines Wissens geschlossen hat. Das synthetische Störungsmodell umfasst

- die (vorläufigen bzw. belegten) Diagnosen, die der Therapeut mit Hilfe seines psychologischen Fachwissens gestellt hat; Diagnosen sind wichtig, da sie wesentliche Implikationen für therapeutische Entscheidungen enthalten;
- Annahmen über die zentralen Probleme des Klienten: die Definition der Probleme ist, anders als die Diagnosen, bereits idiosynkratisch, genau auf den Klienten abgestimmt;
- Annahmen über die zentralen Themen und Fragestellungen des Klienten: um welche Themen soll es gehen? Was will der Klient in der Therapie behandeln?
- Annahmen über internale Determinanten: Hypothesen über relevante Motive, Ziele, Selbstkonzepte, Überzeugungen, usw. des Klienten;
- Annahmen über Handlungsstrategien und konkrete Vorgehensweisen des Klienten;
- Annahmen über Reaktionen der Umwelt auf den Klienten und dessen Verhalten;
- Annahmen über Beziehungen und soziale Einbettungen des Klienten.

Analytisches Störungsmodell

Hier werden alle offenen Fragen des Therapeuten vermerkt:

- Fragen zur Diagnose;
- Fragen zu den Problemen des Klienten; usw.

Der Therapeut vermerkt:

- Was ist mir unklar?
- Was habe ich nicht verstanden?
- Was erscheint mir widersprüchlich?
- An welcher Stelle fehlen mir welche Informationen?

Synthetisches Strategiemodell

Das *synthetische Strategiemodell* enthält

- Angaben über Therapieziele: was will der Klient durch die Therapie erreichen? Welche Ziele hält der Therapeut für sinnvoll und für erreichbar?
- Angaben über therapeutische Ansatzpunkte: woran sollte therapeutisch gearbeitet werden? Woran sollte die Therapie ansetzen? Welche Schemata sollten verändert werden?

- Angaben über therapeutische Strategien: durch welche Strategien soll die Veränderung erreicht werden? Welche Strategien können beim Klienten erfolgversprechend eingesetzt werden?

Analytisches Strategiemodell
Im analytischen Strategiemodell trägt der Therapeut Unklarheiten über strategische Aspekte ein, z.B.:
- Sind Therapieziele unklar?
- Ist es unklar, wo die Therapie ansetzen sollte?
- Besteht Unklarheit über therapeutische Strategien?
- Besteht die Wahl zwischen mehreren Strategien? *usw.*

5.3.2.2 Situationsmodell

Im situationalen Modell sollte der Therapeut dagegen repräsentieren, was jetzt unmittelbar in der therapeutischen Interaktion geschieht: dies hat nämlich auf die aktuelle Realisierung therapeutischer Interventionen großen Einfluss. So kann ein Klient habituell eine recht gute Problembearbeitung aufweisen, die bestimmte therapeutische Strategien ermöglicht; aktuell in der gegebenen Therapiesituation kann der Klient aber gerade massive Vermeidungsstrategien zeigen, die die aktuelle Anwendung dieser Strategien gar nicht erlauben, sondern ganz andere Vorgehensweisen erforderlich machen. Umgekehrt kann ein Klient, der in der Therapie habituell Beziehungsprobleme realisiert und damit eine inhaltliche Klärungsarbeit unmöglich macht, in einem bestimmten Zeitraum diese Interaktionsspiele (Sachse, 1999a, 2001a) nicht zeigen und durchaus positiv auf problemklärende Interventionen reagieren.

Daher benötigt ein Therapeut nicht nur ein Modell darüber, welche Klienten-Aspekte überdauernd und damit langfristig therapeutisch bedeutsam sind (ein dispositionelles Modell), sondern er benötigt auch ein Modell darüber, was jetzt gerade aktuell in der Therapie abläuft (ein situationales Modell). Und dieses situationale Modell kann (zumindest vorübergehend) zu anderen Entscheidungen über Prozessziele und therapeutische Strategien führen als das dispositionale Modell. Das Situationsmodell enthält, wie ausgeführt, das Zustandsmodell und das Interventionsmodell.

Synthetisches Zustandsmodell
Im *synthetischen Zustandsmodell* sollen aktuelle Angaben über den Stand der Therapie vermerkt werden:
- Woran arbeitet der Klient im Augenblick?
- Ist das Thema relevant?
- Wie arbeitet der Klient im Augenblick?
- Vermeidet er Inhalte, nimmt er eine internale Perspektive ein, usw.?
- Wie ist der augenblickliche Stand der therapeutischen Beziehung?
- Gibt es Beziehungsstörungen? Ist die Beziehung vertrauensvoll?
- Verfügt der Therapeut im Augenblick über „Beziehungskredit"?
- Versucht der Klient, den Therapeuten in „Interaktionsspiele" zu verwickeln?

Die Frage ist: was passiert *im Augenblick* im therapeutischen Prozess?

Analytisches Zustandsmodell
Auch bezüglich der augenblicklichen Therapiesituation kann ein Therapeut offene Fragen haben. Es kann ihm z.B. unklar sein, was ein Klient gerade tut: arbeitet der Klient oder vermeidet er? Lässt er sich auf die Rolle ein oder versucht er, den Therapeuten zu manipulieren? Wesentlich für einen analytischen Modus ist es, *dass sich ein Therapeut über seine Unklarheiten Klarheit verschafft*: der Therapeut muss wissen und benennen können, was er nicht versteht, über welche Widersprüche er stolpert, usw. Nur dann kann er systematisch versuchen, diese Unklarheiten auszuräumen.

Synthetisches Interventionsmodell
Das *synthetische Interventionsmodell* enthält Angaben darüber,
- woran in der Therapie *im Augenblick* gearbeitet werden soll;
- welche kurzfristigen Interventionsziele der Therapeut verfolgt;
- welche ganz konkreten Interventionen er nun einsetzen will, um dieses Ziel zu verfolgen;
- es enthält auch die Entscheidung, ob der Therapeut auf der Inhalts-, der Bearbeitungs- oder der Beziehungsebene ansetzen will.

Analytisches Interventionsmodell
Hier versucht der Therapeut, Unklarheiten bezüglich seiner kurzfristigen Strategien deutlich zu machen:
- Gibt es Zweifel an der jeweils angemessenen Intervention?
- Für welches der auftauchenden Themen entscheide ich mich? *usw.*

Naturgemäß ist dieses Modell nicht sehr elaboriert, denn der Therapeut hat in der Regel für eine Analyse des Zustandes und eine Entscheidung nicht viel Zeit. Dennoch sollte ein Therapeut im Bedarfsfall eine solche Analyse durchführen.

5.3.3 Prozesse der Modellbildung

Eine wesentliche Frage bei der Modellbildung ist die, *wie* ein Therapeut vorgehen sollte, um zu einem Klienten-Modell zu gelangen. Hier geht es um Fragen der Selektion, der Elaboration und der Prüfung.

5.3.3.1 Selektive Informationsverarbeitung

Wie deutlich geworden ist, sollte ein Therapeut niemals auch nur versuchen, die gesamte verfügbare Klienten-Information zu verarbeiten: dies würde das Verarbeitungssystem völlig überfordern und nicht zu einem gut strukturierten Modell führen. Vielmehr muss ein Therapeut, um ein strukturiertes, übersichtliches und handlungsrelevantes Klienten-Modell zu erhalten, die vom Klienten kommende Information selektieren. Diese Selektion sollte wesentlich nach zwei Aspekten erfolgen:

1. nach Zentralität
2. nach Relevanz.

Eine Selektion nach *Zentralität* bedeutet, dass ein Therapeut nur oder vorrangig die Informationen beachtet, verarbeitet und in das Modell integriert, die auch für ein Verstehen des Klienten von Bedeutung sind: also solche Informationen, die neue und wesentliche Erkenntnisse über die Klienten-Probleme, Ziele usw. oder über Problembearbeitungen oder Beziehungsgestaltungen des Klienten erlauben. Zentralität einer Information wird damit in einem „Top down" Bewertungsprozess vom Modell selbst bestimmt. Um Zentralität festzustellen, folgt ein Therapeut z.B. Leitfragen wie:

- Ist die vom Klienten kommende Information neu; enthält sie Aspekte, die im Modell noch nicht abgebildet sind?
- Trägt die Information etwas zum Verstehen des Klienten bei?
- Gibt die Information z.B. Aufschluss darüber,
  - was die wesentlichen Probleme des Klienten sind?
  - wie ein Klient seine Probleme bearbeitet?
  - wie ein Klient Beziehungen gestaltet?
- Oder gibt die Information über diese Aspekte keinen Aufschluss, hat sie mit Problemen des Klienten gar nichts zu tun, ist sie redundant u.ä.?

Ein Therapeut *bewertet* so die einlaufende Information relativ zu den bereits bekannten Modellinhalten und stellt die Frage: trägt die neue Information etwas Essentielles zum Modell bei oder nicht? Falls ja, fokussiert der Therapeut seine Aufmerksamkeit auf diese Information; falls nein, blendet der Therapeut diese Information aus bzw. realisiert Interventionen, die den Klienten veranlassen sollen, zentrale Informationen zu geben.

Die *Relevanz* von Information bestimmt sich im Wesentlichen durch das jeweils vom Therapeuten verwendete Therapie-System: da Verarbeiten und Handeln interdependent sind, bestimmt die Art des ausführenden Handelns auch die Art der zu verarbeitenden Information. Will ein Therapeut z.B. im Rahmen der Verhaltenstherapie mit einem Klienten eine Reizkonfrontation zur Angstbehandlung durchführen, dann analysiert er angstrelevante Situationen, physiologische Reaktionen des Klienten usw.; dagegen interessieren ihn Motive, Lebensziele u.ä. des Klienten praktisch gar nicht. Bearbeitet ein Therapeut im Rahmen Zielorientierter Gesprächspsychotherapie z.B. Leistungsängste des Klienten, dann verarbeitet er Informationen über Motive des Klienten, über Normorientierung, Alienation (vgl. Kuhl, 1983b; 1994a; 1994c; 1994d; Kuhl & Beckmann, 1994) u.ä.; situative Auslöser oder physiologische Reaktionen interessieren ihn dagegen kaum. Damit wird deutlich: das jeweilige Therapie-System, nach und in dem ein Therapeut (zu einem gegebenen Zeitpunkt) arbeitet, bestimmt in hohem Maße, welche Art von Information ein Therapeut zur Ableitung therapeutischer Ziele und Strategien benötigt. D.h.: das Therapiesystem bestimmt in hohem Maße, welche Klienten-Information *relevant* ist. Dieser Definition sollte ein Therapeut folgen (was aber nicht bedeuten muss, dass er nicht andere Information (die aus Sicht anderer Systeme relevant ist) noch mitverarbeitet, falls er dazu in der Lage ist): ein Therapeut, der bestimmte Ziele verfolgen bzw. bestimmte Strategien einsetzen will, muss notwendigerweise über bestimmte Informationen verfügen, sonst kann er die entsprechenden therapeutischen Entscheidungen gar nicht fällen. Ein Therapeut muss daher immer die

Frage stellen: welche Information benötige ich bei einer bestimmten therapeutischen Zielsetzung und Strategie?

Und die Information, die er benötigt, muss er vorrangig verarbeiten, um ein handlungsrelevantes Klienten-Modell zu bilden.

5.3.3.2 Elaboration

Ein Klienten-Modell sollte vom Therapeuten nicht nur auf der Basis von Klienten-Information gebildet werden: ein Therapeut sollte auch *Wissen* nutzen, um das Modell zu elaborieren. Er sollte z.B. Wissen über psychische Störungen nutzen, um ein Klienten-Modell mit Hypothesen und Fragestellungen anzureichern (die dann im Prozess geprüft werden müssen); er sollte Alltagswissen nutzen, um zu verstehen, was das Problem des Klienten ist, wie seine Lebenssituation aussieht usw.

Die Verwendung von Wissen im Verstehensprozess kann als *notwendig* und als hilfreich angesehen werden; sie birgt jedoch auch die Gefahr, dass ein Therapeut sein Wissen auf den Klienten anwendet, ohne die Anwendbarkeit auf diesen speziellen Klienten genau überprüft zu haben (vgl. Sachse, 1992d). Um dies zu vermeiden, sind Prozesse der Modellprüfung wesentlich.

5.3.3.3 Prüfung

Der therapeutische Verstehensprozess muss unbedingt als ein sich abwechselnder Bottom-up-tow-down-Verarbeitungsprozess verstanden werden: bottom up bildet ein Therapeut mit Hilfe eigenen Wissens ein Modell über den Klienten; aus diesem Modell leitet der Therapeut Hypothesen ab, die er dann (top down) prüft.

So kann ein Therapeut z.B. die Modelleintragung vornehmen, dass ein Klient ein manipulatives Interaktionsspiel im Therapieprozess realisiert. Aus dieser Modellannahme kann der Therapeut die Hypothese ableiten, dass ein Klient mit dieser Interaktionsform auf eine aufdeckende Konfrontation in bestimmter Weise reagieren wird: der Therapeut kann nun die Hypothese durch diese Intervention testen und aus dem Ergebnis Schlüsse zur Bestätigung oder aber zur Revision des Modells ziehen.

Eine solche Modellprüfung nimmt ein Therapeut im Prozess nicht nur gelegentlich vor, sondern permanent: ein Klienten-Modell enthält eine Reihe von Annahmen und ein Therapeut sollte sich fragen:

- Welche Modellannahmen sind belegbar durch Klienten-Information gestützt?
- Wie gut ist die Belegbarkeit/empirische Evidenz der einzelnen Annahmen?
- Welche Modellannahmen sind schlecht belegt oder begründet und müssen daher weiter geprüft werden?
- Wie können diese Annahmen geprüft werden?

5.4 Therapeutische Heuristiken

Eine therapeutische Heuristik oder „Verstehens-Heuristik" ist eine Wissensstruktur, die ein Therapeut auf Klientenmaterial anwenden kann, um die vom Klienten gegebene Information zu *verstehen* und um zu *weiterführenden Fragestellungen zu gelangen*. Eine Verstehens-Heuristik wird daher, wie ein Schema, in einem bottom-up-top-down Verarbeitungsprozess angewandt. Bestimmte, vom Klienten gegebene Informationen aktivieren die Wissensstruktur und diese wird dann zur weiteren Verarbeitung auf die Information angewandt.

Die Verstehens-Heuristik wird dabei einmal im Sinne eines synthetischen Verarbeitungs-Modus verwendet. Sie hilft dem Therapeuten, Information des Klienten in eigenes Wissen zu integrieren und zu elaborieren. Sie hilft dem Therapeuten insbesondere dabei, vorhandene Information zu *strukturieren*. Aufgrund der Wissensbasis kann ein Therapeut nun zwischen Informationseinheiten Zusammenhänge herstellen, er kann erkennen, welches die zentralen Themen sind und er kann leichter relevante von peripheren Informationen unterscheiden.

Noch wesentlicher ist aber meist der Beitrag, den die Verstehens-Heuristiken im Sinne eines analytischen Verarbeitungsmodus leisten. Die Wissensstrukturen helfen dem Therapeuten, *Fragen* aufzuwerfen; sie machen deutlich, welche Informationen noch fehlen, um die Konstruktionen, Überzeugungen, Motive usw. des Klienten wirklich zu verstehen. Damit helfen die Verstehens-Heuristiken dem Therapeuten, den weiteren Therapieverlauf zu strukturieren und zielorientiert vorzugehen. Der Therapeut kann *Leitfragen* für den Prozess entwickeln und die Aufmerksamkeit des Klienten gezielt auf die Klärung und Bearbeitung bestimmter Aspekte lenken. Und dies zeigt einen ganz wesentlichen Aspekt therapeutischen Verstehens. Verstehen hat nicht nur die Funktion, die bereits gegebene Information zu integrieren; *Verstehen hat auch ganz wesentlich die Funktion, das weitere therapeutische Vorgehen zu strukturieren.*

Im Folgenden sollen nun einige, aus unserer Sicht zentrale Verstehens-Heuristiken dargestellt werden. Diese Heuristiken werden in Therapeuten-Ausbildungen bereits seit längerem systematisch trainiert und erlauben den Therapeuten eine schnelle und effektive Strukturierung relevanter Information.

5.4.1 Konflikt-Heuristik

Es ist relativ häufig, dass Klienten im Therapieprozess Konflikte thematisieren. Seien es Konflikte, sich nicht zwischen verschiedenen Partnern entscheiden zu können, seien es Konflikte zwischen Nähe und Distanz, zwischen Autonomie und Bindung usw. In aller Regel bearbeiten Klienten derartige Konflikte nicht sonderlich systematisch. Sie „halten" vielmehr an bestimmter Information fest, die sie sehr ausführlich behandeln, während andere Aspekte systematisch ausgelassen werden. Sie zeigen bei der Bearbeitung meist eine „ja-aber-Struktur". Sie behandeln z.B. einen Wunsch und argumentieren sofort, dass dieser Wunsch aus bestimmten Gründen nicht erfüllbar ist; sie machen deutlich, dass sie etwas tun müssten, aber leider nicht können usw. Diese Bearbeitungsstruktur (die auch als „Schaukeln" bezeichnet wird, vgl. Sachse, 1996a) hat eine Reihe von Konsequenzen:

- die Klienten verzetteln sich in Details. Damit erarbeiten sie aber keinen Überblick über den Konflikt, sie erarbeiten keine Repräsentation davon, worum es im „Ganzen" geht;
- die Klienten behandeln damit viele relevante Konfliktaspekte gar nicht, weil sie deren Relevanz gar nicht erkennen; damit verfehlen sie jedoch eine valide Problemdefinition und damit Problemlösung;
- die Aspekte, die sie behandeln, behandeln sie nie lange genug, um wirklich Klarheit darüber zu gewinnen. Sie „schaukeln" ständig mit ihrer Aufmerksamkeit zwischen verschiedenen Aspekten hin und her (Grawe, 1998, S. 363).

Diese ungünstigen Bearbeitungen kann ein Therapeut beenden, wenn er dem Klienten hilft, das Problem zu strukturieren und zu bearbeiten. Dies setzt jedoch zweierlei voraus:

- der Therapeut muss verstehen, um welche Art von Problem es sich handelt. Der Therapeut muss verstehen, dass der Klient einen Konflikt bearbeitet, und
- der Therapeut muss Wissen darüber haben, wie Konflikte strukturiert sind, bzw. welche Arten von Information man braucht, um einen Konflikt valide zu rekonstruieren.

Dazu dient die *Konflikt-Heuristik*. In der Konflikt-Heuristik wird angenommen, dass sich inhaltlich *mindestens* (im einfachsten Fall) als ein Vier-Felder-Schema darstellen lässt, das durch zwei Dimensionen definiert ist:

- die *inhaltliche Dimension*.

Diese ist gekennzeichnet durch die Konflikt-Pole, z.B. „Nähe-Distanz", „Partner X - Partner Y" usw.

- die *Bewertungsdimension*.

	+	–
A		
B		

Abbildung 3: Konflikt-Heuristik mit Inhalts-Dimension (A, B) und Bewertungs-Dimension (+, -)

Es wird davon ausgegangen, dass jeder dieser Konfliktpole für die Person sowohl positive als auch negative Aspekte aufweist. So kann für eine Person z.B. „Nähe" verbunden sein mit „Geborgenheit", „Zärtlichkeit" usw. aber auch mit „Enge", „Kontrolle" u.ä. „Distanz" kann dagegen verbunden sein mit „Autonomie", „Freiheit", aber auch mit „Einsamkeit", „Kälte" usw.

Eine solche Struktur macht nun deutlich, was im Therapieprozess getan werden muss, damit ein Konflikt tatsächlich *verstehbar* ist.

1. *Konflikt-Identifizierung*

Die vom Klienten gegebene Information muss als *Konflikt* identifiziert werden. Dies ist in manchen Fällen sehr einfach, jedoch keineswegs immer. Wenn ein Klient z.B. beschreibt, wie aversiv Nähe ist, dann macht er implizit einen Nähe-Distanz-Konflikt auf, ohne ihn jedoch explizit zu machen. Er betrachtet aus den tatsächlich vorhandenen vier Feldern nur ein einziges Feld; damit ist aber die Problembearbeitung unzureichend, unvollständig. Der Klient kann das Problem auf diese Weise gar nicht wirklich verstehen und er kann damit auch keine wirklich tragfähige Lösung dafür entwickeln. Alle Lösungsversuche werden notwendigerweise zu kurz greifen. Dem Therapeuten müsste hier eigentlich klar werden, dass es überhaupt nicht reichen kann, die Aversivität von Nähe therapeutisch zu bearbeiten. Es ist notwendig, das gesamte Konfliktfeld zu bearbeiten! Dies kann der Therapeut aber erst dann sehen, wenn er die Information als Teil eines Konfliktes identifiziert.

2. *Anwenden des Konfliktschemas*

Hat der Therapeut die vom Klienten gegebene Information als Teil eines Konfliktes identifiziert, dann wendet er das Vier-Felder-Schema auf die Information an. In dem Beispiel, in dem ein Klient die Aversivität von Nähe behandelt, erkennt der Therapeut, dass es noch einen anderen Pol geben muss als Nähe, und dass es außer Aversivität von Nähe noch positive Aspekte von Nähe geben muss. Wäre dies nicht so, dann wäre nämlich gar nicht verständlich, warum Aversivität von Nähe ein Problem ist, über das man sprechen muss. Wenn Nähe eindeutig aversiv ist und sonst gar nichts, dann kann der Klient Nähe vermeiden, und damit ist das Problem gelöst. Die Tatsache, dass der Klient dies gerade *nicht* kann, weist eindeutig darauf hin, dass „Aversivität" von Nähe nicht die ganze Geschichte sein kann. Durch die Anwendung des Konflikt-Schemas hat der Therapeut nun

- die Information „Aversivität" von Nähe in einen größeren Rahmen, eine Struktur eingebaut;
- Hinweise darauf, dass noch einiges an Information fehlt, um den Konflikt zu verstehen.

3. *Klären und definieren der Konflikt-Pole*

Das erste, worauf der Therapeut dann die Aufmerksamkeit des Klienten lenken sollte, ist die genaue Klärung und Definition der Konflikt-Pole des Konfliktes. Bevor etwas anderes geklärt werden kann, sollte geklärt werden, was der Konflikt *inhaltlich* ist. Worum geht es bei dem Konflikt? Zwischen welchen Polen steht der Klient? Und: wie sehen diese Pole genau aus? In dem Nähe-Beispiel müssen daher als nächstes zwei Fragen bearbeitet und beantwortet werden.

- Was heißt genau Nähe? Es muss klar sein, dass es zur Klärung eines Konfliktes nicht ausreicht, „Etiketten" auf den Konflikt zu kleben. Vielmehr muss sehr deutlich und verstehbar sein, was der *Pol für den Klienten bedeutet.*
- Wie heißt und was genau ist der andere Pol? Der andere Pol des Konfliktes muss durch den Klienten bestimmt werden, nicht durch freies Assoziieren des Therapeuten. Daher ist keineswegs sicher, dass der zweite Pol „Distanz" heißt, wenn man den ersten Pol mit „Nähe" bezeichnen kann. Der zweite Pol könnte ebenso gut „Autonomie" heißen oder „Bewegungsfreiheit". Daher muss herausgearbeitet werden, was

der noch nicht genannte Konfliktpol *für den Klienten* ist und was der Klient genau damit verbindet.

4. *Klären der Bewertungen*

Als nächstes kann der Therapeut den Klienten dazu veranlassen, die Bewertungen der Pole zu klären. Damit werden dann die Felder des Vier-Felder-Schemas geklärt. Der Klient soll dabei für sich genau klären:

- Was die positiven und was die negativen Aspekte von *Nähe* sind und
- was die positiven und was die negativen Aspekte des anderen Pols sind.

Und diese Klärung soll er bitte sukzessiv und nicht simultan vornehmen. Der Klient sollte unbedingt eine Zeit lang ganz konsequent bei einem Feld bleiben und sich sehr ausführlich, sehr gründlich z.B. mit den positiven Seiten von Nähe befassen. Dies ist für eine Klärung wesentlich, denn wenn ein Klient ständig zwischen den Feldern hin und her schaukelt, bleibt er nie lange genug bei einem Thema, um es wirklich für sich zu klären.

5. *Klärung der Konflikthaftigkeit*

Hat der Klient die Einzelaspekte des Konfliktes hinreichend geklärt (die Felder also „abgearbeitet“), dann ist es möglich, sich der Frage zuzuwenden, was die Konflikthaftigkeit der Inhalte eigentlich ausmacht. Die relevanten Fragen sind hier:

Welche Aspekte stehen (nach Konstruktion des Klienten!) zueinander in Widerspruch, sind miteinander unvereinbar?

- Inwiefern genau stehen sie in Widerspruch?
- Inwiefern blockieren sie den Klienten in seinen Entscheidungen und in seinem Handeln?

Hat ein Therapeut diese Aspekte mit dem Klienten erarbeitet, dann ist der Konflikt *verstanden*. Die Konflikt-Heuristik hilft dem Therapeuten hier, die Klienten-Information schnell zu strukturieren und zielorientierte Leitfragen für den Prozess zu entwickeln, an denen sich die therapeutische Klärungsarbeit orientieren kann.

5.4.2 Heuristik des starken Motivs

Im Therapieprozess kann es vorkommen, dass ein Klient davon berichtet, dass er bestimmte Handlungen ausführt, dass er Ziele verfolgt usw. und gleichzeitig deutlich macht (oder es dem Therapeuten deutlich wird), dass er hohe Kosten dafür in Kauf nimmt. So versucht ein Klient z.B., möglichst viel zu leisten und beruflich erfolgreich zu sein, obwohl er ständig Rückschläge einstecken muss, seine Gesundheit leidet, seine Beziehungen sich verschlechtern usw. Die Aufmerksamkeit des Klienten ist dabei häufig auf Aspekte gerichtet wie:

- Wie kann ich meine Ziele erreichen und wie kann mir der Therapeut dabei helfen?
- Wie kann ich meine Kosten reduzieren? Kann mir der Therapeut dabei helfen, meine Gesundheit zu stabilisieren („Machen Sie mich stress-resistenter“), meine Ehe zu halten u.ä.?

Der Klient beschäftigt sich dagegen ziemlich konsistent *nicht* mit Fragen wie:

- Wie genau sind meine Ziele, was will ich eigentlich erreichen? Welchen Motiven folge ich?

- Wieso sind diese Ziele für mich so relevant, bedeutsam?
- Will ich diese Ziele eigentlich wirklich, oder sind mir andere Ziele (Beziehungen, Erholung, Genießen) nicht auch wichtig usw.?

Therapeutisch ist es sinnvoll, nicht an der Stabilisierung eines dysfunktionalen Systems zu arbeiten (also nicht an der Frage „Wie werde ich stress-resistent?"), sondern an der Klärung und gegebenenfalls Veränderung grundlegender Ziele (also an der Frage „Warum ist mir Erfolg so verdammt wichtig?", vgl. Sachse, 1996a, 1999a). Wenn der Klient jedoch nicht dazu neigt, eine solche Fragestellung von sich aus aufzuwerfen, dann muss der Therapeut erkennen, dass es wesentlich ist, eine Frage nach den Zielen, den Motiven des Klienten aufzuwerfen.

Die „Heuristik des starken Motivs" dient nun dazu, dem Therapeuten zu helfen, eine solche zentrale Fragestellung zu entwickeln (sie dient also dazu, ein Verstehen im analytischen Verarbeitungsmodus anzuregen). Die Heuristik heißt: „*Tut ein Klient etwas konsistent und langfristig, trotz hoher Kosten, dann muss es bei ihm sehr starke Motive dafür geben. Diese gilt es zu klären*".

Erkennt der Therapeut also aus der Klienten-Information,
- dass ein Klient in bestimmter Weise handelt,
- dass dieses Handeln hohe Kosten erzeugt,
- dass der Klient jedoch *trotz* dieser hohen Kosten sein Handeln nicht ändert (ja nicht einmal systematisch reflektiert), *dann*
- muss der Klient starke Motive haben, die ihn so und nicht anders handeln lassen.

Daraus kann der Therapeut die *Leitfrage* ableiten: „Was veranlasst den Klienten, sich so zu verhalten?", „Was macht das Ziel X für den Klienten so wesentlich?" Diese Heuristik erlaubt es dem Therapeuten, so
- die Fragestellung der Therapie zu verändern (von „Wie kann ich resistenter werden?" zu „Was will ich wirklich?"),
- der Therapie einen klaren Klärungs-Vektor zu geben, also herauszuarbeiten, *was* geklärt werden muss,
- eine Leitfrage zu entwickeln, die das weitere therapeutische Vorgehen strukturieren kann.

5.4.3 Motivations-Volitions-Heuristik

Das sogenannte „Rubikon-Modell" der Motivationspsychologie (Heckhausen, 1987a, 1987b, 1987c, 1987d) geht davon aus, dass man bei Entscheidungsprozessen zwei Phasen unterscheiden muss, in denen Unterschiedliches passiert und die zu unterschiedlichen Ergebnissen führen. Eine Motivationsphase, in der es darum geht zu klären, was man eigentlich will und die mit einer Entscheidung endet; und eine Volitionsphase, in der man eine Entscheidung umsetzt und durchsetzt.

Motivationspsychologisch ist es wesentlich, dass eine Person auch diese Reihenfolge einhält. Sie kann erst eine Entscheidung treffen, wenn sie weiß, was sie will; sie kann erst dann eine Entscheidung umsetzen, wenn sie eine Entscheidung getroffen hat; und sie kann sich erst *nach* der Entscheidung, wenn sie weiß, was sie erreichen und realisieren will, sinnvoll mit den Hindernissen auseinandersetzen, die einer Zielerreichung im

Wege stehen. Wenn mir klar wird, dass ich bestimmte Ziele gar nicht erreichen will, dann erübrigt sich die Frage nach der Realisierbarkeit. Wenn ich jedoch weiß, dass ich ein bestimmtes Ziel erreichen will, dann besteht auch eine sehr hohe Motivation, eine Realisierbarkeit zu finden (d.h., Hindernisse werden mich kaum frustrieren, ich werde viel Energie und Kreativität in das Finden von Lösungen investieren usw.).

Dies bedeutet aber, dass ein erster Eindruck, ein Ziel sei nicht erreichbar, bei genauer Analyse nicht valide ist. Es ist daher nicht sinnvoll, sich schnell von einer scheinbaren Unerreichbarkeit blockieren zu lassen, sondern es ist sinnvoll, Realisierbarkeiten sehr genau zu prüfen. Dies wird eine Person in der Regel aber nur dann tun, wenn sie weiß, dass sie das Ziel auch wirklich erreichen will. *Die Eindeutigkeit der Entscheidung erhöht somit die Wahrscheinlichkeit der Realisierung.* Daher gilt: *Die Analyse der Ziel-Wichtigkeit sollte einer Analyse der Realisierbarkeit vorangehen.* Ich sollte erst herausfinden, was ich will, ob ich es wirklich will und warum es mir wichtig ist, bevor ich analysiere, ob und wie ich ein Ziel erreichen kann.

Umgekehrt kann aber auch eine zu frühe Beschäftigung mit Realisierungschancen die Klärung dessen, was ich wirklich will, völlig blockieren. Wenn ich der Meinung bin, dass eine Intention sowieso nicht umsetzbar ist, kann dies dazu führen, dass ich mich gar nicht erst mit der Frage beschäftige, ob ich etwas Bestimmtes überhaupt will, ob es gut für mich ist usw. Denn wenn es sowieso nicht erreichbar ist, dann ist die Frage, ob ich es will, völlig überflüssig.

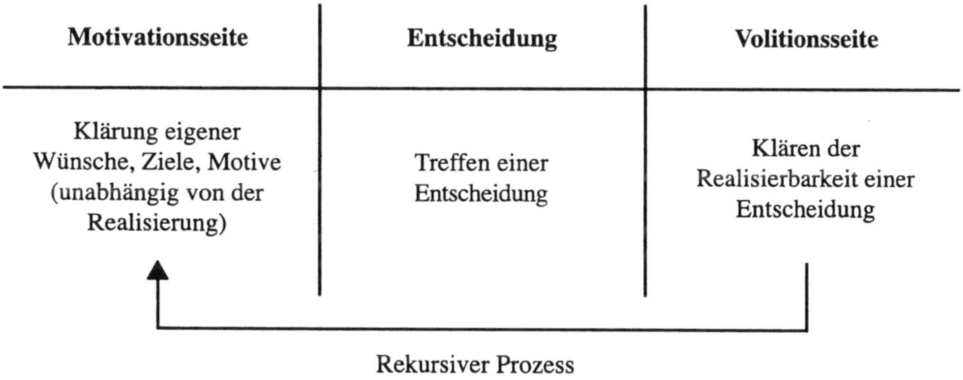

Motivationsseite	**Entscheidung**	**Volitionsseite**
Klärung eigener Wünsche, Ziele, Motive (unabhängig von der Realisierung)	Treffen einer Entscheidung	Klären der Realisierbarkeit einer Entscheidung

Rekursiver Prozess

Abbildung 4: Das (vereinfachte) Rubikon-Modell

Somit gilt: *Unklare Ziele, unklare Motive, unklare Entscheidungen beeinträchtigen die Realisierbarkeit dieser Ziele und Motive.* Und: *Die Einschätzung schlechter Realisierbarkeit beeinträchtigt die Klärung der Ziele und Motive und damit die Entscheidung.*

Auf diese Weise können sich aber Unklarheit der Motive und schlechte Realisierbarkeit exquisit gegenseitig hochschaukeln und stabilisieren. Weil ich nicht weiß, was ich will, weiß ich auch nicht, wie ich es erreichen will. Da ich es nicht erreichen kann, macht es auch keinen Sinn zu klären, was ich will. Matt in zwei Zügen.

Zielverfolgungen, Entscheidungen, Motivklärungen weisen damit etwas auf, was Heckhausen (1969) eine „sachimmanente Entfaltungslogik“ nennt. Bestimmte Arten von Aufgaben müssen in bestimmter Reihenfolge erledigt werden, um zu einem konstruktiven Ergebnis zu gelangen. Natürlich ist auch dieser Prozess nicht linear, sondern zirkulär. Wenn eine Person bemerkt, dass bestimmte Ziele nicht realisierbar sind, kann und sollte sie erneut in die Motivationsphase „eintauchen“ und neue Ziele setzen. Wesentlich bleibt jedoch die Erkenntnis, dass es wenig Sinn macht, sich mit der Realisierung von Zielen zu befassen, wenn man nicht genau weiß, welche Ziele man überhaupt anstrebt.

Dieser Logik folgen Klienten im Therapieprozess jedoch sehr oft *nicht*. Sie gehen die entsprechenden Schritte *keineswegs* in der sinnvollen Reihenfolge an. Zwei Arten von Bearbeitungsfehlern sind hier besonders häufig:

- Die Klienten befassen sich zuerst mit der Frage, wie und ob sie eine eventuelle Entscheidung für ein Ziel in die Tat umsetzen können, *bevor* sie überhaupt wissen, was sie wirklich wollen und bevor sie eine Entscheidung getroffen haben;
- die Klienten kommen zu dem Schluss, dass, so wie die Dinge liegen, sich Entscheidungen sowieso nicht umsetzen lassen und dass man sich deshalb logischerweise gar nicht mit der Frage befassen muss, was man eigentlich will.

Die Klienten machen damit jedoch Fehler, mit denen sie sich selbst auf exquisite Weise sabotieren:

- Sie beschäftigen sich damit, wie eine *mögliche* Entscheidung umsetzbar ist, oder sie haben noch gar keine Entscheidung getroffen, d.h., sie wissen eigentlich gar nicht, was sie wollen, aber sie fragen sich schon, wie sie es umsetzen können. Diese Strategie zeichnet sich im Grunde durch Sinnlosigkeit aus, ist aber für Klienten trotzdem sehr naheliegend. Es fällt ihnen nämlich leichter über Realisationen nachzudenken als Motivklärung zu betreiben; dies veranlasst sie dazu, „den Schlüssen unter der Lampe zu suchen“.
- Sie verhindern auf diese Weise eine systematische Motivklärung sogar. Durch ihr Argument, das Problem sei sowieso nicht lösbar, stellen sie sich nicht einmal konsequent die *Frage*, was sie eigentlich wollen.

So sagt z.B. eine Klientin „Ich kann meinen Mann sowieso nicht verlassen, ich kann das gar nicht finanzieren und allein kann ich auch nicht leben.“. Der Therapeut fragt daraufhin: „Wollen Sie Ihren Mann denn verlassen?“ und erhält die Antwort: „Ich kann nicht ohne ihn leben, was soll ich denn machen? Aber es geht nicht.“ Darauf der Therapeut: „Ich denke, es ist Ihnen noch gar nicht klar, ob Sie Ihren Mann wirklich verlassen wollen. Ich halte es für sinnvoll, dass wir das erst mal klären.“. Die Antwort der Klientin ist: „Das hat doch sowieso keinen Sinn. Ich kann ihn ja gar nicht verlassen.“.

Der Fehler, die Realisation vor der Motivation zu behandeln, führt so leicht in eine Unlösbarkeits-Konstruktion. Ich kann X nicht tun, also muss ich auch nicht klären, ob ich X will, also kann ich mich auch nicht zu X entscheiden, also kann ich X auch nicht tun.

Der einzige Ausweg aus diesem Dilemma liegt darin, dass der Therapeut den Klienten ganz konsequent und stringent auf die Einhaltung der Entfaltungslogik „festlegt“:

- erst wird geklärt, was der Klient wirklich will;
- dann wird eine motivationsbasierte Entscheidung getroffen;
- erst dann wird untersucht, ob und wie diese Entscheidung umsetzbar ist.
- Wenn die Entscheidung Kosten hat, muss der Klient prüfen, ob er diese Kosten in Kauf nehmen will. Er muss also erneut in eine Motivklärung einsteigen.

- Wenn er die Kosten nicht will oder die Entscheidung wirklich nicht umsetzbar ist, muss der Klient motivational klären, was er dann will, wenn dieses Ziel nicht erreichbar ist. Er muss also eine neue Entscheidung treffen, und der Zyklus beginnt erneut.

Der Therapeut kann so die Bearbeitung des Klienten konstruktiv steuern, vorausgesetzt, er *bemerkt*, dass der Klient sich an einer bestimmten Stelle des Prozesses „verheddert". Um dies zu bemerken, sollte er sich bei bestimmten Klienten-Informationen bestimmte Fragen stellen. Die relevante Klienten-Information besteht darin,

- dass ein Klient überlegt, ob und wie er etwas in die Tat umsetzen, realisieren, durchsetzen soll;
- dass ein Klient deutlich macht, das, was er will, lasse sich nicht realisieren oder
- dass ein Klient deutlich macht, er müsse sich gar nicht fragen, was er will, weil es sowieso keine Lösung geben kann.

Wenn ein Klient derartige Informationen gibt, dann sollte sich der Therapeut fragen:

- Ist überhaupt klar, was der Klient wirklich will? Ist dem Klienten dies klar?
- Hat der Klient wirklich bereits eine Entscheidung getroffen oder spielt er nur mit möglichen Entscheidungen herum?

Ist *nicht* klar, was der Klient will oder hat der Klient *keine* Entscheidung getroffen, dann sollte der Therapeut das therapeutische Vorgehen konsequent nach der oben beschriebenen Vorgehensweise strukturieren.

5.4.4 Norm-Motivations-Heuristik

Therapeuten werden manchmal von Klienten dadurch in ihrer Handlung mattgesetzt, dass Klienten „Normen verkünden". Ein Beispiel dafür ist die schon erwähnte Klientin, die sagt: „Ich muss eine gute Mutter sein, denn man darf seine Kinder ja nicht verwahrlosen lassen.". Das therapeutische Problem besteht dann darin, dass die Klientin diese Norm *setzt*, und zwar

- als nicht hinterfragbar;
- als nicht diskutierbar und
- als eigentlich gar nicht problemrelevant.

Dagegen hat der Therapeut sehr wohl den Eindruck, dass diese Norm hinterfragbar ist, und dass sie in hohem Maße zum Problem der Klientin beiträgt. Die Norm müsste daher dringend therapeutisch bearbeitet werden, der Therapeut fragt sich jedoch: Wie? Es ist sinnlos, zu argumentieren und für eine konstruktive Bearbeitung solcher Arten von Normen braucht man einen *therapeutischen Ansatzpunkt*. Was oll man nun therapeutisch mit dieser Aussage tun?

Aus zwei grundlegenden Überlegungen kann man nun therapeutische Ansatzpunkte ableiten. Die erste Überlegung stammt aus der Volitionspsychologie von Julius Kuhl und führt zu der Annahme, dass Klienten mit hoher Normorientierung einen schlechten Zugang zum eigenen Motivationssystem aufweisen und dass dies ein therapierelevantes Problem ist; die zweite Überlegung stammt aus der „Heuristik des starken Motivs" und führt zu der Annahme, dass stark vertretenen Normen immer relevante Motive zugrunde liegen, die aufgrund der ersten Überlegung der Person aber unklar sind. Daraus resultiert das therapeutische Ziel, die Motiv-Grundlage der Norm mit dem Klienten zu klären.

Normorientierung und Motivzugänglichkeit

Kuhl (1983b) unterscheidet motivationspsychologisch zwischen normorientiertem und motivationsorientiertem Handeln (z.B. zwischen Selbstkontrolle und Selbstregulation, vgl. Kuhl 1994d).

Eine Person handelt normorientiert, wenn sie sich an Erwartungen anderer bzw. an sozialen Regeln oder Normen orientiert („man muss erfolgreich sein"). Ein Effekt, der normorientiertes Handeln nach sich zieht, ist nach Kuhl (1994c) eine verminderte Zugänglichkeit zum eigenen Motivsystem. Personen, die auf Normen konzentriert sind, fragen *nicht*, was sie eigentlich wirklich wollen; sie können nicht mehr angeben, was für sie gut oder nicht so gut ist; sie haben keine valide Repräsentation ihrer eigenen Bedürfnisse mehr und büßen mit der Zeit auch zunehmend ihre Fähigkeit ein, ihre eigenen Motive zu repräsentieren.

Eine wesentliche Konsequenz dieses Effektes ist der Alienationseffekt (Kuhl & Beckmann, 1994). Alienation (Entfremdung) bedeutet, dass eine Person nicht mehr unterscheiden kann, ob sie eine Handlung aufgrund eigener Motive ausgeführt hat oder aufgrund von Normen oder Anweisungen von außen.

Eine Person handelt dagegen motivorientiert, wenn sie bei Handlungen eigene Ziele und Bedürfnisse berücksichtigt; wenn sie prüfen kann, ob eine Handlung für sie gut ist oder nicht; wenn sie eine Entscheidung darüber treffen kann, ob sie etwas Bestimmtes wirklich will oder nicht. Personen, die motivorientiert sind, haben eine gute Repräsentation ihrer Motive. Sie können angeben oder zumindest klären, was ihnen wichtig ist.

Wendet man diese Überlegungen auf Klienten an, die bezüglich eines bestimmten Problembereichs eine hohe Normorientierung aufweisen, die dem Therapeuten „eine Norm verkünden", dann muss man nach Kuhl (1983b; 1994d) schließen, dass diese Personen, zumindest bezüglich dieses Inhaltsbereichs, eine verminderte Zugänglichkeit zum Motivsystem aufweisen. Dies bedeutet therapeutisch konkret, dass

- die Person gar nicht weiß, ob sie die Handlungen, die aus der Norm resultieren, überhaupt selbst will;
- die Person aktuell nur sehr schwer prüfen kann, ob diese Handlungen oder die Normen selbst mit ihren Motiven kompatibel sind;
- die Person damit eine Diskrepanz zwischen Normen und Motiven sehr wahrscheinlich gar nicht wahrnehmen wird;
- die Person daher Normen und resultierende Handlungen kaum als für sich problematisch empfinden und definieren kann, und
- die Person damit auch gar nicht angeben kann, was sie stattdessen möchte.

Aus diesen Überlegungen resultiert aber, dass die Normen dringend reflektiert werden müssen, wenn auch nur die Möglichkeit besteht, dass sie für ein Problem wesentlich sein können.

Und dies bedeutet, dass der Therapeut

- der Person helfen muss, Zugang zu ihren Motiven zu bekommen;
- der Person helfen muss zu rekonstruieren, was sie selbst will;
- die Person dazu anregen muss, die Normen mit den Motiven zu vergleichen, um so die Kompatibilität zu prüfen.

Das bedeutet: eine Normorientierung sollte den Therapeuten zu den Fragen führen,

- weiß der Klient, was er wirklich will?
- kann er die Normen mit seinen Motiven vergleichen?
- kann er die Angemessenheit seiner Normen aufgrund seiner eigenen Motive bewerten?

Normen liegen Motive zugrunde

Noch einen Schritt weiter führt hier die „Heuristik des starken Motivs". Wenn ein Klient nicht nur eine Norm in einem bestimmten Inhaltsbereich aufweist, sondern diese Norm „verkündet", verteidigt u.ä., obwohl ihm diese Norm hohe *Kosten* verursacht, dann muss er gute Gründe für diese Norm haben. Anders ausgedrückt: es gibt ein Motiv für diese Norm. So kann z.B. die zitierte Klientin die Norm „Kinder nicht verwahrlosen zu lassen" deshalb vertreten, weil sie Angst hat, von anderen abgewertet zu werden; und diese Angst resultiert daraus, dass sie in ihrer Biographie ständig abgewertet worden ist, obwohl sie immer um Anerkennung gekämpft hat. Sie weist somit zwei Determinanten parallel auf:

- ein starkes Motiv nach Anerkennung, das gerade wegen der ständigen Frustration hoch aktiv ist, also hoch in der Motivhierarchie steht;
- eine starke Angst vor Ablehnung und Abwertung aufgrund ihrer bisherigen Erfahrungen.

Die „Lösung" dieses Dilemmas liegt dann in der Verfolgung der Norm. Die Klientin übernimmt ein Ziel, für das „man" allgemein anerkannt werden muss („gute Mutter") und reduziert somit die Angst vor Ablehnung; sie demonstriert die Erfüllung dieser Norm so, dass sie damit Anerkennung geradezu erzwingt und befriedigt, zumindest teilweise, ihr dominantes Motiv. Die Norm „schlägt somit zwei Fliegen mit einer Klappe". Sie reduziert Angst vor Ablehnung *und* befriedigt das Bedürfnis nach Anerkennung. Somit ist die Norm subjektiv aber evident wichtig und die Klientin würde sich auf keinen Fall diese Norm vom Therapeuten ausreden lassen, Kosten hin oder her. Die Klientin kann die Norm wahrscheinlich erst aufgeben, wenn sie deren Funktion begreift, wenn sie ihre Bedürfnisse und Motive versteht und dann Handlungen entwickeln kann, diese auf andere Weise zu bedienen. Und dies bedeutet: ein Therapeut, der bei einem Klienten eine hohe Normorientierung feststellt, sollte als Leitfrage entwickeln, *was die motivationalen Gründe dieser Normorientierung sind.*

5.4.5 Internale und interaktionelle Perspektive

Klienten können auf ihr Problem unterschiedliche Perspektiven einnehmen. Ganz wesentlich für den therapeutischen Prozess ist die Unterscheidung zwischen einer internalen und einer interaktionalen Perspektive.

Nimmt ein Klient eine internale Perspektive ein, dann beschäftigt er sich mit eigenen Problemreaktionen, mit Verarbeitungen, eigenen Problem-Determinanten u.ä. So kann der Klient z.B.

- seine Angst-Reaktion betrachten und differenzieren;
- sich mit seinen Interpretationen beschäftigen, die er von einer Situation hat;
- analysieren, was ihm selbst in einer Situation wesentlich ist usw.

In diesen Fällen stehen Aspekte des Klienten-Selbst im Fokus der Aufmerksamkeit des Klienten.

Diesen Faktor kann ein Therapeut als Ausgangspunkt entsprechender Interventionen nutzen. Er kann z.B.

- die Angst-Reaktion weiter explorieren: was passiert genau, was spürt der Klient usw.;
- den Klienten auf Verarbeitungsfehler wie Übergeneralisierung u.a. hinweisen;
- den Klienten zu einem Explizierungsprozess anregen, in dem der Klient eigene Motive usw. klärt u.v.m.

Befindet sich der Klient in diesem Aufmerksamkeits-Modus, dann sind internale Aspekte fokal und externale Aspekte peripher. Dem Klienten kann zwar präsent sein, dass er die Angst-Reaktion, die er gerade klärt, in einer bestimmten Situation hat; diese Situation ist aber nicht Thema der Bearbeitung, sie ist eine „Kontext-Information“, die für das Verstehen des Problems relevant ist, die aber aktuell nicht bearbeitet wird.

Ein Klient kann seine Aufmerksamkeit aber auch auf externale Aspekte richten, z.B. eben auf interaktionale Aspekte des Problems. Dann beschreibt und bearbeitet ein Klient z.B., wie seine Beziehung zu einer anderen Person ist, was er für diese Person empfindet, was er bezüglich dieser Person möchte usw. Auch diese Aspekte kann er elaborieren, differenzieren; auch bezüglich dieser Inhalte können ihm neue Aspekte klar werden, Zusammenhänge deutlich werden usw. Damit ist auch die Bearbeitung interaktionaler Aspekte therapeutisch hoch relevant und keinesfalls nur die Bearbeitung internaler Aspekte.

Therapeutisch ist es jedoch von sehr großer Bedeutung, dass ein Therapeut aktuell erkenne kann, ob sich ein Klient mit internalen oder interaktionalen Aspekten beschäftigt. Ein wesentlicher Grund dafür liegt in der Annahme, dass jede Art der Bearbeitung Zeit kostet. Ein Klient ist nur dann in der Lage, ein Problem zu analysieren, zu elaborieren, differenzieren usw., wenn er

- sich für diese Prozesse Zeit nimmt;
- die Zeit für eine gründliche Bearbeitung nutzt;
- die Zeit über bei dem gleichen Thema, den gleichen Aspekten und den gleichen Fragestellungen bleibt.

Hetzt der Klient über Inhalte hinweg oder wechselt er ständig von Aspekt zu Aspekt, ist eine konstruktive Problembearbeitung kaum möglich. Angewandt auf die hier behandelten Inhalte bedeutet das, dass ein Klient keinesfalls ständig zwischen internaler und interaktionaler Perspektive „hin und her schalten" sollte. Der Klient sollte natürlich schon *Verbindungen* herstellen zwischen beiden Bereichen. So kann er z.B. ausführen, dass er sich gerne mit Person X treffen möchte (interaktional) und dann für sich klären, warum ihm dies wichtig ist (internal). Nur wird er dann für die Bearbeitung der Frage nach der Wichtigkeit einige Zeit brauchen und während dieser Zeit muss er die internale Perspektive konsequent beibehalten. Stellt er sich dagegen nur kurz die Frage „Warum ist mir das wichtig", um sofort darauf wieder von der Beziehung zu erzählen, kann kein Klärungsprozess stattfinden. Daher sollte ein Therapeut den Klienten eine Zeit lang bei seiner Perspektive halten, so lange, bis der Klient etwas Relevantes erarbeitet hat, und erst dann einen Wechsel der Perspektive zulassen. Dies setzt jedoch voraus, dass der Therapeut erkennen kann, in welcher Perspektive sich der Klient jeweils befindet bzw., *dass* der Klient die Perspektive wechselt. Oft unterscheiden jedoch Therapeuten (genauso wenig wie ihre Klienten) gar nicht zwischen internal und interaktional und verfehlen damit eine gezielte Prozess-Unterstützung des Klienten

Der Therapeut sollte sich daher fragen:

- Nimmt ein Klient eine internale oder interaktionelle Perspektive ein?
- Ist es für den Bearbeitungsprozess sinnvoll, dass der Klient noch in dieser Perspektive bleibt?
- Oder ist es sinnvoll, dass der Klient die Perspektive wechselt?

6 Explizierungs-Theorie: Repräsentation von Schemata

In diesem Kapitel werden die theoretischen Grundlagen für einen zentralen Therapieprozess in der Klärungsorientierten Psychotherapie erörtert: den Prozess der Klärung von Schemata, der Bildung einer kognitiven Repräsentation von (hoch automatisierten) Schemata, d.h., für den Explizierungsprozess. Behandelt werden Aspekte von Schemata als internale Determinanten persönlicher Probleme, der durch die Schema-Aktivierung erzeugte „state of mind“, die therapeutischen Ansatzpunkte und Ziele, die Struktur von Schemata, unterschiedliche Repräsentationscodes von Schemata und die sich daraus ergebende Schema-Dissoziation und die Effekte einer Repräsentationsbildung. Auf diesen theoretischen Grundlagen bauen dann die anschließend besprochenen Interventionsstrategien auf.

6.1 Einleitung

Prozesse der Klärung und der Repräsentation von Schemata sind in der Klärungsorientierten Therapie von zentraler Bedeutung (Sachse, 1992a, 1996c, 1998b, 1999b, 2000b). Daher ist es wichtig, eine theoretische Vorstellung darüber zu entwickeln, *was* überhaupt repräsentiert werden soll, was *Repräsentation* überhaupt bedeutet und welche *Effekte* von einer Repräsentation von Schemata überhaupt erwartet werden können.

Daher sollen hier als theoretische Grundlage zur Ableitung therapeutischer Ziele und therapeutischer Strategien Ausführungen gemacht werden über problemdeterminierende Schemata, Repräsentationscodes, Repräsentationsprozesse und Effekte einer Repräsentationsbildung.

6.2 Schemata und „state of mind“

6.2.1 *Der Schema-Begriff*

Der Klärungsorientierten Psychotherapie wird ein Schema-Konzept zugrunde gelegt (vgl. Crocker et al., 1984; Schank & Abelson, 1977; Schwarz, 1985).

Schemata sind „organisierte Wissensbestände“ oder besser gesagt, organisierte Konzepte. Schemata bilden eine Gesamtheit, eine Einheit, die in der Regel als Ganzes aktiviert wird.

Schemata werden durch auslösende Situationen oder auslösende Gedanken („von den Daten aus“, also „bottom up“) aktiviert. Dabei erfolgt die Aktivierung häufig automatisch, ohne bewusste Verarbeitungsprozesse und ohne bewusste Kontrolle. Sind Schemata einmal aktiviert, dann steuern sie („von oben nach unten“, also „top down“) die weitere Informationsverarbeitung, die Aktivierung von Gedächtnisbeständen usw. Schemata sind also für die Verarbeitung von Situationen und die Handlungsregulation von zentraler Bedeutung (vgl. Crocker et al., 1984; Norman & Bobrow, 1975; Schwarz, 1985; Taylor & Crocker, 1981).

6.2.2 *Exekutive Schemata*

Es lassen sich unterschiedliche Arten von Schemata unterscheiden:
- semantisch-konzeptuelle Schemata;
- biographisch-episodische Schemata;
- exekutive Schemata.

Semantisch-konzeptuelle Schemata enthalten abstrahiertes Wissen: Wissen über die Welt, Wissen über begrifflich-kognitive Konzepte, Spezialwissen; dieser „Speicher“ wird auch als „semantisches Gedächtnis“ bezeichnet (vgl. Tulving, 1972). Die Inhalte des semantischen Gedächtnisses
- sind nicht chronologisch, sondern nach Inhalten organisiert;
- sind nicht hoch persönlich relevant, sondern „allgemeingültig“;
- befassen sich nicht zentral mit der eigenen Person, sondern mit „der Welt“, „der Realität“.

Biographisch-episodische Schemata enthalten Speicherungen von (verarbeiteten!) Erinnerungen; dieser Speicher zeichnet biographische Erlebnisse in chronologisch-episodischer Form auf; dabei handelt es sich jedoch nicht um eine valide „Abbildung“ des Erlebens, sondern immer bereits um *Interpretationen* des Erlebten. Die Erinnerungen können dabei durch Aufmerksamkeits- und Verarbeitungsprozesse mehr oder weniger „verzerrt“ sein (die Erinnerungen können reichen von einer validen Repräsentation von Ereignissen bis zu einem „false memory system“, vgl. Loftus, 1975; Loftus & Palmer, 1974). Die Inhalte des episodischen Gedächtnisses
- sind chronologisch organisiert; es werden „Episoden“ gespeichert;
- sind persönlich hoch relevant;
- beziehen sich auf die eigene Person und das, „was ihr passiert ist“.

Exekutive Schemata entstehen ebenfalls aus biographischen Erfahrungen. Sie enthalten jedoch keine biographischen Erfahrungen, sondern hoch generalisierte z.T. abstrakte *Schlussfolgerungen* aus Erfahrungen für die eigene Person (Grawe, 1998). So kann eine Person z.B. aus der Erfahrung, dass ein Elternteil durchweg nicht zur Verfügung stand, den Schluss ziehen: „Beziehungen sind nicht verlässlich" oder aus der Erfahrung, kritisiert oder abgewertet zu sein, den Schluss ziehen „ich bin nicht akzeptabel". *Aus biographischen Erfahrungen werden hochgradig relevante Schlussfolgerungen für die eigene Person gezogen*: Schlüsse über die eigenen Fähigkeiten, die eigene Attraktivität, den eigenen Wert für andere, über die Qualität von Beziehungen usw. Und diese Schlüsse sind in der Regel *hoch generalisiert*: aus der negativen Rückmeldung *einer* Bezugsperson, die für das Kind eine besondere Beziehungsbedeutung hat, wird nicht „Ich bin von X manchmal abgewertet worden", sondern es wird: „Ich bin wertlos". Erweist sich eine solche primäre Bezugsperson nicht als verlässlich, so wird daraus nicht der Schluss gezogen: „X ist manchmal nicht verlässlich", sondern: „Beziehungen sind nicht verlässlich". Diese Schlüsse können bereits allen Beckschen Schlussfolgerungsfehlern (Beck, 1979) unterliegen:

- sie sind übergeneralisiert;
- sie sind personalisiert;
- sie sind z.T. willkürlich;
- sie sind dichotom.

Daher kann aus den Schemata, die gebildet werden, auf keinen Fall valide auf die auslösende Situation geschlossen werden; das ist, da Psychotherapeuten keine Historiker sein sollten, aber auch nicht nötig, denn entscheidend ist, welches Schema die Person *hier und jetzt* aufweist.

Die Inhalte eines exekutiven Schemas sind also

- inhaltlich-thematisch organisiert;
- sind hochgradig auf die eigene Person bezogen;
- sind von tatsächlichen Erfahrungen weitgehend abgelöst, hoch generalisiert;
- sind für die Steuerung der eigenen Informationsverarbeitung und Handlungsregulation hochgradig relevant, d.h., sie steuern die „Exekutive" der Handlungsregulation (Kuhl, 1994d).

6.2.3 Idiosynkratische Schemata und „state of mind"

Diese exekutiven Schemata sind hochgradig *idiosynkratisch*, d.h., sie sind hochgradig personen-spezifisch: welches Schema sich jeweils bildet, hängt von den ganz besonderen Lebensbedingungen und den ganz besonderen Verarbeitungsprozessen einer spezifischen Person ab. Damit hat im Detail jede Person andere exekutive Schemata (was es therapeutisch erforderlich macht, jedes Schema individuell zu rekonstruieren; was wiederum empathisches Verstehen und Modellbildung erforderlich macht!). Die Schemata unterschiedlicher Personen weisen zwar Ähnlichkeiten auf; dies ist die Grundlage für Kategorisierungen und kategoriale Diagnostik; *im Detail* sind jedoch niemals zwei Schemata zweier Personen identisch. Daher ist es auch notwendig und angebracht, dass Therapeuten *beides* tun: sie betreiben einmal kategoriale Diagnostik, um eine erste, grundlegende Vorstellung vom Verarbeitungssystem des Klienten zu erhalten, *und* sie bilden im Verlauf des therapeutischen Prozesses ein idiosynkratisches Klientenmodell, *um diesen spezifischen Klienten verstehen zu können*. Unter dieser Sichtweise schließen sich kategoriale und individuelle Diagnostik keineswegs aus: im Gegenteil; sie ergänzen sich und sie erfüllen zu unterschiedlichen Therapiephasen ganz unterschiedliche Funktionen.

Hat sich ein spezifisches Schema erst einmal gebildet, dann determiniert es, sobald es aktiviert ist, die Exekutive: es determiniert,

- wie eine Situation jeweils interpretiert und verarbeitet wird;
- es determiniert, welche weiteren Gedächtnisbestände aktiviert werden;
- es determiniert, welche emotionalen Verarbeitungsprozesse ablaufen;
- es determiniert, welche Handlungsprozesse ausgelöst werden.

D.h.: *Es determiniert den gesamten „state of mind"*, in dem sich eine Person in einem gegenwärtigen Augenblick befindet (Horowitz, 1987).

Schemata werden durch bestimmte Situationen oder durch bestimmte Gedanken (z.B. Vorstellungen von Situationen) *automatisch* bottom up aktiviert. Es genügt das Vorliegen einer Situation, die als relevant im Schema gespeichert ist, um das betreffende Schema zu aktivieren; oder es genügt die Vorstellung einer solchen Situation. Dabei sind keine weiteren Verarbeitungsprozesse oder gar bewusste Kontrollprozesse notwendig, um das Schema zu aktivieren (Schneider et al., 1984; Shiffrin & Schneider, 1984; Shiffrin et al., 1981); im Gegenteil: das Schema kann in aller Regel gar nicht durch bewusste Kontrollprozesse aktiviert werden (Perrig et al., 1993; Schneider & Shiffrin, 1977). Damit erfolgt eine Schema-Aktivierung oft auch „am Bewusstsein vorbei"; das Schema kann aktiviert werden, ohne dass die Person weiß, wodurch oder wie das geschehen ist. Ist das Schema jedoch einmal aktiviert, dann beeinflusst es in hohem Maße die Verarbeitungs- und Handlungsregulationsprozesse.

6.2.4 Unterschiedliche Identitäten

Da es bei derselben Person ganz unterschiedliche Schemata gibt, aufgrund differentieller Erfahrungen und Verarbeitungsprozesse, können *zu verschiedenen Zeitpunkten unterschiedliche Schemata aktiviert sein*; damit kann sich die Person aber auch zu verschiedenen Zeitpunkten in ganz unterschiedlichen states of mind befinden. Ist z.B. ein Schema der Art aktiviert „ich bin kompetent", dann ist die Person optimistisch, leistungsorientiert, weist positive Effizienzerwartungen auf, sucht Situationen auf usw. Ist dagegen ein Schema aktiviert der Art „ich bin ein Versager", dann weist die Person negative Erwartungen auf, vermeidet Situationen, ist in einer depressiv-niedergedrückten Stimmung usw.

Dies bedeutet aber auch, dass eine Person keine einheitliche, durchgängige „Identität" besitzt, sondern „mehrere Identitäten", die, wenn die Schemata hochgradig unterschiedlich sind, auch stark variieren können (z.B. von erfolgsorientiert-optimistisch bis zu misserfolgsorientiert-depressiv). Die Vorstellung einer „einheitlichen Identität" ist eine Fiktion: es gibt vielmehr eine Reihe mehr oder weniger konsistenter, mehr oder weniger widersprüchlicher und mehr oder weniger konfligierender Identitäten. Personen können z.T. hochgradig konfligierende Schemata aufweisen (Grawe, 1998, S. 361ff), die zu völlig unterschiedlichen Zielen, Verhaltensweisen, Emotionen führen: damit kann das System einer Person hochgradig konflikthaft sein. Und natürlich ist dies ein sehr relevanter therapeutischer Ansatzpunkt für eine Klärungsorientierte Psychotherapie.

6.2.5 *Internale Determinanten*

Derartige exekutive Schemata können nun in hohem Maße zu persönlichen Problemen beitragen: sie können zu negativen Interpretationen der eigenen Person führen, zu dysfunktionalen Einschätzungen von Beziehungen usw. Tragen derartige exekutive Schemata zu persönlichen Problemen bei, so werden sie als *„internale Determinanten"* eines Problems bezeichnet. Und diese internalen Determinanten stellen in der Klärungsorientierten Psychotherapie den zentralen therapeutischen Ansatzpunkt dar (Sachse, 1986a, 1992a, 1996a; Sachse & Maus, 1991).

6.2.6 *Konsequenzen für biographische Arbeit*

Episodische und exekutive Schemata sind, wie ausgeführt, unterschiedlich: es sind die exekutiven *und nicht* die episodischen Schemata, die den state of mind determinieren und die zu persönlichen Problemen beitragen. *Daher ist es für eine effektive Therapie auch notwendig, die exekutiven Schemata und nicht die episodischen zu bearbeiten.* Eine Konsequenz davon ist, dass es keineswegs ausreicht, dass ein Klient seine Biographie „erzählt"; solange lediglich episodische Schemata aktiviert werden, ist nicht mit einer nennenswerten therapeutischen Veränderung zu rechnen. Therapeutisch reicht es auch nicht aus, Verbindungen zwischen biographischen Erfahrungen und heutigem Verhalten herzustellen; dies schafft lediglich neue intellektuelle Schemata, rührt die exekutiven Schemata aber nicht einmal an.

Dennoch kann es hoch relevant sein, mit der Biographie zu arbeiten: der Grund dafür liegt darin, dass die Vorstellung biographischer Situationen mit hoher Wahrscheinlichkeit relevante exekutive Schemata aktiviert. Und dann muss therapeutisch *mit diesen exekutiven Schemata weitergearbeitet werden*! Biographische Arbeit an sich ist ineffektiv; biographisches Material kann jedoch in hohem Maß zur Problemaktualisierung beitragen!

6.2.7 *Schema-Aktivierung*

Wie deutlich geworden ist, ist für eine Bearbeitung von Schemata eine vorhergehende *Schema-Aktivierung* notwendig. Dies ist eine sehr bedeutsame psychologische Trivialität: *nur aktivierte Schemata können therapeutisch bearbeitet werden.* Grawe bezeichnet diesen Prozess der Schema-Aktivierung als *Problemaktualisierung* und sieht in ihm einen zentralen therapeutischen Wirkfaktor (Grawe, 1998). In der Tradition der Experientiellen Psychotherapie wird dieser Prozess in der Regel als „Erlebnisaktivierung" bezeichnet (vgl. Esser, 1978, 1983).

Dies hat zur Folge, dass im Therapieprozess aktuell, im *Hier und Jetzt*, ein Schema aktiviert sein muss, ansonsten ist es nicht bearbeitbar. Dabei erzeugt die Aktivierung eines affektiven Schemas Affekte und Emotionen: und es sind diese im Therapieprozess aktuell auftretenden Affekte und Emotionen, die einen Therapeuten darüber informieren, dass ein relevantes Schema aktiviert und damit nun bearbeitbar ist. Das bedeutet aber auch: streng genommen geht es bei einer „Erlebnisaktivierung" gar nicht primär um die Aktivierung von Emotionen oder Affekten an sich: diese sind lediglich *Indikatoren* für eine Schema-Aktivierung. Primär geht es vielmehr *um die Aktivierung des zugrundeliegenden Schemas selbst*. Es geht im Therapieprozess nicht primär darum, einen Klienten traurig zu machen: vielmehr muss man die Traurigkeit in Kauf nehmen, denn eine Aktivierung des entsprechenden Schemas ist nicht ohne die Auslösung von Traurigkeit möglich. *Damit geht es aber nicht primär um Emotions-Aktivierung, sondern um Schema-Aktivierung*! Und dieses aktivierte Schema muss dann auch noch therapeutisch bearbeitet werden! Eine reine Emotions-Aktivierung ohne begleitende Schema-Bearbeitung ist dagegen therapeutisch sinnlos.

Die Tatsache, dass Schemata bottom up durch Stimuli oder Vorstellungen von Stimuli aktiviert werden, hat auch zur Konsequenz, dass therapeutische Klärungsprozesse immer von einer „Berichtebene" ausgehen müssen: Klienten beginnen, indem sie berichten, „was sich ereignet hat": in der Gegenwart oder in der Vergangenheit. Je stärker und je konkreter sich die Person dabei in die jeweilige Vorstellung hineinversetzt, desto wahrscheinlicher ist es, dass hier und jetzt ein Schema aktiviert wird, mit dem dann therapeutisch gearbeitet werden kann. Dabei geschieht die Schema-Aktivierung im Hier und Jetzt; die berichteten Situationen müssen dagegen keineswegs im Hier und Jetzt sein: auch die Vorstellung alter Situationen kann in massiver Weise zu Schema-Aktivierungen führen! Damit kann praktisch inhaltlich alles thematisiert werden, was dem Klienten irgendwie relevant erscheint. Man gelangt über eine Schema-Aktivierung praktisch von jedem beliebigen Thema zu relevanten Schemata.

6.2.8 Therapeutische Ansatzpunkte

Wie ausgeführt, *interpretiert* eine Person eine Situation aufgrund ihrer Schemata: die Situation aktiviert ein Schema und dieses determiniert die aktuelle Verarbeitung.

Die gleiche Situation löst bei Personen mit unterschiedlichen Schemata völlig unterschiedliche Verarbeitungsprozesse aus. Ein Beispiel ist die Situation, dass zwei Personen, A und B, den Auftrag bekommen, vor Publikum einen Vortrag zu halten. A hat ein Selbstkonzept der Art
- ich bin kompetent;
- ich kenne meine Fähigkeiten;
- ich kann Vorträge halten.

Der Auftrag löst damit bei A Verarbeitungsprozesse aus wie:
- Toll!
- Das ist eine wunderbare Gelegenheit, meine Fähigkeiten zu zeigen!

– Ich fühle mich gut!
– Nichts wie hin!

B hat dagegen ein Selbstkonzept der Art
– ich bin ein Versager;
– ich werde mich blamieren;
– zeige niemandem deine Unfähigkeit!

Die Anforderung löst daher bei B Verarbeitungen der Art aus:
– Das ist furchtbar!
– Sieh zu, dass Du Dich drücken kannst!
– Ich fürchte Schlimmes!
– Ich fühle mich schlecht!

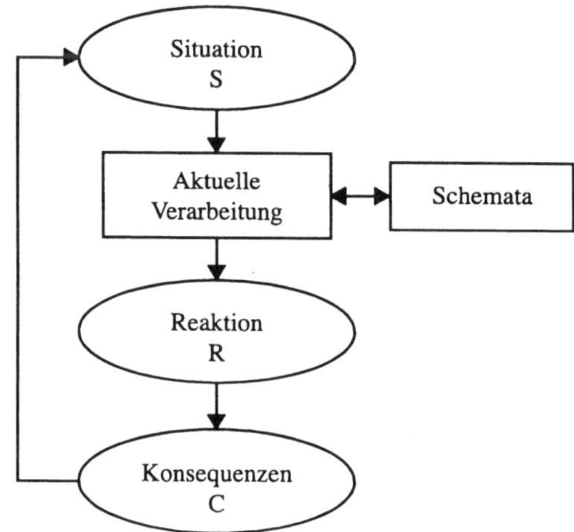

Abbildung 5: Situation und Schema

Aus diesen Gründen stehen *in einer Klärungsorientierten Psychotherapie die aktuellen Verarbeitungsprozesse und die zugrundeliegenden Schemata im Zentrum des therapeutischen Interesses.* Situationen und Reaktionen sind weniger relevant: das heißt aber nicht, dass sie irrelevant sind. Situationen sind notwendig, um Schemata zu aktivieren und in den eigenen Reaktionen manifestieren sich die Probleme des Klienten. Daher spielen Situationen und Reaktionen sowie Konsequenzen immer auch eine Rolle in der Therapie; *zentrale* therapeutische Ansatzpunkte sind jedoch Verarbeitungsprozesse und Schemata. Bei den Verarbeitungsprozessen kann es sich z.B. handeln um
– Gedanken und Vorstellungen;
– Interpretationen und Schlussfolgerungen;
– Emotionen;
– Affekte und Stimmungen;
– Handlungsimpulse u.a.

Bei den Schemata kann es sich z.B. handeln um

- Motive, Ziele, Werte;
- Normen;
- Selbstkonzepte;
- Beziehungskonzepte;
- Annahmen über „Realität";
- prozedurales Wissen über
- eigene Handlungsstrategien;
- eigene Kontingenzerwartungen (wenn-dann-Beziehungen).

Damit ist letztlich die Bearbeitung und Veränderung der der Verarbeitung zugrundeliegenden Schemata das Ziel der Klärungsorientierten Therapie. D.h., in der Klärungsorientierten Psychotherapie geht es um

- die Identifizierung problem-determinierender Schemata;
- die Aktivierung dieser Schemata;
- die Repräsentation dieser Schemata;
- die Prüfung dieser Schemata;
- die Integration dieser Schemata mit anderen Schemata, z.B. mit Ressourcen-Schemata;
- die Umstrukturierung dieser Schemata.

Schemata können aus unterschiedlichen Gründen problematisch sein:

- Schemata können Inhalte aufweisen, die zu negativen states of mind führen, zu ungünstigen Interpretationen, Erlebens- und Verhaltensweisen (wobei „ungünstig" bedeutet, dass sie anderen Zielen oder Motiven des Klienten widersprechen oder im System des Klienten zu „Kosten" führen).
- Schemata können darüber hinaus von anderen Schemata „dissoziiert" sein, wodurch „doppelte Überzeugungssysteme" entstehen können (s.u.).
- In diesem Fall kann das Schema sich nicht mit anderen Schemata integrieren und auch neue Erfahrungen nicht assimilieren (s.u.).
- Schemata können der Person selbst unklar sein; in diesem Fall kann die Person das Schema nicht prüfen und nicht kontrollieren; das Schema ist damit auch nicht unmittelbar therapeutisch bearbeitbar.

Zur Bildung von Repräsentation und zur Aufhebung von Dissoziation von Schemata sind insbesondere Methoden der Klärungsorientierten Psychotherapie indiziert; zur Prüfung, Integration und Umstrukturierung von Schemata können Methoden der Klärungsorientierten, der Kognitiven und/oder der Verhaltenstherapie verwendet werden.

6.3 Struktur von Schemata

Um Prinzipien Klärungsorientierter Therapie tiefer zu verstehen, ist es nützlich, eine genauere theoretische Vorstellung von Schemata zu entwickeln.

Im Wesentlichen können Schemata in zwei theoretischen Kontexten konzeptualisiert werden:

- Im Kontext von Netzwerkmodellen;
- im konnektionistischen Kontext.

Im Vergleich zu Netzwerkmodellen sind *konnektionistische Modelle* elaborierter und „näher" an neurophysiologischen Daten (vgl. Caspar et al., 1992); dagegen sind Netzwerkmodelle überschaubarer und handhabbarer. Da es hier im Wesentlichen um pragmatische Aspekte geht, sollen Schemata im Folgenden unter der Perspektive von Netzwerkmodellen konzipiert werden.

6.3.1 Netzwerkmodelle von Schemata

Eine wesentliche Annahme von Netzwerkmodellen ist die, dass ein Netzwerk immer aus mehreren Konzepten besteht (Forgas, 1999). Die Bedeutung *jedes einzelnen* Konzeptes ist durch Bedeutungsstrukturen festgelegt, die sich außerhalb des Netzwerkes befinden (nach dem Gödel`schen Unbestimmtheitsprinzip muss jedes System durch Inhalte *außerhalb* des jeweiligen Systems fundiert werden, Gödel, 1931). Im Netzwerk sind die einzelnen Konzepte jedoch (assoziativ) miteinander verbunden; und diese Verbindung schafft eine qualitativ *neue* Bedeutung, eine ganz besondere, für das Netzwerk spezifische Bedeutung, die über die Bedeutung der Einzelkonzepte hinausgeht und die Bedeutung der Einzelkonzepte (u.U. stark) verändert.

So ruft eine Frau, die einem Mann im Liebesakt sagt „Du bist ein Wolf", ein spezifisches Netzwerk von Bedeutung auf, das sich von dem normalen Netzwerk „Wolf" unterscheidet (sie meint sicher nicht, er sei behaart und heule den Mond an, das sollte man zumindest hoffen). Durch die jeweilige Vernetzung von Konzepten können somit hochgradig idiosynkratische, personenspezifische Bedeutungskonstruktionen entstehen.

In der Regel werden Netze als Ganzes aktiviert: sie erzeugen dann einen bestimmten Bedeutungskontext, der die Grundlage der weiteren Informationsverarbeitung der Person ist. In manchen Fällen werden durch Stimuli jedoch nur Teile des Netzwerkes aktiviert; dadurch entsteht eine etwas veränderte Bedeutungskonstellation (und damit eine veränderte Informationsverarbeitung). Das jeweils aktivierte Netzwerk beeinflusst dann, wie ausgeführt, den jeweiligen „state of mind". Dabei *kann* das jeweilige Netzwerk bewusst repräsentiert sein, d.h., die Person versteht die im Netzwerk enthaltenen Konzepte, kann sie sprachlich benennen und verbal ausdrücken. Das Netzwerk *kann* jedoch teilweise oder völlig unrepräsentiert sein; d.h., die Person hat die darin enthaltenen Konzepte nicht präsent, kann sie nicht in Sprache umsetzen und nicht verbal ausdrücken; sie kann die Konzepte nicht in andere Konzepte integrieren und infolgedessen versteht sie das Netzwerk auch nicht. Aktivierte Netzwerke, so muss man annehmen, beeinflussen den state of mind jedoch auch dann, wenn sie *nicht* repräsentiert sind und wenn die Person sie *nicht* versteht: sie beeinflussen Informationsverarbeitung, Stimmung und Handlungsimpulse auch dann, wenn die Person nicht verbal über die Konzepte Auskunft geben kann. Das Netzwerk kann eben „automatisch", an bewussten Verarbeitungs- und Kontrollprozessen vorbei, aktiviert werden.

Eine Aktivierung geschieht über „Schlüssel-Reize", solche Stimuli, die paradigmatisch im Netzwerk gespeichert sind; die Aktivierung breitet sich dann im Netzwerk aus; dabei aktiviert ein Konzept das damit zusammenhängende nächste Konzept. Je mehr Konzepte aktiviert werden, desto „vollständiger" ist die Gesamtbedeutung.

6.3.2 Repräsentations-Codes

Schemata liegen im Gedächtnis in einem bestimmten Repräsentations-Code vor, d.h., sie sind in einer ganz bestimmten Weise abgespeichert. Sie sind Teil des „impliziten Gedächtnisses" (Goschke, 1996; Grawe, 1998, S. 287, 308). Ganz grob kann man zwei Repräsentations-Codes unterscheiden (Perrig et al., 1993; Teasdale, 1999):

- den kognitiven Code,
- den perzeptuell-sensumotorischen Code.

Der kognitive Code besteht aus Konzepten: aus mehr oder weniger abstrakten Begriffen, Bedeutungen; der kognitive Code ist die direkte Grundlage für die Sprachproduktion (siehe Kapitel 5). Der sensumotorische Code ist grundlegend anders: hier liegt die Speicherung in visuellen Bildern vor, in Empfindungen, in sensorischen Repräsentationen. Der perzeptuell-sensumotorische Code kann, anders als der kognitive Code, nicht unmittelbar in Sprache umgesetzt werden.

Gemäß dieser Codierungen lassen sich auch zwei Arten von Schemata unterscheiden (Greenberg et al., 1993; Pascual-Leone, 1990a, 1990b, 1991):

- kognitive Schemata,
- affektive Schemata.

Kognitive Schemata liegen in einem kognitiven Repräsentations-Code vor: die Aktivierung dieses Schemas führt zu Konzepten, die eine Person (mehr oder weniger) in Sprache umsetzen kann. Affektive Schemata liegen jedoch in einem perzeptuell-sensumotorischen Code vor: die Aktivierung eines solchen Schemas führt zu

- Stimmungen,
- diffusen Gefühlen,
- körperlichen Reaktionen,
- körperlichen Empfindungen,
- visuellen Vorstellungen und Bildern.

Alle diese Aspekte kann die Person (mehr oder weniger deutlich) spüren und sie kann das Gespürte (d.h., die *Folge* der Schema-Aktivierung) beschreiben; in der Regel spürt sie auch, dass die Empfindungen „etwas bedeuten"; in aller Regel kann sie aber das Schema selbst nicht in Worte fassen und versteht das Schema selbst nicht. Gendlin bezeichnet diesen Verarbeitungsprozess der Auslösung einer Körper-Reaktion als „felt sense" (Gendlin, 1978b; Neumann & Sachse, 1992; Sachse, 1985; Sachse et al., 1992); *im Grunde muss man einen felt sense auffassen als Folge der Aktivierung eines affektiven Schemas* (damit geht es in der therapeutischen Arbeit auch nicht um die Körperempfindung selbst, sondern, wie immer, um die Bearbeitung des zugrundeliegenden Schemas!).

Damit wird sofort deutlich, dass eine Repräsentation kognitiver Schemata deutlich einfacher ist als die Repräsentation affektiver Schemata.

Kognitive Schemata müssen zu ihrer Repräsentation „nur" noch ins fokale Bewusstsein der Person (in die „propositionale Basis") gelangen und in Sprache übersetzt werden. Affektive Schemata müssen aber zunächst in kognitive Konzepte übersetzt werden, um dann erst in sprachliche Konzepte übersetzt werden zu können. Somit erfordert eine Repräsentationsbildung bei kognitiven Schemata *einen* Schritt, bei affektiven Schemata jedoch *zwei* Schritte.

6.3.3 Repräsentation

Wie ausgeführt sind kognitive Schemata prinzipiell repräsentierbar; das bedeutet aber nicht, dass alle kognitiven Schemata einer Person zugänglich sind. Auch kognitive Schemata werden automatisch aktiviert und bilden schon deshalb keine Repräsentation; es kann jedoch auch sein, dass Aspekte kognitiver Schemata für die Person aversiv sind und die Person deshalb eine Konfrontation mit bestimmten Inhalten vermeidet. Dies kann eine Repräsentation von Schema-Aspekten aktiv verhindern.

Dagegen gibt es eine hohe Wahrscheinlichkeit, dass affektive Schemata nicht repräsentiert sind; sie sind zwar wirksam und die Person kann auch die *Effekte* der Schema-Aktivierung spüren; das Schema selbst bleibt der Person jedoch unzugänglich und unverständlich. Dies liegt an dem „anderen“ Repräsentations-Code, der eine Repräsentation des Schemas grundsätzlich erschwert. Darüber hinaus kann aber das Schema auch noch aversiv sein (ein negatives affektives Schema sein), wodurch die Person eine Repräsentationsbildung durch Vermeidung auch noch aktiv behindern kann.

6.3.4 Repräsentationsbildung

Wenn ein Schema einer Person nicht zugänglich ist, dann kann an einer *Repräsentationsbildung* gearbeitet werden: es geht darum, ein Schema in kognitive und sodann sprachliche Konzepte zu übersetzen, sodass die Person die Schema-Elemente benennen, einordnen und verstehen kann. Die Prozesse der Repräsentationsbildung sind jedoch für kognitive und affektive Schemata deutlich unterschiedlich.

Bei der Repräsentationsbildung kognitiver Schemata versuchen Therapeut und Klient die jeweils relevanten Konzepte zu fokussieren und in sprachliche Konzepte zu übersetzen: der Klient versucht, mit Hilfe des Therapeuten, für die kognitiven Konzepte passende sprachliche Begriffe zu finden. Dabei geht es darum „mit Sprache zu spielen“, sprachliche Begriffe zuerst probeweise anzuwenden, zu korrigieren, zu verbessern usw. Die Klärung geht hier *von den Konzepten aus*; die kognitiven Konzepte werden direkt fokussiert, werden direkt angesteuert. Dieser Übersetzungsvorgang ist eine Kombination aus Methoden der Klärungsorientierten Therapie (z.B. Explikation) und der Kognitiven Therapie.

Ganz anders ist dagegen die Situation bei affektiven Schemata. Hier ist das Schema nicht kognitiv repräsentiert: die erste Konsequenz davon ist, dass es auch nicht direkt fokussiert, nicht direkt „angesteuert“ werden kann. Die Person kann lediglich das Schema durch entsprechende Stimuli aktivieren und die *Effekte* spüren: die Stimmung, die Körperempfindung, die Vorstellung. Dies sind die einzigen psychischen Indikatoren, die der Person zugänglich sind. Sie hat keinen anderen Hinweis auf das Schema und das Schema selbst ist auch nicht in das Zentrum der Aufmerksamkeit zu holen. Die Person kann sich deshalb lediglich auf die Effekte, die Indikatoren des Schemas konzentrieren: auf die Stimmung, auf die jeweilige Körperempfindung usw. Durch die Konzentration auf diese Indikatoren kann die Person *das Schema aktiviert halten*, was eine Voraussetzung für eine weitere Bearbeitung ist. Hält die Person das Schema aktiviert, dann „spürt“ sie eine Bedeutung, sie hat eine sensumotorische Repräsentation des Schemas (weiß aber noch nicht, da es nicht kognitiv repräsentiert ist, was das Schema „bedeutet“). Diese sensumotorische Repräsentation muss die Person nun in kognitive Bedeutungselemente übersetzen. Um dies zu tun, muss die Person kognitive Elemente heranziehen und die Bedeutung dieser kognitiven Elemente mit der sensumotorischen Bedeutung des Schemas vergleichen. Dabei muss die Person beurteilen, ob die kognitive Bedeutung die sensumotorische Bedeutung hinreichend gut „abbildet“.

Die Klärung geschieht hier „von der affektiven Bedeutung aus“: der Klient hält die sensumotorische Bedeutung im Focus und folgt Fragestellungen wie:

- Was bedeutet diese Empfindung?
- Auf was geht diese Empfindung zurück?
- Was sagt mir diese Empfindung?

Da der Klient a priori gar nicht weiß, welche kognitiven Elemente zu der sensumotorischen Bedeutung „passen“, also diese Bedeutung abbilden, kann er im kognitiven System nicht gezielt nach Bedeutungen suchen (dazu müsste man erst wissen, was man sucht, dazu bräuchte man aber schon eine Repräsentation, die aber hat man gerade nicht!). Daher kann der Klient nicht in einem rational-analytischen Modus arbeiten, sondern er muss im Sinne von Kuhl (1983b) in einem intuitiv-holistischen Verarbeitungsmodus arbeiten: er muss sich auf die sensumotorische Bedeutung konzentrieren, eine Fragestellung formulieren und dann sein Gedächtnis „machen lassen“: auf diese Weise beginnt automatisch eine Suche nach adäquaten Bedeutungen im Gedächtnis. Dieser Prozess läuft automatisiert, er lässt sich weder bewusst steuern, noch lässt er sich forcieren: die kognitiven Elemente „laufen so lange durch“, bis die Person erste Hinweise auf möglicherweise passende Konzepte gefunden hat. Dieser Prozess ist in der Regel zeitaufwendig und erfordert von der Person höchste Konzentration; er ist daher auch hochgradig störanfällig.

Sobald die Person im kognitiven System erste passende Konzepte gefunden hat, kann sie von jetzt an gezielt weitersuchen: sie kann Konzepte verändern und auf Stimmigkeit prüfen, sie kann von da aus neue Konzepte assoziieren, Konzepte zusammenfügen und die neue Bedeutung auf Stimmigkeit prüfen usw. Auf diese Weise findet und bildet sie kognitive Konzepte, deren Bedeutung die fokussierte sensumotorische Bedeutung hinreichend genau abbilden.

Wenn dies geschieht, stellt sich ein Gefühl von Stimmigkeit ein, das die Person in der Regel sehr gut spüren kann (Gendlin spricht hier von „felt shift“). In diesem Fall ist eine „Übersetzung“ des sensumotorischen in einen kognitiven Code gelungen.

Danach muss allerdings meist noch an der Übersetzung dieses kognitiven Codes in einen sprachlichen Code gearbeitet werden. Häufig entstehen als erstes Vorstellungsbilder, die die sensumotorische Bedeutung abbilden und die dann wiederum noch in sprachliche Konzepte übersetzt werden müssen.

Die therapeutischen Techniken, die diesen Repräsentations- oder, wie wir sagen, Explizierungsprozess unterstützen, werden später ausführlich behandelt; sie gehen weit über kognitive Behandlungstechniken hinaus, sie sind spezifisch für eine Klärungsorientierte Psychotherapie.

6.3.5 Folgen mangelnder Repräsentation

Eine mangelnde Repräsentation von Schemata hat im psychischen System einer Person gravierende Konsequenzen. Ist ein Schema nicht repräsentiert, dann bedeutet das, dass die Person im Grunde nicht weiß, was ihre grundlegende Verarbeitungsstruktur ist; ist diese an einem Problem beteiligt, dann bedeutet das, dass die Person das Problem nicht versteht, ja, es bedeutet, dass die Person das Problem nicht einmal definieren kann. Ein Schema, das nicht repräsentiert ist,

- lässt sich nicht inhaltlich prüfen;
- lässt sich nicht kontrollieren;
- lässt sich nicht integrieren;
- lässt sich nicht umstrukturieren;
- lässt sich auch nicht mit Ressourcen einer Person in Zusammenhang bringen.

Damit führt eine mangelnde Repräsentation eines Schemas in der Regel zu einer *Konservierung des Schemas* und damit zu einer Aufrechterhaltung des Problems.

Besonders gravierend ist die Situation, wenn ein problematisches Schema in einem nicht-kognitiven Repräsentations-Code vorliegt. Ein solches Schema ist nämlich in gewisser Weise vom Rest des Verarbeitungs-Systems „dissoziiert". Da das affektive Schema einen „sensumotorischen Code spricht", kann es nicht mit kognitiven Schemata kommunizieren. Somit integriert es sich auch nicht mit kognitiven Schemata. Auf diese Weise kann es zur Bildung eines „doppelten Überzeugungssystems" kommen. So kann die Person z.B. ein biographisch altes, affektives Schema aufgebaut haben, in dem Abwertungen ihrer Person gespeichert sind. Das Schema enthält dann Bedeutungen wie:

- Ich bin ein Versager.
- Ich bin inkompetent.
- Wenn man versagt, wird man abgelehnt.

(Allerdings enthält das Schema diese Bedeutungen eben *nicht* in Form derartiger Aussagen, sondern in bildhaft-sensorischer Form!). Daneben kann die Person im späteren Leben aufgrund eigener Leistungen ein neues Schema gebildet haben, das in einem kognitiven Code vorliegt und beinhaltet:

- Ich bin kompetent.
- Ich bin Anforderungen gewachsen.
- Ich werde anerkannt usw.

Da die beiden Schemata jedoch in unterschiedlichen Codes vorliegen, integrieren sie sich nicht zu einem Schema; sie bleiben vielmehr voneinander isoliert. Beide Schemata werden nun durch unterschiedliche Stimuli ausgelöst: positive Rückmeldungen aktivieren das positive, kognitive Selbstkonzept. Dessen Aktivierung determiniert dann den state of mind und führt zu (vgl. Ellis & Moore, 1999):

- positiven Gefühlen,
- positiven Erwartungen,
- Annäherungstendenzen *usw.*

Das daneben existierende affektive, negative Schema wird jedoch z.B. durch Kritik oder Erfahrungen des Scheiterns aktiviert; dessen Aktivierung determiniert aber nun ebenfalls den state of mind und führt zu

– Vermeidungsverhalten,
– einem Gefühl von Wertlosigkeit,
– depressiver, niedergeschlagener Stimmung, usw.

Auf diese Weise kann die Person von einer Stimmungslage in eine andere wechseln, je nachdem, welches Schema gerade aktiviert wird; und das negative Schema wird durch das gleichzeitig existierende positive Schema in gar keiner Weise tangiert: es bleibt unverändert bestehen!

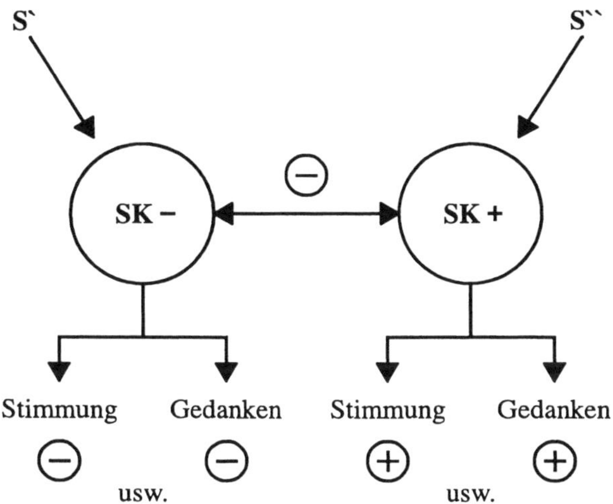

Abbildung 6: Doppeltes Überzeugungssystem (SK = Selbstkonzept)

Vielmehr hemmen sich die Schemata noch gegenseitig: ist das negative Schema aktiviert, dann sind der Person ihre eigenen Ressourcen nicht mehr zugänglich und ist das positive Schema aktiviert, dann hat die Person keinen Zugang mehr zu ihren negativen Gefühlen.

Man kann annehmen, dass das aktuell vorhandene Informationsverarbeitungssystem der Person im Wesentlichen im kognitiven Code arbeitet. Dies hat eine wesentliche Implikation: neue Erfahrungen, die eine Person macht, werden nur an Schemata assimiliert oder können solche Schemata akkommodieren, die in einem kognitiven Code repräsentiert sind. Weist eine Person somit ein negatives affektives und ein positives kognitives Schema über ihr Selbst auf und macht sie aktuell positive Erfahrungen, dann stärken diese lediglich das bereits positive kognitive Schema: *das negative affektive Schema bleibt davon jedoch unberührt. Damit kann die Person aktuell gar keine korrigierenden Erfahrungen im Hinblick auf das affektive Schema machen*: die positiven Erfahrungen, die sie macht, „erreichen" das negative Schema gar nicht. Die positiven Erfahrungen verstärken nur die bereits bestehende Diskrepanz innerhalb des doppelten Überzeugungssystems. Damit ist es auch nicht möglich, therapeutisch das affektive Schema über die „Vermittlung korrigierender Erfahrungen" zu verändern, solange das affektive Schema unrepräsentiert ist; auch ressourcenaktivierende Methoden wirken sich nicht verändernd auf das Schema aus. In unrepräsentierter Form ist das Schema änderungsresistent.

6.3.6 Wirkungen der Repräsentationsbildung

Wird ein affektives Schema dagegen kognitiv repräsentiert, dann liegt es (auch) in einem kognitiven Code vor. Dadurch kann das Schema mit dem Rest des kognitiven Systems „kommunizieren“: es kann mit anderen kognitiven Schemata verbunden werden. Prinzipiell das gleiche gilt auch für repräsentierte kognitive Schemata. Ein repräsentiertes Schema kann nun *geprüft* werden: es kann mit anderen Schemata und mit aktuellen Erfahrungen verglichen werden und dadurch auf Funktionalität oder Dysfunktionalität überprüft werden. Da es auf diese Weise auch ent-automatisiert ist, kann es auch unter kognitive Kontrolle gebracht werden: die Person kann gegen Interpretationen angehen, Handlungsimpulse blockieren u.a. Vor allem aber kann das repräsentierte Schema nun mit anderen Schemata integriert werden, z.B. mit positiven Ressourcen-Schemata.

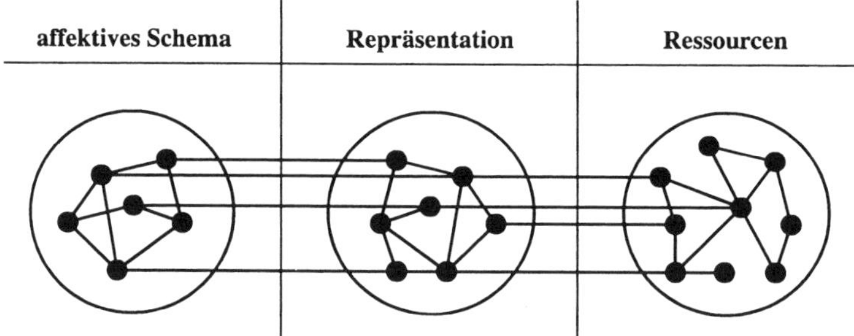

Abbildung 7: Verbindung eines repräsentierten Schemas mit Ressourcen

Auf diese Weise wird ein negatives affektives Schema mit einem anderen positiven Schema verbunden. Dies hat einige Konsequenzen. Die erste Konsequenz ist, dass das negative affektive Schema nicht mehr isoliert aktiviert werden kann; es kann nicht mehr allein den state of mind determinieren. Denn nun wird mit der Aktivierung des negativen Schemas mit hoher Wahrscheinlichkeit auch das positive Schema mitaktiviert; die Person nimmt daher nicht mehr nur negative, sondern immer auch gleichzeitig positive Interpretationen vor. Damit wird der Einfluss des negativen Schemas auf die Exekutive geschwächt. Der state of mind fühlt sich nach der Integration für die Person deutlich anders an als vor der Integration! Damit „fühlt“ eine Person in einer bestimmten Situation dann auch anders als vorher; und da sie anders fühlt, kann sie auch anders handeln, und damit kann sie nun neue und korrigierende Erfahrungen machen; das System kann sie nun nach und nach konstruktiv verändern.

Die Integration der Schemata hat zur Folge, dass sich ein neues Gesamtnetzwerk etabliert, das damit einen neuen Bedeutungs- und Interpretations-Kontext liefert als vor der Integration. Es wird sich eine neue, komplexe Bedeutung herauskristallisieren. Da neue, positive Erfahrungen sich an das positive Schema anlagern, vergrößern sie allmählich den positiven Teil des neuen Gesamtschemas; innerhalb dieses neuen Gesamtschemas spielen die negativen Schema-Elemente damit eine zunehmend geringere Rolle. Man kann darüber hinaus annehmen, dass die negativen Schema-Elemente im Laufe der Zeit aktiv gehemmt werden und diese Schema-Elemente nach und nach ihren Einfluss auf die Exekutive verlieren.

Man muss jedoch wohl davon ausgehen, dass Schemata nicht „gelöscht“ werden können und das gilt auch für das negative affektive Schema; es kann gehemmt, aber nicht beseitigt werden (Grawe, 1998, S. 268). Eine Implikation davon ist, dass auch später in besonderen Auslösungssituationen das negative Schema wieder aktiviert werden kann; dann hat die Person jedoch bereits Strategien gelernt, um damit konstruktiv umzugehen.

Nach der Schema-Repräsentation kann die Person damit „korrigierende Erfahrungen“ machen; damit wirken sich *nun* verhaltenstherapeutische Strategien positiv aus. Das Schema kann *nach* der Repräsentation auch geprüft werden; also sind *nun* auch kognitive Therapiemethoden indiziert. Primär sind in dieser Situation jedoch Methoden der Klärungsorientierten Psychotherapie indiziert, die überhaupt erst auf eine Schema-Repräsentation abzielen. Eine Repräsentationsbildung ist damit ein erster wichtiger Therapieschritt. Es ist für Klienten aber in der Regel ein schwieriger, ungewohnter, zeitaufwendiger Therapieschritt, und ein Therapeut muss die Repräsentationsbildung durch geeignete Strategien aktiv unterstützen (vgl. Kapitel 8).

6.3.7 Klären über Konzepte und Klären über Affekte

Hat ein Klient im Therapieprozess bereits kognitive Konzepte gegeben und geht es nun um eine sprachliche Repräsentation, dann sollte direkt an den kognitiven Konzepten gearbeitet werden. Hat ein Klient z.B. zu einer Situation das Konzept „das ist peinlich“ gegeben, dann kann der Therapeut von diesem Konzept aus „weiter in die Struktur hineinfragen“: was heißt peinlich? Was verbindet der Klient damit? usw. Auf diese Weise arbeiten sich Klient und Therapeut „durch das gesamte Netzwerk hindurch“. Da affektive und kognitive Konzepte eng miteinander verknüpft sein können, gelangen Therapeut und Klient auf diese Weise oft auch zu Affekten und Emotionen. Der Ausgangspunkt der Klärungsarbeit ist hier aber *kein* Gefühl, *kein* „felt sense“, sondern ein kognitives Konzept. Es wird *vom Konzept aus geklärt.*

Anders ist die Situation, wenn ein affektives Schema aktiviert ist; in diesem Fall sind nur affektive Indikatoren gegeben: Stimmungen, diffuse Gefühle, körperliche Reaktionen. Dann muss der Klient sich auf diese konzentrieren und von hier aus einen Repräsentationsprozess beginnen. Hier wird also *vom Gefühl aus geklärt.*

Welche der beiden Zugangsweisen man therapeutisch wählt, hängt davon ab, wo sich der Klient augenblicklich befindet bzw. welche Art von Schema der Klient gerade aktiviert. Es ist jedoch unsinnig anzunehmen, in einer Klärungsorientierten Psychotherapie gehe man ausschließlich von Gefühlen aus oder konzentriere sich nur auf Gefühlsprozesse. Vielmehr konzentriert man sich auf *alle relevanten Arten* der Verarbeitung. Dabei kann man es vom Stand des Klärungsprozesses beim Klienten abhängig machen, welchen Zugang man wählt:

- Bewegt sich ein Klient eher auf einer konzeptuell-kognitiven Ebene, dann wählt man diesen Zugang zum Schema.
- Bewegt sich der Klient auf einer affektiv-emotionalen Ebene, dann wählt man den Zugang über das affektive Schema.

In jedem Fall sollte der Klient „dort abgeholt werden", wo er ist: hat er im Augenblick einen eher kognitiven Zugang, dann kann man diesen nutzen und muss den Klienten nicht künstlich „emotionalisieren"; oder man muss einen Klienten, der im Augenblick keine Gefühle spürt, nicht nach Gefühlen fragen o.ä.

6.4 Die therapeutische Funktion von Emotionen und Affekten

Wie ausgeführt arbeiten Therapeuten in der Klärungsorientierten Therapie nicht ausschließlich an Emotionen oder Affekten. Dennoch spielen diese Prozesse in der therapeutischen Arbeit eine große Rolle. Dies liegt schon daran, dass es in der Therapie meist um *persönlich relevante* Probleme geht und Probleme werden dadurch persönlich relevant, dass sie mit Motiven, Zielen, Werten und Normen zu tun haben und deren Aktivierung auch Emotionen und Affekte aktiviert. Vielfach liegen Problemen aber auch affektive Schemata zugrunde sowie emotionale Verarbeitungsprozesse. Daher soll hier auf einige zentrale Aspekte von Emotionen näher eingegangen werden.

6.4.1 Emotion und Affekt

In Anlehnung an die Emotionstheorien von Kuhl (1983a) und Scherer (1984, 1989) kann man „Emotionen im engeren Sinne" und „Affekte" unterscheiden; dieser Unterschied ist auch für die praktisch-therapeutische Arbeit von Bedeutung. Nach diesen Emotionstheorien verläuft die emotionale Verarbeitung in Schritten ab, wobei jeder folgende Schritt mehr Information verarbeitet, komplexer, implikativer wird als der Vorausgehende. Die Details der Modelle sind hier nicht von Bedeutung, relevant ist nur eine Unterscheidung. Affekte gehen auf die „einfachsten", elementarsten, am wenigsten implikativen Verarbeitungsprozesse zurück. Ein Affekt kann z.B. durch direkte Aktivierung eines affektiven Schemas geschehen: diese Aktivierung hat dann auch elementare Reaktionen zur Folge, z.B.

- eine bestimmte Stimmung,
- ein diffuses Gefühl von Unbehagen,
- eine bestimmte körperliche Reaktion.

Weitere Verarbeitungsprozesse finden dagegen nicht statt und sind auch nicht erforderlich.

Für die Bildung von „Emotionen im engeren Sinne“ reicht diese elementare Verarbeitung jedoch nicht aus. Emotionen im engeren Sinne sind klar definierte Gefühle (vgl. Ekman, 1999; Plutchik, 1980) wie

- Trauer,
- Angst,
- Freude / Glück,
- Stolz,
- Scham.

Diese Emotionen erfordern in der Regel komplexere Verarbeitungen; es gehen mehr Schritte und mehr Entscheidungen in sie ein; damit sind sie *implikativer* als Affekte. Ein Beispiel soll die Analyse von Angst sein (MacLeod, 1999). Um Angst zu empfinden, muss die Person zu einer *Reihe* von Schlussfolgerungen gelangen (vgl. Lazarus, 1966; Lazarus et al., 1970, 1980a, 1980b), z.B.:

- dass sie (in ihrem Wohlbefinden, in der Erreichung wichtiger Ziele usw.) *bedroht* wird;
- dass diese Bedrohung ein relevantes Ausmaß annimmt;
- dass diese Bedrohung in Kürze bevorsteht; und
- dass sie nur wenige effektive Möglichkeiten hat, mit der Bedrohung umzugehen.

Erst wenn alle diese Schlüsse gezogen sind, empfindet die Person Angst. Diese Schlüsse müssen dabei keineswegs explizit, bewusst und kognitiv gezogen werden; sie können auch hoch automatisiert ablaufen. Es kann sogar sein, dass ein Schema durch einen bestimmten Stimulus getriggert wird, der diese Schlüsse (z.B. „ich kann mich nicht wehren“) enthält, wodurch die betreffende Emotion völlig automatisiert (vgl. Schneider et al., 1984) und sehr schnell ablaufen kann. Die Verarbeitung kann auch hoch automatisiert (vgl. Buck, 1985; Öhman, 1986, 1999) subkortikal über das System Thalamus-Hippocampus-Amygdala ablaufen (das sog. „quick and dirty“-System nach LeDoux, 1998, S. 166; vgl. LeDoux, 1987, 1989, 1994; LeDoux et al., 1989). Wie schnell und wie automatisiert diese Verarbeitung aber auch immer abläuft, sie enthält auf jeden Fall die geschilderten Verarbeitungsschritte, gleichgültig ob sie bewusst analytisch und zeitaufwendig ablaufen oder als gespeichertes Schema automatisch und schnell aktiviert werden: eine Angstreaktion weist in jedem Fall die oben beschriebene *Implikationsstruktur* auf (vgl. Smith & Ellsworth, 1985).

Damit zeigen „Emotionen im engeren Sinne“ eine komplexere Implikationsstruktur als Affekte; und das ist therapeutisch hoch relevant. Denn um Affekte zu verstehen, muss die Person in der Regel ein affektives Schema repräsentieren; um eine Emotion zu verstehen, müssen aber *alle Implikationen* verstanden werden, z.B.:

- die Annahmen, aufgrund derer die Person einen Stimulus als bedrohlich interpretiert;
- die Motive, gegen die der potentielle Bedroher verstößt;
- das Selbstkonzept, das besagt, dass die Person nicht in der Lage ist, sich zu wehren *usw.*

Auch kann ein affektives Schema an einem emotionalen Verarbeitungsprozess beteiligt sein und muss dann bei einer Emotionsanalyse ebenfalls verstanden werden.

Affekte und Emotionen unterscheiden sich damit

- in den Reaktionen, die sie bewirken;

- im subjektiven Befinden der Person;
- in den grundlegenden Verarbeitungsprozessen, die bei einer therapeutischen Analyse repräsentiert und verstanden werden müssen.

Affekte sind elementarer, oft diffuser, in ihrer Bedeutung auch oft unklarer für eine Person als Emotionen.

Manchmal kann auch die Klärung eines affektiven Schemas einen emotionalen Verarbeitungsprozess erst in Gang setzen. So kann die Person in Anwesenheit ihres Vaters ein deutliches Unwohlsein spüren; sie weiß, dass diese Reaktion etwas bedeutet, sie versteht das Schema jedoch nicht. Durch einen Focusing-Prozess (s.u.) repräsentiert sie das Schema, das heißt: „Mein Vater ist intrusiv, grenzüberschreitend und bedroht mich damit". Sobald ihr *das* klar ist, wird ihr deutlich, dass ihr Vater etwas tut, das ihm nicht zusteht und es entsteht ein Verarbeitungsprozess, der zur Wut führt. Ohne diese Schema-Repräsentation war ein solcher Verarbeitungsprozess aber gar nicht möglich; Wut konnte daher nicht ausgelöst werden. Dies zeigt, dass unrepräsentierte affektive Schemata *durch ihre mangelnde Repräsentation emotionale Verarbeitungen auch blockieren können*; in gewisser Weise „setzt die Repräsentation dann die Emotion frei"; der Verarbeitungsprozess kommt zu einem Ergebnis, wird abgeschlossen.

Heuristisch ist es so, dass Therapeuten bei Affekten nach zugrundeliegenden affektiven Schemata suchen sollten; bei Emotionen sollten sie versuchen, die dazugehörige Implikations-Struktur zu repräsentieren.

6.4.2 Emotion: post-kognitiv oder prä-kognitiv

In der Kontroverse zwischen Lazarus (1984, 1991) und Zajonc (1980, 1984) ging es um die Frage, ob Emotionen prä-kognitiv oder post-kognitiv sind. Zajonc vertrat die These, dass Emotionen ohne kognitive Analysen, unmittelbar und automatisch entstehen können („preferences need no inferences"); dagegen vertrat Lazarus die These, dass jeder Emotion kognitive Analysen vorausgehen, dass also jede Emotion die Folge eines kognitiven Prozesses ist. Dieser Annahme folgen auch immer noch viele Ansätze der Kognitiven Therapie (z.B. Ellis, 1979a, 1979b, 1979c, 1979d).

Heute kann die Kontroverse als entschieden betrachtet werden: beide haben Recht. Emotionen *können* zweifellos als Ergebnis kognitiver Analysen entstehen, können *Folge* kognitiver Prozesse sein. Emotionen (und insbesondere Affekte) können jedoch auch ohne kognitive Analysen zustande kommen, z.B. durch Aktivierung affektiver Schemata: damit sind keineswegs alle Emotionen post-kognitiv (Mandl & Huber, 1983; vgl. Baars, 1981; Lazarus, 1999; Leventhal & Scherer, 1987). Und dies impliziert, dass nicht alle emotionalen Probleme durch kognitive Therapiemaßnahmen zu beheben sind: für eine Analyse affektiver Schemata besitzt die Kognitive Therapie gar kein Methodenarsenal; dies ist dagegen eine Domäne der Klärungsorientierten Psychotherapie.

6.4.3 Emotionen und Affekte als Informationsquelle

Emotionspsychologie hat sich zum großen Teil beschäftigt mit der Klassifikation von Emotionen, mit emotionalem Erleben und mit emotionalem Ausdruck. Dabei ist ein ganz zentraler Aspekt des Emotionsgeschehens ganz lange vernachlässigt worden, der erst in den letzten Jahren zunehmend in Erscheinung tritt: die Informationsfunktion von Emotionen (vgl. Dörner, 2001; Hille, 1997). Emotionen haben in niedrigeren Organismen primär eine handlungssteuernde Funktion: sie führen zur Flucht bei Gefahr, zu Annäherung bei der Auslösung positiver Gefühle. In einem Gehirn, das zu einer bewussten Verarbeitung von Emotionen fähig ist (LeDoux, 1998, S. 17) führen Emotionen nur noch selten zu einer direkten Handlungssteuerung: *vielmehr stellen Emotionen (und Affekte) ein zentrales Informationssystem bereit*: Emotionen und Affekte informieren darüber,

- was eine Person mag;
- welche Motive die Person hat, was ihr wichtig ist;
- was sie anstrebt, welche Präferenzen sie hat;
- wann alles in Ordnung ist;
- wann man sich sicher fühlen und entspannen kann;
- was man nicht mag;
- welche Situationen man meiden oder verlassen sollte;
- wann man wachsam und aufmerksam sein sollte;
- wann Gefahr droht;
- dass ein Zustand (einschließlich des Körperzustandes) nicht in Ordnung ist *usw.*

Emotionen und Affekte sind damit ein phylogenetisch altes, für eine erfolgreiche Evolution offenbar zentral wesentliches Informationssystem (Grawe, 1998, S. 289; Lazarus, 1991; LeDoux, 1998). Und diese Funktion erfüllen Emotionen immer noch und zwar nicht nur für Krokodile, sondern umso mehr, je höher ein Gehirn entwickelt ist (Dörner, 2001). Emotionen und Affekte informieren eine Person über nahezu jeden persönlich relevanten Lebensbereich: darüber, was anzustreben ist und zu vermeiden: darüber, was man mag und was nicht; darüber, ob etwas für die eigene Person gut ist oder schlecht usw. (vgl. Kuhl & Beckmann, 1994). Und damit sind Emotionen auch die Grundlage jeder persönlich relevanten Entscheidung. Personen, die keinen Zugang zu ihrem emotionalen System haben, weisen Entscheidungsschwierigkeiten auf oder sind extrem außenorientiert (vgl. Damasio, 1997; Dörner, 2001; Sachse, 1994c, 1995a, 1995c, 1997a).

Personen unterscheiden sich aber offenbar in hohem Ausmaß darin, in welchem Ausmaß sie dieses Informationssystem nutzen. Es gibt Personen, die auf ihre Gefühle achten, die ihre Gefühle ernst nehmen und versuchen, sie zu verstehen; und es gibt Personen (wie solche mit psychosomatischen Störungen, Sachse, 1994c, 1995a, 1995c, 1997a), die ihre Gefühle ignorieren, ihnen keine Aufmerksamkeit schenken, sie nicht ernst nehmen. Damit schneiden sich diese Personen aber selbst von einem für eine effektive Selbstregulation zentral wichtigen Informationssystem ab. Therapeutisch kann es dann darum gehen, dieses System den Personen wieder zugänglich zu machen. Therapeutisch geht es darum, dass Klienten das Emotionssystem effektiv nutzen können; es geht nicht darum, die Klienten „zu emotionalisieren" oder die Ideologie zu verkaufen, man dürfe *nur* seinen Gefühlen trauen oder müsse ihnen *immer* folgen. Es geht darum, dass Klienten das emotionale *und* das kognitive System beachten und nutzen und beide Systeme in Ausgleich bringen. Nur auf Emotionen zu achten ist ebenso unsinnig, wie nur „der Rationalität" zu folgen (unter diesem Aspekt erscheinen einige der Ellis`schen Vorgehensweisen (vgl. Ellis, 1979a, 1979b) psychologisch hochgradig unsinnig und vermutlich sogar langfristig schädlich). Wenig sinnvoll erscheint es auch, Klienten beizubringen, „ihre Probleme zu sein" oder „ganz in ihrer Trauer aufzugehen". Menschen verfügen über emotionale *und* kognitive Systeme, *beide* sind wesentlich und *beide* sollten genutzt werden!

In der Klärungsorientierten Therapie müssen Klienten und Therapeuten oft „emotionalen Spuren" folgen: Affekte, diffuse Gefühle u.a. sind oft die einzigen Indikatoren, die das Vorliegen eines affektiven Schemas anzeigen. Diese Indikatoren müssen daher sehr ernst genommen werden; der Klient muss seine Aufmerksamkeit darauf lenken und „an dieser Spur bleiben". Das fällt vielen Klienten anfangs schwer, aber das ist etwas, was sie lernen sollten, um über den erneuten Zugang zum Emotionssystem ihre Selbstregulation entscheidend zu verbessern.

6.4.4 Automatische Verarbeitung

Man muss davon ausgehen, dass ein sehr großer Teil der emotionalen Informationsverarbeitung automatisiert und unbewusst erfolgt (vgl. LeDoux, 1998; Öhman, 1999). Das impliziert, dass bei sehr vielen persönlichen Problemen damit zu rechnen ist, dass die zugrundeliegenden affektiven Schemata und emotionalen Verarbeitungsprozesse den Personen nicht (ausreichend) repräsentiert sind. Man kann sogar davon ausgehen, dass die meisten Klienten in Problembereichen ihre emotionalen Reaktionen selbst weder verstehen noch kontrollieren können. Unrepräsentierte affektive Schemata sind daher in der Therapie eher die Regel als die Ausnahme. Damit gibt es aber im Bereich persönlicher Probleme einen sehr weiten Indikationsbereich für Klärungsorientierte Psychotherapie.

7 Der Explizierungsprozess

Nachdem im vorigen Kapitel die theoretischen Grundlagen über Schemata, mangelnde Schema-Repräsentation und zu Repräsentations- oder Explizierungsprozessen gelegt worden sind, soll nun der Explizierungsprozess als solcher behandelt werden: welche Voraussetzungen hat ein Explizierungsprozess auf Seiten des Klienten und wie lassen sich diese Voraussetzungen im Therapieprozess herstellen, wie läuft ein Explizierungsprozess ab und wodurch ist er gekennzeichnet?

7.1 Psychologische Voraussetzungen für einen Explizierungsprozess

Um einen Explizierungs- oder Repräsentationsprozess ausführen zu können, muss ein Klient bestimmte psychologische Vorbedingungen herstellen; da die meisten Klienten diese Vorbedingungen jedoch nicht kennen, können sie diese in der Regel auch nicht selber herstellen. Therapeuten müssen daher die Klienten *aktiv dazu anleiten*, die Bedingungen zu schaffen. Diese Bedingungen sind:

- einnehmen einer internalen Perspektive;
- Fokussierung der Aufmerksamkeit;
- Aktivierung relevanter Schemata;
- Aktiviert-halten der Schemata;
- Entwickeln von Fragestellungen;
- Einnahme einer bestimmten „inneren Haltung";
- Arbeit an der Repräsentation;
- therapeutische Beziehung.

7.1.1 Internale Perspektive

Um einen internen Klärungsprozess ausführen zu können, muss eine Person ihre Aufmerksamkeit auch auf intern ablaufende Prozesse lenken, d.h., sie muss eine *internale Perspektive* einnehmen. Nach der Theorie der objektiven Selbstaufmerksamkeit kann eine Person ihre Aufmerksamkeit entweder nach außen richten; sie nimmt dann externe

Gegebenheiten verstärkt und differenziert wahr: die Situation, das Handeln anderer, ihr eigenes Handeln, resultierende Konsequenzen usw. Oder sie kann ihre Aufmerksamkeit nach innen richten: sie nimmt dann internale Aspekte verstärkt wahr: eigene Gedanken, eigene Emotionen, Affekte, eigene Handlungsimpulse usw. (siehe Carver, 1979; Carver & Scheier, 1981, 1985a, 1985b; Carver et al., 1979; Duval & Wicklund, 1972; Franzoi & Brewer, 1984; Scheier, 1980). Der Theorie nach kann eine Person zu einem gegebenen Zeitpunkt nur entweder eine externale *oder* eine internale Perspektive einnehmen, jedoch nicht beide gleichzeitig (vgl. Carver & Scheier, 1981; Fenigstein, 1979, 1987; Fenigstein et al., 1975; Scheier & Carver, 1983). Personen können jedoch manchmal flexibel zwischen den Perspektiven „umschalten". Die Einnahme einer externalen Perspektive ist wichtig, wenn man Situationen analysieren will: dann kann man auch *in der Vorstellung* eine externale Perspektive einnehmen und sich auf Situationsaspekte, das Handeln anderer Personen usw. konzentrieren (d.h., man nimmt bezüglich erinnerter, wieder vorgestellter Situationen eine externale Perspektive ein!). Diese Art von Perspektive ist auch wichtig, wenn man *Schemata aktivieren* will: dann stellt man sich am besten auslösende Situationen oder relevante Situationsaspekte möglichst konkret vor. Will man jedoch internale Verarbeitungsprozesse klären oder gar eigene Schemata repräsentieren, dann muss man die gesamte Aufmerksamkeit auf die intern ablaufenden Prozesse richten: man muss eine *internale Perspektive* einnehmen (man kann auch bezüglich erinnerter und/oder vorgestellter Situationen eine internale Perspektive einnehmen!).

Damit benötigen Klienten in einer Klärungsorientierten Therapie *beide* Perspektiven: die externale Perspektive bei einer Schema-Aktivierung sowie bei einer Umsetzung neuer Erkenntnisse in die Realität; die internale Perspektive bei der Klärung/Repräsentation der Schemata.

Für die meisten Klienten ist die Einnahme einer externalen Perspektive einfacher als die Einnahme einer internalen Perspektive: daher müssen Therapeuten auch relativ selten eine externale Perspektive direkt therapeutisch anregen; dagegen müssen Therapeuten den Klienten oft explizit bei der Einnahme einer internalen Perspektive helfen. *Denn solange sich Klienten in einer externalen Perspektive befinden, können sie keine Klärungsprozesse ausführen*! Daher besteht die zentrale Aufgabe für Therapeuten, wenn sie ihre Klienten zu einer Repräsentation von Schemata anleiten wollen darin, die Perspektive zu internalisieren. Dazu steuert der Therapeut die Aufmerksamkeit eines Klienten durch seine Interventionen auf internale Aspekte:

- Wenn er verbalisiert, dann greift er *solche* Aspekte auf, die internal sind und lässt systematisch externale Aspekte weg.
- Wenn ein Klient z.B. sagt: „Ich habe mich über Karl geärgert.", dann sagt der Therapeut z.B.: „Sie haben sich geärgert." und nicht: „Es geht um Karl.". Die Interventionen erscheinen z.T. sehr simpel, sie haben dennoch eine wichtige *Steuerungsfunktion* im Verarbeitungsprozess des Klienten.
- Wenn der Therapeut eine Frage stellt, dann fragt er nach internalen, nicht nach externalen Aspekten; im obigen Beispiel fragt er z.B.: „Was hat das in Ihnen ausgelöst?" oder „Was war dieser Ärger?" und nicht: „Was hat Karl getan?"

Ein Therapeut kann auch Fragen der folgenden Art stellen:

- Was löst die Situation in Ihnen aus?

- Welche Gefühle löst die Situation in Ihnen aus?
- Was geht Ihnen durch den Kopf?
- Wie fassen Sie die Situation auf?
- Was bedeutet die Situation für Sie?
- Was würden Sie in der Situation gerne tun? u.ä.

Ein Therapeut kann die Perspektive des Klienten auch durch Explizierungen internalisieren. Dazu muss ein Therapeut eine begründete Hypothese darüber haben, welche Verarbeitungsprozesse ein Klient zu einer bestimmten Situation vornimmt. So kann ein Klient z.B. eine Situation beschreiben (sich auf Berichtebene befinden). Der Klient macht aber durch die Art seiner Beschreibung (Stimme, nonverbale Signale) deutlich, dass er sich über Situationsaspekte ärgert). Dies macht er aber nicht verbal deutlich; seine Aufmerksamkeit ist auch gar nicht auf seinen Ärger gerichtet. Diese Aspekte kann der Therapeut aber explizit aussprechen. Er kann sagen: „Sie ärgern sich sehr über X." Damit lenkt er die Aufmerksamkeit des Klienten auf den Aspekt des Ärgers, also *nach innen*. Für Therapeuten besteht damit in einem Klärungsprozess eine zentrale Aufgabe:

Internalisiere die Perspektive!

7.1.2 Fokussieren der Aufmerksamkeit

Der Klärungs- oder Repräsentationsprozess ist, wie aufgezeigt wurde, ein zeitaufwendiger Prozess: die Übersetzung eines affektiven Schemas in einen kognitiven Code kann mehrere Minuten und bis zu einer ganzen Therapiestunde dauern. Dies bedeutet aber notwendigerweise, dass die Aufmerksamkeit des Klienten während des gesamten Prozesses *internal bleiben muss* und sich die ganze Zeit über *auf die für die Klärung relevanten Inhaltsaspekte fokussieren muss*. Und das bedeutet, dass ein Klient eine ganze Zeit lang *stringent* bei einem Thema bleiben muss: wechselt er das Thema, fokussiert er auf andere Inhalte, dann kann das relevante Schema deaktivieren und er kann (selbst wenn es aktiv bleibt) keinen Übersetzungsprozess mehr ausführen. Dies ist auch ein Grund dafür, warum die meisten Klienten außerhalb der Therapie keine Klärung ausführen können: sie bleiben nicht lange genug stringent an einem Thema, sondern „springen" von einem Inhaltsaspekt zum nächsten; so verhindern sie aber systematisch eine Klärung internaler Determinanten! Klienten haben oft auch im Therapieprozess große Schwierigkeiten, ihre Aufmerksamkeit über längere Zeit auf bestimmte Aspekte zu lenken:

- Sie werden stark durch Nebenaspekte abgelenkt.
- Sie können nicht weiter und weichen daher auf andere Inhalte aus.
- Sie spüren Vermeidungstendenzen u.ä.

Daher ist es sehr wesentlich, dass Therapeuten die Aufmerksamkeit der Klienten *steuern*:

– indem sie Klienten bei einem Thema halten;
– indem sie Klienten immer wieder zu einem Thema zurückführen;
– indem sie Klienten instruieren, sich *Zeit zu lassen*.

Ein Therapeut muss die Aufmerksamkeit des Klienten im Therapieprozess immer wieder „zurückholen“. Eine weitere wesentliche Aufgabe für den Therapeuten besteht darin:

Fokussiere die Aufmerksamkeit des Klienten auf relevante Inhaltsaspekte!

Wenn der Klient z.B. sagt:

„Ich habe Angst, auf die Straße zu gehen; Angst ich könnte jemandem begegnen und ich weiß nicht, was ich dann sagen soll. Das letzte Mal bin ich Nebenstraßen gegangen und da war ein Kino, da spielen sie gerade den Film X...“,

dann sollte der Therapeut unterbrechen und z.B. sagen: „Was wäre so schlimm daran, jemandem zu begegnen und Sie wissen nicht, was Sie sagen sollen?“

7.1.3 Aktivierung von Schemata

Wie ausgeführt kann man Schemata nur dann klären und bearbeiten, wenn und solange sie *aktiviert* sind. Daher ist eine zentrale Voraussetzung für einen Explizierungsprozess die Aktivierung relevanter Schemata (eine Problemaktualisierung im Sinne von Grawe, 1998). Schemata werden am besten dadurch aktiviert, indem die Person sich problemrelevante Situationen möglichst plastisch und konkret vorstellt und sie langsam, Stück für Stück, detailliert beschreibt. *Daher beginnen Klärungsprozesse immer auf einer Berichtebene*: die Klienten identifizieren relevante Situationen, von denen sie wissen, dass sie bestimmte Kognitionen, Affekte, Emotionen oder Handlungsimpulse auslösen und versetzen sich beschreibend in diese Situationen. Gelingt ihnen das, dann werden in der Regel auch entsprechende Schemata aktiviert. Ist dies schwierig, können sogenannte „erlebnisaktivierende Methoden“ sinnvoll therapeutisch angewandt werden (vgl. Esser, 1983). Auch Rollenspiele können hier verwendet werden oder sogenannte „Stuhl-Techniken“ (vgl. Greenberg et al., 1993).

Die Aktivierung von Schemata ist für Therapeuten und Klienten am Auftauchen bestimmter *Indikatoren* erkennbar. Die Aktivierung *kognitiver Schemata* ist z.B. erkennbar am Auftauchen:

– von Interpretationen (z.B. von Situationen);
– von Schlussfolgerungen;
– von Gedanken oder Gedankenketten;
– von automatischen Gedanken;
– von Vorstellungen.

Die Aktivierung *affektiver Schemata* ist z.B. erkennbar am Auftauchen:

- von Stimmungen;
- von persönlichen Bedeutungen;
- von Wünschen und Handlungstendenzen;
- von Affekten;
- von affektiven Körperreaktionen (sog. „felt senses“);
- von Emotionen.

Klienten können (habituell) die Aktivierung negativer Schemata vermeiden: sie vermeiden dabei die Konfrontation mit negativen Inhalten (z.B. negativen Selbstaspekten) und/oder die Konfrontation mit negativen Affekten.

Klienten können hier auch einen starken *Ambivalenzkonflikt* aufweisen: einerseits wollen sie Schemata klären, sie wollen Klarheit gewinnen und wollen ihr Problem verändern; und manchmal wissen sie auch, dass sie sich mit den negativen Effekten konfrontieren müssen. Andererseits haben sie jedoch Angst vor den Inhalten: Angst, von Emotionen überschwemmt zu werden, an Inhalten zu zerbrechen u.ä. Therapeutisch ist es wichtig, dass Therapeuten *die Annäherungstendenz stärken* und gegebenenfalls die Ängste bearbeiten. In extremen Fällen kann die Vermeidungstendenz so groß sein, dass Klienten ein *Bearbeitungsproblem* aufweisen; dann ist therapeutisch eine *Bearbeitung der Bearbeitung* angezeigt (siehe Kapitel 10).

Beachten muss man hier, dass ein reines „Erzählen“ von Situationen oder von Biographie selbst noch keine Schema-Aktivierung und damit keine Schema-Bearbeitung ist! Jedoch sind Situationen, auch biographische Situationen sehr relevante Schema-Auslöser und als solche sollten sie auch benutzt werden.

Da die Aktivierung von Schemata von zentraler Bedeutung ist, *sollten Therapeuten den Klienten dabei helfen, ihre Schemata zu aktivieren*. Für den Therapeuten gilt damit:

Aktiviere beim Klienten relevante Schemata!

Therapeuten können Klienten bitten, ihre Aufmerksamkeit auf solche Situationen (genauer: auf Vorstellungen von Situationen) zu richten, von denen man annehmen kann, dass diese relevante Schemata aktivieren. Biographische Situationen haben, wenn es sich um relevante Situationen handelt, oft eine stark schema-aktivierende Wirkung. Dazu ist es aber wesentlich, dass man therapeutisch gezielt relevante biographische Situationen ansteuert und sich nicht einfach „Biographie erzählen“ lässt. Therapeuten können (wie z.B. im Focusing) auch Situationen „vorgeben“: dabei beschreiben sie eine Situation, die der Klient als relevant geschildert hat und bitten den Klienten, sich diese genau vorzustellen. Therapeuten können Klienten auch instruieren, sich Situationen im Ablauf vorzustellen und diese genau zu beschreiben und „auf sich wirken zu lassen“. Gibt ein Therapeut dem Klienten eine Situation vor oder hilft er dem Klienten bei der Ausarbeitung der Vorstellung, dann ist es wichtig, dass der Therapeut Situationsaspekte möglichst *konkret* beschreibt und den Klienten bittet, sich diese möglichst *konkret* vorzustellen: konkrete Vorstellungen aktivieren perzeptuelle Schemata mit weit höherer Wahrscheinlichkeit als abstrakte Begriffe (die eher kognitive Schemata aktivieren!). Konkretheit von Interventionen ist daher wichtig, wenn Therapeuten den Klienten eine Schema-Aktivierung erleichtern wollen.

7.1.4 Aktiviert-halten von Schemata

Ein Schema muss für eine therapeutische Bearbeitung nicht nur aktiviert werden: es muss vielmehr über einen längeren Zeitraum hinweg *aktiviert gehalten* werden! Daher muss ein Klient nicht nur bei einem Thema bleiben; er muss sich auch *auf die Aspekte konzentrieren*, die durch die Schema-Aktivierung aufgetaucht sind: auf bestimmte Gedanken, Vorstellungen, Affekte, Emotionen usw. Therapeuten sollten daher mit ihren Interventionen die Aufmerksamkeit des Klienten immer wieder auf solche Aspekte lenken:

- Was denken Sie gerade?
- Was spüren Sie im Körper?
- Was empfinden Sie gerade? usw.

7.1.5 Fragestellungen

Ein Klärungsprozess sollte, soweit dies möglich ist (vgl. Kapitel 4), ein strukturiert ablaufender Prozess sein. Um dies zu gewährleisten, benötigt der Prozess einen *Vektor*: es muss klar sein, wo der Klärungsprozess *ansetzt*: was das Thema ist, mit welchem Inhaltsbereich man sich beschäftigt, was sozusagen der „therapeutische Ansatzpunkt" ist. Es muss aber auch klar sein, *was* man wissen will, was man sucht: und dies wird durch eine Fragestellung, durch bestimmte *Leitfragen* definiert. Leitfragen führen dazu, dass der Prozess strukturiert, zielorientiert verläuft; Fragestellungen machen deutlich, „*woran mit welchem Prozessziel gearbeitet werden soll*". Fragestellungen sind damit der eigentliche „*Motor*" des Klärungsprozesses: sie sind für einen erfolgreichen Repräsentationsprozess von entscheidender Bedeutung. Dass Repräsentationsbildungen am besten funktionieren, wenn man Leitfragen folgt, liegt daran, dass

- Fragestellungen die Aufmerksamkeit gezielt ausrichten;
- Fragestellungen die Aufmerksamkeit halten;
- Fragestellungen neugierig machen, also zu einer weiteren Klärung motivieren;
- Fragestellungen aber auch gezielt Gedächtnisbestände aktivieren, also Suchvektoren im Gedächtnis aufmachen.

Um Fragestellungen zu entwickeln, ist es notwendig, dass Klienten und Therapeuten

- den jeweiligen Erkenntnisstand betrachten: was weiß ich bis jetzt? Was verstehe ich bislang von dem Problem?
- von diesem Erkenntnisstand ausgehend fragen, was noch unklar ist und geklärt werden muss: was verstehe ich noch nicht? Was ist weiterhin unklar? Was will ich wissen? Welchen Aspekt will ich verstehen?

Der Prozess besteht also darin, *aus dem jeweils erreichten Erkenntnisstand weiterführende Fragen abzuleiten* (Fragestellungen haben damit eine ähnliche Funktion wie im Wissenschaftsprozess, und auch im Therapieprozess gilt, was Hörmann (1976a) über wissenschaftliche Fragestellungen gesagt hat: „Was am meisten weiterführt, sind neue Fragen, ist die Entwicklung neuer Fragestellungen.“).

Wenn man Schemata klären will, dann muss man sich z.B. fragen:

- Was lässt mich eigentlich in Situation X so fühlen?
- Was genau macht mir Angst? Was genau befürchte ich, erwarte ich?
- Was genau will ich in der Situation erreichen? Was strebe ich durch mein Verhalten an?
- Was genau erwarte ich von der anderen Person?
- Was genau enttäuscht mich? usw.

Von dem ausgehend, was man bisher verstanden hat, muss man weitergehende Fragen entwickeln, die Stück für Stück *„in die Schemata hineinführen“*, die Stück für Stück klären, was die Motive, Beziehungsmotive, Selbstkonzept-Annahmen und Überzeugungen der Person sind. Von jedem neu gewonnenen Erkenntnisstand ausgehend kann man neue Fragen entwickeln, die wieder weiterführen.

Fragestellungen sind in der Regel *Leitfragen*, also Fragen, die einen Prozess längere Zeit über steuern. Diese Fragen können vom Klienten *nicht direkt* beantwortet werden, sondern an deren Beantwortung muss längere Zeit (repräsentierend) gearbeitet werden. Daher muss ein Therapeut in der Regel die übergreifende Leitfrage in eine Folge von *Interventionsfragen* übersetzen, also in solche Fragen, die man sinnvollerweise einem Klienten stellen kann und die dieser beantworten kann. Die Unterscheidung von Leitfragen und Interventionsfragen ist sehr wichtig, da Therapeuten oft den Fehler machen, dem Klienten eine Leitfrage direkt zu stellen: damit ist der Klient in der Regel überfordert und antwortet dann: „Wenn ich das wüsste!“ Dennoch kann ein Therapeut dem Klienten eine Leitfrage mitteilen, als eine Art von „Arbeitsprogramm“, also eine Fragestellung, der man nun eine Weile folgen will und die man *letztlich* beantwortet haben will.

Klienten sind es oft nicht gewohnt, Fragestellungen aufzuwerfen und zu verfolgen. Klienten haben oft auch zu wenig Abstand zu ihren Problemen, sodass sie auf bestimmte Fragestellungen gar nicht erst kommen. Daher ist es wichtig, dass *Therapeuten* Fragestellungen entwickeln und dem Klienten vorschlagen. Und Therapeuten sollten darauf achten, dass Fragestellungen eine Zeit lang kontinuierlich verfolgt werden. Daher sollten Therapeuten dem Prinzip folgen:

Entwickle Leitfragen für den Prozess!

Therapeuten können Fragestellungen auf unterschiedlichen Abstraktionsniveaus aufwerfen: sie können dem Klienten eine Leitfrage mitteilen; nicht, damit der Klient sie nun direkt beantwortet, sondern damit der Klient weiß, woran nun prinzipiell gearbeitet werden kann. Therapeuten können aber auch Interventionsfragen aufwerfen, die sie dem Klienten direkt stellen können. Wenn ein Klient z.B. erkennt, dass er sich seinem Vater gegenüber ängstlich verhält, aber nicht weiß wieso, dann kann der Therapeut die Fragestellung aufwerfen: „Was lässt Sie auf Ihren Vater ängstlich reagieren?“. Wenn z.B. ein Klient sagt: „Da hat mich X kritisiert und da war ich natürlich sauer.“, dann kann der Therapeut hier z.B. fragen: „Was macht Sie sauer, wenn Sie jemand kritisiert? Das habe ich noch nicht verstanden.“. Der Therapeut macht damit deutlich, dass zwischen dem Stimulus (Kritik) und der Reaktion (sauer) Verarbeitungsprozesse stecken, die man genauer verstehen sollte: daher macht er mit seiner Intervention *eine Fragestellung auf.*

7.1.6 Innere Haltung

Um einen Explizierungsprozess durchzuführen, ist es günstig und hilfreich, wenn Klienten eine bestimmte Art von „innerer Haltung“ einnehmen. Diese förderliche, innere Haltung impliziert,

- sich Zeit zu nehmen, nicht über Inhalte „rüberzuhetzen“, nicht zu versuchen, Prozesse zu forcieren;
- Geduld zu haben: nicht alle Explizierungen gelingen sofort, manchmal benötigt man mehrere Anläufe;
- Prozesse „laufen zu lassen“, Prozesse anzuregen und dann ablaufen zu lassen, nicht zu versuchen, alles was passiert zu kontrollieren oder zu steuern;
- eine Haltung der „passiven Volition“ einzunehmen, Fragestellungen aufzuwerfen, dann aber zuzulassen, dass Suchprozesse im Gedächtnis automatisch ablaufen;
- „mit Sprache zu spielen“: Begriffe probeweise einzusetzen, gefundene Begriffe auf Stimmigkeit mit dem Gespürten zu prüfen, eine experimentelle Haltung einzunehmen;
- einen „intuitiv-holistischen Suchmodus“ einzunehmen, Aspekte nicht bewusst und rational zu analysieren, parallele Verarbeitungsprozesse zuzulassen, auch diffuse Gefühle zuzulassen und zu verfolgen, Aufmerksamkeit teilweise „frei schweben zu lassen“;
- sich auf einen gespürten Affekt zu konzentrieren und „dazu etwas entstehen zu lassen“, einfach zuzulassen, was passiert, es nicht bewusst zu suchen.

Je besser es Klienten gelingt, eine solche innere Haltung einzunehmen, desto besser gelingt ihnen ein Explizierungsprozess.

Diese Haltung ist für Klienten oftmals ungewohnt; sie müssen sie im Verlauf der Therapie oft erst lernen. Therapeuten sollten den Klienten dazu auch explizite Erläuterungen und Hilfestellungen geben, also den Klienten sagen, was sie tun oder nicht tun sollten.

7.1.7 Repräsentationsbildung

Die eigentliche Repräsentationsbildung oder Explizierung ist für Klienten der schwierigste Therapieschritt (Sachse & Maus, 1991). Klienten sollten bei der Repräsentation eines affektiven Schemas sich auf die gespürten Indikatoren (den Affekt, den Handlungsimpuls, die Körperempfindungen, usw.) konzentrieren und dazu „etwas entstehen lassen". Sie sollten mit Begriffen, Vorstellungen, Gedanken spielen, sie entstehen lassen, probeweise anwenden und auf Stimmigkeit mit der „gefühlten Bedeutung" prüfen. Für Klienten kann ein solcher Prozess jedoch sehr ungewohnt, fremd und schwierig sein. Daher ist es wichtig, dass Therapeuten die Klienten aktiv in diesem Prozess unterstützen. Das therapeutische Prinzip ist damit:

Hilf dem Klienten, soweit dies sinnvoll ist, aktiv bei der Repräsentationsbildung!

Je nach Art des Prozesses, an dem der Klient gerade arbeitet, kann der Therapeut den Klienten-Prozess unterstützen. Arbeitet ein Klient an einer Übersetzung in Sprache, dann kann ein Therapeut

- dem Klienten Explikationen geben, also dem Klienten mitteilen, was er selbst vom Schema des Klienten verstanden hat;
- dem Klienten Begriffe oder Beschreibungen probeweise vorschlagen, dem Klienten aktiv bei der Formulierung helfen. Therapeuten müssen die Klienten aber immer wieder auffordern, ihre Vorschläge auf Stimmigkeit zu prüfen.

Konzentriert sich ein Klient auf ein affektives Schema (einen „felt sense") und hat er noch keine Repräsentationen gefunden, dann hat der Therapeut überhaupt keine Anhaltspunkte für Vorschläge. In diesem Fall hält sich der Therapeut völlig zurück und beschränkt sich oft auf ein „saying back".

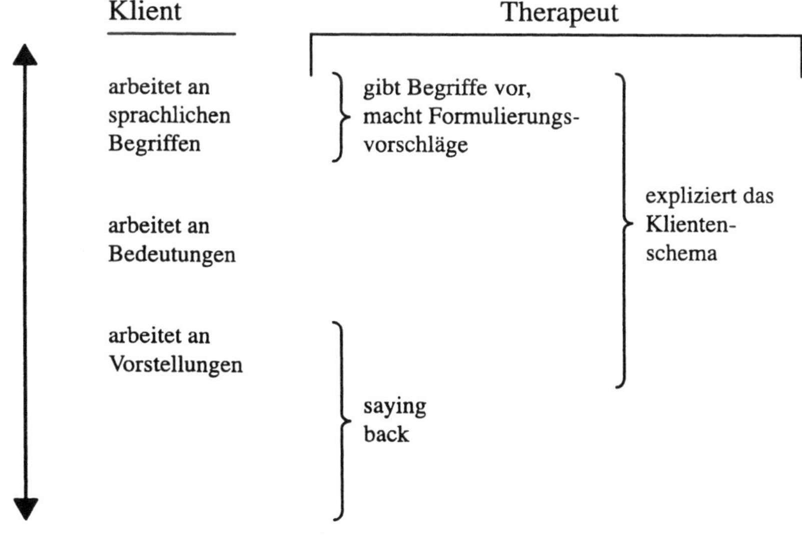

Abbildung 8: Arbeit des Klienten und mögliche Interventionen des Therapeuten

7.1.8 Therapeutische Beziehung

Eine wesentliche Voraussetzung für einen Explizierungsprozess ist eine vertrauensvolle und aktuell störungsfreie Therapeut-Klient-Beziehung. Ein Klient lässt sich nur dann auf einen Explizierungsprozess ein, wenn er dem Therapeuten vertraut, sich aufgehoben und sicher fühlt. Ein Explizierungsprozess setzt auch voraus, dass die Therapeut-Klient-Beziehung zur Zeit *kein* Thema der Therapie ist. Denn dies würde die Perspektive des Klienten externalisieren. Ein Explizierungsprozess erfordert, dass in dem Augenblick die Therapeut-Klient-Beziehung eine störungsfreie *Hintergrund-Variable* ist. D.h., die Beziehung muss existieren, tragfähig und vertrauensvoll sein, damit sie überhaupt aus der therapeutischen Arbeit ausgeblendet werden kann; sie muss auch ausgeblendet werden, damit genügend Ressourcen für eine Klärungsarbeit frei werden. Das heißt aber: während einer effektiven Klärungsarbeit wird die Therapeut-Klient-Beziehung gerade *nicht* Thema der Therapie, wird explizit beachtet, sondern bildet eine Basis für eine effektive *inhaltliche Arbeit*! Damit ist die Klärungsorientierte Therapie während einer inhaltlichen Arbeitsphase auch *keine* Beziehungstherapie: die Beziehungsebene ist Grundlage, aber nicht Teil der therapeutischen Arbeit.

7.2 Stufen des Explizierungsprozesses

Es wird theoretisch angenommen und konnte auch empirisch bestätigt werden (Sachse, 1992a; Sachse & Maus, 1987, 1991), dass Klienten die angegebenen psychologischen Voraussetzungen schrittweise einnehmen, d.h., dass ein Repräsentations- oder Explizierungsprozess in aufeinanderfolgenden *Stufen* abläuft, die sich beschreiben und identifizieren lassen. Diese Identifizierung ist für Therapeuten relevant, um jeweils zu wissen, wo sich ein Klient jeweils im Prozess befindet und welche Prozesse er als nächstes anregen kann.

7.2.1 Bearbeitungsweisen

Die einzelnen Prozess-Stufen lassen sich in einer Skala abbilden, die wir (Sachse & Maus, 1991) *Bearbeitungsweise-Skala* genannt haben. Man kann mit Hilfe dieser Skala erfassen, wo sich ein Klient jeweils im Explizierungsprozess befindet. Die einzelnen Stufen des Prozesses müssen nicht in der Reihenfolge durchlaufen werden, wie sie in der Skala angegeben werden; z.B. können Klienten Stufen „überspringen“ oder Klienten steigen sofort auf „tieferen“ Stufen in den Prozess ein. Dies liegt daran, dass Klienten die einzelnen psychischen Komponenten (wie z.B. Einnehmen einer internalen Perspektive) unterschiedlich gut und schnell einnehmen können; können Klienten dies z.B. sehr schnell, dann wird die Stufe gar nicht in einer Aussage deutlich. Die Explizierungs- oder Bearbeitungsweise-Skala enthält 7 Stufen:

1. keine Bearbeitung relevanter Inhalte erkennbar

2. Intellektualisierung
3. Bericht
4. zuschreibende Bewertung
5. persönliche Bedeutung und Bewertung
6. Repräsentationsbildung
7. Integration

(Ursprünglich enthielt die Skala acht Stufen, da „persönliche Bewertung" und „persönliche Bedeutung" getrennt waren. Für den praktischen Gebrauch der Skala hat sich diese Unterscheidung doch als weniger relevant erwiesen.)

Stufe 1: keine Bearbeitung relevanter Inhalte erkennbar
Ein Klient hat noch kein Thema definiert, kein Problem; er gibt noch keinen Arbeitsauftrag an den Therapeuten. Es handelt sich eigentlich noch gar nicht um eine *therapeutische* Kommunikation.

Stufe 2: Intellektualisierung
Der Klient hat ein Problem und ein Thema in der Therapie; er aktualisiert aber noch kein Schema und beschreibt das Problem auch nicht. Er versucht vielmehr, sich das Problem zu „erklären". Dabei betrachtet er das Problem aber gar nicht, analysiert es nicht usw., sondern bildet eine „Theorie ohne Datengrundlage". Ihn beruhigt dann zwar, dass er eine Erklärung hat; da diese aber mit dem Problem gar nichts zu tun hat, lassen sich daraus auch keine funktionalen Lösungen ableiten.

Stufe 3: Bericht
Der Klient hat ein Problem und thematisiert es auch. Er hat aber noch kein relevantes Schema aktiviert; daher lassen sich Indikatoren wie Emotionen, „ senses" u.ä. nicht erkennen. Der Klient hat meist auch eine externale Perspektive und „erzählt, was sich ereignet hat". Dieser Modus ist eine wesentliche Ausgangsbasis zur Aktivierung und Bearbeitung von Schemata.

Stufe 4: zuschreibende Bewertung
Der Klient thematisiert ein Problem in der Therapie; es gibt auch eine deutliche Schema-Aktivierung. Der Klient weist jedoch eine deutliche *externale Perspektive* auf: er berichtet daher in emotionaler Weise darüber, was sich ereignet hat. Er nimmt auch eigene Emotionen und Bewertungen nicht als Teil *seiner eigenen Bewertungen wahr*; vielmehr nimmt er Emotionen als Teil der Umwelt wahr. So sagt er z.B. nicht: „Mich macht die Situation traurig, weil ich X verliere.", sondern er sagt: „Die Situation *ist* traurig.".

Stufe 5: persönliche Bedeutung und Bewertung
Der Klient thematisiert in der Therapie ein Problem; er hat ein relevantes Schema aktiviert und die Perspektive ist auch internal. So sagt der Klient z.B.: „Ich habe Angst in der Situation. Ich glaube dann, mir kann etwas passieren. Ich spüre die Angst und denke dann XY." Der Klient nimmt wahr, dass die Emotionen, Bewertungen, Affekte *etwas mit ihm zu tun haben*, dass er sie durch Verarbeitungen herstellt. Der Klient stellt hier

aber noch keine Fragen nach der Art der Verarbeitung oder dem „Wie kommt meine Emotion zustande?“. Der Klient spürt die Emotion, weist aber noch keine Fragestellungen in Richtung Klärung auf.

Stufe 6: Repräsentationsbildung

Hier thematisiert der Klient ein Problem, hat ein relevantes Schema aktiviert, eine internale Perspektive und eine Klärungs-Fragestellung. Er arbeitet explizit an dem Verstehen, an der Repräsentation seiner Schemata, an Fragestellungen wie:

- Was passiert in Situation X *bei mir*?
- Was wird *bei mir* ausgelöst?
- Was ist so schlimm an Kritik *für mich*? usw.

Der Klient arbeitet hier also aktiv an der Übersetzung von Aspekten eines problematischen Schemas in kognitiv-konzeptuelle Begriffe. Diese Phase ist damit die zentrale Phase des Explizierungsprozesses.

Stufe 7: Integration

Der Klient hat eine Repräsentation eines relevanten Schemas gebildet. Nun

- prüft er das Schema an anderen Schemata;
- verbindet er negative Schemata mit eigenen Ressourcen;
- trifft er Entscheidungen zu neuen Verhaltensweisen, usw.

In dieser Phase findet die *Umstrukturierung* des Schemas statt: das Schema erhält neue Bedeutung, neuen Kontext, wird neu bearbeitet, wird mit funktionalen, existierenden Schemata integriert.

*7.2.2 **Bearbeitungsangebote***

Sachse und Maus (1987, 1991) haben neben der Bearbeitungsweise-Skala, die die Prozesse auf Klientenseite erfasst, auch eine entwickelt; sie erfasst, welche Bearbeitungsangebote ein Therapeut mit seiner jeweiligen Intervention macht, d.h., welche der angegebenen Prozessphasen ein Therapeut jeweils beim Klienten anregt. Die Skalen sind völlig parallel definiert, was den Vorteil hat, dass Klienten-Aussagen und therapeutische Interventionen nach der gleichen Dimension eingeschätzt und dann unmittelbar aufeinander bezogen werden können (siehe dazu das Kapitel 12: „Empirische Forschung“). Die Bearbeitungs-Angebots-Skala hat die Stufen:

1. keine Bearbeitung relevanter Inhalte anregen
2. Intellektualisierung anregen
3. Bericht anregen
4. zuschreibende Bewertung anregen
5. persönliche Bedeutung und Bewertung anregen
6. Repräsentationsprozesse anregen
7. Integration anregen

7.3 Explizierungs-Phasen

Der gesamte Klärungsprozess kann in zwei große Phasen eingeteilt werden:
- die Vor-Explizierungsphase,
- die Explizierungsphase.

In der Vor-Explizierungsphase arbeiten Klienten auf der Berichtebene; sie bereiten eine Schema-Aktivierung und die Schema-Repräsentation vor; in der Explizierungsphase steigen die Klienten dagegen in die „eigentliche Klärungsarbeit ein“, hier geschehen „tiefe“ Bearbeitungsprozesse (im Sinne der Bearbeitungsweise-Skala).

7.3.1 Die Vor-Explizierungsphase

Klienten beginnen einen Klärungsprozess auf der Berichtebene: sie beschreiben, was sich ereignet hat, wie eine Situation aussieht, wie sie sich verhalten, was sie erlebt haben, wie sich andere Personen verhalten haben usw. Die Berichtebene ist der normale Ausgangspunkt für eine explizierende Arbeit.

Manchmal erzählen die Klienten dem Therapeuten aber auch „Theorien über ihr Problem“, d.h., sie intellektualisieren. Therapeuten sollten sich dies nicht lange anhören: die bisherigen Theorien waren offensichtlich nicht besonders hilfreich: es macht im Prinzip wenig Sinn, sich noch einmal mit ihnen zu beschäftigen. Therapeuten sollten Klienten deshalb auf die Bearbeitung konkreter Situationen lenken. Notfalls konfrontiert der Therapeut den Klienten mit seiner Intellektualisierung und fragt den Klienten, was es so wichtig macht, sich damit zu beschäftigen.

Wenn Klienten auf der Berichtebene arbeiten, dann sollte ein Therapeut darauf achten, dass der Klient
- solche Situationen beschreibt, die für ihn persönlich relevant sind;
- solche Situationen beschreibt, die für das zu bearbeitende Problem möglichst paradigmatisch sind;
- die Situationen möglichst konkret beschreibt und sich möglichst plastisch vorstellt.

Beschreibt der Klient hier Situationen, dann hat er in der Regel
- die Perspektive noch nicht internalisiert;
- noch kein relevantes Schema aktiviert;
- noch keine Fragestellungen zur Klärung entwickelt.

Jedoch beschreibt er bereits einen Problem-Aspekt, er beschreibt Komponenten, von denen aus „in die Schemata hineingefragt werden kann“. Wenn ein Klient z.B. beschreibt, dass er etwas getan hat, dann kann gefragt werden:
- „Was hat Sie veranlasst, das zu tun?“
- „Was war so wichtig daran für Sie, das zu tun?“
- „Was wollen Sie mit Ihrem Verhalten erreichen?“ usw.

Wenn der Klient z.B. berichtet, dass jemand anderer etwas getan hat, dann kann gefragt werden:
- „Was hat das Verhalten von X in Ihnen ausgelöst?“
- „Wie haben Sie das Verhalten von X aufgefasst?“ usw.

Von einer Beschreibung der Situation ausgehend kann der Klient dazu veranlasst werden, sich *mit seiner eigenen Verarbeitung der Situation zu beschäftigen.*

Bezüglich der Vor-Explizierungsphase soll nun auf einige spezielle Aspekte eingegangen werden, und zwar auf:
- den Vorspann,
- den Umgang mit Beispielen,
- einige Interventionsprinzipien.

7.3.1.1 Der Vorspann

Der „Vorspann" ist ein wesentlicher Teil der Vor-Explizierungsphase. Es gibt mehrere Arten von Vorspann und diese sollte ein Therapeut identifizieren können, denn sie erfordern unterschiedliche therapeutische Strategien.

In der Regel gehen Klienten nicht sofort in den Kern eines Problems hinein. Manche Klienten tun dies, aber das ist die Ausnahme. Kommt ein Klient sofort zum Kern des Problems, dann muss ein Therapeut auch sofort reagieren: er muss sofort bearbeiten, den Prozess steuern, usw. In der Regel machen Klienten aber einen „Vorspann": sie schildern Situationen, in denen das Problem deutlich wird, sie geben Beispiele, berichten über die Entwicklung des Problems usw. Es gibt verschiedene Arten von Vorspann. Ein Therapeut sollte nach etwa 5-10 Minuten erkannt haben, um welche Art von Vorspann es sich handelt. Davon hängt seine Intervention ab.

Die erste Art des Vorspanns ist der *ausufernde Vorspann.* Klienten, die diesen Vorspann realisieren
- gehen immer mehr in irrelevante Details;
- geben immer mehr Beispiele und zwar immer ausführlicher und detailreicher;
- kommen vom 100. ins 1000.;
- kommen nicht zum Punkt.

Bei dieser Art von Vorspann gelangt der Klient nicht zum Thema; er kommt auf keine Fragestellung. Daher sollte der Therapeut hier intervenieren (nach ca. 5 Minuten). Der Therapeut sollte fragen,
- was das zentrale Thema ist;
- worum es dem Klienten im Kern geht;
- woran der Klient arbeiten will, u.a.

Die zweite Art von Vorspann ist der *gleichbleibende Vorspann.* Der Klient wird hier nicht detaillierter, kommt aber auch nicht auf den Punkt. Z.B. erzählt der Klient ein Beispiel nach dem anderen, obwohl zur Illustration des Problems bereits ein Beispiel gereicht hätte; d.h., die Information, die der Klient dem Therapeuten gibt, wird irgendwann redundant. Auch hier sollte der Therapeut nach ca. 5-10 Minuten intervenieren. Dabei kann er ein Beispiel herausgreifen, den Klienten bitten, dabei zu bleiben und zu dem Beispiel konkretisierende oder vertiefende Fragen stellen.

Die dritte Art von Vorspann ist der, der *auf den Punkt kommt.* Der Klient wird allmählich konkreter; die Information verdichtet sich, wird relevanter und zentraler. Der Therapeut hat den Eindruck, dass der Klient selbst auf ein Thema, eine Fragestellung zusteuert. In diesem Fall kann der Therapeut den Klienten „machen lassen". Er interveniert wenig; er zeigt durch „Hm", durch aufmerksames Zuhören oder gelegentliche konkretisierende Fragen sein aktives Zuhören. Ansonsten hält er den Klienten aber nicht durch Interventionen in seinem Prozess fest; vielmehr lässt er zu, dass der Klient das Thema selbst entwickelt. Einen solchen Vorspann realisieren Klienten,

- wenn sie selbst in das Thema „einsteigen" wollen; wenn sie ihre Gedächtnisbestände aktivieren, eine Fragestellung für sich klären wollen, wenn sie einen „Einstieg" ins Thema suchen;
- wenn sie selbst durch ein Thema verwirrt sind und selbst an einer Organisation der Information arbeiten wollen.

7.3.1.2 Umgang mit Beispielen

Um an möglichst konkretem Material zu arbeiten, können Therapeuten Klienten bitten, zu einem Problem ein Beispiel zu nennen: eine Situation, an der man das zu behandelnde Problem besonders gut deutlich machen kann. Diese Beispiele können dann bearbeitet werden; dabei sollten jedoch einige Aspekte berücksichtigt werden. Dabei sollten Therapeuten

- sich das Beispiel so konkret wie möglich erzählen lassen;
- so bald wie möglich aus dem Beispiel weitergehende Fragestellungen entwickeln;
- und den Klienten so bald wie möglich durch vertiefende Interventionen zu einem Klärungsprozess veranlassen.

Zwei Aspekte sind zum therapeutischen Umgang mit Beispielen besonders relevant:

1. *Beispiele sollten ein grundlegendes Problem illustrieren*, sollen den Einstieg in ein Problem ermöglichen, sollten zur Aktivierung und Klärung grundlegender internaler Determinanten führen. Daher sollte ein Klient ein Beispiel wählen, dass *paradigmatisch* für ein zu bearbeitendes Problem ist. In vielen Fällen geben Klienten ein „typisches" Beispiel, das sich gut für einen Einstieg eignet.
   Manchmal bringen Klienten jedoch Beispiele, die sich weniger gut für eine Klärungsarbeit eignen, z.B.
   - Beispiele, die das Problem des Klienten gar nicht (zentral) enthalten;
   - Beispiele, die „*konkretistisch*" sind, d.h., die voller externaler Attributionen stecken, an denen Verarbeitungsprozesse des Klienten ur minimal aufgezeigt werden können usw.

   In solchen Fällen sollten Therapeuten die Klienten dann auffordern, *andere* Beispiele zu bringen, Beispiele, in denen z.B. ein bestimmtes Problem sehr deutlich wird.
2. Beispiele sind kein Selbstzweck. Es geht in der Regel auch gar nicht darum, die Situation selbst zu verstehen; in der Regel geht es auch nicht darum, die Situation selbst ausführlich zu analysieren. Vielmehr ist das Beispiel *Ausgangspunkt eines Klärungsprozesses*: die Situation
   - soll Schemata aktivieren;
   - zur Entwicklung von Fragestellungen führen.

   Daher muss ein Beispiel im therapeutischen Prozess immer *transzendiert* werden: aus einem oder aus einer Reihe von Beispielen muss man zur Klärung grundlegender internaler Determinanten gelangen. D.h., hat das Beispiel ein Schema aktiviert, dann arbeitet man nicht länger an dem Beispiel, an der konkreten Situation, sondern an den Verarbeitungsprozessen und an den zugrundeliegenden Schemata. D.h., Beispiele sind *Einstiege* in die Bearbeitung, aber irgendwann muss man aufhören, über Situationen zu sprechen und sich der Klärung grundlegender Verarbeitungsprozesse zuwenden! Geht man von der Ebene der Situationsbeschreibung auf die Ebene der Verarbeitungsprozesse über, dann geht man auf eine Ebene *grundlegenderer Prozesse*: man beschäftigt sich mit internalen Determinanten, die die Verarbeitung einer Vielzahl unterschiedlicher Situationen beeinflussen.

7.3.1.3 Therapeutische Prinzipien für die Vor-Explizierungsphase

Für die Vor-Explizierungsphase gibt es eine Reihe sinnvoller therapeutischer Vorgehensweisen.

7.3.1.3.1 Konkretheit

Ein ganz wichtiges Prinzip ist das Herstellen von Konkretheit. Ist die Information des Klienten über eine Situation unkonkret, dann kann ein Therapeut zur Herstellung von Konkretheit konkretisierende Fragen stellen, z.B.:

- „Was genau haben Sie da getan?“
- „Was genau hat X gesagt?“
- „Was meinen Sie genau mit X?“ usw.

Konkretheit in der Vorstellung ist bei der Beschreibung von Situationen wichtig, da

- der Therapeut verstehen sollte, worum es geht;
- konkrete Vorstellungen relevante Schemata mit höherer Wahrscheinlichkeit aktivieren als abstrakte Informationen.

Ein Therapeut kann das Ausmaß an Konkretheit am besten daran messen, ob er sich eine plastische Vorstellung von der Situation machen kann. Er kann sich fragen:

- „Kann ich mir die beschriebene Situation plastisch vorstellen?“
- „Kann ich den Ablauf der Situation nachvollziehen?“
- „Gibt es „Sprünge“ in der Information, lässt der Klient Aspekte der Situation aus?“

7.3.1.3.2 Zentralität

Der Therapeut sollte weiterhin prüfen, ob die Informationen, die der Klient gibt, im Laufe der Zeit *zentraler* werden. „Zentraler“ bedeutet z.B.:

- Durch die Situationsbeschreibungen wird zunehmend deutlicher, was das Problem des Klienten ist;
- es ergeben sich zunehmend Fragestellungen, denen man folgen kann, d.h., es werden „Spuren“ deutlich, die zu zentralen Konzepten wie Motiven, Selbstkonzept u.ä. führen können.

Wird die Information nicht zentraler, dann versucht der Therapeut, aus der Information des Klienten „Spuren“ zu extrahieren und diese zu thematisieren. Der Therapeut fragt sich dazu:

- „Worum geht es dem Klienten?“
- „Was ist sein Thema?“
- „Worunter leidet der Klient, was stört ihn?“
- „Wie konstruiert der Klient sein Problem?“ u.ä.

7.3.1.3.3 Weitere Interventionsprinzipien

In der Vor-Explizierungsphase gibt es einige weitere wesentliche Interventionsprinzipien, die Therapeuten beachten sollen.

a. In der Vorexplizierungsphase ist der Therapeut hochgradig *prozessdirektiv*: er steuert durch seine Interventionen den Bearbeitungsprozess des Klienten in hohem Maße. Prozessdirektivität bedeutet z.B.:
   - wenn der Klient ein wichtiges Thema verlässt, bringt der Therapeut ihn wieder auf dieses Thema zurück;
   - wenn der Klient viel redet, unterbricht der Therapeut ihn und stellt z.B. konkretisierende Fragen;
   - wenn der Klient Situationen beschreibt, stellt der Therapeut dem Klienten vertiefende Fragen;
   - wenn der Klient vermeidet, bearbeitet der Therapeut die Vermeidung, usw.

   Der Therapeut greift damit stark in die Bearbeitungsprozesse des Klienten ein. Er
   - lenkt die Aufmerksamkeit des Klienten;
   - fordert den Klienten auf, konkreter zu werden;
   - fordert den Klienten auf, an einem Thema zu bleiben;
   - fordert den Klienten auf, bestimmten Fragestellungen zu folgen, usw.

b. Der Therapeut sollte *seine Interventionen im Material des Klienten verankern*. Der Therapeut sollte immer
   - seine Interventionen auf das beziehen, was der Klient gerade (oder vor kurzem) gesagt hat, um am Aufmerksamkeitsfokus des Klienten anzusetzen;
   - von dort ausgehend eine Aufgabe an den Klienten richten, dem Klienten mitteilen, was er nun als nächstes tun soll.

   Der Auftrag an den Klienten muss immer an den Inhalt anschließen, den der Klient gerade präsent hat. Will der Therapeut, dass der Klient mit einem bestimmten Inhalt arbeitet, muss der Therapeut diesen Inhalt erst einmal präsent *machen*: seine erste Intervention muss also die entsprechenden Gedächtnisbestände des Klienten aktivieren. Erst wenn diese aktiviert sind, kann der Therapeut den Klienten instruieren, damit etwas zu tun. Um dies zu können, muss der Therapeut verstehen,
   - mit welchem Inhalt sich der Klient jetzt gerade beschäftigt;
   - welches der zentrale Inhaltsaspekt (der „Kern“) des vom Klienten Gemeinten ist.

c. Interventionen des Therapeuten sollten *möglichst kurz* sein. Der Klient sollte sie schnell verstehen und leicht umsetzen können. Manchmal ist es jedoch nötig, Interventionen einzuleiten, zu kommentieren und zu erläutern. Dies sollte der Therapeut aber nur dann tun, wenn dies *notwendig* ist.

d. Die Intervention des Therapeuten *sollte vom Klienten leicht verstanden werden können*. Daher sollte sie
   - präzise sein;
   - prägnant sein;
   - konkret sein;
   - explizit machen, was der Therapeut meint und was er will.

e. Interventionen sollten *möglichst nur eine Aufgabe an den Klienten geben*. Der Klient sollte wissen, was er nun tun soll: soll er weitererzählen, einer Fragestellung folgen, Informationen aus seinem Gedächtnis abrufen o.ä. Daher sollte es der Therapeut vermeiden, dem Klienten mit einer Intervention mehrere Aufgaben gleichzeitig zu geben. Mehrere Aufgaben sollten auf mehrere, aufeinander folgende Interventionen verteilt werden.

   Klienten können in der Vor-Explizierungsphase eine *Vermeidung* zeigen; sie weichen der Konfrontation mit bestimmten Inhalten aus. Therapeuten steuern dann den Prozess in Richtung auf eine Problembearbeitung. In extremen Fällen bearbeiten sie die Vermeidung (siehe Kapitel 10).

7.3.2 Die Explizierungsphase

7.3.2.1 Aspekte der Explizierungsphase

Klienten treten im Therapieprozess irgendwann in die eigentliche Explizierungsphase ein, entweder spontan oder aufgrund therapeutischer Interventionen: nun geht es um die Aktivierung und Repräsentation relevanter Schemata. Eine Explizierungsphase kann sehr lang sein (z.B. in einem Focusing-Prozess); sie kann aber auch sehr kurz sein (nur wenige Minuten umfassen).

In der Explizierungsphase
- weist der Klient eine internale Perspektive auf;
- hat der Klient ein Schema aktiviert;
- folgt der Klient Fragestellungen zur Klärung des Schemas;
- versucht der Klient, Aspekte des Schemas zu repräsentieren.

7.3.2.2 Charakteristik der Explizierungsphase

In einer Explizierungsphase ist der Klient in einem besonderen „state of mind“: er ist auf sich selbst konzentriert, er verfolgt internal bestimmte Spuren, er versucht, bestimmte Aspekte selbst zu verstehen. Er ist von externalen Signalen weitgehend „weggeschaltet“; er hat seine Aufmerksamkeit extrem fokussiert; alle anderen Aspekte treten in den Hintergrund. Die Unterschiede in den psychologischen Prozessen in der Vor-Explizierungsphase enthält Tabelle 3.

Tabelle 3: Psychologische Prozesse in der Vor-Explizierungsphase und der Explizierungsphase

Indikator	**Vor-Explizierungsphase**	**Explizierungsphase**
Aufmerksamkeit	nach außen gerichtet	nach innen gerichtet; der Klient beschäftigt sich stark mit eigenen Anteilen
Schema-Aktivierung	nicht vorhanden bis mäßig vorhanden	deutliche bis massive Schema-Aktivierungen; entsprechende Indikatoren wie Affekte, felt senses, usw.
Fragestellungen	Klient folgt Fragestellungen kaum bis stark	Klient folgt in hohem Maße Fragestellungen zur Klärung von Verarbeitungsprozessen und Schemata
Beziehung	Beziehung ist tragfähig und mehr oder weniger ausgeprägt	Therapeut-Klient-Beziehung tritt in Hintergrund; Beziehung muss ungestört und vertrauensvoll sein
Kommunikation	Klient kommuniziert mit dem Therapeuten	Klient redet überwiegend mit sich selbst; Kommunikation mit dem Therapeuten ist minimal; therapeutische Interventionen werden aber vom Klienten noch umgesetzt
Blickkontakt	Klient nimmt häufig Blickkontakt zum Therapeuten auf	Klient nimmt kaum Blickkontakt zum Therapeuten auf; Klient schaut „ins Unendliche“
Gesten	Klient macht viele Gesten	Klient macht kaum Gesten; sitzt meist ruhig
Lautstärke	Klient redet in normaler Lautstärke	Klient redet leiser; Therapeut passt sich meist an
Tempo	Klient spricht in normalem Tempo oder schnell	Klient spricht meist langsam
Selbstkorrekturen	Klient benutzt kaum Selbstkorrekturen	Klient benutzt viele Selbstkorrekturen; Klient „spielt mit Sprache“, um die richtigen Begriffe zu finden
Fortgang	Fortgang der Erzählung ist linear	Fortgang der Bearbeitung ist oft rekursiv; Klient „kreist“ um die Klärung von Aspekten
Erzählstil	flüssig, oft „druckreif“	abgehackt, oft grammatikalisch unkorrekt

Fortsetzung folgt

Indikator	Vor-Explizierungsphase	Explizierungsphase
Sprachschichtniveau	hoch	häufig vergleichsweise niedrig; Klient formuliert direkt und ungeschminkt
Beteiligung	Klient ist beteiligt oder distanziert	Klient wirkt stark innerlich beteiligt, engagiert, betroffen
Therapeut	Empfindet die Inhalte als mehr oder weniger spannend	empfindet Prozess als spannend; hat den Eindruck, dass etwas Wichtiges passiert

7.3.2.3 Interventionsprinzipien in der Explizierungsphase

Sobald ein Therapeut bemerkt, dass ein Klient in die Explizierungsphase eintritt, ist es notwendig, therapeutische Vorgehensweisen *drastisch zu ändern.*

Der erste Aspekt, den ein Therapeut ändern sollte, betrifft die *Prozessdirektivität.* Während diese in der Vor-Explizierungsphase hoch ist, sollte sie in der Explizierungsphase *niedrig* sein. Der Therapeut steuert zwar noch den Prozess, aber er steuert nur noch relativ selten und mit deutlich subtileren Mitteln. Der Therapeut konfrontiert den Klienten nicht mehr, er beschränkt sich auf gelegentliche Explikationen, manchmal sogar auf ein „saying back", d.h., er wiederholt vom Klienten genannte zentrale Begriffe. Wichtig ist es hier,

- die Aufmerksamkeit des Klienten auf dem Prozess zu halten;
- Präsenz zu zeigen, zu zeigen, dass man zuhört und versteht;
- den Prozess des Klienten möglichst wenig zu stören;
- den Prozess durch vorsichtige Intervention zu unterstützen (Explikationen, Verbalisierungen).

Der zweite Aspekte, der sich zwischen der Vor-Explizierungs- und der Explizierungsphase unterscheidet, ist das *therapeutische Tempo.* In der Vor-Explizierungsphase kann das Tempo unter Umständen sehr hoch sein; in der Explizierungsphase sollte der Therapeut das Tempo dagegen deutlich reduzieren. Der Therapeut sollte hier:

- Keine Vorgaben machen!
- Dem Klienten viel Zeit lassen!
- Pausen akzeptieren!
- Langsam sprechen!

Der Therapeut sollte den Klienten aber weiterhin bei der Bildung von Repräsentationen aktiv unterstützen; der Therapeut sollte dabei im Wesentlichen versuchen, das vom Klienten Gemeinte explizit zu machen, in Worte zu fassen. Macht er dem Klienten inhaltliche Vorschläge, dann sollte er sie vorsichtig machen, sie als Hypothesen anbieten und den Klienten immer bitten, die Vorschläge auf Stimmigkeit zu prüfen.

Der Therapeut sollte während der Explizierungsphase

- den Klienten auf keinen Fall konfrontieren;
- mit Fragen so vorsichtig und so sparsam wie möglich umgehen;
- den Klienten auf keinen Fall auf Aspekte lenken, die nicht im Focus seiner Aufmerksamkeit stehen;

- auf keinen Fall auf eine Meta-Ebene der Kommunikation gehen;
- auf keinen Fall lange und komplexe Interventionen realisieren;
- auf keinen Fall die Therapeut-Klient-Beziehung ansprechen;
- auf keinen Fall Interventionen realisieren, die die Bearbeitung bearbeiten.

7.4 Wann ist ein Explizierungsprozess abgeschlossen?

Die Klärung und Repräsentation internaler Determinanten kann sich über mehrere Therapiestunden hinziehen. Dabei taucht die Frage auf, wann ein solcher Prozess beendet ist. Diese Frage ist nicht leicht zu beantworten. Die Antwort liegt in einem Spannungsfeld:

- einerseits kann ein Klärungsprozess theoretisch ad infinitum fortgesetzt werden, da aus jedem neuen Erkenntnisstand neue, weiterführende Fragestellungen abgeleitet werden können;
- andererseits ist Therapiezeit begrenzt und ein Klient möchte auch so schnell wie möglich eine tragfähige Veränderung erreichen; daher muss der Prozess irgendwann „abgebrochen" werden.

Wann das jeweils geschieht, hängt vom individuellen Klienten und Therapieprozess ab. Ein Therapeut kann sich aber an folgende Regel halten: *ein Klärungsprozess kann dann als abgeschlossen betrachtet werden, wenn er zu einem Erkenntnisstand geführt hat, aus dem neue Erlebens- und Verhaltensweisen resultieren oder abgeleitet werden können, mit denen der Klient zufrieden ist.* Klärung ist kein Selbstzweck, sie soll vielmehr konstruktive Veränderungen ermöglichen; tut sie dies, dann besteht keine Notwendigkeit mehr, den Klärungsprozess fortzusetzen. Es macht therapeutisch auch keinen Sinn, mehr zu klären als zu einer befriedigenden Erlebens- und Verhaltensänderung erforderlich ist.

8 Interventionen und Strategien auf Inhaltsebene

In diesem Kapitel geht es um konkrete therapeutische Strategien auf der Inhaltsebene von Psychotherapie: Strategien, die zur Klärung und Repräsentation relevanter Schemata führen sollen. Sie stellen den „Kern" klärungsorientierter Psychotherapie dar.

8.1 Begrifflichkeiten

8.1.1 Inhaltsebene

Die Inhaltsebene der Psychotherapie ist die Haupt-Arbeitsebene in der Klärungsorientierten Psychotherapie. Auf dieser Ebene spielen sich viele Prozesse der Inhaltsbearbeitung (z.B. Konkretisierung, Konfrontation) und der Klärung und Repräsentation relevanter Schemata ab: Prozesse der Schema-Aktivierung, der *Fokussierung* (als der Aktivierung von Gedächtnisbeständen), der Fokussierung der Aufmerksamkeit, der Explizierung. Die Arbeit auf den anderen beiden Ebenen, der Bearbeitungs- und der Beziehungsebene haben auch letztlich das Ziel, den Klienten auf die Ebene der *inhaltlichen Bearbeitung* zu bringen, der *Bearbeitung von Inhalten.*

8.1.2 Bearbeitung von Inhalten

Das ist es, worum es auf der Inhaltsebene geht: um die *Bearbeitung von Inhalten*: um Aktivierung, Klärung, Repräsentation, Differenzierung und Integration von Inhalten. Es geht nicht um ein „Erzählen" von Inhalten, es geht vielmehr um ein systematisches Bearbeiten. Inhalte sollen verändert, umstrukturiert, neu organisiert werden: das System von Konzepten und Bedeutungen soll *aktiv* umgestaltet werden! Dies ist sowohl für den Klienten, als auch für den Therapeuten eine harte, anstrengende und sehr anspruchsvolle Arbeit. Therapie hat keinen „hohen Unterhaltungswert" und ist auch kein Selbstzweck: Therapie ist eher wie „blood, sweat and tears": herausfordernd, streckenweise belastend, anstrengend und manchmal mühsam, aber auch spannend, interessant und massiv verändernd.

8.1.3 Interventionen und Strategien

Zur Inhaltsbearbeitung kann ein Therapeut verschiedene Interventionen und Strategien anwenden.

Interventionen bezeichnen einzelne sprachliche Akte, die ein Therapeut zielorientiert macht: der Therapeut bezieht sich dabei auf vom Klienten gemeinte Inhalte und verfolgt damit ein bestimmtes Prozessziel, eine bestimmte Intention, indem er dem Klienten eine bestimmte Aufgabe (task) stellt. Die Intentionen des Therapeuten, d.h., die angestrebten Prozessziele können dabei sehr unterschiedlich sein (z.B.: Inhaltsklärung, Konkretisierung, Vertiefung des Bearbeitungsprozesses u.a.).

Dabei haben Interventionen jedoch immer zwei Funktionen, eine Funktion für den Therapeuten und eine Funktion für den Klienten:

- Sie fordern den Klienten auf, dem Therapeuten Informationen zu liefern, die er verarbeiten kann; sie fordern den Klienten auf, Aspekte zu validieren, neue Information zu liefern, Aufschluss zu geben über den augenblicklichen Prozessstand usw.
- Sie fordern den Klienten auf, etwas zu tun, bestimmte Prozesse einzuleiten und auszuführen, also, etwas für sich zu tun.

Obwohl Interventionen immer beide Funktionen haben, weisen sie meist in diesen Funktionen einen Schwerpunkt auf:

- Sie können *in erster Linie* dazu dienen, *dem Therapeuten* Informationen zu beschaffen, oder
- sie können *in erster Linie* dazu dienen, *Klientenprozesse zu steuern.*

Interventionen sollten vom Therapeuten nicht planlos „ins Blaue" oder „aus der Hüfte" heraus eingesetzt werden, sondern zielorientiert aufgrund eines Klientenmodells. Interventionen sind *therapeutische Vektoren*: sie setzen an einem bestimmten Ansatzpunkt an und haben ein bestimmtes Ziel; mit ihnen will der Therapeut beim Klienten etwas bestimmtes erreichen.

Während eine Intervention eine einzelne sprachliche Aktion ist (in der Regel eine Therapeuten-Aussage, die von zwei Klienten-Aussagen begrenzt ist), ist eine therapeutische *Strategie* eine aufeinander bezogene Serie von Interventionen. In einer Strategie „schaltet" ein Therapeut eine Reihe von Interventionen hintereinander, um *damit* ein, in der Regel komplexes, Prozessziel zu erreichen. So kann ein Therapeut

- zuerst eine konkretisierende Intervention realisieren, um ein Schema stärker zu aktivieren;
- sodann eine validierende Intervention, um mit dem Klienten einen Konsens, eine „Plattform" zu schaffen;
- und sodann eine vertiefende Intervention, um einen Klärungsprozess anzuregen.

In dieser Strategie bereiten die ersten beiden Interventionen die dritte vor.

Therapeutisches Handeln besteht selten aus einer Serie unverbundener Einzelinterventionen; *es besteht überwiegend aus Strategien, d.h., aus Serien aufeinander aufbau-*

ender Interventionen zur Erreichung eines bestimmten Prozessziels. Therapeutische Strategien sind durch folgende Aspekte gekennzeichnet:

- Es sind Folgen von Interventionen, d.h., Interventionen, die in bestimmter Reihenfolge aufeinander folgen und aufeinander aufbauen.
- Die Interventionen verfolgen ein (oder mehrere) therapeutisches Ziel (Ziele).
- Die Interventionen benötigen aber bestimmte Indikatoren, d.h., sie werden an bestimmten Stellen des Therapieprozesses eingesetzt.

Strategien haben in einer Klärungsorientierten Psychotherapie meist eine „mittlere Reichweite“: der Therapeut möchte, dass der Klient ein Schema klärt, Informationen integriert u.a. Solche „Strategien mittlerer Reichweite“ können allerdings auch in längerfristige Strategien eingebettet sein: eine längerfristige Strategie kann sich zusammensetzen aus mehreren Strategien mittlerer Reichweite und diese wiederum setzen sich aus mehreren Interventionen zusammen. Gesteuert wird der gesamte Prozess durch das Klienten-Modell des Therapeuten.

Nach dem Drei-Ebenen-Modell kann man drei Arten von Strategien unterscheiden:

1. inhaltsbezogene Strategien
2. bearbeitungsbezogene Strategien
3. beziehungsbezogene Strategien

Bei inhaltsbezogenen Strategien geht es immer um eine *Bearbeitung von Inhalten.* Strategien können sich aber auch auf eine *Bearbeitung der Bearbeitung* richten: dann stehen z.B. Vermeidungsstrategien des Klienten im Focus der Aufmerksamkeit; die jeweiligen Inhalte sind dann nebensächlich. Andere therapeutische Strategien richten sich auf die Beziehungsgestaltung, also auf die *Steuerung der therapeutischen Beziehung*, z.B. durch komplementäre Beziehungsgestaltung; dann stehen Beziehungsaspekte im Fokus der Aufmerksamkeit.

In diesem Kapitel sollen nun zunächst Interventionen und Strategien auf Inhaltsebene behandelt werden; Strategien auf den anderen Ebenen werden dann später dargestellt (vgl. Kapitel 10 und 11).

8.1.4 Voraussetzungen von Interventionen und Strategien

Interventionen und Strategien sind nicht voraussetzungslos: ob eine bestimmte Intervention oder Strategie zu einem Zeitpunkt sinnvoll ist oder nicht, ob ein bestimmtes Ziel mit einer bestimmten Strategie angestrebt werden kann und sollte, hängt von einer Reihe von Bedingungen ab, z.B.:

- von der bisherigen Bearbeitung des Problems: z.B. kann ein Explizierungsprozess nicht sinnvoll angeregt werden, solange ein Ausgangsproblem noch völlig unklar und unkonkret ist. Bestimmte Prozessziele lassen sich erst dann verfolgen, wenn vorher andere Prozessziele erreicht worden sind.
- von den Möglichkeiten des Klienten: bestimmte Interventionen oder Strategien setzen voraus, dass Klienten die (kognitiven, emotionalen, motivationalen) Möglichkeiten aufweisen, diese Interventionen umzusetzen. Solange z.B. ein Klient glaubt, sein Problem sei durch die Umgebung bedingt, wird er kaum bereit sein, *eigene* Anteile daran zu klären.

- vom Stand der Beziehung: um in einen Explizierungsprozess einzusteigen, muss der Klient eine vertrauensvolle Beziehung zum Therapeuten aufgebaut haben; ist dies (noch oder gerade) nicht der Fall, lässt sich ein Klient gar nicht auf einen solchen Prozess ein.

Besonders wichtig ist das Vorliegen einer tragfähigen Beziehung, wenn ein Therapeut solche Interventionen oder Strategien realisiert, die die Beziehung in aller Regel belasten, z.B. Konfrontationen: überschätzt ein Therapeut hier die Tragfähigkeit der Beziehung, erntet er lediglich Reaktanz.

Diese Voraussetzungen muss ein Therapeut prinzipiell kennen (d.h., er muss wissen, welche Arten von Interventionen zur Erreichung welcher Ziele welche Voraussetzungen aufweisen), und er muss im Prozess jeweils abschätzen, ob die entsprechenden Voraussetzungen beim Klienten gegeben sind.

8.1.5 Interventionen und Strategien stellen Anforderungen an Klienten

Ein Therapeut sollte sich grundsätzlich klarmachen, dass Interventionen und Strategien immer *Anforderungen* an den Klienten stellen: der Klient soll nun etwas Bestimmtes tun oder nicht tun. Er soll z.B. Aufmerksamkeit nach innen lenken; er soll konsequent einer Fragestellung folgen und aufhören, ständig das Thema zu wechseln; er soll eine Konstruktion hinterfragen; er soll in einen Explizierungsprozess eintreten usw.

Wenn Therapeuten intervenieren, dann erwarten sie, dass Klienten etwas Bestimmtes tun: und dies ist für Klienten in der Regel nicht leicht, der Klient muss sich anstrengen. Und genau das wird in der Therapie auch erwartet: Klienten sollen sich in der Therapie nicht erholen, Therapie soll nicht dazu dienen, sich die Zeit zu vertreiben; Therapie dient vielmehr dazu, intensiv an sich und seinen Problemen zu *arbeiten*. Therapie ist in gewisser Weise ein Schonraum, aber sie ist kein Ruheraum. Sie ist vielmehr ein Raum intensiver Arbeit, und es ist Arbeit an Problemen, also per definitionem an solchen Inhalten, die dem Klienten unangenehm, unerwünscht, peinlich, traumatisch usw. sind. Damit kann therapeutische Arbeit auch über längere Strecken für den Klienten eine unangenehme Arbeit sein. Und der Therapeut verlangt mit seinen Interventionen, dass sich der Klient dieser Arbeit, der Konfrontation mit unangenehmen Inhalten stellt.

Dabei stellen unterschiedliche Arten von Interventionen durchaus *unterschiedliche* Anforderungen:

- *Verbalisierungen* stellen vergleichsweise geringe Anforderungen: Der Klient soll am Thema bleiben, Inhalte prüfen u.a.
- *vertiefende Fragen* stellen weit höhere Anforderungen: Der Klient muss einen neuen Bearbeitungsmodus einnehmen, Gefühle „auf sich wirken lassen“ usw. (vgl. Abschnitt 8.4.2.7).
- *Konfrontationen* stellen die Anforderung, dass sich der Klient mit unbequemen Selbstaspekten konfrontiert, diesen nicht ausweicht, sie klärt, prüft, ändert oder integriert usw.

Therapeuten brauchen Wissen darüber, welche Arten von Anforderungen durch bestimmte Arten von Interventionen an Klienten gestellt werden. Und sie müssen im Prozess abschätzen, ob Klienten diesen Anforderungen gewachsen sind bzw. was geschehen kann, wenn sie die Interventionen *nicht* in gewünschter Weise umsetzen. Therapeuten müssen daher in der Lage sein, *Prozessverläufe* und *Prozessverzweigungen* zu antizipieren und sich auf mögliche Verläufe vorzubereiten.

8.1.6 Interventions-Tests

Um sich auf mögliche Verläufe einstellen zu können, muss ein Therapeut die augenblickliche Therapiesituation und den augenblicklichen Klienten-Zustand genau verstehen. Um dies zu tun, kann er Interventionen auch zu *prozessdiagnostischen* Zwecken einsetzen. Wir bezeichnen dies als „Interventions-Test". Ein solcher Interventions-Test ist vor allem dann sinnvoll, wenn dem Therapeuten unklar ist, ob ein Klient etwa deshalb ungünstig arbeitet, weil er selbst nicht weiß, wie er weitermachen soll, oder deshalb, weil er bestimmte Themen oder Inhaltsaspekte vermeiden *möchte*. Erzählt ein Klient z.B. eine problematische Situation in sehr unkonkreter Weise, dann kann es sein, dass der Klient selbst Schwierigkeiten hat, sich die Situation genauer vorzustellen, genauer zu schildern usw., es aber tun würde, wenn er es könnte. Es kann jedoch auch sein, dass der Klient die Situation so unkonkret schildert, weil er sie sich gar nicht konkreter vorstellen *will*: er möchte sich selbst nicht mit unangenehmen Erfahrungen/Bewertungen konfrontieren, möchte nicht, dass der Therapeut zu genau nachfragt usw. Der Therapeut muss jedoch, um zielorientiert handeln zu können, eine Hypothese darüber haben, ob es sich um ein Problem des *Nicht-Könnens* oder des *Nicht-Wollens* handelt: im ersten Fall kann der Therapeut dem Klienten mit strukturierenden Interventionen, mit Bedeutungsexplikationen u.ä. gezielt helfen, sich gedanklich und gefühlsmäßig besser in die Situation hineinzuversetzen. Im zweiten Fall kann es aber notwendig sein, mit dem Klienten die Gründe für die Vermeidung zu klären: wovor hat der Klient Angst? Ist es ihm peinlich, bestimmte Inhalte zu erzählen? Ist die Vertrauensbeziehung zum Therapeuten noch nicht ausreichend? usw. Die sinnvollen Strategien sind demnach sehr unterschiedlich, ja nachdem, um welche Art von Problematik es sich handelt. Daher ist es wesentlich, dass der Therapeut Informationen erhält, die es ihm erlauben, zumindest eine begründete Hypothese über die Art der Problematik zu entwickeln. Dazu dient der „Interventionstest".

Im Falle von Unkonkretheit besteht ein Interventionstest darin, dem Klienten konkretisierende Fragen zu stellen und die Art der Reaktion zu beobachten. Handelt es sich um ein Problem des *Nicht-Könnens*, dann geht der Klient in den meisten Fällen auf die Interventionen ein, hat aber erkennbar Schwierigkeiten bei ihrer Umsetzung: der Klient lässt die Frage auf sich wirken, bemüht sich um eine Antwort, gibt versuchsweise eine Antwort; er zeigt, dass es ihn selbst stört, an dieser Stelle nicht weiterzukommen: man kann deutlich ein *Bemühen* des Klienten erkennen, die Interventionen umzusetzen.

Handelt es sich jedoch um ein Problem des *Nicht-Wollens*, um eine Vermeidung, dann lässt sich der Klient auch nicht probeweise auf die Interventionen ein: er versucht vielmehr, so schnell wie möglich von den „heißen" Inhalten wegzukommen. Der Klient gibt dann, sehr schnell, die Antwort „ich weiß nicht", wechselt das Thema oder die Schilderung und wird noch unkonkreter, als er vorher war. Ein Bemühen des Klienten um eine Beantwortung der Frage ist gerade *nicht* erkennbar, vielmehr kann man ein Bemühen erkennen, bestimmte Bereiche zu *verlassen*.

Diese Information kann der Therapeut dann nutzen und das Verhalten des Klienten ansprechen: der Therapeut macht die Vermeidung selbst zum Thema, um das Bearbeitungsproblem als solches zu klären (vgl. Kapitel 10). Ein gezielter Einsatz von Interventionen unter prozess-diagnostischer Perspektive ist daher oft von großer Bedeutung.

Betont werden soll hier, dass diese Diagnostik dazu dient, den Klienten und sein Handeln besser zu verstehen, und dem Klienten damit möglichst hilfreiche Interventionen anbieten zu können. Zu sagen, ein Klient vermeide ein Thema, heißt nicht, den Klienten zu kritisieren: jeder Mensch vermeidet Inhaltsaspekte, die unangenehm sind. Ein Klient ist ein Klient, weil er in seinen Problemen festsitzt; und zu sehen, *wo* er festsitzt, ist eine *absolut zentrale Aufgabe der Psychotherapie*, denn nur dann kann ein Therapeut dem Klienten zielorientiert und effektiv helfen. Daher muss man damit aufhören, Diagnostik abwertend, un-klientenzentriert o.ä. aufzufassen: Diagnostik dient dem Verstehen des Klienten-Problems und dient dazu, den Klienten „da abzuholen, wo er sich gerade befindet", und dies ist vollständig klientenzentriert.

8.2 Allgemeine Interventionsprinzipien in der Klärungsorientierten Psychotherapie

Mit „Interventionsprinzipien" sind übergreifende Handlungsregeln gemeint, Meta-Regeln, die das Handeln des Therapeuten steuern sollen. Es sind Regeln, die prinzipiell für die Entwicklung therapeutischer Strategien oder die Bildung konkreter Interventionen gelten.

8.2.1 Verankere Interventionen im Material des Klienten!

Man kann davon ausgehen, dass sich ein Klient mit einem bestimmten Thema beschäftigt, dass er bestimmte Inhaltsaspekte fokal in seiner Aufmerksamkeit hat; andere Aspekte sind dagegen eher peripher, aber dennoch bewusstseinsmäßig leicht zugänglich und wieder andere Inhaltsaspekte sind dem Klienten gar nicht präsent (vgl. Sachse, 1992a). Empirische Untersuchungen haben gezeigt (z.B. Sachse, 1988c, 1990b, 1990c, 1992b), dass ein Klient Interventionen dann besonders leicht umsetzen kann, wenn ein Therapeut seine Interventionen in *dem* Material „verankert", das dem Klienten im Augenblick gegeben ist (dass sich zur Zeit in seinem Arbeitsgedächtnis befindet). Bezieht sich ein Therapeut auf solche Inhaltsaspekte, auf die der Klient im Augenblick seine Aufmerksamkeit zentriert oder auf die er seine Aufmerksamkeit schnell und mühelos zentrieren kann, dann kann der Klient die Aussage des Therapeuten gut verstehen. Er kann gut verstehen, worauf sich der Therapeut bezieht und kann gut nachvollziehen, was er nun mit diesen Inhalten als nächstes tun soll. Der Therapeut kann dann völlig

neue Fragestellungen, Richtungen usw. anregen, die den Klienten veranlassen, Gedächtnisbestände zu suchen, Beziehungen herzustellen usw.: in jedem Fall fällt es dem Klienten leichter, die Intervention umzusetzen, *wenn der Therapeut von den Inhalten ausgeht, die dem Klienten gerade fokal gegeben sind.*
Jede Intervention lässt sich damit als ein *Vektor* auffassen: der *Interventions-Vektor* setzt immer an einem bestimmten Inhalt an und führt zu anderen Inhalten bzw. zu bestimmten Bearbeitungen von Inhalten hin. Der Ausgangspunkt dieses Vektors sollte, wann immer möglich, im aktuellen Klientenmaterial verankert sein.

Manchmal kann es nötig sein, den Arbeitsfokus des Klienten zu verschieben: Klienten bleiben oft in der Schilderung von Ereignissen stecken, behandeln periphere Aspekte in redundanter Weise usw. In diesen Fällen sollte ein Therapeut Fragestellungen entwickeln und entsprechende Interventionen realisieren, die die Aufmerksamkeit des Klienten auf zentrale Aspekte lenken. Auch hier kann der Therapeut in den meisten Fällen seine Fragen, Direktiven usw. an *den* Inhalten ansetzen, an denen der Klient gerade „arbeitet". Nur in Ausnahmefällen muss ein Therapeut auf Material zurückgreifen, das ein Klient früher geäußert hat („Rekursion").

8.2.2 Mache die Ausgangslage von Interventionen explizit!

Da ein Klient bei einer Problembearbeitung immer von einem bestimmten Inhalt ausgehen muss, ist es wesentlich, diesen Ausgangspunkt gut zu fundieren.

Dies bedeutet einmal, dass der Ausgangspunkt *valide* sein sollte: um zu klären, was genau eine bestimmte Angst für den Klienten bedeutet, muss klar sein, dass es um „*Angst*" geht und nicht vielleicht um etwas ganz anderes. Der Ausgangspunkt „Angst" sollte daher mit dem Klienten validiert sein, Therapeuten und Klienten sollten sich einig sein, dass es tatsächlich um „Angst" geht. Um dies sicherzustellen, kann der Therapeut eine validierende Intervention realisieren, bevor er weitere Direktiven gibt, z.B.: „Das, was Sie in dieser Situation spüren, ist Angst?" Erst wenn der Klient dies bestätigt, fragt der Therapeut weiter.

Natürlich ist oftmals der Ausgangspunkt klar, so dass er nicht extra validiert werden muss. Hat der Therapeut jedoch Zweifel, ob ein Begriff wirklich den Zustand des Klienten gut beschreibt, hat er den Eindruck, der Ausgangspunkt ist noch unklar, unkonkret oder nicht richtig bestimmt, dann sollte er weiter klären, bevor er im Prozess fortschreitet.

Nutzt ein Therapeut einen bestimmten inhaltlichen Ausgangspunkt, um von dort aus den Prozess weiterzuführen, dann sollte er auch sicherstellen, dass der Ausgangspunkt ganz *explizit* ist. Hat der Klient z.B. eine Situation geschildert, aus der man ableiten kann, dass sie dem Klienten Angst macht, spricht der Klient aber nie explizit von Angst, dann sollte der Therapeut das Gefühl explizit ansprechen und benennen, bevor er das Gefühl weiter klärt. Er sollte *nicht* mit schwammigen Begriffen operieren oder so tun, als sei schon alles klar: wenn der Klient z.B. von diesem „Gefühl" spricht, das Gefühl aber nie explizit benennt („Ich spüre Angst!"), dann sollte der Therapeut diese implizite Sprechweise nicht in seinen folgenden Interventionen übernehmen, z.B.: „Was löst dieses Gefühl in Ihnen aus?" Übernimmt der Therapeut derartige implizite, unklare, schwammige Formulierungen, dann wird der Klient nie veranlasst, sich dem Gefühl und seiner Bedeutung wirklich zu stellen und es zu klären.

Man kann nicht klären, indem man alles unklar lässt!

Macht ein Therapeut ein derartiges Nebel-Spiel mit, dann reden Klient und Therapeut über Minuten von „diesem Gefühl", als sei völlig klar, worum es geht: fragt der Supervisor aber den Therapeuten, was denn nun „dieses Gefühl" eigentlich genau sei, dann kann der Therapeut darauf keine Antwort geben.

Um eine derartige Pseudo-Kommunikation zu vermeiden, sollte ein Therapeut grundsätzlich darauf achten, dass ein Ausgangspunkt klar, explizit, deutlich ist, bevor damit weitergearbeitet wird: der Therapeut sollte daher den Ausgangspunkt einer Frage explizit machen, bevor er eine weiterführende Frage stellt.

8.2.3 Markiere wichtige Inhalte!

Wie deutlich geworden ist, besteht eine wesentliche therapeutische Aufgabe darin, den Bearbeitungsprozess des Klienten von peripheren Inhalten auf zentrale Inhaltsaspekte zu bringen. Um das zu können, muss der Therapeut erkennen, welche von den bisher gegebenen Inhaltsaspekten besonders wichtig sind (weil man von diesen aus in zentrale Bereiche vorstoßen kann) und welche eher peripher, unwesentlich sind. Dass der Therapeut dies erkennt, ist aber nur *eine* notwendige Voraussetzung für eine Intervention, es genügt allein aber noch nicht. Auch der *Klient* muss erkennen, dass bestimmte Aspekte zentral und wichtig sind, zentraler als andere Inhalte. Erst dann kann der Klient seine Aufmerksamkeit auf die zentralen Aspekte lenken und sie von peripheren Aspekten abziehen; damit kann er auch aufhören, periphere Inhalte zu bearbeiten und kann sich mit den Aspekten beschäftigen, deren Bearbeitung im Klärungsprozess weiterführen kann.

Um dem Klienten eine konstruktive Veränderung seines Bearbeitungsprozesses zu ermöglichen oder zu erleichtern, sollte der Therapeut die Inhaltsaspekte, die er als besonders wesentlich empfindet, *markieren*.

Dies kann er z.B. tun, indem er

- in seiner Verbalisierung nur die zentralen Aspekte aufgreift und alle anderen Inhalte weglässt;
- indem er bestimmte Aspekte explizit als wichtig bezeichnet, z.B.: „Diesen Aspekt X finde ich sehr wesentlich."; „Der Aspekt Y beschäftigt mich noch." o.ä.

Eine Markierung von Inhalten bedeutet nicht, dass diese Inhalte nun sofort bearbeitet werden müssen; es kann auch bedeuten, dass ein Therapeut sie markiert, um sie nicht zu verlieren, um sie später noch bearbeiten zu können.

8.2.4 Arbeite möglichst mit der Intention des Klienten!

Soweit dies möglich ist, sollte ein Therapeut der Intention des Klienten folgen. Will der Klient in der Therapie etwas und der Therapeut hält dies für therapeutisch sinnvoll, dann gibt es keinen Grund, der Intention des Klienten nicht zu folgen. Nur in Ausnahmefällen arbeitet der Therapeut gegen die Intentionen des Klienten, z.B. wenn er es für wichtig hält, den Klienten mit bestimmten Inhalten zu konfrontieren oder eine Vermeidung zu bearbeiten.

8.2.5 Lass an zentralen Stellen keine Unklarheit, Unkonkretheit oder Oberflächlichkeit zu!

In der Alltagskommunikation ist es üblich, dass ein Interaktionspartner sich mit einem recht oberflächlichen Verstehen zufrieden gibt: wenn er etwas „so ungefähr" verstanden hat, wenn er weiß, was der Sprecher „in etwa" meint, kann er das Gespräch fortsetzen und muss den Partner nicht mit Fragen nerven. Derartige Oberflächlichkeiten kann sich ein Therapeut im Therapieprozess jedoch auf keinen Fall leisten: wenn der Prozess auf zentrale Aspekte hinauslaufen soll, wenn ein Klient genau verstehen soll, was seine Motive sind, wenn neue Perspektiven und Sichtweisen erarbeitet werden und alle hinterfragt werden sollen, dann reicht eine oberflächliche Inhaltsbearbeitung gerade *nicht* aus. Denn bleibt das Verstehen oberflächlich, dann kann man Widersprüche gerade *nicht* entdecken; der Klient kann die Stellen, an denen er sich selbst nicht versteht, überspielen und ist nicht gezwungen zu klären; Konstruktionen erscheinen plausibel und können so gerade *nicht* hinterfragt werden usw.

Aus diesen Gründen muss die therapeutische Kommunikation grundlegend anders sein als die Alltags-Kommunikation.

Während man in der Alltags-Kommunikation Unklarheiten zulässt, Unkonkretheiten übergeht und Oberflächlichkeiten eher die Regel sind, kann man sich als Therapeut dies im Therapiegespräch nicht leisten.

Damit zentrale Inhaltsaspekte erkannt werden können, damit Konstruktionen hinterfragt werden können, damit der Klient veranlasst werden kann, sich intensiv mit sich selbst auseinander zusetzen, sollte ein Therapeut Unklarheit und Unkonkretheit nicht stehen lassen, insbesondere dann nicht, wenn *zentrale* Konzepte, Begriffe, Inhalte unklar oder unkonkret sind. Versteht der Therapeut einen Inhalts-Aspekt nicht, dann sollte er den Klienten um Klärung und Erläuterung bitten; versteht der Therapeut den Inhalt nach der Klienten-Erläuterung immer noch nicht, bittet er den Klienten erneut um Erläuterung usw. Ist dem Therapeuten ein Aspekt zu unkonkret, dann bittet er den Klienten um Konkretisierung, im Bedarfsfall erneut und erneut. Das Gleiche gilt, wenn dem Therapeuten die Information zu oberflächlich oder zu irrelevant erscheint: auch hier bittet er den Klienten um „Nachbesserung".

Der Therapeut nimmt somit hier dem Klienten-Prozess gegenüber die Stellung eines *Supervisors* ein: er möchte den Klienten veranlassen, besser, genauer, ernsthafter mit den eigenen Inhalten, Gefühlen usw. umzugehen. Der Therapeut möchte den Klienten veranlassen, neugierig zu werden: sich zu fragen, was denn genau eine Konstruktion bedeutet. Sich über eigenes Verhalten oder Fühlen zu wundern; auf Widersprüche aufmerksam zu werden und sich zu fragen, was sie bedeuten. Der Therapeut soll im Grunde versuchen, in die Plausibilitäten des Klienten, seine Oberflächlichkeit, seine Ausweichmanöver usw. händeweise Sand zu werfen. Damit soll der Klient veranlasst werden, seine bisherige, dysfunktionale Bearbeitung zu verlassen und durch eine neue, funktionalere Bearbeitung zu ersetzen. Das jedoch kann kein Klient von sich aus tun: ein Klient wird nicht einmal wissen, *wie* er das machen sollte und selbst wenn, wird er es nicht tun können, da er mit massiven Ambivalenzen, eingeschliffenen Vermeidungsstrategien u.ä. zu tun hat (vgl. Kapitel 10). Damit muss der Therapeut es tun und das erste, was ein Therapeut tun kann, ist, die „Unarten" der Alltagskommunikation zu verlassen.

8.2.6 Hinterfrage Konstruktionen und Bewertungen, auch dann, wenn sie plausibel erscheinen!

Ein Ziel der Therapie ist es ja, Konstruktionen zu *hinterfragen*, Schemata zu *klären* und zu *verändern*. Dies alles kann ein Klient nur, wenn er sich über sein Verhalten wundert, wenn er es als merkwürdig, störend, unerklärlich empfindet; wenn er es als widersprüchlich, merkwürdig, veränderungsbedürftig betrachtet. Betrachtet ein Klient jedoch seine Konstruktion, eine Sichtweise, eine Überzeugung usw. als völlig plausibel, als zwingend notwendig u.ä., dann besteht weder die Motivation noch die (kognitive) Möglichkeit, diese Schemata zu hinterfragen oder zu ändern.

Daher ist es für den Therapeuten sehr wesentlich, Konstruktionen zu hinterfragen, Bewertungen zu klären auch dann, wenn diese hoch plausibel klingen. So kann ein Klient eine Situation schildern und beschreiben, dass diese ihn niedergeschlagen macht: der Therapeut kann es völlig plausibel finden, dass der Klient hier so reagiert. Wenn er dies jedoch tut und deshalb nicht weiterfragt, dann

- erhält er keine weitere Information vom Klienten: er kann sein Verständnis dessen, was hier im Klienten abläuft, nicht weiter vertiefen;
- veranlasst er den Klienten nicht, selbst Fragen zu stellen, sich über seine Reaktionen zu wundern und zu klären, wieso er eigentlich so und nicht anders reagiert.

Eine Klärung der internalen Determinanten der Reaktion, eine Repräsentation und Veränderung der relevanten Schemata unterbleibt: damit wird das Ziel einer klärungsorientierten Psychotherapie aber verfehlt.

Daher ist es wesentlich, dass Therapeuten „in Konstruktionen hineinfragen", sich über Schlussfolgerungen wundern und dem Klienten dieses Erstaunen zur Verfügung stellen, damit der Klient auch selbst beginnen kann, Fragen zu entwickeln.

Nötig ist es auch, Bewertungen zu hinterfragen: wenn ein Klient sagt, etwas sei „schlimm" gewesen, dann kann der Therapeut fragen: „Was war schlimm daran?" Diese Frage ist äußerst sinnvoll, solange der Therapeut tatsächlich nicht weiß, was für den Klienten das Schlimme ist, denn dafür kann es Dutzende verschiedener Gründe geben. Und es ist keineswegs a priori klar, ob sich der Klient selbst darüber klar ist, was für ihn das „Schlimme" ist.

Klienten können hier ihre Bewertungen völlig plausibel, ja geradezu zwingend finden (dann sind solche Fragen besonders wichtig!) und deshalb auf ein Hinterfragen unwirsch reagieren, z.B.: „Was, das verstehen Sie nicht?", „Wie können Sie so etwas fragen? Ich dachte, Sie seien der Experte!" In diesem Fall muss der Therapeut deutlich machen, warum er das fragt: „Da haben Sie recht, ich bin der Experte. Und deshalb weiß ich, dass verschiedene Menschen völlig unterschiedlich reagieren. Ich weiß, warum diese Situation für andere Personen, die ich kenne, schlimm wäre; ich weiß aber nicht, warum genau die Situation für Sie schlimm ist. Aber genau das möchte ich wissen. Ich möchte genau verstehen, was *Sie* damit meinen."

Mit einer solchen Bemerkung erläutert der Therapeut nicht nur, warum er etwas fragt: er macht dem Klienten auch deutlich, worauf es in der Therapie ankommt, nämlich auf *genaues* Verstehen; und er macht dem Klienten deutlich, dass er sich ganz genau für die Person des Klienten interessiert.

8.2.7 *Formuliere Interventionen so, dass sie vom Klienten verstanden und umgesetzt werden können!*

In den Konzepten von Psychotherapie ist allgemein akzeptiert, dass Therapeuten ihre Klienten verstehen müssen. Nur dann können sie relevante Ziel- und Interventions-Entscheidungen treffen usw. Viel weniger wird beachtet, dass das Verstehensprinzip in umgekehrter Richtung auch gilt: Klienten müssen ihre Therapeuten verstehen. Klienten sind nur dann in der Lage, die vom Therapeuten gegebenen Interventionen umzusetzen, wenn sie diese verstehen: sie müssen verstehen, was der Therapeut meint, worauf sich der Therapeut bezieht und sie müssen verstehen, was sie nun tun sollen, d.h., sie müssen die *Intention* des Therapeuten verstehen können. Das bedeutet aber, dass der Therapeut hier eine *Aufgabe* hat: er muss seine Interventionen so entwerfen und formulieren, dass sie vom Klienten verstanden und umgesetzt werden können. Damit muss der Therapeut bei der Entwicklung von Interventionen grundsätzlich auch immer abschätzen, ob der jeweilige Klient die von ihm gemachte Aussage verstehen kann.
Er muss also bei der Bildung seiner Interventionen z.B. berücksichtigen,

- was ein Klient weiß oder nicht weiß;
- worauf sich der Klient im Augenblick konzentriert;
- welche Aussagekomplexität der Klient verstehen kann;
- welches Sprachschicht-Niveau der Klient verstehen kann, usw.

Damit der Therapeut vom Klienten verstanden werden kann, gilt: ein Therapeut muss nicht nur empathisch verstehen, *er muss auch empathisch sprechen*. D.h., er muss sich in den Klienten hineinversetzen und abschätzen, was der Klient verstehen kann, welche Informationen ein Klient benötigt, wo er möglicherweise überfordert ist.

8.2.8 *Interventionen kurz halten!*

Therapeuten sollten ihre Interventionen kurz halten, so kurz wie möglich. Therapeuten sollten nur das sagen, was unbedingt nötig ist, damit der Klient versteht, was er tun soll. Manchmal ist dazu nur ein einziges Wort nötig, wenn ein Therapeut z.B. ein Wort akzentuierend und mit Fragezeichen wiederholt („Ärger?"), was den Klienten auffordert, diesen Begriff genauer anzusehen und zu präzisieren.
Kurze Aussagen haben verschiedene Vorteile:

- sie sind prägnanter, der Klient erhält nur die Information, die er auch erhalten soll;

- der Klient wird nicht durch irrelevante Aspekte abgelenkt oder verwirrt;
- der Klient kann sich nicht von mehreren alternativen Aspekten den harmlosesten aussuchen;
- die Aussage hat einen ganz klaren Fokus und damit einen ganz klaren Auftrag.

Therapeuten, insbesondere Anfänger-Therapeuten, haben oft mit der Kürze der Interventionen Probleme: sie meinen, den Klienten viele Informationen geben zu müssen, ihre Anweisungen auch noch erläutern zu müssen.

Dadurch kommen lange Interventionen zustande, die oft

- unverständlich sind;
- kein Zentrum haben, also keinen klaren Auftrag an den Klienten enthalten;
- manchmal mehrere Aufträge an den Klienten enthalten.

Alle diese Aspekte führen dazu, dass der Klient nicht weiß, was er machen soll und deshalb das macht, was ihm gerade einfällt. Daher gilt: je länger die Intervention, desto weniger Einfluss hat sie in der Regel auf den Klienten.

Manchmal beobachtet man beim Therapeuten fatale Effekte: der Therapeut macht eine Aussage; er hat selbst den Eindruck, dass das, was er sagt, nicht klar ist; deshalb macht er noch eine erläuternde Aussage hinterher; jetzt bemerkt er aber, dass das alles verwirrend ist; deshalb macht er noch eine kommentierende Äußerung usw. Inzwischen hat der Klient schon abgeschaltet und der Therapeut weiß selbst nicht mehr, was er eigentlich wollte.

Daher ist die Regel: wenn man als Therapeut den Eindruck hat, die Aussage war „schief", dann kann man sie einfach stehen lassen; der Klient kann sie korrigieren oder man kann im nächsten Zuge einen neuen Anlauf nehmen. Das ist in der Regel immer noch besser, als die Situation durch „Erläuterungen" zu chaotisieren.

8.2.9 So präzise wie möglich formulieren!

Nicht nur der Therapeut muss den Klienten verstehen, sondern der Klient muss auch die Interventionen des Therapeuten verstehen, damit er überhaupt etwas mit ihnen anfangen kann. Um verständlich zu sein, sollte die Aussage des Therapeuten präzise sein, damit

- der Klient versteht, um welche Inhalte es geht;
- er weiß, was er nun mit diesen Inhalten tun soll.

Der Therapeut muss sich also z.B. fragen, ob die Bezüge, die er macht, klar sind; falls nicht, muss er sie explizit klar machen (Fragt er z.B.: „Was meinen Sie damit?", dann muss völlig klar sein, auf welche Inhalte sich dieses „damit" bezieht). Der Therapeut muss sich auch fragen, ob dem Klienten die Anweisungen, die er gibt, verständlich, eindeutig sind. Falls das nicht der Fall ist, muss er diese dann dem Klienten erläutern oder muss Formulierungen ändern o.ä.

8.2.10 Dem Klienten mit einer Intervention eine Aufgabe geben!

Der Therapeut sollte dem Klienten mit seinen Interventionen möglichst eine *Aufgabe* geben. Der Klient soll angehalten werden, etwas zu tun: eine Situation auf sich wirken lassen; ein Gefühl beschreiben, eine Bedeutung explizit machen usw. Diese Aufgaben an den Klienten sind nötig, da nur der Klient selbst einen Explizierungsprozess ausführen kann. Dann kann der Klient seine Schemata aktivieren, repräsentieren usw. Der Therapeut kann dem Klienten sagen, was er tun soll; und er tut dies, *damit* der Klient etwas Bestimmtes tut. In gewisser Weise haben die therapeutischen Interventionen eine Art von „Katalysator-Funktion": sie lösen beim Klienten bestimmte Prozesse aus. Die Prozesse selbst bleiben die Prozesse des Klienten, der Katalysator ist jedoch notwendig, damit die Prozesse in Gang kommen.

8.2.11 Dem Klienten immer nur eine Aufgabe geben!

Die Bearbeitungsprozesse, die der Klient durchführt, sind z.T. sehr kapazitätsaufwendig. Um sie durchführen zu können, muss sich der Klient in der Regel darauf konzentrieren. Daraus folgt auch, dass ein Klient nicht in der Lage ist, mehr als eine Aufgabe gleichzeitig auszuführen; versucht er dies, leidet die Aufgabenbearbeitung. Daher sollte der Therapeut den Klienten eher daran hindern, zwei Dinge gleichzeitig zu tun (Prinzip der sukzessiven Bearbeitung); auf keinen Fall sollte er dem Klienten aber zwei Aufgaben gleichzeitig geben.

8.3 Prozess-Direktivität

8.3.1 Gründe für Prozess-Direktivität

Bevor wir uns mit Interventionen und Strategien befassen, soll jedoch noch ein sehr grundsätzlicher Aspekt therapeutischen Handelns beschrieben werden, der allen Interventionen und Strategien zugrunde liegt: der Aspekt der *Prozessdirektivität.*

In der Klärungsorientierten Psychotherapie verhalten sich Therapeuten prozessdirektiv: sie gehen davon aus, dass sie die Klienten-Prozesse in hohem Maße konstruktiv *steuern* müssen, dass sie die Experten für den Prozess sind und dass sie in hohem Maße Verantwortung für den Prozess tragen, wohingegen der Klient ein Experte für die zu bearbeitenden Inhalte ist und in hohem Maße Verantwortung trägt für die Inhalte: dafür, welche Inhalte zur Sprache kommen, dafür, welche inhaltlichen Veränderungen er letztlich vornehmen und umsetzen will, dafür, dem Therapeuten relevante Inhalte zu liefern usw. Für die Prozessdirektivität des Klienten gibt es klare empirische Belege (vgl. Kapitel 12.); es gibt jedoch auch einige theoretische Überlegungen, die nun näher erläutert werden sollen.

Klienten haben mit einer konstruktiven Problembearbeitung aus unterschiedlichen Gründen Schwierigkeiten:

- Klärungsprozesse sind ambivalent.
- Klienten sitzen in ungünstigen Bearbeitungen fest.
- Klienten haben kein Wissen über konstruktive Bearbeitungsweisen.
- Ein Klient kann nicht gleichzeitig Inhalte bearbeiten und den Prozess überwachen.

Aus diesen Gründen kann ein Therapeut den Klienten im Therapieprozess nicht einfach „machen lassen". Vielmehr muss der Therapeut den Klienten-Prozess (aufgrund seines Modells) aktiv steuern. Der Therapeut muss daher in hohem Maße prozessdirektiv sein!

8.3.2 Ambivalenz

Jeder Klärungsprozess ist ambivalent:

- Klienten haben eine Annäherungstendenz: sie möchten wissen und verstehen, warum sie so erleben und handeln, wie sie es tun; sie möchten etwas verändern usw.
- Klienten haben aber auch starke Vermeidungstendenzen: sie haben oft Angst, auf unangenehme Selbstaspekte zu stoßen. Sie haben Angst davor, keine Strukturen, keine Identität mehr zu haben, wenn sie die bisherige aufgeben. Sie geben Überzeugungen auf, ohne bereits neue zu haben usw.
- Dies lässt sie oft davor zurückschrecken, eigene Selbstaspekte zu klären.

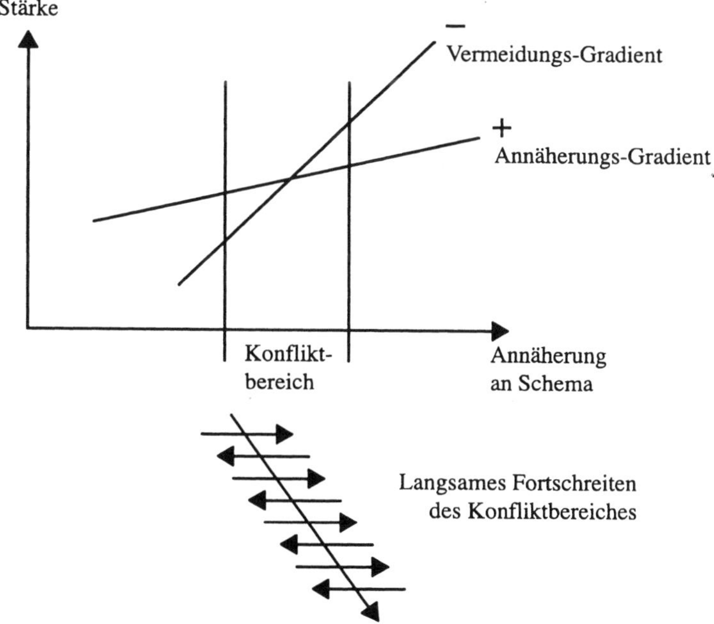

Abbildung 9: Ambivalenz des Klärungsprozesses

Therapeuten müssen daher die Vermeidungstendenzen der Klienten verstehen und bearbeiten. Therapeuten müssen die Annäherungstendenzen der Klienten gezielt fördern. Therapeuten müssen den Klienten „im Konfliktbereich halten" (Martin, 1972) oder ihn immer wieder an diesen heranführen. Durch eine ständige Arbeit „an der Kante des Möglichen" senkt sich allmählich der Aversions-Gradient: der Klient macht die Erfahrung, dass er „dem Drachen ins Auge schauen" kann und wagt sich immer näher an das Schema heran.

8.3.3 Ungünstige Bearbeitungen

Klienten sitzen in ungünstigen Bearbeitungen fest:
- Klienten haben oft habituelle, dysfunktionale Strategien, Probleme zu bearbeiten; sie stellen immer wieder dieselben Fragen und geben dieselben Antworten; sie haben sich z.T. in dysfunktionalen „Lösungen" festgefahren (Watzlawick et al., 1974).
- Diese müssen im Therapieprozess geklärt, bearbeitet und verändert werden.
- Dies ist nur möglich, wenn der Therapeut den Klienten auf diese Arten der Bearbeitung aufmerksam macht und eine „Bearbeitung der Bearbeitung" anregt.

8.3.4 Mangelndes Wissen

Klienten haben oft kein Wissen über konstruktive Bearbeitungs-Strategien:
- Sie weisen oft ein Wissens-Defizit auf: sie wissen gar nicht, was günstige, konstruktive Bearbeitungsweisen sind, sie wissen nicht, was sie tun müssen, um konstruktiv mit persönlichen Problemen umzugehen.
- Daher muss ein Therapeut dem Klienten Anregungen dazu geben: Therapeuten machen den Klienten „Bearbeitungsangebote", um die Problembearbeitung gezielt zu fördern.

Daher ist es wichtig, dass Therapeuten den Klienten nicht nur bei der Lösung bestimmter Probleme helfen. Klienten sollten in der Therapie auch lernen, wie sie in Zukunft konstruktiver mit persönlichen Problemen umgehen sollen (Psychotherapieziel Selbstbehandlung, vgl. Fiedler, 1981). Daher sollten Therapeuten den Klienten nicht nur *zeigen*, wie man mit Problemen umgeht. Sie sollten den Klienten auch *erläutern* was sie tun, warum sie es tun, wozu es dient. D.h., Therapeuten sollten viele *kurze* Meta-Kommentare machen, in denen sie ihre Ziele, Strategien und Vorgehensweisen dem Klienten erläutern.

8.3.5 Kapazitäts-Probleme

Ein Klient kann nicht gleichzeitig Inhalte bearbeiten und seinen eigenen Prozess supervidieren: Klienten sollen sich im Therapieprozess auf die Klärung/Veränderung eigener Schemata konzentrieren. Diese Aufgabe ist bereits sehr schwierig: der Klient muss seine ganze Aufmerksamkeit auf diese Arbeit richten. Damit hat er aber nicht mehr genügend Ressourcen, um seinen eigenen Bearbeitungsprozess auch noch zu planen und zu supervidieren (vgl. Wickens, 1972, 1980, 1983). Diese Aufgabe muss daher ein Therapeut übernehmen: der Therapeut hat die Funktion eines Bearbeitungssupervisors für den Klienten.

8.3.6 Prozess-Experte

Aus diesen Gründen muss ein Therapeut die Rolle des *Prozessexperten* einnehmen: er muss verstehen, wie ein Klient arbeitet, muss die Bearbeitung transparent machen und dem Klienten Bearbeitungsangebote machen. Damit steuert er den Bearbeitungsprozess des Klienten: er ist prozessdirektiv. Dagegen sollte der Therapeut *nicht* inhaltsdirektiv sein:

- Der Therapeut sollte nicht die Inhalte der Arbeit bestimmen.
- Der Therapeut sollte dem Klienten möglichst wenige inhaltliche Ratschläge geben und wenn, dann sollte der Klient sie immer daraufhin prüfen, ob sie in sein System passen.
- Der Therapeut sollte keine Intentionen darüber haben, welche inhaltlichen Entscheidungen ein Klient trifft.
- Wozu sich ein Klient entscheidet, wie ein Klient sein Leben gestalten will usw., ist ausschließlich Sache des Klienten.

8.4 Grundarten von Interventionen auf Inhaltsebene

Hier sollen nun die grundlegenden Basis-Interventionen (nicht Strategien!) auf Inhaltsebene beschrieben werden. Diese Interventionen sind in ihrer Struktur recht einfach: therapeutisch kommt es aber weniger auf die Interventionen selbst an, als auf ihren richtigen *Einsatz*: auch ein Skalpell ist ein recht einfaches Instrument, dennoch können nur sehr wenige Leute Herzen operieren! Entscheidend (wie immer!) ist das know how: wann, wie, mit welchem Ziel eine Intervention eingesetzt wird.

8.4.1 Synthetische und analytische Interventionen

Inhaltsbezogene Interventionen kann man einteilen in synthetische und analytische Interventionen. Der Begriff der „synthetischen" und „analytischen" Interventionen leitet sich aus dem synthetischen oder analytischen Verarbeitungsmodus ab. Im synthetischen Verarbeitungsmodus *versucht ein Therapeut zu verstehen, was vom Klienten zu verstehen ist*. Im analytischen Verarbeitungsmodus *versucht ein Therapeut zu verstehen, was noch nicht zu verstehen ist*. Der Therapeut nutzt die vom Klienten gegebene Information so weit wie möglich, um zu verstehen,

- welche Aspekte er noch nicht versteht;

- wo er Lücken in seinem Modell hat;
- welche Aspekte noch nicht zusammenpassen;
- wo es in den Informationen Widersprüche gibt;
- wo Schlussfolgerungen des Klienten noch nicht nachvollziehbar sind.

Synthetische Interventionen sind demnach solche,
- die auf der *Therapeutenseite* dazu dienen, das Klienten-Modell zu elaborieren, zu testen, zu differenzieren, zu validieren, um dem Therapeuten damit die Grundlage für therapeutische Entscheidungen zu liefern;
- die auf *Klientenseite* die Inhaltsbearbeitung des Klienten fördern, insbesondere dadurch, dass Schema-Aspekte, die vom Klienten bisher unklar waren, nun in einem kognitiv-konzeptuellen Code übersetzt werden.

Analytische Interventionen sind solche,
- die auf *Therapeutenseite* dazu dienen, Modell-Lücken zu füllen, Aspekte verstehbar zu machen, die noch nicht ausreichend verstehbar sind; Widersprüche aufzuheben usw.;
- die auf *Klientenseite* den Klienten veranlassen sollen, ebenfalls wahrzunehmen, dass Aspekte unklar, widersprüchlich, nicht ausreichend verständlich sind und den Klienten veranlassen, Fragestellungen zu entwickeln und an der „Schließung der Lücken" zu arbeiten, oder die den Klienten veranlassen sollen, bestimmte Fragen zu verfolgen, um damit seinen Bearbeitungsprozess zu vertiefen.

8.4.2 Synthetische Interventionen

Man kann im Wesentlichen drei Arten von synthetischen Interventionen unterscheiden:
- paraphrasieren
- verbalisieren
- explizieren

Diese Interventionen unterscheiden sich in der „Tiefe des Verstehens", das ein Therapeut realisiert und/oder in der „Tiefe", mit der ein Therapeut mit seinen Interventionen in das innere Bezugssystem des Klienten „vorstößt".

8.4.2.1 Paraphrasieren

Paraphrasieren bedeutet, dass der Therapeut das, was der Klient sagt, wörtlich oder leicht verändert wiedergibt, indem er das vom Klienten Gesagte in andere Worte fasst. Der Therapeut bleibt hier also sehr eng an dem, was der Klient sagt; entweder, weil er den Klienten noch nicht tiefer verstanden hat, oder weil er will, dass der Klient (nach einer Weile) auf diesem Niveau bleibt.

Beispiel:
- *Klient*: „Ich habe eine Einladung bekommen, an einer Pressekonferenz mitzumachen, aber ich möchte nicht hingehen, weil ich denke, dass ich scheitere."
- *Therapeut*: „Sie denken, dass Sie dabei scheitern könnten." / „Sie denken, das könnte schief gehen."

Paraphrasieren hat wichtige therapeutische Funktionen. Diese sind für den Therapeuten:

- Der Therapeut kann dadurch, dass er Aspekte der Klienteninformation wiederholt, diese noch mal auf sich wirken lassen und sie damit besser verarbeiten.
- Der Therapeut verlangsamt durch Paraphrasen das Tempo.
- Der Therapeut kann sein Verstehen validieren und damit eine, mit dem Klienten gemeinsame „Arbeitsplattform" schaffen.

Für den Klienten:

- Die Aufmerksamkeit des Klienten wird auf bestimmte Aspekte zentriert.
- Die Aufmerksamkeit kann internalisiert werden.
- Der Klient erhält die (implizite) Instruktion: Bleib dabei; schau Dir diesen Aspekt an; was bedeutet er?

8.4.2.2 Verbalisieren

Verbalisieren kann man definieren als Bemühen des Therapeuten, das vom Klienten *Gemeinte* explizit zu machen. Der Therapeut wiederholt hier nicht nur, was der Klient sagt, sondern er versucht zu rekonstruieren, was der Klient meint. Der Therapeut muss damit notwendigerweise über die vom Klienten unmittelbar gegebenen Aspekte hinausgehen.

Beispiel:

- *Klient*: „Ich habe eine Einladung bekommen, an einer Pressekonferenz mitzumachen, aber ich möchte nicht hingehen, weil ich denke, dass ich scheitere."
- *Therapeut*: „Sie haben Angst, dass Sie scheitern könnten." / „Sie haben Angst, dass Sie sich irgendwie falsch verhalten könnten." / „Da gibt es eine große Angst bei Ihnen."

Auch Verbalisierungen haben wichtige therapeutische Funktionen. Für den Therapeuten:

- Auch hier kann der Therapeut seine eigene Verarbeitung dadurch verbessern, dass er noch einmal sagt, was er verstanden hat.
- Auch durch Verbalisierungen kann man Prozesse verlangsamen.
- Da der Therapeut über das vom Klienten Gesagte hinausgeht, und dies auch bei hoher Belegbarkeit immer eine Hypothese ist, dient die Verbalisierung der Konsens-Validierung.

Für den Klienten:

- Die Aufmerksamkeit des Klienten wird gesteuert.
- Damit wird die Perspektive internalisiert.
- Die Aufmerksamkeit wird auf *zentrale* Informationsaspekte gelenkt.
- Der Klient erhält (implizit) die Instruktion: Beachte diese Aspekte! Folge diesen Spuren! Was bedeuten diese Aspekte?
- Da der Therapeut über das unmittelbar Gesagte hinausgeht, erhält der Klient bereits „Hilfe bei der Übersetzung" impliziter Bedeutungen.

8.4.2.3 Explizieren

Explizieren als Vorgehensweise des Therapeuten bedeutet, dass der Therapeut weit über das vom Klienten Gesagte hinausgeht. Der Therapeut nutzt dabei sein Klienten-Modell, also sein Wissen über den Klienten und auch sein Fachwissen, um Hypothesen darüber abzuleiten, was das Gesagte für den Klienten bedeutet. Damit versucht der Therapeut die *Implikationsstruktur* zu verstehen, also zu verstehen, in welche Bedeutungskonzepte das vom Klienten Gesagte eingebettet ist. Der Therapeut geht damit weit ins „innere Bezugssystem" des Klienten hinein.

Der Therapeut versucht damit, das *Bedeutungs-Netzwerk des Schemas zu verstehen* und teilt dem Klienten das Verstandene (also die *Hypothese*!) mit. Das Verstehen des Therapeuten muss dabei belegbar sein, d.h., der Therapeut muss angeben können, wie er zu der Hypothese gekommen ist (aufgrund welcher Informationen, welchen Wissens und welcher Schlussfolgerungen). Der Therapeut muss dem Klienten eine Bedeutungs-Explizierung immer als Hypothese (also widerspruchsermöglichend) anbieten und sie mit dem Klienten gemeinsam validieren. Wenn der Klient seine Hypothese nicht annehmen kann, bedeutet dies nicht zwingend, dass sie falsch ist (der Klient kann auch vermeiden!); es besteht aber immer die Möglichkeit, dass sie falsch ist.

Der Therapeut „verbalisiert hier ins Schema hinein", er expliziert Aspekte des Schemas, von denen er annimmt (aufgrund früherer Informationen oder allgemeinen Wissens), dass diese für den Klienten eine Rolle spielen; er tut dies, obwohl diese Aspekte vom Klienten nicht explizit genannt worden sind. Der Therapeut versprachlicht damit oft implizite Bedeutungen und „bringt sie auf den Punkt".
Beispiel:

- *Klient*: „Ich habe eine Einladung bekommen, an einer Pressekonferenz mitzumachen, aber ich möchte nicht hingehen, weil ich denke, dass ich scheitere."
- *Therapeut*: „Wenn ich Sie richtig verstehe, haben Sie Angst, sich zu blamieren." / „Wenn ich Sie richtig verstehe, haben Sie Angst, Sie könnten sich blamieren und andere könnten denken, Sie seien völlig inkompetent."

Bedeutungs-Explikationen haben zentrale therapeutische Funktionen für einen Klärungs-/Repräsentationsprozess. Für den Therapeuten:

- Der Therapeut muss, um diese Interventionen überhaupt realisieren zu können, sehr gut verstanden haben, worum es dem Klienten geht, d.h., er muss Teile des „inneren Bezugssystems des Klienten" verstanden haben.
- Der Therapeut kann durch die Interventionen Hypothesen über das „innere Bezugssystem des Klienten" validieren.

Für den Klienten:

- Durch Bedeutungs-Explikation wird die Aufmerksamkeit des Klienten stark internalisiert und zentralisiert.
- Der Klient wird aufgefordert, sich mit der Klärung seines Bedeutungs-Systems auseinander zu setzen (diese Interventionen haben eine stark prozess-direktive Wirkung).
- Der Klient erhält Hilfe bei der „Übersetzung", bei der Bildung kognitiv-konzeptueller Codes für bisher nicht versprachlichbare Schema-Aspekte; auf diese Weise kann das Schema Schritt für Schritt dekodiert werden.

Explizierungen spielen im Therapieprozess eine umso größere Rolle, je näher Klienten an die Repräsentation relevanter Schemata kommen; stoßen sie auf Material, das sie noch nicht versprachlichen können, dann führen Fragen nicht mehr weiter. Fragen machen nämlich die Implikation, dass Klienten die entsprechende Information aus ihrem Gedächtnis abrufen und dann versprachlichen können; genau *das* können sie aber nicht, wenn sie an der Klärung impliziter Bedeutungen arbeiten. Daher sind Fragen in einem solchen Fall therapeutisch sinnlos; vielmehr muss der Therapeut den Klienten aktiv bei der Übersetzung in Begriffe helfen, d.h., er muss explizierende Interventionen realisieren!

8.4.3 Analytische Interventionen

Der Prototyp analytischer Interventionen sind Fragen. Fragen spielen in der Klärungsorientierten Psychotherapie eine große Rolle. Wir gehen auch *nicht* davon aus, dass Fragen nicht klientenzentriert sind und Klienten „vergewaltigen"; wir nehmen vielmehr an, dass man Fragen sehr klientenzentriert stellen kann und dass sie den Bearbeitungsprozess des Klienten in hohem Maße fördern können.

Bei therapeutischen Fragen kann man unterscheiden. Therapeutische Fragen lassen sich grob einteilen in Therapeuten-zentrierte Fragen und Klienten-zentrierte Fragen.

Therapeutenzentrierte Fragen sind solche, die *hauptsächlich* dazu dienen, *dem Therapeuten* Informationen für das Klienten-Modell bereitzustellen. Diese Fragen sind jedoch immer auch insofern klientenzentriert, als der Therapeut ein elaboriertes Klienten-Modell benötigt, um den Klienten mit seinen Interventionen gezielt fördern zu können. Klientenzentrierte Fragen sind solche, die *hauptsächlich* dazu dienen, die Bearbeitungsprozesse des Klienten zu steuern. Fragen kann man weiterhin unterteilen in:

- Informations-Fragen
- konkretisierende Fragen
- vertiefende Fragen

Dabei kann man sich folgende Beziehung zwischen den Frage-Typen denken:

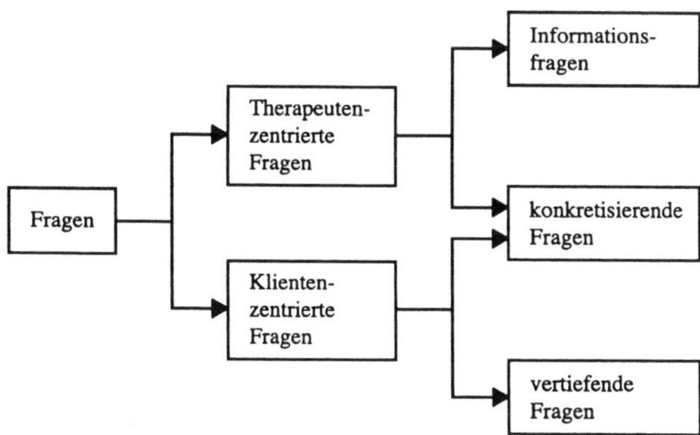

Abbildung 10: Arten von Fragen

8.4.3.1 Informationsfragen

Informationsfragen sind solche, die ein Therapeut stellt, weil er Informationen benötigt, um bestimmte Aspekte überhaupt zu verstehen. Dabei sollte ein Therapeut externale Informationen nur dann abfragen, wenn er z.B. den Eindruck hat, er versteht nicht, worum es geht, wenn er die relevante Situation nicht kennt. Ansonsten sollte ein Therapeut, der klärungsorientiert arbeiten will, die Perspektive des Klienten so wenig wie möglich externalisieren. Der Therapeut kann aber auch Fragen stellen, wenn er nicht versteht, was der Klient meint, wenn er dem Klienten also „nicht folgen" kann: in diesem Fall bleibt die Perspektive des Klienten internal. Therapeuten sollten sich trauen, Aspekte, die sie nicht verstehen, zu fragen. Ansonsten besteht nämlich die Gefahr, dass sie dem Klienten nicht mehr folgen können und das wird dann richtig unangenehm. Klienten können außerdem nicht davon ausgehen, dass Therapeuten Telepaten sind: sie können nicht alles auf Anhieb verstehen, sie können sich allerdings um Verstehen bemühen.

Daher kann ein Therapeut dem Klienten auch vermitteln: „Ich verstehe es noch nicht, ich würde es aber gern verstehen." Manchmal ist es auch wichtig, dass Klienten eine Rückmeldung darüber erhalten, dass sie sich unklar ausdrücken; dies steigert ihr Bemühen um Klarheit, was auch ihnen selbst nützt.

Beispiel:

- *Klient*: „Ich habe eine Einladung bekommen, an einer Pressekonferenz mitzumachen, aber ich möchte nicht hingehen, weil ich denke, dass ich scheitere."
- *Therapeut*: „Diese Pressekonferenz ist aber für Sie sehr wichtig?" Weniger günstig wäre: „Um was für eine Pressekonferenz handelt es sich?"

Informationsfragen haben wiederum wichtige therapeutische Funktionen. Für den Therapeuten:

- Der Therapeut benötigt Informationen, um den Klienten zu verstehen: der Therapeut will verhindern, dass sein Verstehen „abreißt" und er, wenn er nicht nachfragt, immer weniger vom Klienten versteht.
- Insofern ist dies nicht nur eine therapeutenzentrierte Intervention: denn der Therapeut kann dem Klienten wenig bei der Klärung helfen, wenn er ihn nicht versteht.

Für den Klienten:

- Manchmal macht eine solche Frage dem Klienten deutlich, dass ihm selbst ein Aspekt auch nicht klar ist und veranlasst ihn, diesen zu klären.

8.4.3.2 Konkretisierende Fragen

Konkretisierende Fragen sind solche, durch die ein Therapeut den Klienten auffordert, bestimmte Informationen *konkreter* zu machen, z.B.:

- eine Situation so zu schildern, dass der Hörer sie sich plastisch vorstellen kann;
- eigene Gedanken im Detail und genau (und nicht zusammenfassend, verkürzt o.ä.) zu beschreiben, so dass der Hörer nachvollziehen kann, was der Klient genau gedacht hat.

Beispiel:

- *Klient*: „Ich habe eine Einladung bekommen, an einer Pressekonferenz mitzumachen, aber ich möchte nicht hingehen, weil ich denke, dass ich scheitere."
- *Therapeut*: „Was genau meinen Sie mit scheitern?" / „Was stellen Sie sich vor, was passieren könnte?"

Konkretisierende Fragen spielen im Therapieprozess eine wichtige Rolle; sie können jederzeit eingesetzt werden, um Inhaltsaspekte klarer, plastischer, präziser werden zu lassen. Ihre Funktionen sind für den Therapeuten:

- Konkretisierende Fragen dienen für den Therapeuten dazu, konkretere, besser vorstellbare, besser verständliche, detailliertere, präzisere Informationen zu erhalten und damit zu einem besseren Verstehen des Klienten und zu einem präziseren Klientenmodell zu gelangen.

Für den Klienten:

- Der Klient wird durch diese Information veranlasst, sich bestimmte Aspekte genauer anzusehen: seine Aufmerksamkeit auf bestimmte Aspekte zu lenken und sich selbst zu fragen, was er selbst genau damit meint.
- Der Klient wird veranlasst, selbst konkreter, präziser, detaillierter, zentraler zu werden.
- Damit ist er veranlasst, z.B. Aspekte des Schemas genauer zu betrachten, auf sich wirken zu lassen: dies erhöht die Wahrscheinlichkeit einer Schema-Aktivierung.
- Er wird auch veranlasst, sich genauer damit zu beschäftigen, wie man bestimmte Schema-Aspekte „übersetzen" kann: damit wird die Repräsentation detaillierter, präziser, zentraler.

8.4.3.3 Vertiefende Fragen

Vertiefende Fragen sind solche, die den Klienten veranlassen sollen, das Schema weiter zu explorieren: über den Punkt hinaus, an dem man ist, weiter zu fragen, die Bedeutung weiter zu klären, den Bedeutungskontext zu verstehen. Vertiefende Fragen sind damit solche, die den Explizierungsprozess des Klienten fördern sollen, die den Klienten veranlassen, im Sinne der Bearbeitungsweise-Skala „tiefer" zu arbeiten (z.B. von „Bericht" auf die Ebene der „persönlichen Bedeutung" zu wechseln).

Beispiel:

Der Klient hat in seinem Klientenprozess einen bestimmten Aspekt des Schemas erreicht („scheitern"). Dieser Aspekt ist aber mit vielen weiteren Aspekten verbunden („blamieren", „inkompetent sein" usw.). Diese Aspekte sind dem Klienten aber noch nicht klar, noch nicht repräsentiert. Vertiefende Fragen sollen nun den Klienten veranlassen, von dem augenblicklichen Stand aus („scheitern") weiter in die Struktur des Schemas vorzudringen und diese Bereiche zu klären. Der Therapeut fragt damit durch vertiefende Fragen „in die Struktur des Schemas hinein".

Klient: „Ich habe eine Einladung bekommen, an einer Pressekonferenz mitzumachen, aber ich möchte nicht hingehen, weil ich denke, dass ich scheitere."

Therapeut: „Was wäre so schlimm am Scheitern?" / „Was würde „scheitern" für Sie bedeuten?" / „Was verbinden Sie mit „scheitern"?"

Vertiefende Fragen spielen zur Steuerung des Explizierungsprozesses eine große Rolle. Ihre Funktionen sind für den Therapeuten:

- Vertiefende Fragen dienen vor allem dazu, den Explizierungsprozess *des Klienten* zu fördern.
- Dennoch erhält der Therapeut durch die Information, die der Klient aufgrund der Frage liefert, auch relevante Informationen für sein Klienten-Modell: sein Verstehen des inneren Bezugssystems wird vertieft (diese Informationen kann er dann z.B. für eine explizierende Intervention nutzen).

Für den Klienten:

- Die Aufmerksamkeit des Klienten wird stark internalisiert und zentriert.
- Der Therapeut gibt dem Klienten eine klare Fragestellung und damit einen klaren „Vektor des Klärungsprozesses" vor.
- Dadurch wird die Verarbeitung des Klienten sehr stark strukturiert.
- Der Klient wird veranlasst, sich mit Aspekten seines Schemas auseinander zu setzen, sie zu betrachten, zu übersetzen, es dem Therapeuten mitzuteilen.

8.4.3.4 „Was"-Fragen anstelle von „warum"-Fragen

„Warum-Fragen" regen Klienten sehr häufig dazu an, Erklärungen abzugeben, also in einen intellektualisierenden Modus zu verfallen (das Gleiche gilt für „wieso-Fragen"). Daher erscheinen „warum-Fragen" nicht geeignet, wenn ein Therapeut einen Explizierungsprozess anregen möchte (für *andere Zwecke* können „warum-Fragen" durchaus sinnvoll sein!).

Zur Anregung von Explizierungsprozessen sind „was-Fragen" sinnvoller, z.B.: „Was löst die Situation in Ihnen aus?"

Vertiefende Fragen sind von ihrer sprachlichen Struktur her meist sehr einfach und kurz: und das sollen sie auch, um relevante Prozesse beim Klienten anzuregen.

Bei diesen Fragen kommt es auch nicht darauf an, hochkomplexe Interventionen zu erfinden, sondern an der richtigen Stelle im Prozess das Richtige in richtiger Weise anzuregen. Das Wesentliche (und das Schwierige) an diesen Interventionen ist daher, dass der Therapeut sie gezielt macht, dass er den Klienten fördert, wenn dieser „für den Prozess bereit ist". Das sprachliche Instrument an sich ist ziemlich simpel; sein Einsatz dagegen ist hoch komplex (das ist etwas, was verbreitet ist: ein Skalpell ist auch sehr simpel, aber nicht jeder kann damit ein Herz operieren).

„Was-Fragen" sind eher Fragen nach tatsächlich ablaufenden Prozessen und nicht nach Erzählungen. Sie lenken die Aufmerksamkeit der Klienten daher eher auf das, was sie spüren.

Dies heißt allerdings nicht, dass diese Fragen immer das tun, was sie sollen: Klienten, die in sehr hohem Maße zu Intellektualisierungen neigen, fassen oft auch „was-Fragen" als Aufforderungen zur Intellektualisierung auf. In diesen Fällen ist es dann nötig, dass der Therapeut erläutert, was der Klient tun soll. Insgesamt aber ist es, trotz dieser Ausnahmen, sehr viel sinnvoller, „was-Fragen" zu stellen und „warum-Fragen" zu vermeiden.

Es kann sogar oft sein, dass für hoch selbst-explorative Klienten das Umgekehrte gilt: denen kann man „warum-Fragen“ stellen und die interpretieren diese (im Rahmen ihrer explizierenden Voreinstellungen) als „was-Fragen“. Daher kann man sich manchmal als Therapeut mit bestimmten Klienten dinge leisten, die man im Allgemeinen besser lässt.

8.4.3.5 Implikation von Fragen

Da dieser Aspekt sehr wichtig ist, soll noch mal darauf hingewiesen werden, dass Fragen bestimmte Implikationen haben, das bedeutet, dass sie nur unter bestimmten Voraussetzungen sinnvoll sind (ich betone dies hier so stark, weil Therapeuten dies immer wieder vergessen).

Eine Frage macht die Implikation, *dass ein Klient die Frage prinzipiell auch beantworten kann*. Der Klient muss seine Aufmerksamkeit auf bestimmte Gedächtnisinhalte richten, diese aktivieren, abrufen und die Information sprachlich äußern können. *D.h. aber: Fragen machen dann und nur dann Sinn, wenn ein Klient entsprechende Gedächtnisbestände auch aktivieren, abrufen und äußern kann*. Ist dies nicht der Fall, kann therapeutisch nicht sinnvoll mit Fragen gearbeitet werden. Anders formuliert: Therapeuten können Klienten mit Fragen an die „Kante des Verbalisierbaren“ heranführen, müssen dann jedoch auf explizierende Interventionen „umschalten“.

8.4.4 Therapeutisches Tempo von Interventionen

Verschiedene Interventionen machen ein unterschiedliches Tempo in der Therapie auf, bzw. üben einen unterschiedlich hohen Druck auf die Klienten aus. Ein hohes Tempo bedeutet, dass Klienten in einer Zeiteinheit viele Prozesse ausführen, damit aber für die Einzelprozesse nur vergleichsweise wenig Zeit haben, ein niedriges Tempo bedeutet, dass Klienten für jeden Einzelprozess viel Zeit haben. Es gibt Phasen in der Therapie (z.B. in der Vor-Explizierungsphase), wo man ein relativ hohes Tempo aufmachen kann; in anderen Phasen (z.B. in der Explizierungsphase) sollte das Tempo jedoch niedrig sein, da die dort ablaufenden Prozesse alle Zeit benötigen.

Synthetische Interventionen

- machen ein relativ geringes Tempo der Therapie auf,
- üben relativ geringen Druck auf Klienten aus,
- dienen der Validierung von Hypothesen,
- erlauben eine gute Informationsverarbeitung.

Synthetische Interventionen „halten“ den Klienten an einem Prozess; der Klient kann sich Zeit nehmen und Aspekte „auf sich wirken lassen“.

Analytische Interventionen dagegen

- machen ein relativ hohes Tempo in der Therapie auf,
- üben relativ hohen Druck auf Klienten aus,
- dienen der Bildung von Hypothesen,
- schaffen neue Informationen, die verarbeitet werden müssen.

Analytische Interventionen veranlassen den Klienten, von einem Prozess auf den nächsten zu schalten; damit haben Klienten für einzelne Prozesse relativ wenig Zeit.

Aus diesen Gründen ist es therapeutisch sinnvoll, synthetische (S) und analytische (A) Interventionen abzuwechseln:

S-A-S-A-S-A-S-A-S-A-S-A-S-A-S-A-S-A-S-A-S-A

Dadurch gibt es Phasen, in denen der Klient angeleitet wird, etwas Neues zu produzieren und Phasen, in denen er Zeit hat, sich mit diesem Neuen näher zu befassen.

Dabei kann ein Therapeut Fragen mit Verbalisierungen und Explizierungen abwechseln:

F-V-F-P-P-F-E

F: Frage V: Verbalisierung P: Paraphrasierung E: Explizierung

Ein Therapeut sollte dagegen nicht viele Paraphrasierungen aneinander hängen; damit unterfordert er den Klienten in der Regel, also nicht:

P-P-P-P-P-P-P

Ein Therapeut sollte auch nicht viele Fragen aneinander reihen, damit kann er das Tempo „überziehen“, sodass ein Klient nicht mehr mitkommt, also auch nicht:

F-F-F-F-F-F-F

8.5 Therapeutische Strategien

8.5.1 Arten von Strategien

Wie ausgeführt sind Strategien längerfristige therapeutische Vorgehensweisen, die aus Folgen von Interventionen bestehen und die ein bestimmtes Prozessziel verfolgen. Strategien können dabei *linear* sein: Interventionen folgen aufeinander und wiederholen sich nicht. Strategien können aber auch *rekursiv* sein: d.h., bestimmte Arten von Interventionen werden dabei mehrfach durchlaufen, wenn sich z.B. beim ersten Durchlauf der gewünschte Effekt nicht einstellt.

Man kann grob drei Arten von Strategien auf Inhaltsebene unterscheiden:
1. Strategien zur Förderung der Explizierung
2. Strategien der Inhaltsbearbeitung
3. Strategien der Inhaltssteuerung

Strategien zur Explizierungsförderung dienen speziell dazu, relevante Schemata zu aktivieren, zu fokussieren und zu repräsentieren. Sie dienen damit primär der Förderung von Repräsentationsprozessen.

Strategien der Inhaltsbearbeitung sind dagegen genereller: sie dienen z.B. der Konkretisierung, Differenzierung von Inhalten, aber auch der Ressourcenaktivierung, der Prüfung und der Integration von Inhalten. So kann eine inhaltsbearbeitende Strategie einer Explizierungsstrategie folgen: repräsentierte Schemata, die durch einen Explizierungsprozess geklärt worden sind, werden durch inhaltsbearbeitende Strategien mit Ressourcen-Schemata verbunden oder durch bestimmte Therapiemaßnahmen „geprüft" u.a.

Inhaltssteuernde Strategien dienen dazu, die Aufmerksamkeit des Klienten auf bestimmte Inhalte zu lenken oder auf bestimmten Inhalten zu halten, dabei steuert der Therapeut insbesondere die *Stringenz* des Bearbeitungsprozesses.

8.5.2 Explizierungsfördernde Strategien

Explizierungsfördernde Strategien sind ein „Kern" der Klärungsorientierten Therapie: sie dienen dazu, Repräsentationsprozesse relevanter Schemata anzuregen und zu steuern.

8.5.2.1 Strategie der „Verfolgung heißer Spuren"

Die Strategie der „Verfolgung heißer Spuren" ist eine sehr grundlegende Strategie, mit deren Hilfe Therapeuten zu relevanten Inhalten vorstoßen und den Klienten helfen können, Explizierungsprozesse anzuregen. Diese Strategie basiert auf einem *Klientenmodell* und auf Wissensbeständen des Therapeuten: der Therapeut muss wissen,
- Woran man heiße Spuren erkennt;
- Welches die zentralen Themen des Klienten sind / sein könnten.

Allgemein sind „heiße Spuren" solche Inhaltsaspekte, deren Verfolgung *zu zentralen internalen Determinanten* führt. Zentrale internale Determinanten sind z.B.:
- Selbstkonzept
    - Fähigkeitskonzept
    - Attraktivitätskonzept
- Beziehungskonzept
    - Beziehungsdefinitionen
    - Beziehungserwartungen
    - Überzeugungen über Beziehungen
- Grundüberzeugungen
    - Annahmen über „die Realität"

- Motive, Wünsche, Bedürfnisse
  - Leistung
  - Anschluss u.ä.
- Beziehungsmotive
- Normen
  - „Ich muss“- oder „man sollte“-Aussagen
  - Orientierung an Erwartungen anderer
  - Kontrolle

Um Hypothesen darüber zu haben, welches die jeweils *für einen Klienten* relevanten Konzepte sind, muss der Therapeut ein Klienten-Modell entwickeln. Er muss im Prozess (mehr oder weniger gut belegte) Hypothesen darüber entwickeln, welches die *für den Klienten* relevanten internalen Determinanten sind. Von allen vom Klienten geäußerten Inhaltsaspekten fokussiert er auf diejenigen, die Indikatoren relevanter internaler Determinanten sein könnten, diese greift er heraus und zu diesen entwickelt er weiterführende Fragestellungen. Damit ist er hochgradig *inhalts-selektiv*: er lenkt die Aufmerksamkeit des Klienten auf *bestimmte* Inhalte und *bestimmte* Fragestellungen und lenkt die Aufmerksamkeit gezielt an anderen Aspekten ab. Damit fokussiert er die Aufmerksamkeit des Klienten auf bestimmte Aspekte und „*zoomt*“ diese aus der Masse aller Aspekte „*heraus*“.

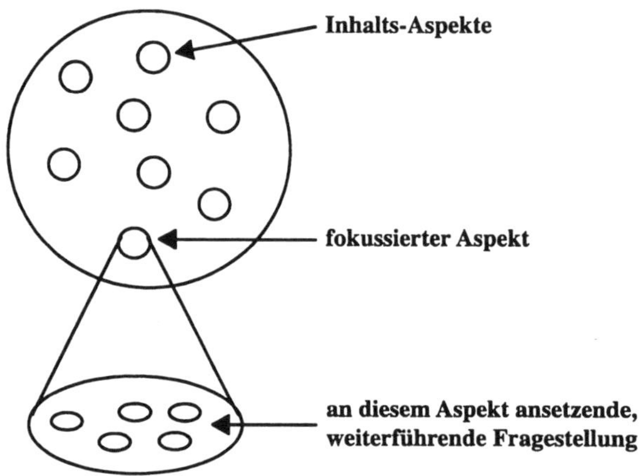

Abbildung 11: Der Therapeut „zoomt“ bestimmte Inhalte heraus.

Sagt ein Klient z.B.: „Ich habe mal wieder mein Scheiß-Auto nicht in die Parklücke gekriegt!“ dann kann der Therapeut die Hypothese haben, dass der Klient sich über sein eigenes Versagen ärgert; dass es also um ein Fähigkeitskonzept geht, und dass man folglich eine „Spur zum Selbstkonzept“ verfolgen muss. Deshalb kann der Therapeut z.B. sagen: „Sie ärgern sich darüber, dass Sie das wieder nicht geschafft haben.“ Damit macht der Therapeut eine Explizierung, denn von Ärger hat der Klient nicht explizit gesprochen. Bestätigt der Klient dies, dann geht der Therapeut einen Schritt weiter: „Was genau ärgert Sie daran?“ Schritt für Schritt „präpariert“ der Therapeut nun die Erwartungen und Selbstkonzept-Annahmen des Klienten heraus.

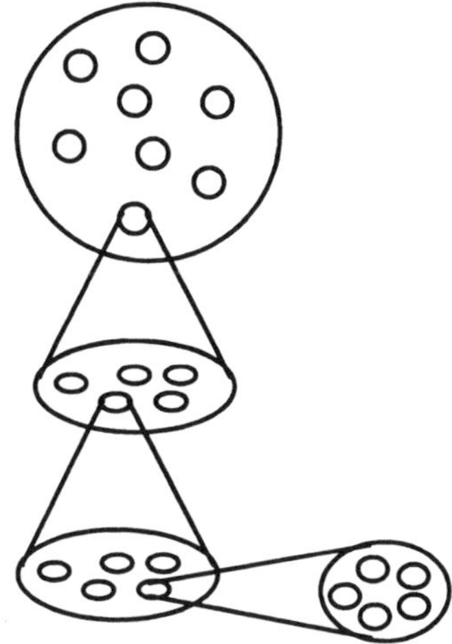

Abbildung 12: Der Therapeut fokussiert immer wieder einen Aspekt und verfolgt ihn weiter.

Dadurch werden die fokussierten Aspekte immer zentraler. Und damit steigt die Wahrscheinlichkeit,

- dass der Klient ein relevantes Schema aktiviert;
- dass der Klient in einen Explizierungsprozess einsteigt.

Als Interventionen benutzt der Therapeut alle zur Verfügung stehenden Interventionen, wobei

- Explizierungen und
- vertiefende Fragen

von besonderer Bedeutung sind.

8.5.2.2 Vertiefende Bearbeitungsangebote

Wie schon erwähnt, besteht eine wesentliche Strategie des Therapeuten darin, dem Klienten *vertiefende Bearbeitungsangebote* zu machen, also, im Sinne der Bearbeitungsweise-Skala, „tiefere" Stufen der Explizierung anzuregen. Befindet sich ein Klient auf der Ebene der Intellektualisierung, dann regt der Therapeut den Bericht über eine konkrete Situation an; befindet sich der Klient auf der Berichtebene, dann regt der Therapeut an, dass der Klient sich mit Verarbeitungs-, Bewertungs-, affektiven Prozessen (also einer persönlichen Bedeutung) beschäftigt. Befindet sich der Klient auf dieser Ebene, dann regt der Therapeut eine Fragestellung an, die zur Klärung eines zugrundeliegenden Schemas führt („Was lässt Sie so ängstlich reagieren?", „Was bedeutet die Angst für Sie?" o.ä.). Geht der Klient in einen Repräsentationsprozess, dann hilft ihm der Therapeut bei der Übersetzungsarbeit.

Auf diese Weise unterstützt der Therapeut den Klienten auf jeder Stufe, auf der er sich augenblicklich befindet und, wenn der Klient dazu in der Lage ist (siehe Tempo den Klienten an, auf die nächste Stufe der Bearbeitung zu wechseln und dort zu bleiben. Dabei kann der Therapeut wiederum alle verfügbaren Interventionen anwenden, besonders wesentlich sind aber wieder vertiefende Fragen und Explikationen.

8.5.2.3 Strategien der Explikation

Eine besondere Bedeutung bei der Anregung von Explizierungsprozessen haben *explizierende Interventionen* des Therapeuten. Daher sollen sie nun noch etwas genauer betrachtet werden.

Wie ausgeführt kann ein Therapeut implizite Inhalte explizit machen. Der Therapeut kann verstehen,
- was der Klient meint, aber noch nicht in Worte fassen kann;
- was der Klient „zwischen den Zeilen", indirekt sagt;
- was ein Klient euphemistisch, verklausuliert, umschrieben sagt.

Ein Therapeut kann aber auch Aspekte der Implikationsstruktur des Klienten verstehen, ohne dass der Klient diese explizit beschrieben hätte, ja manchmal kann ein Therapeut Aspekte verstehen, die dem Klienten selbst noch unklar sind. Wenn der Therapeut solche Aspekte versteht, d.h., wenn er diesbezüglich *eine gut belegte Hypothese* hat, dann kann er diese Inhalte in Worte fassen, auf den Punkt bringen, explizit benennen. Dadurch werden Inhalte bewusst, sie werden kommunizierbar, sie werden griffig, sie werden *bearbeitbar*. Dabei geht es darum, *Inhalte des Klienten* in Worte zu fassen, also *das* zu formulieren, *was der Klient meint*, aber (noch) nicht in Worte fassen kann (vgl. Truax & Mitchell, 1971). Es geht also nicht um Inhalte des Therapeuten, der Therapeut *gibt keine Inhalte vor*. Der Therapeut *hilft lediglich bei der Übersetzung in Sprache.*

Voraussetzung für eine Explizierung ist, dass der Klient in seiner Erkenntnis so weit ist, dass er die Formulierung des Therapeuten verstehen und in sein System integrieren kann. Der Klient muss erkennen können, dass die Formulierung „passt", dass sie das abbildet, was er gemeint hat. Um das zu erreichen, muss ein Therapeut oft nicht nur eine einzelne explizierende Intervention machen, sondern eine längere Strategie verfolgen, bei der er immer wieder explizierende und verbalisierende Interventionen verwendet; mit jeder wird der Inhalt ein Stückchen klarer, expliziter, griffiger. Wichtig ist es zu sehen, dass der Therapeut ohne weiteres *etwas für den Klienten aussprechen kann*, wenn
- es das vom Klienten Gemeinte trifft - und
- der Klient die Aussage des Therapeuten integrieren kann.

D.h., der Klient muss nicht unbedingt „selber darauf kommen", muss es nicht unbedingt selber formulieren. Formuliert ein Therapeut etwas Treffendes für den Klienten, dann hat das im System des Klienten die gleiche Wirkung.

Anders als konfrontative Interventionen nehmen explizierende Interventionen keinen Beziehungskredit in Anspruch. Klienten fühlen sich in der Regel vom Therapeuten sehr gut verstanden und unterstützt. Daher *schaffen* explizierende Strategien Beziehungskredit!

8.5.2.4 „Saying back"

„Saying back" bedeutet, dass ein Therapeut das vom Klienten Gesagte wörtlich wiederholt, wobei er jedoch selektiv sein kann: er kann nur ein einzelnes Wort des Klienten wiederholen. Saying back kann eine einzelne Intervention sein, jedoch auch eine längere Strategie, mit deren Hilfe der Therapeut den Repräsentationsprozess des Klienten unterstützen will.

Wenn Klienten sich in einem „tiefen" Explizierungsprozess befinden, dann machen sie einen großen Teil der Klärungsarbeit selbst; sie sind dann sehr stark nach innen konzentriert. Therapeuten sollten dann nur kurze Interventionen machen und die Klienten nicht von ihrem Prozess ablenken. Das einzige, was Therapeuten hier tun sollten ist,
- den Klienten am Prozess halten,
- die Aufmerksamkeit des Klienten auf die „heißesten Spuren" steuern.

Dazu eignet sich die Strategie des „saying back" am besten: äußert der Klient etwas, dann wiederholt der Therapeut das Gesagte wörtlich (oder fast wörtlich); dabei wiederholt er oft nur das zentrale Wort in der Aussage des Klienten. Damit steuert er die Aufmerksamkeit des Klienten und fordert ihn auf, an diesem Aspekt zu bleiben.

8.5.2.5 „Nehmen Sie Ihre Gefühle ernst"

Viele Klienten halten ihre eigenen Emotionen für irrelevant, überflüssig, unvalide und störend. Dies wird stark unterstützt von einer gesellschaftlichen Ideologie, in der das „Rationale", Kognitive betont wird, in der eigene Gefühle als „irrational", unbegründet, unsinnig gelten. Die Klienten ignorieren hier, dass das Emotionssystem ein äußerst wesentliches *Informationssystem* ist, das das Individuum über eigene Vorlieben, Bedürfnisse usw. informiert. Das ist so, als ob ein Fahrer nur Tachometer und den Tourenzähler beachtet, Hinweise auf Temperatur und Öldruck aber als irrelevant abtut („Das ist was für Mechaniker."). Das kann eine Zeit lang gut gehen; kommt es aber zur Krise, dann kann der Fahrer den Wagen mit dieser Einstellung vollkommen ruinieren. Das Gleiche gilt für Klienten: keine Person ignoriert ungestraft über lange Zeit eigene Bedürfnisse: „The system strikes back.".

Die eigenen Gefühle nicht ernst zu nehmen, führt zu einer starken Behinderung des Explizierungsprozesses; denn dieser baut gerade auf dem emotionalen System auf. Ist die Vermeidung sehr ausgeprägt, dann muss der Therapeut zuerst ausgiebig auf der Bearbeitungsebene arbeiten. Oft genügt es jedoch auch schon, den Klienten explizit zu instruieren, seine eigenen Gefühle und Bedürfnisse ernst zu nehmen. Der Therapeut kann dies ganz explizit sagen:
- „Nehmen Sie Ihre Gefühle ernst!"
- „Es sind Ihre Gefühle! Sie wollen Ihnen etwas Wichtiges mitteilen. Hören Sie zu!"

Dies hat manchmal ganz frappierende Effekte: die Klienten fühlen die explizite Erlaubnis, sich mit sich selbst zu beschäftigen, sich ernst zu nehmen, auch mal „schwache" Aspekte sehen zu dürfen u.ä.

Deutliche Wirkungen hat es oft auch, wenn den Klienten hier deutlich wird, was sie mit sich selbst machen: dass sie wichtige Teile von sich ignorieren; dass sie wichtige

Rückmeldungen nicht wahrnehmen; dass sie konsequent eigene Bedürfnisse ignorieren usw. Dies erhöht manchmal die Motivation, sich mit diesen Aspekten therapeutisch auseinander zu setzen, in sehr hohem Maße.

8.5.2.6 Therapeutischer Umgang mit dem „felt sense"

Im Therapieprozess kann es sein, dass ein Klient einen sog. „felt sense" spürt: eine körperliche Empfindung, die für den Klienten deutlich erkennbar mit einem bestimmten Inhalt zusammenhängt. Diese Empfindung wird von den Klienten nicht als Gefühl beschrieben, so wie „Traurigkeit" oder „Ärger"; sie wird eher als körperlich spürbare Empfindung beschrieben, die nicht eindeutig interpretierbar ist. Der Klient erzählt eine Begebenheit mit seinem Vater und spürt dabei einen Druck auf seiner Brust; es ist dem Klienten völlig klar, dass der Druck etwas mit den geschilderten Inhalten zu tun hat. Der Klient hat auch den Eindruck, dass dieser Druck bedeutsam ist, dass er etwas besagt. Der Klient weiß aber noch nicht, *was* er bedeutet.

Theoretisch interpretieren wir einen felt sense als eine Folge automatisierter affektiver Verarbeitungen: ein felt sense weist auf die Aktivierung eines affektiven Schemas hin und ist daher im Therapieprozess von großer Bedeutung (Sachse et al., 1992). Der Therapeut sollte daher einen felt sense immer therapeutisch nutzen. Konkret kann der Therapeut hier

- den Klienten zuerst bitten, sich auf den felt sense zu konzentrieren;
- den Klienten dann instruieren, zu beschreiben, was er spürt;
- den Klienten bitten, bei dem Gefühl zu bleiben, und „etwas dazu entstehen zu lassen, ein Bild, ein Wort, was immer dem Klienten einfällt": dieses klassische „Focusing"-Vorgehen ist jedoch sehr aufwendig.

Wichtig ist, dass der Klient seine Aufmerksamkeit auf das Körpergefühl richtet und gleichzeitig daran arbeitet, was diese Empfindungen für ihn bedeuten:

- Was fällt dem Klienten dazu ein?
- An was erinnert diese Empfindung den Klienten?
- Welche persönlichen Bedeutungen verbindet der Klient mit dieser Empfindung?
- Welche Begriffe verbindet er mit der Empfindung? Welche Begriffe passen gefühlsmäßig dazu?

Durch diese Art der Bearbeitung soll das dem felt sense zugrundeliegende Schema repräsentiert werden: es wird in Begriffe gefasst, seine Bedeutung wird erschlossen.

8.5.2.7 Eine spezielle Strategie der Förderung von Explizierung: Focusing

Die therapeutische „Technik" des Focusing wird als ein Therapiebaustein in der Klärungsorientierten Psychotherapie eingesetzt. Begründet wurde die Methode von Gendlin (1978a, 1978b). Anders als Gendlin fassen wir Focusing jedoch nicht als eigenständige Therapieform auf, sondern als Teil eines übergreifenden therapeutischen Vorgehens.

Auch unsere theoretische Auffassung von Focusing unterscheidet sich grundlegend von der Gendlins. Für uns ist der „felt sense“ Ausdruck der Aktivierung eines nicht-repräsentierten affektiven Schemas, und der Prozess der „Symbolisierung“ stellt die Repräsentationsbildung dar: die „Übersetzung“ des affektiven Codes in einen kognitiven Code (vgl. Kapitel 3). Ist das Schema erst einmal kognitiv repräsentiert, dann kommuniziert es mit anderen Schemata. Ein Prozess, den Gendlin „erweiterte Anwendung“ nennt. Focusing ist damit eine Methode, die zur Klärung affektiver Schemata indiziert ist, wenn

- eine Person im Therapieprozess ein affektives Schema aktiviert hat;
- die Aktivierung eine körperliche Reaktion, einen „felt sense“ auslöst, von der die Person den Eindruck hat, dass sie etwas bedeutet;
- die Person das affektive Schema nicht versteht, es also nicht kognitiv repräsentieren kann;
- die Person dieses Schema verstehen will.

Aufgrund längerer empirischer Forschungen zum Focusing, die ich mit meiner Arbeitsgruppe durchgeführt habe (Baudzus, 1986; Fuhrmann, 1986; Grossek, 1990; Laaks, 1989; Langenbach, 1987; Sachse & Atrops, 1991; Sachse & Neumann, 1987a, 1987b; Sachse et al., 1992; Santura, 1985; Stöber, 1984; Stratmann, 1986; Ulmer, 1986; Vahsen, 1986; Weis, 1985; Wilke, 1989; Zysik, 1988), kann man folgendes über den Focusing-Prozess sagen:

- Klienten lassen sich nur dann auf einen Focusing-Prozess ein, wenn es im Augenblick zwischen Klient und Therapeut eine vertrauensvolle, störungsfreie Beziehung gibt;
- Klienten arbeiten in der Regel nur dann konstruktiv im Focusing mit, wenn das Problem vorher bereits therapeutisch behandelt, sozusagen „aufbereitet“ wurde; aus diesen beiden Gründen ist Focusing nichts für den Therapiebeginn;
- Klienten arbeiten vor allem dann gut im Focusing, wenn sie auch in der vorhergehenden Therapie selbstexplorativ waren;
- für bestimmte Klienten ist Focusing wenig geeignet; so bekommen durchschnittliche Klienten in 95% der Fälle einen felt sense; Klienten mit psychosomatischen Störungen bekommen zu Therapiebeginn zu 95% *keinen* felt sense;

Aus diesen Gründen hat Focusing einen eingeschränkten Indikationsbereich; *wenn* Klienten jedoch damit arbeiten können, ist es eine sehr effektive Methode zur Klärung affektiver Schemata.

Hier soll die Methode nur kurz summarisch dargestellt werden; zu ausführlichen Beschreibungen siehe Atrops und Sachse (1994), Neumann und Sachse (1992), Sachse (1985), Sachse et al. (1992).

Im Focusing kann man Phasen unterscheiden:

1. Die Phase der Schema-Aktivierung: In dieser Phase konzentriert sich der Klient auf relevante problematische Situationen, stellt sich diese möglichst konkret vor und „lässt sie auf sich wirken“ (er nimmt damit einen intuitiv-holistischen Modus ein; Wilke, 1989). Dies führt zu einer Aktivierung des affektiven Schemas.
2. Konzentration auf den felt sense: Ist das affektive Schema aktiviert, erzeugt das eine bestimmte, von der Person als bedeutsam wahrgenommene Körperempfindung, den sog. felt sense. Dies kann sein ein Druck auf der Brust, ein Kribbeln im

Magen, eine Anspannung im Nacken u.ä. Der Klient wird instruiert, seine Aufmerksamkeit auf diesen felt sense zu richten: dies ist nämlich der einzig greifbare Indikator für das affektive Schema; die Konzentration der Aufmerksamkeit auf diesen Indikator hält das Schema aktiviert.

3. Symbolisierung: In dieser Phase arbeitet der Klient an einer kognitiven Repräsentation des affektiven Schemas: er sucht nicht bewusst-analytisch nach Bedeutungen, sondern regt einen automatischen Suchprozess nach affektiv äquivalenten Bedeutungen an, er bleibt dabei in einem intuitiv-holistischen Suchmodus. Zunächst findet der Klient kognitive Äquivalente, die Teile des Schemas repräsentieren (sog. „Vorsymbole"); läuft der Prozess erfolgreich ab, dann findet der Klient schließlich eine stimmige Repräsentation.
4. Felt shift: Das Finden einer stimmigen Repräsentation für das affektive Schema ändert die psychische Situation: das Schema ist nun verständlich, der Suchprozess ist vorbei, das Schema kann nun mit anderen Schemata kommunizieren. Dies führt zu einer Veränderung des felt sense, die der Klient deutlich spüren kann und die Gendlin als „felt shift" bezeichnet.
5. Erweiterte Anwendung: Das nun „kognitiv-übersetzte" affektive Schema wird vom Klienten mit anderen Schemata verbunden: mit Ressourcen, mit der Erkenntnis, als Erwachsener keineswegs mehr so hilflos zu sein, mit anderen Erfahrungen, usw. Auch ein emotionaler Verarbeitungsprozess kann in Gang kommen: da der Person nun klar ist, welche Annahmen sie hat, werden ihr wichtige Implikationen deutlich, die in einen emotionalen Verarbeitungsprozess eingehen: die Person kann nun z.B. traurig werden, was ihr bisher nicht möglich war (weil sie ihre Reaktionen bisher gar nicht verstanden hatte).

Focusing ist eine Methode, die Klienten, die damit arbeiten können, in ihrem Repräsentationsprozess ein gehöriges Stück weiterbringen kann; klärungsorientiert arbeitende Therapeuten sollten daher über diese Methode verfügen.

8.5.2.8 Ein besonderer Aspekt von Explizierung: Biographische Arbeit

8.5.2.8.1 Bedeutung biographischer Arbeit in einer Klärungsorientierten Therapie

Eine systematische biographische Arbeit scheint in der Therapie nicht nur möglich, sondern sehr sinnvoll zu sein, vorausgesetzt, diese Arbeit folgt bestimmten Prinzipien.

Wie in Kapitel 6 ausgeführt, geht es in der Klärungsorientierten Therapie um die Klärung und Veränderung von Schemata, insbesondere von affektiven Schemata oder, z.B. bei Interaktionsspielen, um die Veränderung von Beziehungsschemata. Eine Klärung dieser Schemata, die Erarbeitung einer Rekonstruktion, wird dabei als wesentlicher Schritt für eine Veränderung, eine Neuintegration oder Umstrukturierung angesehen. Der Klient soll dabei rekonstruieren, verstehen, „was das Schema ist":

- Was, welche Situationsbedingungen/Inhaltsaspekte „spricht das Schema an"?
- Welche Verarbeitungen vermittelt das Schema, welche Schlussfolgerungen (z.B. die Klassifikation der Situation als gefährlich, als nicht-verlässlich usw.)?

- Welche affektiven Reaktionen und Handlungsimpulse werden evoziert (z.B. Ängste, Abwendung, Flucht usw.)? - und
- *Welche Konstruktionen enthält das Schema selbst*: z.B. kann ein Schema spezifizieren, dass eine mächtige Person unberechenbar ist, persönliche Grenzen verletzt und dadurch äußerst unangenehme Erfahrungen auslöst?

8.5.2.8.2 Therapeutische Effekte biographischer Arbeit

Um diese Aspekte eines relevanten Schemas zu klären, kann man von augenblicklichen problematischen Situationen, Reaktionen usw. ausgehen. Man kann jedoch ebenfalls von *vergangenen* Situationen, Reaktionen usw. ausgehen und *diese* als Ausgangspunkt für eine Rekonstruktion nutzen; dabei kann man (wenn man bestimmte Bedingungen schafft!) mit vergangenen Situationen prinzipiell genauso umgehen, wie mit heutigen, d.h., das konkrete Interventionsvorgehen unterscheidet sich nicht. Der Vorteil, den man bei der Arbeit mit „biographischem Material" hat oder haben kann ist der, dass man sehr nah an die Entstehungsbedingungen der relevanten Schemata herankommen kann (immer vorausgesetzt, die unten ausgeführten Bedingungen werden im Therapieprozess realisiert!!): in der biographischen Arbeit kann es möglich werden, die pathogenen Interaktionsbedingungen zu rekonstruieren, die zur Entstehung eines interaktionellen Schemas geführt haben: dies kann bestimmte Aspekte des Schemas sehr gut und sehr plastisch verständlich machen. Es kann möglich werden, an emotional traumatisierende Bedingungen heranzukommen, die zu bestimmten Schemata geführt haben („Beziehungen sind nicht verlässlich!"; „Übernimm auf keinen Fall für etwas Verantwortung!" usw.): dadurch können die Konstruktionen des Schemas, die relevanten Stimulus-Bedingungen, die Handlungskonsequenzen sehr deutlich werden. Die biographische Arbeit kann damit sehr wesentliche Beiträge leisten zur Rekonstruktion relevanter Schemata.

Die biographische Arbeit leistet aber noch etwas anderes: der Klient kann erkennen und verstehen, unter welchen Bedingungen und warum er solche Annahmen, Überzeugungen, Reaktionen gelernt hat. Dies kann in der Therapie eine Reihe sehr konstruktiver Konsequenzen nach sich ziehen:

- Der Klient erkennt, dass die Ausbildung bestimmter Schemata nicht oder zumindest nicht nur, von ihm zu verantworten ist. Dies kann ihn entlasten und von Selbstanklagen und Selbstvorwürfen befreien.
- Der Klient kann erkennen, dass die Ausbildung bestimmter interaktioneller Schemata unter bestimmten, hoch pathogenen Interaktionsbedingungen eine sehr wesentliche *Anpassungsleistung* war: der Klient hat Mittel und Wege gefunden, um mit einer hochgradig belastenden Umwelt fertig zu werden. Die Ausbildung dieser Schemata kann im Extremfall sogar eine Überlebensstrategie gewesen sein: der Klient konnte sich weitgehend vor der pathogenen Umgebung schützen. Der Klient kann so sehen, dass diese Schemata zwar *heute* Kosten erbringen und geändert werden sollten, dass sie aber früher sehr wohl funktional waren und dass ihre Entwicklung auch als Leistung verstanden werden kann: als eine kreative Anpassungsleistung, eine Ressource des Klienten.

Durch biographische Arbeit kann ein Klient erkennen, dass bestimmte Reaktionen und Verarbeitungen (z.B. „Angst vor einem intrusiven Erwachsenen“) angemessen oder begründet waren, solange man als Kind dem nichts entgegenzusetzen hatte. Der Kontrast zwischen damals und heute macht dem Klienten aber deutlich, dass sich die Ausgangssituation völlig geändert hat: der Klient ist nicht mehr Kind, er hat heute Stärke, Unabhängigkeit, Ressourcen usw. Es besteht keinerlei Veranlassung mehr, den Vater zu fürchten o.ä. Diese Erkenntnis kann eine deutliche Änderungsmotivation beim Klienten erzeugen und auch zur Mobilisierung von Ressourcen führen. Durch die Verbindungen, die der Klient aufgrund seiner Arbeit zwischen heute und früher ziehen kann, kann er die damaligen Konsequenzen (Verarbeitungen, Schlussfolgerungen, Reaktionen) nun auf der Grundlage seiner heutigen Fähigkeiten und Ressourcen bewerten. Er kann nun auch auf emotionale Weise begreifen, dass eine Person, die stark und autonom ist, sich nicht vor einer keifenden Frau fürchten muss, die wenig Verständnis und wenig Einsicht in Zusammenhänge hat: alte Ereignisse, alte Bedrohungen können neu bewertet werden; alte Verarbeitungen und Schlussfolgerungen können geprüft und revidiert werden; alte Strategien können durch neue Strategien ersetzt werden. Alte Mythen (vom großen bedrohlichen Vater; von der guten und aufopfernden Mutter usw.) können entmystifiziert und entrümpelt werden; Annahmen können auf ein realistisches und funktionales Maß gebracht werden.

8.5.2.8.3 Therapeutische Prinzipien biographischer Arbeit

In der Therapie geht es immer um die Veränderung von Schemata, die *heute*, die aktuell problemdeterminierend sind. Da sie aktuell problemdeterminierend sind, müssen sie aktuell geändert werden. Es wird angenommen, dass diese immer noch aktuellen Schemata in der Biographie entstanden sind und dass die biographische Arbeit etwas zur aktuellen Klärung beitragen kann. Die biographische Arbeit steht damit aber eindeutig *im Dienste aktueller Schemaveränderungen*. Biographische Arbeit ist daher kein Selbstzweck: sie erfolgt, damit *solche* Schemata rekonstruierbar und veränderbar werden, die für den Klienten *heute* (noch) problemrelevant sind.

Prinzip der zielgerichteten Arbeit

Daraus folgt, dass eine biographische Arbeit hochgradig zielgerichtet und selektiv erfolgen soll: es soll solchen Schemata biographisch „nachgespürt“ werden, die eben heute noch aktiv, problemdeterminierend sind. Daher geht der biographische Klärungsprozess immer von solchen Aspekten aus, die heute noch problematisch sind und sucht ganz gezielt in der Biographie solche Situationen auf, die damals bereits in ähnlicher Weise problematisch waren, in denen der Klient ähnliche Gefühle, Verarbeitungen, Handlungsimpulse erlebt hat. Diese Situationen sollen dann gezielt weiter analysiert werden: wie hat der Klient sie verarbeitet? Welche Reaktionen haben sie ausgelöst? Welche Schlussfolgerungen hat der Klient gezogen? usw.

Das bedeutet: es geht in der biographischen Analyse *nicht* um ein Erzählen der Biographie. Es geht auch nicht um eine ausholende Rekonstruktion des bisherigen Lebens.

Es geht auch nicht um ein „freies Assoziieren" oder darum, alles zu erzählen, was einem als Klient einfällt. Man kann vielmehr sagen: Im Gegenteil!

Es geht vielmehr um das *gezielte* Aufsuchen relevanter biographischer Ereignisse. Es geht um einen stark strukturierten, gerichteten und selektiven Suchprozess (der in der Regel in hohem Maße vom Therapeuten „geleitet" werden muss).

Prinzip der affektiven Spuren

Ist ein Schema aktuell für den Klienten relevant, problemdeterminierend, dann löst seine Aktivierung mit hoher Wahrscheinlichkeit affektive Reaktionen aus: diese affektiven Reaktionen sind ein Indikator dafür, dass das Schema aktiviert ist. Sucht man nun in der Biographie solche Situationen, in denen das Schema ebenfalls relevant war, oder die zur Ausbildung des Schemas sogar beigetragen haben, dann sollten diese Situationen das Schema ebenfalls aktivieren können. Dies sollte sich darin zeigen, dass eine Vergegenwärtigung dieser Situationen durch den Klienten entsprechende Reaktionen auslöst. Diese Affektauslösung ist der „Nachweis" dafür, dass man tatsächlich *solche* biographischen Situationen identifiziert hat, die schemarelevant sind und deren Bearbeitung daher zur Rekonstruktion des Schemas etwas beitragen kann. Anders gesagt: die Emotionalisierung stellt sicher, dass man hier nicht an einer völlig falschen Stelle gräbt. Die Biographie des Klienten ist sehr umfangreich: gräbt man alles ab, ohne dass man einen Indikator dafür hat, welche Aspekte relevant sind und welche nicht, sind selbst 500 Stunden Therapiezeit eher knapp. Daher sollte man bei der biographischen Arbeit *den emotionalen Spuren folgen*: hat man eine biographische Situation, die schemarelevant ist, dann muss diese Situation das Schema auch aktivieren können und damit muss sie zu ähnlichen affektiven Reaktionen führen wie eine Schema-Aktivierung durch aktuelle Situationen. Damit arbeitet man gar nicht „in der Vergangenheit": *man arbeitet immer an Schemata, die heute noch relevant sind und man arbeitet an aktuell aktivierten Schemata des Klienten*. Man arbeitet demnach, was die relevanten Schemata betrifft, immer „im Hier und Jetzt", denn anders sind, wie ausgeführt, Schemata auch nicht rekonstruier- oder veränderbar. Man nutzt lediglich biographisches Material, Erinnerungen des episodischen Gedächtnisses als Kontext-Stimuli, die bei der Rekonstruktion des Schemas helfen.

Dies zeigt, dass biographische Arbeit immer bedeutet, Beziehungen herzustellen zwischen dem Früher und dem Jetzt und zwar immer unter einer aktuellen Zielperspektive und immer auf „emotionalen Spuren".

Dies impliziert auch die Art, in der biographische Arbeit *nicht* gemacht werden sollte:

- der Klient sollte *nicht* seine Biographie „erzählen";
- der Therapeut sollte sich *nicht* einen „Gesamtüberblick" über die Biographie verschaffen (außer, er sucht gezielt affektives Material);
- man sollte *nicht* an irgendeiner beliebigen Stelle und ungezielt in die Biographie einsteigen;
- der Klient sollte *nicht* nur rein kognitiven Spuren folgen („wie beim freien Assoziieren");

- man sollte den Klienten keinesfalls „einfach machen“ lassen und sehen, was als Material dabei herauskommt: der Klient ist kein Prozessexperte, meidet eher konflikthafte Stoffe und kann praktisch eine unbegrenzte Menge irrelevanten Materials liefern.

8.5.2.9 Ein besonderer Aspekt der inhaltlichen Klärungsarbeit: Bearbeitung von Trauer

8.5.2.9.1 Zur Bedeutung der Traurigkeit im Therapieprozess

Traurigkeit ist im therapeutischen Prozess eine besonders zentrale Emotion. Wenn sich Klienten im Zuge der Schemaklärung mit der Bedeutung relevanter Schemata beschäftigen, dann beschäftigen sie sich meist mit Frustrationen und Traumata, die sie in ihrer Biographie erlebt haben. Sie beschäftigen sich damit, dass ihre Eltern sie nicht so akzeptiert haben, wie sie waren, dass sie nicht die Zuwendung, Hilfe, Unterstützung erhalten haben, die sie gebraucht hätten; dass sie sich bei ihren Eltern nicht geborgen, aufgehoben, unterstützt gefühlt haben; dass sie diese nicht als solidarisch, verlässlich, fürsorglich erlebt haben usw.

Im Verlauf einer intensiven Therapie gibt es, glaube ich, keinen Klienten, der sich nicht mit derartigen Erfahrungen auseinandersetzen würde: diese Arten von Erfahrungen sind, so kann man annehmen, stark verbreitet. Daher dürfte wohl die therapeutische Bearbeitung dieser Erfahrungen auch hoch relevant sein.

Klienten haben jedoch in ihrer Biographie unterschiedliche „Lösungen“ gelernt, mit diesen Erfahrungen fertig zu werden. Diese Lösungen können im einzelnen sehr unterschiedlich sein; sie enthalten jedoch fast immer einen *Vermeidungsaspekt*.

Die Klienten vermeiden es systematisch, sich mit diesen Erfahrungen und den daraus resultierenden Schemata auseinander zu setzen. Diese Erfahrungen sind oft so schmerzlich, dass die Klienten sie nur noch sehr distanziert oder gar nicht mehr betrachten können. Der „Gewinn“ dieser Vermeidung ist, dass die Klienten die Gefühle von Einsamkeit, Traurigkeit usw. nicht mehr erleben müssen, die ihnen unangenehm sind. Das Problem, das daraus resultiert, ist jedoch, dass die entsprechenden Schemata nicht mehr aktiviert, nicht betrachtet, nicht repräsentiert und damit nicht mehr verändert werden können. Generell gilt: *Vermeidung führt zur Konservierung des Problems.*

Daher ist es das Ziel der Therapie, diese Vermeidung aufzuheben, die Schemata wieder aktivierbar, bearbeitbar und veränderbar zu machen.

Nun ist aber, wie gezeigt wurde, ein affektives Schema nicht aktivierbar, ohne dass die entsprechende emotionale Verarbeitung dabei in Gang gesetzt wird: setzt sich der Klient mit dem Schema bzw. mit der ursprünglichen Erfahrung wieder auseinander, die zur Bildung des Schemas geführt hat, dann ist die Emotion auch wieder spürbar. Der Klient spürt wieder das Gefühl von Einsamkeit, Hilflosigkeit und vor allem: das Gefühl von Traurigkeit.

Daher kann man sagen: *schmerzliche biographische Erfahrungen, negative affektive Schemata lassen sich nicht klären und verändern, ohne dass der Klient negative Gefühle, insbesondere das der Traurigkeit erlebt.*

Umgekehrt gilt aber auch: das Vorliegen solcher Emotionen zeigt, dass entsprechende Schemata nun aktiviert sind und bearbeitet werden können. Das Vorliegen von Traurigkeit ist daher ein Indikator dafür, dass nun sehr wesentliche therapeutische Bearbeitungen möglich (allerdings auch nötig!) sind.

So gesehen ist Traurigkeit etwas sehr Wichtiges im Therapieprozess. Ein Klient, der entsprechende Erfahrungen/Schemata bearbeiten will, kann damit Traurigkeit in der Therapie gerade *nicht* vermeiden, sondern muss diese Emotion zulassen. Und ein Therapeut sollte negative Emotionen ebenfalls nicht vermeiden, sondern sogar deren Entwicklung fördern, um so entsprechende Schemata bearbeitbar zu machen. Dann aber muss ein Therapeut auch angemessen und konstruktiv mit diesen Emotionen umgehen: denn es genügt nicht, wie man gesehen hat, die Klienten zu emotionalisieren; es geht vielmehr darum, die entsprechenden Schemata zu bearbeiten.

8.5.2.9.2 Der Bearbeitungszyklus

Beim therapeutischen Umgang mit Traurigkeit muss man beachten, dass Klienten so stark von einer Emotion absorbiert sein können, dass eine Bearbeitung gar nicht möglich ist (dies gilt nicht nur für die Traurigkeit, sondern für alle Emotionen). Konfrontiert sich der Klient mit einer schmerzlichen biographischen Erfahrung, dann kann massive Traurigkeit ausgelöst werden. Diese kann so stark sein, dass der Klient davon völlig absorbiert ist: er kann sich nicht auf andere Aspekte konzentrieren, er kann auch nicht so viel Abstand gewinnen, dass er sich mit den Gründen der Traurigkeit beschäftigen könnte o.ä.

Der Klient muss und will einfach nur traurig sein, traurig sein dürfen, die eigenen Gefühle wieder spüren (und nicht bearbeiten). Nach einiger Zeit lässt das Gefühl der Traurigkeit nach; der Klient gewinnt nun wieder etwas Abstand. Er kann nun seine Traurigkeit betrachten und analysieren. Dabei ist die Traurigkeit aber noch deutlich spürbar, d.h., das entsprechende Schema ist noch aktiviert; der Klient ist aber nicht mehr derart stark von der Emotion absorbiert, dass er nicht „arbeitsfähig" ist. Das ist dann die Phase intensiver therapeutischer Arbeit.

Bei der Arbeit mit Traurigkeit im Therapieprozess kann man daher mehrere *Phasen* unterscheiden:

a. *Die Phase der Distanzierung*

Der Klient spricht hier bereits von Inhaltsaspekten, die Traurigkeit bei ihm auslösen könnten, d.h., deutlich mit schmerzlichen Erfahrungen in Zusammenhang stehen. Der Klient ist aber emotional distanziert, vermeidet es, schmerzliche Aspekte auf sich wirken zu lassen usw. Daher ist noch keine Traurigkeit spürbar, obwohl bereits entsprechende Inhalte erkennbar sind.

b. *Der Kampf um Fassung*

Hier spürt der Klient bereits selbst Traurigkeit aufkommen: er bemerkt, dass ein bestimmter Inhalt ihn traurig macht, dass dieser Inhalt „heiß" ist. Er versucht jedoch, die Traurigkeit nicht zuzulassen, nicht aufkommen zu lassen. Er ringt „um Fassung", versucht, wieder Distanz zu bestimmten Inhalten zu bekommen usw.

Doch der Therapeut kann dies meist sehen: die Stimme des Klienten verändert sich, er fängt an, sich zu räuspern, macht Pausen, um sich zu stabilisieren, die Augen werden feucht, das Gesicht nimmt einen traurigen Ausdruck an usw.

Internal ist diese Phase sehr häufig durch eine charakteristische *Ambivalenz* gekennzeichnet:

- auf der einen Seite spürt der Klient, dass es wichtig wäre, sich diesen Aspekt genauer anzusehen; er spürt, dass es wichtig wäre, die Traurigkeit zuzulassen. Er hat auch manchmal die Hoffnung, dass Weinen ihm Erleichterung bringen könnte. Und er weiß oft auch, dass der einzige Weg, das Problem zu lösen, darin besteht, „durch die Traurigkeit durchzugehen";
- auf der anderen Seite hat der Klient aber auch Angst: Angst vor dem unangenehmen Gefühl; Angst, von Traurigkeit überwältigt zu werden. Es ist ihm auch unangenehm, die Kontrolle zu verlieren. Es kann ihm auch peinlich sein, vor dem Therapeuten zu weinen usw.

In dieser Ambivalenz kann der Klient auch festsitzen, d.h., er kann weder den Inhalt verlassen, noch sich der Emotion stellen. Sehr oft entscheiden sich Klienten jedoch, wenn sie keine Unterstützung vom Therapeuten erhalten, dafür, mit der Traurigkeit so umzugehen wie immer: sie nicht zuzulassen, die heiklen Aspekte aus der Aufmerksamkeit auszublenden, das Thema zu wechseln usw.

c. *Der Ausbruch der Traurigkeit*

Vermeidet der Klient hier die Konfrontation mit Erfahrung und Gefühl nicht, dann kommt es zum Ausbruch der Traurigkeit: der Klient weint, lässt die Traurigkeit laufen. Wie heftig diese Phase ist, hängt davon ab, wie schmerzlich die thematisierte Erfahrung ist und davon, wie viel Kontrolle der Klient noch zu behalten versucht. In manchen Fällen kann der Ausbruch außerordentlich heftig sein und eine ganze Zeit lang andauern.

d. *Die bearbeitbare Traurigkeit*

Die Phase der massiven Traurigkeit klingt nach einiger Zeit wieder ab (je nach Stärke der Emotion dauert dies länger). Der Klient kommt dann in eine Phase, in der er nicht mehr weint, in dem das Schreckliche und Traurige sein Denken nicht mehr beherrscht. Er ist wieder ruhiger, hat wieder etwas Distanz zu den thematisierten Erfahrungen. Die Traurigkeit ist jedoch noch deutlich spürbar: das Schema ist noch aktiviert. In dieser Phase hat der Klient einerseits wieder so viel Arbeitsdistanz, dass er Fragestellungen entwickeln, Schemata repräsentieren kann; andererseits sind die relevanten Schemata noch aktiviert, so dass mit ihnen gearbeitet werden kann. Daher ist diese Phase die zentrale Phase, in der eine Bearbeitung der negativen affektiven Schemata *stattfinden kann und stattfinden muss*.

8.5.2.9.3 Therapeutische Vorgehensweisen

Phase der Distanzierung

Um relevante negativ-affektive Schemata bearbeitbar zu machen, ist es wesentlich, dass der Klient die Distanzierung aufgibt. Denn bleibt der Klient bei der Distanz, werden die relevanten Schemata nicht aktiviert und können nicht verändert werden. Der Klient berichtet dann lediglich Ereignisse aus dem episodischen Gedächtnis, aber dies kann er jahrelang tun, ohne dass sich an seinem emotionalen Erleben das Geringste ändert.

Das therapeutische Ziel in dieser Phase ist es daher, den Klienten an ein *Erleben* heranzuführen, den Klienten die Traurigkeit wieder spüren zu lassen.

Der Therapeut kann hier dem Klienten die Distanzierung transparent machen und diese zum Thema der Therapie machen. Der Therapeut macht den Klienten z.B. auf die Diskrepanz aufmerksam, die sich daraus ergibt, dass der Klient negative Inhalte thematisiert, jedoch keine entsprechenden Gefühle zeigt. Der Therapeut kann dem Klienten dabei sein „Staunen zur Verfügung stellen“: der Therapeut kann sagen, dass er darüber erstaunt ist, dass der Klient derartige Inhalte so cool äußert. Er kann den Klienten fragen, was er mit seinen Gefühlen macht.

Der Therapeut kann die (transparent gemachte) Distanzierung auch zum Thema der Bearbeitung machen: „Was macht es Ihnen so schwer, ein Gefühl zuzulassen, zu spüren?“

Der Therapeut kann den Klienten auch (immer wieder) veranlassen, bei einem Aspekt zu bleiben, diesen auf sich wirken zu lassen und zu spüren, was er damit gefühlsmäßig verbindet. Dadurch kann der Therapeut dem Klienten helfen, auf eigene Gefühle zu achten und sie so wieder spürbar zu machen.

Eine besonders wichtige Intervention besteht darin, dass der Therapeut die Distanzierung dadurch vermindert, dass er Formulierungen auf den Punkt bringt. Klienten benutzen oft zur Distanzierung sehr harmlose, euphemistische Formulierungen wie „das hat mir nicht so gut getan“, „da habe ich mich unwohl gefühlt“, „das hätte ich gerne gehabt“. Solche Aussagen helfen dem Klienten, den Erfahrungen einen harmlosen Anstrich zu geben und sich selbst einzureden, sie stünden über den Dingen. Der Therapeut sollte dies nicht mitmachen, sondern stattdessen die Erfahrung, die Emotion, die Sehnsucht genauso deutlich, so scharf, so klar, so hart formulieren, wie der Klient sie gespürt hat (und das kann ein Therapeut oft sehr gut durch die Fassade des Klienten hindurch spüren oder erschließen).

Er sollte daher Aussagen machen wie:

- „Da haben Sie sich total einsam und verlassen gefühlt. Völlig im Stich gelassen und hilflos.“
- „Das hat Sie unheimlich traurig gemacht und diese Traurigkeit können Sie auch heute noch spüren, wenn Sie sie zulassen.“
- „Sie haben sich sehr nach Geborgenheit gesehnt, nach Wärme und Anerkennung. Und alles, was Sie bekommen haben war Kälte, Ablehnung. Das gibt Ihnen das Gefühl, ganz wertlos zu sein.“

In der Regel können Klienten eine Distanzierung bei derartig klaren Aussagen nicht lange aufrechterhalten. Wenn sie vom Therapeuten das hören, was sie auch tatsächlich bewegt, dann aktiviert das sehr oft ihre Schemata, ob sie wollen oder nicht. Sie steigen dann in die Phase „Kampf um Fassung“ ein, manchmal auch direkt in die Phase des Ausbruchs der Traurigkeit: es kann sein, dass eine solche Formulierung den Klienten unmittelbar zum Weinen bringt.

Alle diese Interventionen erscheinen inhaltlich sehr brutal: der Therapeut bringt sie aber sehr empathisch und akzeptierend vor, denn er hat überhaupt gar nicht die Absicht, die Klienten zu quälen, sondern er versucht so weitgehend wie möglich zu verstehen, wie es den Klienten mit dieser Erfahrung *tatsächlich* geht. Und er ermutigt Klienten, einen Schritt weiter zu gehen, einen Schritt zu machen, das Problem nicht zu beweinen, sondern es zu lösen.

Ganz wichtig ist bei dem gesamten Prozess,

- dass der Therapeut absolut deutlich macht, dass er die Trauer und Erfahrung der Klienten verstehen und akzeptieren kann; dass dies absolut nichts ist, weshalb der Klient sich schämen müsste;
- dass der Therapeut deutlich macht, dass er Traurigkeit und Weinen absolut in Ordnung findet, ja sogar als etwas therapeutisch Wichtiges und Wertvolles ansieht und dass der Klient sich auch deshalb keineswegs zu schämen braucht;
- dass der Therapeut deutlich macht, dass er weder vor der thematisierten Erfahrung, noch vor der Traurigkeit Angst hat: er zeigt dem Klienten, dass man dem „ins Auge schauen kann“ (Drachen-Prinzip). Damit ermutigt er den Klienten und gibt ihm auch Vertrauen.
- dass der Therapeut dem Klienten deutlich macht, dass er ihn auch aktiv bei der Bearbeitung der Traurigkeit und der Veränderung des Schemas unterstützen wird. Er macht deutlich, dass der Klient nicht allein ist, dass er begleitet wird.

Kampf um die Fassung

Wenn der Therapeut sieht, dass der Klient traurig wird, jedoch um Fassung kämpft, kann er den Klienten hier aktiv unterstützen, die Traurigkeit zuzulassen.

Er kann z.B. die Traurigkeit ansprechen und den Klienten explizit ermutigen, diese zuzulassen: „Ich merke, wie Sie jetzt traurig werden. Ich finde es ganz wichtig, das zuzulassen.“

Schon das *Ansprechen* der Traurigkeit genügt oft, die Kontrolle des Klienten zu unterlaufen: ist die Traurigkeit angesprochen, können die Klienten sie oft nicht mehr zurückhalten. Hilfreich ist aber auch, den Klienten das Weinen explizit zu erlauben, ihnen deutlich zu machen, dass man es o.k. findet, ja, dass es sogar sehr wichtig ist, es zu tun.

Der Therapeut kann aber auch die Kontrolle als solche thematisieren und kommentieren: „Ich bemerke, dass Sie jetzt traurig werden, und dass Sie das gar nicht zulassen wollen. Aber eigentlich ist Ihnen sehr nach Weinen und ich fände es gut, wenn Sie dem Wunsch einfach nachgeben würden.“

Ausbruch der Traurigkeit

Wenn der Klient die Kontrolle aufgibt und weint, reicht es oft, wenn der Therapeut dies nur verbalisiert, z.B.: „Das ist ganz traurig für Sie.“ o.ä. Eine solche Aussage ist inhaltlich von hoher Trivialität, aber *das* ist völlig irrelevant: in dieser Phase geht es nämlich überhaupt nicht um die Übermittlung schlauer Inhalte, sondern nur um die Übermittlung von Akzeptierung. Es ist von zentraler Bedeutung, dem Klienten zu vermitteln, dass man das Weinen völlig o.k. findet, dass der Klient sich nicht schämen muss, dass der Therapeut nicht erschreckt ist usw. Daher ist alles angebracht, was genau *das* vermittelt: Zuwendung zum Klienten; Verbalisierung des Weinens; Verbalisierung, dass man versteht, dass der Klient weint; eine Aussage, dass das Weinen wichtig und o.k. ist usw. Auf gar keinen Fall darf man hier gar nichts machen: reagiert der Therapeut nicht, dann kann sich der Klient sehr alleingelassen fühlen, er weiß nicht, ob das Weinen für den Therapeuten o.k. ist, er weiß nicht, ob der Therapeut ihn damit akzeptiert usw. Diese Verunsicherungen haben in der Regel zur Folge, dass der Klient das Weinen so schnell wie möglich wieder kontrolliert und wegmacht.

Daher ist die zentrale therapeutische Regel hier: *der Therapeut muss dem Klienten unbedingt vermitteln, dass er den Klienten versteht, dass das Weinen o.k. ist und der Klient damit völlig akzeptiert wird.*

Der Therapeut darf jedoch den Klienten hier *auf keinen Fall trösten*: denn trösten bedeutet, die Traurigkeit „wegzumachen", gerade nicht zu bearbeiten. „Trösten" impliziert oft auch, den Grund der Traurigkeit zu verharmlosen („Es ist ja alles nicht so schlimm.", „Es wird schon wieder werden."). Etwas derartiges kann bei Klienten massiv das Gefühl auslösen, nicht ernst genommen, nicht verstanden zu werden. Und dies würde nicht nur in hohem Maße die Bearbeitung beeinträchtigen, sondern auch die Beziehung.

Wenn der Therapeut tröstet, kann er auch sehr leicht den Eindruck erwecken, dass *er* die Traurigkeit nicht aushalten kann (was leider bei Therapeuten auch manchmal der Fall ist!): damit wird der Klient aber gerade *nicht* ermutigt, sich den schmerzlichen Erfahrungen zu stellen. Trösten ist daher therapeutisch *völlig kontraindiziert*!

In der Phase massiver Traurigkeit ist der Klient in der Regel nicht in der Lage, Erfahrungen und Schemata konstruktiv zu bearbeiten. Der Klient hat gar keine Distanz zu Inhalten, kann diese gar nicht differenziert betrachten, ist völlig vom Gefühl absorbiert. Daher ist es in der Regel in dieser Phase nicht sinnvoll, traumatische Inhalte, Schemata usw. therapeutisch zu bearbeiten. Vielmehr sollte man den Klienten hier seine Traurigkeit durchleben lassen, ihn begleiten, signalisieren, dass man da ist, ihn aber auch in Ruhe lassen, ohne ihn dabei allein zu lassen.

Bearbeitbare Traurigkeit

Ein Klient kommt nach einiger Zeit aus der Phase der massiven Traurigkeit heraus (genauso wie Angst, so lässt sich Traurigkeit nicht lange aufrechterhalten, es sei denn, ein Klient steigert sich intentional immer wieder hinein). Das Ende dieser massiven Traurigkeitsphase wird meist durch den Klienten sehr deutlich dadurch signalisiert, dass dieser einmal tief ein- und ausatmet: es ist ein Atmen der Erleichterung. Nun ist der Anfall vorbei; der Klient spürt die Traurigkeit zwar nach, hat aber wieder Distanz.

Dies ist damit die ideale therapeutische Arbeitsphase: die Schemata sind aktiviert, der Klient hat aber wieder Arbeitsdistanz. *Nun* kann der Therapeut konkretisierende und vertiefende Fragen stellen.

In dieser Arbeitsphase kann es passieren, dass der Klient wieder auf Inhalte stößt, die erneut das Schema wieder „hochfahren“ und damit erneut massive Traurigkeit auslösen; damit muss der Therapeut dann die Arbeitsphase unterbrechen.

Die wesentlichste therapeutische Strategie, die ein Therapeut in dieser Phase verfolgt, ist *Differenzierung*: die Klienten sollen das der Trauer zugrundeliegende Schema repräsentieren, indem sie relevante Aspekte differenzieren. Die meisten Klienten haben nämlich *keine* genaue Repräsentation davon, was genau sie traurig macht, was sie genau vermissen oder vermisst haben usw. Um Ressourcen gezielt zu aktivieren, muss man aber wissen, mit welchem Schema man es zu tun hat. Daher verfolgt der Therapeut hier Fragen folgender Art:

- Was genau macht Sie traurig?
- Was genau ist der Verlust?
- Was genau hat der Klient vermisst?
- Was genau hätte der Klient gebraucht?
- Was genau wollte der Klient eigentlich?
- Was genau hat ihn verletzt?
- Was genau hat ihn hilflos gemacht und macht ihn immer noch hilflos?
- Wie genau sahen die Bedürfnisse des Klienten aus, die nicht erfüllt worden sind?

Die zweite Strategie des Therapeuten ist *fokussieren des Verlustes*. Hat der Klient eine Differenzierung vorgenommen, dann stellt der Therapeut den Verlust selbst in den Focus der Aufmerksamkeit des Klienten. Ziel dieses Vorgehens ist es, dass der Klient erkennt, dass er bestimmte Dinge nicht bekommen hat und nicht mehr bekommen wird, dass er sich dieser Tatsache stellt und sie akzeptiert. Teilweise muss der Therapeut den Klienten hier damit konfrontieren: „Sie haben es nicht bekommen und Sie werden es nicht mehr bekommen!“ Diese Konfrontationen sind z.T. sehr hart, aber sie sind notwendig. Klienten können, wenn sie sich dieser Erkenntnis stellen, unter Umständen wieder massiv traurig werden; dies muss der Therapeut zulassen: diese Traurigkeit erleichtert es dem Klienten, „sich von bestimmten Vorstellungen zu verabschieden“.
Es ist nötig, dass Klienten sich von bestimmten Aspekten lösen, z.B. davon,

- immer noch hinter der Liebe ihrer Eltern herzujagen,
- die Anwesenheit eines verstorbenen Partners durch Rituale aufrechtzuerhalten u.ä.

Denn solange Klienten daran festhalten, bindet dies Ressourcen: die Klienten wenden sich keinen neuen Zielen zu, entwickeln keine neuen Verhaltensweisen, sie „sitzen fest“. Erst wenn sie sich lösen, können sie wieder Ressourcen aktivieren und ihr Leben anders gestalten.

Die dritte Strategie des Therapeuten ist dann *eine Ressourcen-Aktivierung und eine Entwicklung neuer Handlungsperspektiven*. Hat der Klient den Verlust akzeptiert, kann der Therapeut an der Frage arbeiten, auf welche Weise der Klient seine Bedürfnisse denn befriedigen kann:

- Mit welchem (neuen) Partner kann ich meine Bedürfnisse realisieren?
- In welcher Art von Beziehung realisiere ich welche Art von Bedürfnissen?
- Was kann ich tun, wie kann ich das bekommen, was ich brauche?

Hier aktiviert der Therapeut Ressourcen und verbindet sie mit den Schemata des Klienten. Dazu kann es nötig sein, diese beiden Schemata in aktiviertem Zustand in Dialog treten zu lassen, z.B. im Ein-Personen-Rollenspiel. Das Abschied-nehmen z.B. von verlorenen Personen wird in der Regel erleichtert, wenn Klienten lernen, diese Personen realistisch einzuschätzen. Idealisieren sie eine Person, dann können sie sich kaum davon lösen. Sehen sie aber, dass eine Person auch negative Seiten hat und der Verlust auch positive Aspekte, dann fällt der Abschied leichter. Therapeuten sollten Klienten dazu ermuntern, auch solche Aspekte zuzulassen.

Erleichterung

Wenn Klienten durch die Traurigkeit durchgegangen sind und diese bearbeitet haben, fühlen sie oft eine große Erleichterung.
Sie bemerken,
- dass sie stark genug sind, sich der Traurigkeit zu stellen;
- dass sie in der Lage sind, sich mit bisher vermiedenen Erfahrungen auseinander zu setzen;
- dass der Zustand gar nicht so verfahren und schrecklich ist, wie sie gedacht haben;
- dass sie aktiv etwas tun können und der Situation keineswegs passiv ausgeliefert sind.

Wenn die Klienten die Traurigkeit erleben, auch noch in der Phase der Bearbeitung, kann es manchmal zu massiven physiologischen Reaktionen kommen: den Klienten wird schlecht, schwindelig, sie bekommen massive Kopfschmerzen usw. Diese Effekte kommen zustande, da durch die (bisher vermiedene) Konfrontation mit schmerzlichen Erfahrungen u.U. sehr viele, negative, konfligierende Verarbeitungsprozesse in Gang gesetzt werden.

Der Therapeut sollte sich von solchen Effekten nicht ängstigen lassen und auch den Klienten bitten, trotz dieser Effekte weiter an der Klärung zu arbeiten *und* nicht die Konfrontation wieder zu vermeiden. Bleibt der Klient bei einer Bearbeitung, dann lassen diese Effekte wieder nach; die „aufgewühlte Verarbeitung" beruhigt sich wieder. Der Punkt kann aber manchmal heikel sein: ähnlich wie bei einer Reizkonfrontation, ist es wichtig, dass der Therapeut den Klienten nicht wieder in die Strategie der Vermeidung zurücklässt, denn dadurch könnte diese Strategie bestärkt werden und das Problem eher verschlimmern. Ist man im Prozess so weit gekommen, kann man sinnvollerweise nur noch nach vorne schauen. Und das sollte man dem Klienten auch vermitteln: „Sie haben es so weit geschafft, jetzt gehen Sie auch durch!"

Traurigkeit und Ablösung

Die geschilderte Art der Bearbeitung von Trauer stellt eine bestimmte Art der „Trauerarbeit" dar: der Klient soll seine affektiven Schemata, die sich aufgrund bestimmter biographischer Erfahrungen gebildet haben, repräsentieren, integrieren und verändern. Ein Aspekt, der damit ebenfalls erreicht werden soll, ist, dass der Klient sich von seinen spezifischen Wünschen ablöst und „verabschiedet": der Klient wollte und will zeitweise immer noch eine bestimmte Anerkennung unbedingt von seinem Vater; er wollte und will, dass seine Mutter eine bestimmte Sehnsucht nach Geborgenheit erfüllt usw. Der Klient hat z.T. immer noch die aus den Erfahrungen völlig unbegründeten und daher irrationalen Hoffnungen, dass diese Wünsche in Erfüllung gehen werden.

Diese Hoffnung wirkt sich aber leider völlig fatal aus: denn so lange der Klient diese Hoffnung hat, realisiert er die Lösung „mehr desselben". Er tut noch mehr, um vom Vater anerkannt oder von der Mutter geliebt zu werden, anstatt endlich damit aufzuhören und seine Bedürfnisse dort zu befriedigen, wo sie sich befriedigen lassen oder seine Wünsche so zu gestalten, dass er sie befriedigen kann, und d.h., der Klient müsste eigentlich seine Schemata ändern. Genau daran aber hindert ihn das Festhalten an alten Hoffnungen. Die Bearbeitung der Erfahrungen, das Spüren der Trauer soll dem Klienten auch deutlich machen: „Du hast nicht bekommen, was Dir wichtig war. Du hast es, dort wo Du es sucht, bis heute nicht bekommen und Du wirst es auch nicht bekommen. Darum löse Dich davon ab und bestimme Deine Ziele neu!"

8.6 Strategien der Inhaltsbearbeitung

„Inhaltsbearbeitung" umfasst ein anderes und breiteres Spektrum inhaltsbezogener Strategien als Explizierung: es geht hier z.B. um Konkretisierung, Differenzierung von Inhalten, es geht darum, Inhalte zu prüfen und zu integrieren, den Klienten mit bestimmten Inhaltsaspekten zu konfrontieren u.ä.

8.6.1 Validierung

Therapeuten sollten mit den Klienten zusammen ihr Verstehen, ihre Interpretationen und Hypothesen validieren. Dies ist wichtig, um sicher zu sein, dass man als Therapeut dem Klienten folgt und ihn nach wie vor richtig versteht.

Validieren hat therapeutisch aber noch einen anderen Effekt. Eine Validierung schafft so etwas wie eine *therapeutische Plattform*, einen Inhalt der expliziert ist, über den *Konsensus* zwischen Therapeut und Klient besteht und von dem man nun therapeutisch ausgehen kann.

Bevor Therapeuten weiterführende oder vertiefende Fragen stellen, sollten sie Inhalte validieren. Das Schaffen von Konsens hat auch wichtige Implikationen für die Beziehung; es schafft Beziehungskredit.

Therapeuten können validieren, indem sie verbalisieren oder explizieren und den Klienten bitten, ihre Aussage zu prüfen: „Habe ich Sie richtig verstanden?", „Ist meine Interpretation so korrekt?"

Validierungen sollten immer wieder im Therapieprozess vorkommen. Auf diese Weise „hebt der Therapeut mit seinen Interpretationen nicht von der Klienten-Information ab".

8.6.2 Konkretisierung

Konkretheit von Aussagen ist wichtig, denn
- konkrete Beschreibungen sind gut verständlich,
- konkrete Beschreibungen sind ein guter Ausgangspunkt für weitere Fragestellungen,
- konkrete Beschreibungen führen zu guter Schema-Aktivierung.

Oft beschreiben Klienten Probleme und Situationen aber abstrakt, schwammig, oberflächlich, global. In solchen Fällen sollten Therapeuten an einer Konkretisierung der Beschreibungen arbeiten. Sie sollten
- den Klienten auffordern, konkreter, spezifischer, genauer zu beschreiben;
- konkretisierende Fragen stellen;
- selbst versuche, Informationen konkreter, präziser und genauer zu formulieren.

Dabei ist es sehr oft mit einer Einzel-Intervention nicht getan. Meist müssen die Therapeuten eine ganze Zeit lang an der Zielsetzung der Konkretisierung arbeiten. *Therapeuten sollten aber hohe Standards setzen: wenn etwas unklar und unkonkret ist, dann muss es geklärt und konkretisiert werden!*

8.6.3 Umgang mit „Etiketten"

Klienten reden häufig in „Etiketten". Sie sprechen von „Angst", „ungutem Gefühl", „Streit" u.a. Dabei ist aber nicht klar, was genau sie jeweils damit meinen. *Das gilt es aber zu verstehen*: die jeweils idiosynkratische, schema-getriggerte Bedeutung! Daher ist der Klärungsprozess keineswegs zu Ende, wenn ein Klient Emotions-Wörter benutzt, wenn er von „Angst" oder „Traurigkeit" spricht. Vielmehr sind solche Etiketten *der Beginn eines wundervollen Klärungsprozesses*. Therapeuten müssen diese Etiketten hinterfragen und klären:
- „Was meinen Sie mit Angst?"
- „Was genau löst Angst aus?" - *usw.*

Dies veranlasst Klienten oft erst anzuhalten und selbst eine Fragestellung zu entwickeln, manchmal an Stellen, an denen Klienten ihre Reaktion als „selbstverständlich" oder für „zwangsläufig" halten und nicht darauf kommen würden, sie überhaupt zu hinterfragen.

8.6.4 Umgang mit Meta-Bewertungen

Klienten können sich auf einer *Meta-Bewertungs-Ebene* ihres Problems bewegen. Dann konzentrieren sie sich nicht auf das Problem selbst oder seine Analyse, sondern auf die *Bewertung* des Problems und seiner *Konsequenzen*. Sie betrachten dann Aspekte wie:
- „Ich ärgere mich über mein Verhalten."
- „Ich will mein Problem nicht."
- „Mein Problem hat die und die Konsequenzen und die will ich nicht."
- „Ich finde es schrecklich, sich so zu verhalten." o.ä.

Die (negative) Bewertung des eigenen Erlebens und Handelns und seiner Konsequenzen kommt in der Regel durch *andere* Schemata zustande als das Problem selbst: durch Motive, Ziele, Werte, gegen die das Problem „verstößt“ oder die durch die Konsequenzen frustriert werden. Folgt man der Meta-Bewertung, dann kommt man in aller Regel von der Analyse des eigentlichen Problems, der eigentlich relevanten Schemata, ab, man gerät auf einen Nebenschauplatz. Daher sollten Therapeuten diese Meta-Aspekte von Klienten nicht verfolgen.

Außerdem ist die Meta-Bewertung auch *Teil der Änderungsmotivation*: wenn der Klient sich über sein Verhalten ärgert, dann ist er auch motiviert, daran zu arbeiten. Und diese Motivation sollte ein Therapeut in der Regel akzeptieren, nutzen und keinesfalls hinterfragen!

Nur in Ausnahmefällen sollten Therapeuten dieser Ebene nachgehen. Z.B. dann, wenn die Bewertungen und die diesen zugrundeliegenden Normen das Problem sind. Sagt z.B. ein Mann mit 65: „Ich finde es schrecklich, dass ich nicht mehr 3x am Tag mit meiner Frau schlafen kann.“, dann könnte sein Standard zu hoch sein. Entweder man arbeitet an diesem Standard oder man empfiehlt ihm Viagra.

Daher sollte ein Therapeut diese Meta-Kommentare zwar verbalisieren, dem Klienten dann aber eine Bearbeitung des Problems selbst vorschlagen: „Ich sehe, dass Sie das Problem nicht mehr wollen. Deshalb sollten wir uns jetzt mit dem Problem beschäftigen, damit wir daran arbeiten können, es zu lösen.“.

8.6.5 Ent-Euphemisierung

Klienten vermeiden oft die Konfrontation mit bestimmten Inhaltsbereichen dadurch, dass sie diese verschleiern: sie drücken Sachverhalten euphemistisch aus („Das war mir ein bisschen unangenehm.“; „Da musste ich korrigierend eingreifen.“ – statt: „Da bin ich ausgerastet.“); sie verwenden Rechtfertigungsepisoden, um ihr Verhalten zu erläutern, ihre Motive zu verstecken, ihr Verhalten sozial erwünscht erscheinen zu lassen u.a. Alle diese Strategien behindern den Klärungsprozess. Sie führen dazu,
- dass der Klient bestimmte Inhalte nicht klar und deutlich wahrnehmen kann;
- dass der Klient sich bestimmten Inhalten nicht stellt;
- und infolgedessen, dass der Klient diese Inhalte nicht bearbeiten kann.

Das hat zur Folge, dass der Therapeut die Fakten *ohne* die Euphemismen und Rechtfertigungen ausdrückt, auf den Punkt bringt und den Klienten mit den „nackten“ Inhalten konfrontiert.

Eine Klienten wurde zur Hochzeit ihrer besten Freundin eingeladen, entschied sich aber dafür, einen anderen Termin einzuhalten und nicht auf die Hochzeit zu gehen. Sie nutzte als Rechtfertigung: „Ich nahm an, dass unsere Beziehung das tragen und meine Freundin das verstehen würde.“. Der Therapeut macht ihr aber klar,
- dass sie eine *Entscheidung* getroffen hat;
- dass sie eine Entscheidung gegen die Freundin getroffen hat;
- und dass ihr daher die Einhaltung des Termins wichtiger war als ihre Freundin.

Damit ist die „Plattform“ für weitere Bearbeitungen geschaffen, z.B.
- für die Frage: „Was bedeutet mir die Beziehung wirklich?“ - oder

- „Was habe ich genau von ihr erwartet?" - oder
- für die Frage: „Wie hat meine Freundin mein Verhalten wohl interpretiert?"

Solche Fragen lassen sich nicht bearbeiten, solange Inhalte mit Euphemismen und Rechtfertigungen „verkleistert" sind.

8.6.6 Differenzierung

Bei der Strategie „Differenzierung" geht es dem Therapeuten darum, Aspekte, die ein Klient „zusammenmauschelt" zu trennen, zu unterscheiden, unterschiedlich zu benennen. Dies ist wichtig, wenn die bisher zusammengenommenen Aspekte getrennt betrachtet und analysiert werden sollen, wenn ihre Verbindung zu Problemen führt bzw. den Klärungsprozess behindert.

Ein gutes Beispiel ist die von vielen Klienten vorgenommene *„Verklumpung" von Fakten und Bewertungen*. Für viele Klienten sind bestimmte Fakten untrennbar mit bestimmten Bewertungen verbunden. Vielen Klienten ist aber nicht mehr deutlich, dass sie zwei Ebenen miteinander verbinden. Häufig kommen die Bewertungen von Fakten durch Normen zustande:

- Etwas muss so und so sein!
- Etwas darf nicht sein!
- Ich muss...!
- Ich sollte...! - u.ä.

So kann ein Klient die Norm haben: „Ich muss meinem Partner treu sein." Gedanken an andere Partner werden damit automatisch negativ bewertet, sind „per se" schlecht. Daraus resultiert oft eine Vermeidung oder eine *Verzerrung der Realität*:

- Die Person nimmt nicht mehr wahr, dass sie ihre Gefühle dem Partner gegenüber geändert hat.
- Die Person interpretiert ihr eigenes Flirtverhalten mit anderen als „reine Arbeitsbeziehung" o.ä.

Damit Klienten wieder ihre eigenen Motive und Gefühle korrekt wahrnehmen können bzw. zu einer „angemessenen" Sicht der Realität zurückfinden, ist es wichtig, dass sie Fakten und Bewertungen auseinanderhalten. Dazu differenziert der Therapeut diese Aspekte:

- Er benennt die Fakten, so wie er sie wahrnimmt; er nimmt alle Euphemismen und Rechtfertigungen heraus und benennt das, was sich ereignet als das, was sich ereignet.
- Er benennt die Bewertungen als Bewertungen, er benennt, wenn möglich, auch die zugrundeliegenden Normen.
- Und er macht dem Klienten deutlich, dass man diese Aspekte *getrennt* sehen und getrennt betrachten kann.

8.6.7 Integration

Es gibt Fälle, bei denen Klienten zwei Informationen oder zwei Schemata nicht zusammenbringen (können), die man aber eigentlich zusammenbringen könnte. So kann ein Klient die Überzeugung haben: „Ich kann nichts.“, gleichzeitig aber über Kompetenzen in bestimmten Handlungsbereichen verfügen; der Klient fügt aber Problem-Schemata und Ressourcen-Schemata nicht zusammen. Hier sollte ein Therapeut eine *Integration von Information* anregen:

- Er kann den Klienten auf die Informationen aufmerksam machen.
- Er kann den Klienten dazu anregen, diese beiden Informationsbereiche miteinander in Dialog treten zu lassen, z.B. im Ein-Personen-Rollenspiel.

8.6.8 Prüfen

Klienten weisen oft Annahmen auf, die nicht geprüft sind. Sind diese Annahmen explizit, kann ein Therapeut ihre Prüfung anregen. Wesentlich ist vor allem eine Prüfung an anderen Schemata, Annahmen und Wissensbeständen des Klienten (vgl. Sachse & Musial, 1981).

Der Therapeut kann den Klienten auffordern,

- zu einer Annahme Gegenbeweise zu sammeln;
- Situationen zu sammeln, in denen etwas gut geklappt hat;
- Situationen zu sammeln, in denen er positive Rückmeldung bekommen hat (vgl. hier das an dieser Stelle gut anwendbare Methoden-Inventar der Kognitiven Therapie, vgl. Beck, 1979; Beck & Freeman, 1993).

Der Therapeut kann den Klienten auch auffordern, Prüfdialoge selbst zu führen, z.B. im *Ein-Personen-Rollenspiel* (vgl. Abschnitt 8.6.13.2.).

8.6.9 „Sokratischer Dialog“

Ein sogenannter „Sokratischer Dialog“ kann dazu dienen,

- beim Klienten Schemata zu rekonstruieren;
- Schemata mit anderen zu integrieren;
- Schemata zu prüfen;
- Alternativen zu entwickeln.

Damit enthält ein „Sokratischer Dialog“ vollständig Interventionen und Strategien der Klärungsorientierten Psychotherapie. Und damit kann der Therapeut alle Interventionen und Strategien der Klärungsorientierten Therapie anwenden. Er kann Aspekte explizieren, hinterfragen, prüfen lassen, integrieren usw. Ein sokratischer Dialog unterscheidet sich, wenn er vom Therapeuten gut gemacht ist, nicht von einem Vorgehen der Klärungsorientierten Therapie.

8.6.10 Konfrontation

Die Strategie der Konfrontation dient dazu, die Aufmerksamkeit des Klienten auf Inhaltsaspekte zu lenken,

- die der Klient nicht (ausreichend) beachtet
  und oft auch
- die der Klient ausblendet, die er vermeidct.

Der Therapeut hält es jedoch (aufgrund seines Klienten-Modells) für wesentlich, dass der Klient diese Aspekte berücksichtigt, sich mit ihnen auseinandersetzt. Der Therapeut möchte, dass der Klient auf bestimmte Dinge aufmerksam wird, er will bestimmte Inhalte *salient* machen.

Der Therapeut kann den Klienten konfrontieren

- mit *Widersprüchen;*
- mit inhaltlichen Widersprüchen;
- mit Widersprüchen zwischen der verbalen und nonverbalen Kommunikationsebene;
- mit eigenen Verhaltensweisen oder Überzeugungen des Klienten;
- mit Effekten, die das Klienten-Handeln hat;
- mit Sichtweisen des Therapeuten.

Der Therapeut möchte,

- dass der Klient bestimmte, u.U. bisher ausgeblendete Aspekte zur Kenntnis nimmt;
- sich fragt, was diese bedeuten, z.B.:
- Was mache ich da?
- Wieso tue ich das?
- Was genau läuft in mir ab?
- Wieso konstruiere ich die Situation so, wie ich es tue?

Konfrontiert der Therapeut mit bisher vermiedenen Inhalten, so arbeitet der Therapeut kurzfristig *gegen die Intention* des Klienten (der diese Inhalte auch weiterhin vermeiden möchte). Alle Interventionen gegen die Intentionen des Klienten nehmen jedoch *Beziehungskredit* in Anspruch. Der notwendige, „abgebuchte" Beziehungskredit ist umso höher, je unangenehmer der jeweilige Inhalt dem Klienten ist. Daher setzen Konfrontationen Beziehungskredit voraus. Sie sind daher nichts für die Anfangsphase der Therapie. Therapeuten sollten sich daher gut überlegen, ob eine Konfrontation jeweils angemessen ist. Gerade mit Konfrontationen mit nonverbalem Verhalten sollte ein Therapeut vorsichtig sein: Klienten können sich „durchschaut" fühlen. Bestimmte Klienten (z.B. solche mit passiv-aggressiver Persönlichkeitsstörung) können solche Interventionen als massiv grenzüberschreitend erleben. Therapeuten sollten nicht alles, was sie sehen, verarbeiten oder erkennen, sofort in Interventionen umsetzen. Therapeuten sollten z.B. nonverbale Signale verarbeiten und in ihr Klienten-Modell eintragen; d.h., Therapeuten sollten Informationen *immer zum Verstehen des Klienten nutzen.*

Ob ein Therapeut eine Konfrontation verwendet, hängt auch davon ab, ob er glaubt, dass der Klient diese bereits

- inhaltlich verstehen und nachvollziehen kann;
- zumindest ansatzweise akzeptieren und sich damit auseinandersetzen kann.

Solange diese Voraussetzungen nicht gegeben sind, sind Konfrontationen therapeutisch sinnlos.

8.6.11 Alternativkonfrontationen oder die „Technik der fiktiven Welten"

Im Therapieprozess ist die Technik der Alternativ-Konfrontation, der „fiktiven Welten" oder „Technik des Voraussetzens" von großer Bedeutung. Bei dieser bietet der Therapeut dem Klienten ein *Gedankenexperiment* an: „Stellen Sie sich mal vor, die Situation X wäre Y. Wie wäre das für Sie?" Der Therapeut versetzt den Klienten dabei in eine bestimmte Ausgangslage: diese soll der Klient dann auf sich wirken lassen, bewerten, mit seinem tatsächlichen Zustand vergleichen usw. Diese Art der Bearbeitung soll dazu dienen, dass dem Klienten etwas deutlich wird, was ihm ohne die Einführung eines solchen Kontrastes nicht ohne weiteres deutlich werden kann.

Sehr hilfreich ist diese Vorgehensweise z.B. dann, wenn Klienten ihre eigenen Reaktionen für völlig plausibel und zwingend halten: da sie dies tun, sind sie kaum dazu zu bewegen, relevante Motive und eigene internale Determinanten zu klären, denn was plausibel und zwingend ist, das muss man nicht klären. Der Therapeut kann dem Klienten hier deutlich machen, dass dieser sich in einer Situation völlig anders verhalten *könnte*: statt Angst zu haben, könnte er entspannt bleiben; statt auf die Vorwürfe verletzt zu reagieren, könnte er das Ganze „an sich abtropfen lassen". Der Therapeut macht damit Alternativen auf: der Klient könnte, unter bestimmten Umständen, völlig anders reagieren. Damit macht er dem Klienten deutlich, dass die Art, wie der Klient reagiert, *keineswegs zwangsläufig* ist: wenn es nur eine denkbare Alternative gibt, ist eine bestimmte Erlebens- und Reaktionsweise schon nicht mehr zwangsläufig. Wenn sie aber nicht zwangsläufig ist, dann hat sie etwas mit dem Klienten zu tun: sie geht auf die internalen Determinanten des Klienten zurück, sie ist idiosynkratisch. Wenn die Erlebens- und Verhaltensweisen des Klienten aber mit dessen internalen Determinanten zu tun haben, dann muss man sich mit *diesen* beschäftigen. Der Therapeut kann dem Klienten auf diese Weise deutlich machen, was das Ziel der Arbeit ist: eine Explizierung internaler Determinanten. Die Vorgaben der Alternativen dienen also dazu, dem Klienten etwas deutlich zu machen; ihm zu zeigen, wo die therapeutische Arbeit ansetzen muss. Die Vorgabe dient *keineswegs* dazu, den Klienten anzuregen, eine der fiktiven Alternativen zu übernehmen („Entspannt bleiben!"): *die Vorgabe soll keine Lösung angeben, im Gegenteil, sie soll Klärung ermöglichen!*

Ein anderes Anwendungsbeispiel dieser Technik besteht darin, Klienten zu veranlassen, Inhalte zu Ende zu denken. Klienten haben manchmal Befürchtungen, wissen aber nicht genau, was sie eigentlich fürchten. Sie kommen auch nicht dahinter, weil sie den Klärungsprozess ständig vorher abbrechen (weil er zu unangenehm wird). Klienten argumentieren dann gerne, man brauche sich mit einer möglichen Katastrophe eigentlich auch gar nicht zu beschäftigen, weil sie sowieso unrealistisch sei; tatsächlich haben die Klienten aber Angst davor, und vom Gefühl her finden sie die Katastrophe keineswegs so unrealistisch. Was die Klienten damit erreichen, ist aber, dass die tatsächlichen Befürchtungen, die sie haben, nicht geklärt werden können, weil sie den Klärungsprozess vorher wegen angeblicher Irrelevanz abbrechen.

In solchen Fällen hilft die Technik des Voraussetzens. Der Therapeut kann hier sagen: „Okay, es mag sein, dass X nicht eintrifft. Ich möchte Sie aber trotzdem bitten, sich einmal anzugucken, was X in Ihnen auslöst. Deshalb bitte ich Sie, sich einmal vorzustellen, X tritt jetzt ein (näher beschreiben!). Was löst das in Ihnen aus?" Der Therapeut gibt dem Klienten einerseits recht („X tritt nicht ein"), macht dem Klienten aber gleichzeitig klar, dass eine Klärung der Befürchtungen notwendig ist. Er entwickelt dann ein fiktives Szenario, um den Klienten zu veranlassen, relevante Schemata zu aktivieren und zu klären.

Die Technik der Alternativ-Konfrontation besteht immer aus zwei Komponenten:

- *aus der Voraussetzung*:
  Der Therapeut entwickelt hier ein bestimmtes Szenario, in das der Klient sich (zumindest versuchsweise) hineinversetzen soll.
- *aus der Aufgabe an den Klienten:*
  Der Klient soll dann damit etwas tun: z.B. das Szenario auf sich wirken lassen und gucken, was es in ihm auslöst. Diese Aufgabe ist das eigentlich Wichtige an der Technik: der Klient soll veranlasst werden, seine Perspektive zu ändern, eine Frage zu stellen, ein Gefühl zu klären usw. Die entwickelte „fiktive Welt" dient im Grunde nur dazu, für derartige Prozesse die Voraussetzung zu schaffen.

Die Technik des Voraussetzens kann Therapeuten auch davor bewahren, sich durch bestimmte Konstruktionen blockieren zu lassen. Sagt ein Klient z.B.: „Das geht nicht!", dann kann der Therapeut sagen: „Stellen Sie sich nur mal probeweise vor, es ginge doch! Was wäre dann?" Sagt der Klient: „Das ist sowieso nicht realistisch!", dann kann der Therapeut sagen: „Stellen Sie sich trotzdem mal vor, das würde wirklich passieren. Was löst das in Ihnen aus?" Ein Therapeut muss sich keineswegs von derartigen Konstruktionen von Klienten blockieren lassen: durch die „Technik der fiktiven Welten" kann er den Klärungsprozess konsequent weiterführen.

8.6.12 Emotionsgeleitete Situationsdifferenzierung

Wie deutlich geworden ist, verläuft der Weg der Explizierung von der Situationsbeschreibung zur Aktivierung von Affekten und Schemata und von dort zu einer Repräsentation und Veränderung relevanter Schemata. Die Beschreibung einer Situation dient hier dazu, die affektive Verarbeitung anlaufen zu lassen, die die Grundlage des Explizierungsprozesses darstellt.

In bestimmten Fällen kann man den Prozess jedoch auch umkehren: eine Situation hat beim Klienten eine Emotion ausgelöst, ein Schema aktiviert. Diese Emotion kann nun als Grundlage dazu genommen werden, Situationsaspekte zu differenzieren. Der Therapeut kann die Instruktion geben:

- „Bleiben Sie bitte mal bei dieser Traurigkeit. Schauen Sie sich die Situation, die Sie traurig macht, noch mal an. Gucken Sie bitte mal, welcher Aspekt für Sie am schlimmsten ist, Sie am traurigsten macht!"

Ein solches Vorgehen stellt eine emotionsgeleitete Situationsdifferenzierung dar. Der Klient arbeitet daran, welche Aspekte der Situation besonders relevant sind und welche nicht. Er differenziert die Situation, erstellt ein Relevanz-Profil unterschiedlicher Situationsaspekte. Da Situationen häufig komplex sind und sehr viele, sehr unterschiedliche Aspekte enthalten können, kann es sehr wichtig sein zu wissen, *welches* genau die relevanten Aspekte sind (und welche nicht). Diese Differenzierung geschieht nun bei diesem Vorgehen anhand emotionaler Kriterien: der Klient beurteilt die Situationsaspekte danach, ob sie seine Emotionen „zum Ausschlag bringen" oder nicht. Anhand dieses Verfahrens kann der Klient dann *die* Aspekte identifizieren, die besonders emotionsrelevant sind und damit auch von besonders großer persönlicher Bedeutung.

Dieses Vorgehen kann eine Rückkopplung einleiten, die eine erhebliche Präzisierung und Zentralisierung des Problems zur Folge haben kann:

- der Klient lässt die Situation (noch recht undifferenziert) auf sich wirken und aktiviert seine affektive Verarbeitung;
- diese führt zu einer Emotion;
- diese Emotion nutzt der Klient dazu, relevante Situationsaspekte zu identifizieren, die besonders emotionsrelevant sind;
- diese lässt der Klient wieder auf sich wirken;
- dadurch entsteht u.U. eine Verstärkung oder Veränderung des Gefühls: der Klient nähert sich so dem zentralen Thema an, dem, was besonders schlimm für ihn war u.ä.

Das Vorgehen hilft somit dabei, den wesentlichen „Kern" des Schemas zu identifizieren und zu rekonstruieren.

8.6.13 Eine besondere Strategie der Inhaltsbearbeitung: Das Ein-Personen-Rollenspiel

8.6.13.1 Bearbeitung dysfunktionaler Schemata im Therapieprozess

Dysfunktionale, repräsentierte Schemata müssen therapeutisch umstrukturiert werden. Diese Schemata können jedoch erst in einer späteren Therapiephase therapeutisch bearbeitet werden. Ihre Bearbeitung hat nämlich einige Voraussetzungen, die erst im Therapieprozess erfüllt sein müssen:

- der Klient muss zuerst erkennen, *dass* er negative Schemata aufweist und dass diese Schemata dysfunktional sind: er muss eine *Entscheidung* getroffen haben, dass es sinnvoll ist, sich therapeutisch damit auseinander zusetzen;
- um dies zu tun, muss der Klient aber erst akzeptieren, dass sein System problematisch ist, dass er ein Problem hat und selbst ein Teil des Problems ist: er muss die *Störung als Störung* empfinden;
- dies tut er in der Regel erst dann, wenn der Therapeut ihm eigene Motive und das intransparente Interaktionsverhalten, einschließlich der damit verbundenen Interaktionskosten, transparent gemacht hat und der Klient erkennt, dass Aspekte des Problems auf sein eigenes Handeln zurückgehen;
- außerdem muss das Spielverhalten des Klienten im Therapieprozess in den Hintergrund treten: der Klient hat nicht mehr primär die Intention, vom Therapeuten eine bestimmte Art von Beziehung zu erhalten, sondern die Intention, an Veränderungen zu arbeiten.

Erst dann wird der Klient überhaupt bereit sein, entsprechende Interventionen vom Therapeuten anzunehmen.

8.6.13.2 Bearbeitung der Schemata durch das Ein-Personen-Rollenspiel

Sobald die therapeutischen Voraussetzungen erfüllt sind, kann eine Bearbeitung der Schemata erfolgen. Eine sehr gute Methode zur Bearbeitung dysfunktionaler Schemata stellt das sog. Ein-Personen-Rollenspiel (EPR) dar (Sachse, 1983, 2000a). Das EPR verbindet Vorgehensweisen der klärungsorientierten und kognitiven Therapie; es ermöglicht damit einerseits eine Klärung und Herausarbeitung relevanter Schemata und andererseits eine Aktivierung von Ressourcen, eine Überprüfung von Annahmen, usw., also eine Verbindung negativer Schemata mit positiven Schemata und damit eine Umstrukturierung der ersteren.

Die Struktur des Ein-Personen-Rollenspiels

Im Ein-Personen-Rollenspiel definiert der Therapeut zwei Positionen für den Klienten:

- die Klientenposition: der Klient als Klient: KK
- die Therapeutenposition: der Klient als sein eigener Therapeut: KT.

Um dem Klienten die beiden Positionen augenscheinlich zu machen und es dem Klienten zu erleichtern, von einer Position in die andere zu wechseln, stellt der Therapeut zwei Stühle gegenüber und definiert auf jedem Stuhl eine der Klienten-Positionen; seinen eigenen Stuhl stellt er querab zu den beiden Stühlen. Dabei definiert er den von sich aus linken Stuhl als Klienten-Position (KK) und den rechten Stuhl als Therapeuten-Position (KT) (vgl. Abbildung 13):

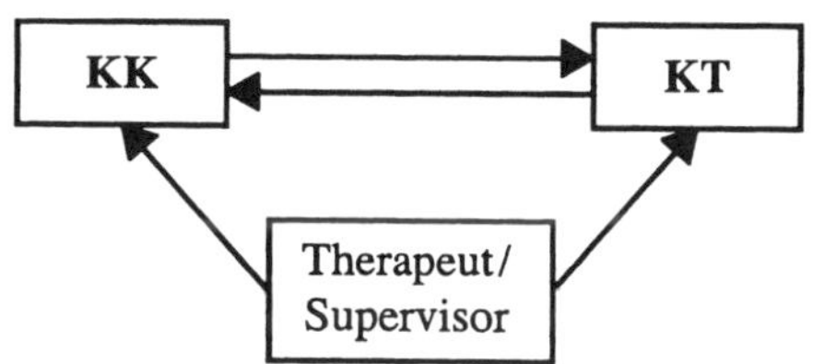

Abbildung 13: Positionen im Ein-Personen-Rollenspiel

Die beiden Klienten-Stühle stehen unmittelbar voreinander, sodass der Klient sich direkt ansprechen kann: er redet sich direkt an, entweder spricht er als Klient direkt „seinen“ Therapeuten an oder als Therapeut seinen Klienten. Der Therapeut sitzt querab von beiden Klienten-Positionen, sodass er sowohl mit der KK- als auch mit der KT-Position gut kommunizieren kann.

Die räumliche Trennung der beiden Klienten-Positionen in zwei Stühle ist vorteilhaft, weil Klienten oft Schwierigkeiten haben, ihre Position zu wechseln, eine andere Perspektive einzunehmen, aus ihrem gewohnten Bezugssystem herauszutreten. Die räumliche Trennung dieser beiden Positionen erleichtert es dem Klienten, sich von seinem eigenen Überzeugungssystem zu distanzieren. Die beiden Positionen sind damit ein didaktisches Mittel, um dem Klienten zu helfen,

- Aspekte auseinander zuhalten;
- neue Perspektiven sehr konsequent und gründlich einzunehmen;

– sich von eigenen Annahmen zu distanzieren, usw.

Der Therapeut überwacht die Arbeit des Klienten auf den beiden Positionen genau; er achtet auch sehr genau darauf, dass der Klient die jeweilige Position konsequent einnimmt und die Aspekte nicht „vermauschelt". Fängt ein Klient z.B. auf der Therapeuten-Position an, zu katastrophisieren, dann stoppt ihn der Therapeut und macht ihn auf seine Aufgabe aufmerksam; oder aber er bittet den Klienten, auf die Klienten-Position zu wechseln.

Diese Aufgabe des Therapeuten ist sehr wesentlich, da Klienten, insbesondere zu Beginn dieser Therapiemaßnahme, nicht dazu neigen, diszipliniert zu sein: sie nehmen oft auf der Therapeuten-Position die Auffassung des Klienten an, argumentieren aus der Klienten-Position, usw. Dies darf der Therapeut aber nicht zulassen: die Therapeuten-Position dient dazu, dass der Klient lernt, aus seiner bisherigen Sichtweise herauszutreten; daher muss der Klient deutlich dazu angehalten werden, *dies* auch zu tun.

8.6.13.3 Instruktionen an den Klienten

Wenn der Therapeut den Klienten auf die Therapeuten-Position schicken will, muss er dem Klienten die Prozedur kurz erläutern. Er kann dazu in etwa Folgendes sagen: „Ich würde gerne heute mit Ihnen mal ein Therapieverfahren durchführen, das sich bei Problemen wie Ihrem bewährt hat (dabei stellt er einen Stuhl vor den Klienten). Nehmen Sie bitte mal auf diesem Stuhl Platz (Klient wechselt auf den Therapeuten-Stuhl). Ich möchte Sie bitten, sich mal auf diesem Stuhl in die Position eines Therapeuten hineinzuversetzen, der dem Klienten, der auf dem anderen Stuhl sitzt, helfen will. Sie können sich, wenn Sie wollen, auch in die Position eines guten, imaginären Freundes hineinversetzen (eines imaginären deshalb, weil Klienten, wenn sie sich einen realen Freund vorstellen, lediglich dessen „gute Ratschläge" zum Besten geben; sie sollen aber gerade *neue* Aspekte suchen). Was wollen Sie sein? (Klient sucht sich z.B. Therapeuten aus) Dieser Therapeut ist nun völlig anderer Meinung als unser Klient; er möchte dem Klienten helfen und sucht nun Argumente, wie er dem Klienten helfen kann. Was könnte er dem Klienten sagen?"

Zuerst finden Klienten keine oder keine guten Argumente. Dies sollte vom Therapeuten kommentiert werden: „Natürlich fällt es Ihnen schwer, Gegenargumente zu finden. Wenn das leicht wäre, hätten Sie längst welche gefunden. Mit der Zeit werden Ihnen aber welche einfallen, die Sie überzeugen. Sagen Sie jetzt erst einmal Ihrem Klienten, was Ihnen einfällt."

8.6.13.4 Dialog Therapeut-Klient

Sitzt der Klient auf der Klienten-Position, dann arbeitet der Therapeut mit dem Klienten. Die erste Aufgabe ist es, mit dem Klienten eine *„bearbeitbare Annahme"* herauszukristallisieren, die der Klient auf der Therapeuten-Position bearbeiten kann. Eine bearbeitbare Annahme sollte dabei eine Aussage sein,

- die einen Bezug zu relevanten Schemata des Klienten hat, d.h., die Annahme sollte für den Therapeuten erkennbar dysfunktional sein und erkennbar eine Konstruktion sein, die man hinterfragen kann;
- die konkret, präzise, kurz und prägnant formuliert ist;
- die der Klient auf der Therapeuten-Position bearbeiten kann, d.h., die man prüfen kann, zu der man alternative Gedächtnisbestände aktivieren kann.

Solche Annahmen sind z.B.:
- Ich bin ein Versager.
- Ich habe im Leben alles falsch gemacht.
- Niemand interessiert sich für mich.
- Beziehungen sind nicht verlässlich. u.ä.

Es kann eine zeitlang dauern, bis Therapeut und Klient eine solche bearbeitbare Annahme herauskristallisiert haben. Bei dieser Vorarbeit
- präzisiert der Klient mit Hilfe des Therapeuten seine Annahmen: er erarbeitet, welches die zentralen Aspekte sind, er konkretisiert, präzisiert, differenziert seine Annahmen; der Therapeut gibt dem Klienten hier gezielte Hilfestellungen durch gezielte Formulierungen, Explizierungen, u.ä.;
- führt der Klient eine Klärung / Explizierung seiner Schemata durch: mit Hilfe des Therapeuten repräsentiert der Klient relevante Aspekte kognitiver oder emotionaler Schemata.

Dies ist die Voraussetzung dafür, dass der Klient überhaupt weiß, *welche* Annahmen er hat, welche Annahmen zentral sind und welche Annahmen überhaupt bearbeitet werden müssen. Der Therapeut führt hier eine klärungsorientierte Therapie durch, so lange, bis bearbeitbare Annahmen herausgearbeitet sind.

Auch im Verlauf des EPR kann der Therapeut immer wieder Phasen der Klärungsorientierung einschieben: z.B. wenn der Klient durch die Bearbeitung auf neue Schemata oder Schema-Aspekte stößt, die noch nicht geklärt sind; dann müssen sie vor einer weiteren Prüfung geklärt werden. Die klärungsorientierten Phasen finden zwischen dem Therapeuten und dem Klienten auf der Klienten-Position statt.

Arbeitet der Klient zusammen mit dem Therapeuten klärungsorientiert, z.B. an der Herausarbeitung relevanter Annahmen, dann kann der Klient auf der KK-Position so lange sitzen, wie es nötig ist; geht er jedoch in einen Dialog mit sich selbst, ist also „Prüfen und Schema-Strukturieren" das Ziel der therapeutischen Arbeit, dann sollte der Klient nur so kurz wie möglich auf der Klienten-Position sitzen. Die kurze Aufenthaltsdauer auf dieser Position soll verhindern, dass der Klient sich während der Prüfungsphase wieder stark in seine negativen Schemata hineinversetzt und dabei so viel Material produziert, dass er es auf der Therapeuten-Position nicht mehr überprüfen kann.

8.6.13.5 Dialog Supervisor-Klient

Der Klient wird in die Therapeuten-Position gesetzt, damit er
- selbst aktiv wird;
- sich von seinen eigenen Annahmen und Überzeugungen distanzieren kann;

- Gegenargumente für seine Klient-Positionen finden kann;
- positive Gedächtnisbestände, eigene Ressourcen aktivieren kann;
- seine eigenen Annahmen kritisch prüfen und hinterfragen kann.

Der Klient hat damit auf der Therapeuten-Position eine Reihe von therapeutischen Strategien zur Verfügung:

- *Prüfen:* Der Klient kann seine Annahmen an eigenen Erfahrungen und Wissensbeständen prüfen. Er kann z.B. prüfen, ob er im Gedächtnis Ereignisse dafür findet, die *gegen* die Annahme sprechen „ich bin ein Versager". Er kann versuchen, Ereignisse zu finden, bei denen er Erfolg hatte, wo er positive Rückmeldungen erhalten hat und die infolgedessen die dysfunktionale Annahme erschüttern.
- *Ressourcen aktivieren*: Der Klient soll positive Gedächtnisbestände und eigene Ressourcen aktivieren und diese den negativen Aussagen entgegensetzen. Bearbeitet er z.B. die Annahme „ich bin inkompetent", dann sucht er auf der Therapeuten-Position nach eigenen Kompetenzen, nach eigenen Fähigkeiten, usw. Damit wird ein Dialog zwischen dem negativen und dem positiven Schema angeregt, das zu einer Integration dieser Schemata führen soll.
- *Sich selbst auf Verarbeitungsfehler aufmerksam machen*: Der Klient kann, vom Therapeut / Supervisor aufmerksam gemacht, sich selbst auf Verarbeitungsfehler aufmerksam machen; der Klienten-Therapeut kann seinem Klienten z.B. nachweisen,
  - dass seine Konstruktionen dichotom sind;
  - dass er übergeneralisiert;
  - dass er willkürliche Schlüsse zieht;
  - dass er personalisiert;
  - dass er katastrophisiert.

  Der Klienten-Therapeut kann seinem Klienten damit nachweisen, dass seine Schlussfolgerungen nicht haltbar sind, dass seine Beweise nicht schlüssig sind, dass er Information voreingenommen verarbeitet. Und er kann ihm klarmachen, dass er selbsterfüllende Prophezeiungen produziert: er verarbeitet Information voreingenommen, verhält sich nach diesen Schlussfolgerungen und produziert damit negative Informationen. Eine solche Erkenntnis ist für Klienten oft sehr wichtig: sie erkennen dann, dass die „Erfahrungen", die sie als Beweise für ihre Annahmen ins Feld führen, selbstproduzierte Ereignisse sind, deren Beweiskraft äußerst gering ist.
- *Fragen stellen*: Die Klienten können in der Therapeuten-Position bemerken (oder vom Supervisor darauf aufmerksam gemacht werden), dass bestimmte Annahmen unkonkret, unschlüssig, unverständlich sind; sie können dann ihrem Klienten Fragen stellen, die der Klient in der Klienten-Position beantworten muss. Damit machen Klienten sich selbst auf Unklarheiten, Unstimmigkeiten, wenig überlegte Argumente u.ä. aufmerksam.
- *Selbstinstruktionen entwickeln*: Klienten können in der Therapeuten-Position auch Selbstinstruktionen entwickeln, mit deren Hilfe der Klient z.B. versuchen kann, Katastrophisierungen unter Kontrolle zu bringen, sich selbst auf Ressourcen oder auf Schlussfolgerungsfehler aufmerksam machen kann, usw.
- *Motivation*: Ein Klient kann sich in der Therapeuten-Position über den Klienten ärgern; er kann bemerken, dass er von den Annahmen und Handlungen des Klienten „die Nase voll hat", dass er nicht mehr will, dass sich der Klient in dieser Weise ver-

hält, usw. Er kann daher den Klienten motivieren, sein Handeln zu verändern. Dieser Aspekt spielt im Therapieprozess eine große Rolle: der Klient kann sich auf diese Weise salient machen, wie hoch die Kosten seines dysfunktionalen Handelns sind; er kann sich bewusst machen, dass er nicht mehr bereit ist, diese Kosten zu tragen; er kann eine Entscheidung treffen, sein System zu verändern; er kann sich selbst auffordern „in die Gänge zu kommen" und mit der Veränderung zu beginnen, usw.

Wahrscheinlich ist das Wesentliche gar nicht, dass der Klient in der Therapeuten-Position mit sich auf dem Klienten-Stuhl spricht; wahrscheinlich ist das Wesentliche, dass der Klient auf der Therapeuten-Position veranlasst wird,

- Ressourcen zu aktivieren;
- seine Annahmen kritisch zu prüfen;
- Gegenannahmen zu entwickeln;
- sich zu entscheiden, sein Verhalten zu verändern, usw.

Dennoch sollte der Therapeut den Klienten immer veranlassen, sich die Argumente und Fragen direkt zu sagen: laut, deutlich, klar, präzise; dadurch wird der Klient veranlasst, sich in diese Argumente auch emotional hineinzuversetzen.

Der Therapeut hat, wenn sich der Klient auf der Therapeuten-Position befindet, die Funktion eines *Supervisors*: er kann hier mit dem Klient-Therapeuten (auch dann, wenn dieser einen Freund imaginiert) alles tun, was ein Supervisor auch mit einem richtigen Therapeuten tun würde. Er kann

- den KT darauf aufmerksam machen, was der Klient tut: dass der Klient vermeidet, unkonkret ist, Verarbeitungsfehler macht, usw.;
- mit dem KT ein brainstorming darüber veranstalten, was der KT dem Klienten sagen könnte;
- den KT darauf aufmerksam machen, dass seine Aussagen noch zu schwach, zu „schlapp", zu wenig überzeugend sind.

Und er kann etwas tun, was ein Therapeut dem Klienten gegenüber niemals tun würde: er kann den Klienten auf der Therapeuten-Position darauf aufmerksam machen, dass der Klient (auf der Klienten-Position) keine Argumente annimmt, mauert, u.a.: so kann der Supervisor dem KT z.B. sagen: „Ich weiß nicht, ob es Ihnen auch schon aufgefallen ist, aber unser Klient ist ein ausgesprochener Betonkopf. Er scheint nichts von dem annehmen zu wollen, was Sie ihm sagen. Vielleicht sollten wir mal gemeinsam überlegen, warum er nichts akzeptiert.". Durch diese Analyse kann z.B. herauskommen, dass der Klient „etwas von seinen Problemen hat": der Klient, so kann dem Klienten-Therapeuten deutlich werden, verteidigt dysfunktionale Annahmen, weil er sie braucht, um Interaktionspartner zu manipulieren. Auf diese Weise kann ein Klient manchmal zu wesentlichen Einsichten gelangen.

Wesentlich ist, dass der Klient hier selbst gegen sich argumentiert. Dies hat einen ganz wesentlichen Vorteil. Argumentiert der Therapeut gegen den Klienten, dann löst er damit in der Regel beim Klienten Reaktanz aus: der Klient fühlt sich veranlasst, dem Therapeuten nun erst recht das Gegenteil zu beweisen. Argumentiert der Klient aber selbst gegen sich, tritt kein Reaktanzeffekt auf: der Klient wird durch seine eigenen Argumente nicht zum Widerspruch angestachelt.

Eine wesentliche Aufgabe des Supervisors ist es hier, dem Klienten bei der Ausarbeitung der Gegenargumente zu helfen. Dabei kann der Supervisor

- im Rahmen eines brainstormings selbst Ideen und Gedanken einbringen darüber, was der Klient-Therapeut seinem Klienten sagen könnte;
- den Klient-Therapeut auf Widersprüche, Verarbeitungsfehler, Unkonkretheiten usw. aufmerksam machen;
- dem Klient-Therapeut bei der präzisen Formulierung von Gegenargumenten usw. helfen;
- den Klient-Therapeut instruieren, Argumente zu finden, die Position zu wechseln, nachzudenken, usw.

Der Therapeut hat somit als Supervisor eine sehr aktive, prozess-direktive Funktion.

8.6.13.6 Wechseln und Prüfen

Das EPR beginnt damit, dass der Klient auf der Klienten-Position sitzt und eine bearbeitbare Annahme formuliert. Hat der Therapeut den Eindruck, dass diese Annahme sich für eine Prüfung u.a. eignet, dann bittet er den Klienten, auf die Therapeuten-Position zu wechseln. Sitzt der Klient dort, dann wiederholt der Therapeut noch einmal kurz und prägnant, was der Klient auf der Klienten-Position gesagt hat und bittet ihn, diese Annahme zu bearbeiten, wobei er ihm die dargestellten Hilfestellungen geben kann. Hat der Therapeut den Eindruck, dass er als Supervisor und der Klient als Therapeut nun ein Gegenargument o.ä. gefunden haben, dann bittet er den Klienten-Therapeuten, jetzt nicht mehr mit ihm zu sprechen, sondern das Argument seinem Klienten direkt zu sagen. Hat der Klient dies getan, dann bittet der Supervisor-Therapeut den Klienten, wieder auf dem Klientenstuhl Platz zu nehmen.

Nun kommt der wesentliche dritte Schritt einer Sequenz: die *Prüfung*. Der Therapeut wiederholt noch einmal, was der Klienten-Therapeut auf der Therapeuten-Position ausgeführt hat, und bittet den Klienten, die Aussage sorgfältig zu prüfen. Der Klient soll nun feststellen,

- ob ihn die Aussage des Klienten-Therapeuten überzeugt, ob sie ihn erreicht;
- welche Aspekte ihn überzeugen und warum;
- welche Aspekte ihn nicht überzeugen und warum nicht.

Überzeugen den Klienten bestimmte Aspekte nicht, dann bittet der Therapeut den Klienten, diese dem Klienten-Therapeuten direkt zu sagen; daraufhin bittet der Therapeut den Klienten, wieder den Stuhl zu wechseln und sich nun als Klienten-Therapeut mit den Aussagen des Klienten erneut auseinander zusetzen. Auf diese Weise muss der Klient das Verfahren so lange fortsetzen, bis er etwas findet, das ihn überzeugt oder bis sich die Inhalte durch zunehmende Klärung weiterentwickelt haben.

Eine vollständige Sequenz im EPR hat damit immer mindestens drei Phasen: Äußern einer bearbeitbaren Annahme auf der Klienten-Position; Entwickeln von alternativen Annahmen u.ä. auf der Therapeuten-Position; Prüfen der Alternativen auf der Klienten-Position.

Eine Sequenz kann allerdings auch mehr als drei Phasen aufweisen: stellt sich ein Klienten-Therapeut selbst eine Frage, dann sollte er sie sich auf der Klienten-Position selbst beantworten, dann wieder auf die Therapeuten-Position wechseln, Gegenargumente finden und diese dann auf der Klienten-Position prüfen. Wie viele Phasen eine

Sequenz auch immer hat: sie sollte *immer* mit einer Prüfung von Gegenargumenten auf der Klienten-Position enden!

Diese Stimmigkeitsprüfung ist ein wesentliches Element des Vorgehens. Therapeutisches Ziel ist es, dass der Klient eigene Erfahrungen und Ressourcen findet, die aus seiner Sicht tatsächlich negative Schemata widerlegen, die an negative Schemata „andocken" können. Auf diese Weise können positive und negative Schemata eine Einheit bilden, können negative Schemata in positive integriert werden und so weitgehend ihre Kontrolle über die Exekutive verlieren. Nicht gewünscht ist es, wenn Klienten auf der Therapeuten-Position Argumente entwickeln, die die negativen Schemata nicht erreichen, weil dadurch ein Satz „losgelöster" Überzeugungen entstehen würde, der beim Klienten wenig bewirkt.

Gerade diese Stimmigkeitsprüfung ist es, die das EPR zu einem lernenden, selbstregulativen System macht: wenn der Klient neue Ideen und Interpretationen entwickelt, kann er selbst prüfen, ob diese wirksam sind; sind sie es, kann er sie integrieren; sind sie es nicht, muss er weitersuchen, weiter analysieren, weiter explizieren, usw.

8.6.13.7 Zeiten

Der Klient sollte nur so lange auf dem Klienten-Stuhl sitzen, wie es nötig ist, eine Annahme herauszuarbeiten oder zu prüfen; ansonsten sollte der Klient sich hier nur kurz aufhalten, um eine Katastrophisierung oder ausufernde Ausführungen des Klienten zu vermeiden. Eine Ausnahme ist lediglich die Klärungsorientierung: arbeitet der Therapeut mit dem Klienten klärungsorientiert, arbeitet der Klient z.B. an der Explizierung eines Schemas, dann kann die Arbeit auf der Klienten-Position einige Zeit in Anspruch nehmen. Dagegen kann die Arbeit auf dem Therapeuten-Stuhl längere Zeit in Anspruch nehmen: der Klient benötigt Zeit, sich in eine andere Position hineinzuversetzen, positive Gedächtnisbestände zu aktivieren, auf Verarbeitungsfehler aufmerksam zu werden und Gegenargumente zu formulieren. Oft muss er zuerst „ins Unreine sprechen", Gedanken mit Hilfe des Therapeuten entwickeln, bevor er sie sich selbst sagen kann. Alle diese Prozesse kosten Zeit; diese sollte der Therapeut dem Klienten auch geben.

8.7 Strategien der Inhalts-Steuerung

Strategien der Inhaltssteuerung sind solche, bei denen ein Therapeut die inhaltsbezogene Aufmerksamkeit des Klienten steuert. Es sind Strategien, bei denen ein Therapeut den Klienten bei einem bestimmten Inhalt hält, zu einem relevanten Inhalt zurückführt oder dazu bringt, seine Aufmerksamkeit einem bestimmten Inhalt zuzuwenden (und andere Inhalte vorerst zu ignorieren). Durch solche Strategien steuert der Therapeut insbesondere die Kontinuität oder *Stringenz* des inhaltlichen Bearbeitungsprozesses: er sorgt dafür, dass *ein* Thema eine ganze Zeit lang verfolgt werden kann und der Klient nicht auf Nebenschauplätze ausweicht.

8.7.1 „Ja-aber"-Strategie

Die „ja-aber"-Strategie ist eine Strategie zur Steuerung der Inhaltsbearbeitung: Ziel dieser Strategie ist es, einen Klienten an einem Inhaltsbereich zu halten bzw. ihn zu diesem zurückzuführen. Die „ja-aber-Strategie" ist eine stark prozessdirektive Strategie. Der Therapeut greift sehr deutlich, sehr explizit und sehr gezielt in die Inhaltsbearbeitung des Klienten ein und steuert die Aufmerksamkeit des Klienten sehr stark.

Die „ja-aber-Strategie" eignet sich, wenn ein Klient dadurch aus der Bearbeitung bestimmter Problemaspekte „aussteigt", indem er z.B.

- Gegenargumente bringt;
- andere, damit zusammenhängende Aspekte fokussiert, die aber peripher sind;
- das Problem bagatellisiert oder relativiert.

Dabei verfolgt ein Therapeut folgende Ziele:

- Der Therapeut will den Klienten zu den zentralen Inhalten zurückbringen.
- Der Therapeut will die Bearbeitung der „Ausweichinhalte blockieren".
- Der Therapeut will den Klienten durch seine Steuerung nicht verärgern, sondern Kooperation vom Klienten.
- Der Therapeut will mit dem Klienten die „Ausweichinhalte" nicht diskutieren („Argumentiere nicht mit dem Klienten!").

Die „ja-aber-Strategie" eignet sich z.B., wenn ein Klient mit folgenden Argumenten aus einem Thema aussteigt:

- Der Klient sagt dem Therapeuten, dass er nicht nur Probleme hat, sondern dass er auch viele Dinge gut macht, die ok sind usw.
- Der Klient sagt dem Therapeuten, dass das Problem eigentlich gar nicht so schlimm ist; u.a.

Die „ja-aber-Strategie" bedeutet, dass der Therapeut den Klienten im „ja-Teil" der Intervention bestätigt; er diskutiert nicht mit dem Klienten, stellt die Meinung des Klienten auch nicht in Abrede; vielfach bestätigt der Therapeut den Klienten sogar explizit. Damit „holt der Therapeut den Klienten da ab, wo er ist". Damit vermeidet er auch eine Diskussion des Themas mit dem Klienten. Der Klient kann sich vom Therapeuten verstanden und angenommen fühlen. Dabei will der Therapeut es aber nicht bewenden lassen. Denn wenn er bei dem „neuen" Thema des Klienten bleibt, dann verlässt er die eigentliche Problembearbeitung. Ziel des Therapeuten ist es aber, den Klienten an diese Problembearbeitung (wieder) heranzubringen. Und dazu nutzt der Therapeut den „*aber-Teil*" der Intervention. In diesem führt der Therapeut den Klienten auf das Thema zurück. Wichtig ist dabei, dass der Therapeut sein Vorgehen kommentiert und in der Regel *begründet*, dem Klienten also erläutert, warum es wichtig oder notwendig ist, sich dem Problem wieder / weiter zuzuwenden. Dadurch schafft er Kooperation.

Ein Klient kann z.B. ein Problem behandeln. Dann verlässt er plötzlich das Thema und erzählt dem Therapeuten,

- wie kompetent er ist;
- was er alles erreicht hat;
- wen er alles kennt; usw.

Dies ist die typische Indikation für eine „ja-aber-Strategie". Im „ja-Teil" der Intervention *bestätigt* der Therapeut die Sichtweise des Klienten. Der Therapeut akzeptiert und erkennt,

- dass der Klient viel geleistet hat,
- dass der Klient hohe Kompetenzen hat; usw.

Der Therapeut nimmt dies *explizit* zur Kenntnis. Damit verhält sich der Therapeut zur Bedürfnislage des Klienten komplementär, er sättigt das Bestätigungsbedürfnis des Klienten ab. Damit sinkt die Motivation des Klienten, diese Strategie zu verfolgen. Dies ist ein „Wegmachen durch Bestätigen".

Der Therapeut belässt es aber nicht bei diesem „ja-Teil". Vielmehr führt er den Klienten wieder auf die Problembearbeitung zurück: „Trotz dieser ganzen Erfolge gibt es aber auch Aspekte, mit denen Sie (etwas) unzufrieden sind. Und es scheint mir wichtig zu sein, dass wir uns damit noch einmal beschäftigen. Könnten Sie noch einmal etwas zu XY sagen?" Damit führt der Therapeut den Klienten wieder zu dem Thema und *zu einer bestimmten Fragestellung* zurück. Der Therapeut kann damit mit der Problembearbeitung fortfahren.

8.7.2 „Ja-aber" bei Psychosomatikern

Ein gutes Beispiel für eine „ja-aber-Strategie" gibt es bei psychosomatischen Klienten. Einige dieser Klienten argumentieren, dass sie kein psychisches Problem haben (und deshalb auch keine Psychotherapie brauchen), weil ihr Problem genetisch bedingt sei: „Mein Vater hat es gehabt, mein Großvater hat es gehabt und jetzt habe ich es!"

Der Therapeut bestätigt im „ja-Teil" die Auffassung des Klienten:

- „Ja, es kann sein, dass es eine genetische Komponente der Störung gibt."
- „Ja, es kann sein, dass man eine genetische Disposition geerbt hat."

Damit geht der Therapeut nicht gegen die Auffassung des Klienten an; er stellt sie nicht in Frage und diskutiert sie auch nicht. Im „aber-Teil" *erweitert* der Therapeut die Auffassung des Klienten jedoch durch ein Diathese-Stress-Modell:

- „Was man genetisch ererbt, ist immer nur eine *Disposition* zu einer Erkrankung."
- „Damit es zu einer manifesten Erkrankung kommen kann, muss es immer *Stressfaktoren* geben."
- „Personen, die eine Disposition zu einer Erkrankung haben, reagieren in dem entsprechenden Organsystem auf Stress
  - besonders schnell;
  - besonders heftig; und/oder
  - besonders lange."
- „Diese Personen reagieren damit besonders *sensibel* auf Stress."
- „Das bedeutet aber, dass diese Personen ganz besonders gute Bewältigungs-Strategien für Stress benötigen."
- „Und das ist genau das, was durch Psychotherapie vermittelt wird."
- „Also ist Psychotherapie nicht unsinnig, sondern, im Gegenteil, hoch indiziert."

8.7.3 Umgang mit doppeltem Überzeugungssystem

Klienten haben oft ein doppeltes Überzeugungssystem. Auf der einen Seite haben sie z.B. ein Schema: „Ich bin stark, ich kann mich wehren!“, daneben haben sie aber ein (affektives) Schema: „Ich bin schwach, ich bin hilflos.“ Dieses (affektive) Schema sollte therapeutisch bearbeitet und geklärt werden. Manchmal „springen“ Klienten jedoch aus diesem Schema in das komplementäre (positive) Schema:

- „Eigentlich weiß ich ja, dass ich mich wehren kann.“
- „Eigentlich werde ich ja gar nicht bedroht.“
- „Eigentlich kann mir ja gar nichts passieren.“

Hier verwendet der Therapeut eine Variante der „ja-aber-Strategie“, um den Klienten „zu der Problembearbeitung zurückzuführen“. Der Therapeut verwendet die „ja-Strategie“, um den Eindruck des Klienten zu bestätigen und um mit dem Klienten einen Konsensus zu bilden:

- „Ja, wir, Therapeut und Klient, sind uns einig, dass Sie sich wehren können, dass nichts passieren kann usw. Wir wissen das und wir akzeptieren das.“

Im „aber-Teil“ der Strategie weist der Therapeut dann darauf hin, dass es noch einen anderen Teil gibt, einen „irrationalen“, einen gefühlsmäßigen Teil. Und diesen Teil muss man auch ernst nehmen und man muss ihn genau betrachten und verstehen.

- „Sie wissen, dass Sie stark sind, aber wenn Ihr Vater kommt, dann verhalten Sie sich anders. Wir sollten uns mal ganz genau ansehen, was dann mit Ihnen passiert. Was genau löst Ihr Vater in Ihnen aus?“

8.7.4 Strategie: Im Gegenteil

Bei der Strategie „im Gegenteil“ blockiert der Therapeut eine bestimmte Strategie des Klienten und schlägt, u.U. mit einer Begründung, die *gegenteilige* Strategie vor. Diese Strategie ist damit eine besonders pointierte Form der „ja-aber-Strategie“.

So kann ein Klient bei einem Klärungsprozess an einen Punkt kommen, wo er nicht weiter weiß. Dann folgt er der Strategie: „Diese Aspekte sind unklar, lassen Sie uns diese Aspekte ausblenden / vermeiden.“ Darauf reagiert der Therapeut mit de Strategie: „im Gegenteil“, die ebenfalls einen ja- und einen aber-Teil enthält.

- *Ja-Teil*: Therapeut: „Ich habe den Eindruck, dass Sie an dieser Stelle nicht weiterwissen. Und ich sehe, dass Sie diesen Aspekt am liebsten verlassen möchten. Das ist auch verständlich.“
- *Aber-Teil*: Therapeut: „Psychologisch gesehen ist die Unklarheit aber gerade das Problem. Solange wir das Problem noch nicht hinreichend verstanden haben, können wir es auch nicht lösen. Also lassen Sie uns an diesem Aspekt bleiben und ihn weiter klären. Könnten Sie...“

Und dann gibt der Therapeut dem Klienten eine konkrete Aufgabe.

8.7.5 „Das Ganze noch mal von vorn!“

Klärungsprozesse brauchen häufig Zeit und Klärungsprozesse brauchen häufig mehrere Anläufe. In jedem „Anlauf“ werden mehr Aspekte geklärt, neue Spuren aufgemacht, neue Fragestellungen entwickelt. Sehr oft muss man sich einem Thema von mehreren Seiten her nähern, um es ausreichend zu verstehen. Das ist etwas, was Klienten oft nicht sehen; sie denken, wenn man einmal über ein Thema gesprochen hat, dann sei dies „erledigt“. Dieser Klienten-Vorstellung setzen Therapeuten die Strategie entgegen: „das Ganze noch mal von vorn“.

Therapeuten können hier kommentieren: „Ich weiß, dass wir das Thema schon behandelt haben. Mir sind aber immer noch einige Aspekte unklar. Ich finde es aber wichtig, dass wir das Problem sehr gründlich verstehen.“ Äußert ein Klient dann, es sei ja alles klar, dann sagt der Therapeut: „Dann erklären Sie mir den Aspekt X.“ In der Regel erkennen Klienten dann sehr schnell, dass bestimmte Aspekte weiterhin unklar sind.

8.7.6 Fragen erneut stellen

Die Strategie „Fragen erneut stellen“ ist eine Unterform der Strategie „das Ganze noch mal von vorn“. Stellt ein Therapeut eine Frage, so kann es sehr leicht sein,

- dass der Klient diese Frage gar nicht beantwortet
  oder
- dass der Klient eine Frage beantwortet, die der Therapeut nicht gestellt hat
  oder
- dass der Klient die Frage nicht ausreichend beantwortet.

Ist der Therapeut mit der Antwort nicht zufrieden, dann sollte er sich *unbedingt* trauen, die Frage noch mal zu stellen. Dic therapeutische Kommunikation ist *anders* als die Alltagskommunikation: *Gründlichkeit ist ein wesentliches Arbeitsprinzip*. Dabei muss er den Klienten nicht kritisieren, sondern kann die Verantwortung übernehmen:

- „Ich glaube, ich habe es noch nicht ganz verstanden. Ich finde es aber wichtig und würde es gern verstehen.“
- „Daher möchte ich Sie noch mal fragen...“

Der Therapeut kann die Frage, vielleicht etwas anders formuliert oder aber auch mit Erläuterungen verstehen, nochmals und nochmals stellen. Dadurch bleibt der Therapeut stringent am Thema und steuert die Verarbeitung des Klienten.

8.7.7 Selektive Verarbeitung

Es gibt eine Form der Inhaltspräsentation bei Klienten, die besonders wenig stringent ist. Dabei assoziieren die Klienten „durch ihre Bedeutungsstrukturen“. Sie fangen bei einem Thema an, wechseln dann auf einen Nebenaspekt, von diesem auf einen weitern Nebenaspekt usw. Sie „ploppen“ damit ständig in „Unterprogramme“ (vgl. Abbildung 14):

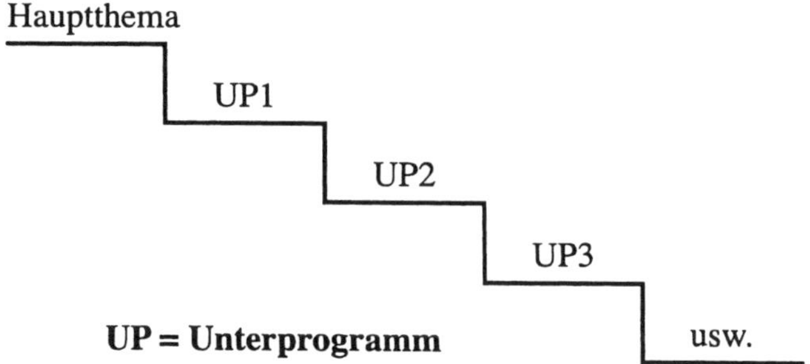

Abbildung 14: „Ploppen" in Unterprogramme

So sagt z.B. ein Klient mit sozialer Angst: „Ich habe mich vor kurzem getraut, auf die Straße zu gehen. *Plop*
Und da habe ich Frau Müller getroffen. *plop*
Und wir haben uns über die Lebenshaltungskosten unterhalten. *plop*
Wissen Sie, das Leben ist ja heute so teuer." *usw.*
Folgt der Therapeut dieser Struktur,

- dann ist nach einer Minute sein Speicher überschritten und er weiß nicht mehr, was das Thema war;
- dann ist er nach zwei Minuten völlig verwirrt;
- dann kann er dem Klienten in keiner Weise bei einer stringenten Klärung helfen.

Daher sollte der Therapeut, wenn er dieses Muster vom Klienten kennt

- entweder *sehr schnell* eingreifen, den Klienten stoppen und zum Thema zurückführen, oder
- wenn dies nicht möglich ist, seine Verarbeitung abschalten, dem Klienten *nicht* folgen, das Thema im Gedächtnis behalten und sobald wie möglich auf dieses Thema zurückkommen.

Macht der Klient eine Pause, dann sagt der Therapeut: „Mir geht da noch Ihre Angst vor anderen Leuten im Kopf herum, vielleicht können wir noch mal darauf zurückkommen."

8.7.8 Effekte mangelnder Stringenz: Der „Hannibal-Effekt"

In der Supervision sieht man oft das Problem, dass Therapeuten mit ihren Interventionen eine Zeit lang stringent ein Ziel verfolgen, dann aber, kurz bevor das Ziel erreicht ist, ihre Interventions-Linie verlassen und das Ziel auf diese Weise verfehlen. So macht ein Therapeut z.B. eine ganze Zeit lang konkretisierende Interventionen, offenbar, um eine Ausgangsbasis für einen Explizierungsprozess zu schaffen. Es dauert eine Zeit lang, bis der Klient tatsächlich ein Beispiel konkret und plastisch schildert. Damit hat der Therapeut nun die Basis dafür geschaffen, eine vertiefende Frage zu stellen (z.B.: „Was für ein Gefühl löst diese Situation in Ihnen aus?").

Diese Intervention, die den Klientenprozess nun deutlich voranbringen könnte, wird vom Therapeuten jedoch *nicht* realisiert; vielmehr hat man den Eindruck, dass der Therapeut nun, da das Beispiel konkret ist, mit der gewonnenen Konkretheit gar nichts anfangen kann. Eine stringente, an sich zielführende Strategie wird so abgebrochen, bevor ein wichtiges Prozessziel erreicht ist bzw. sie wird nach Erreichen eines Ziels nicht konsequent auf das nächste Ziel hin fortgesetzt. Die therapeutische Strategie „knickt ein“: einer Phase des stringenten Intervenierens folgt eine Phase der Hilflosigkeit oder des Chaos. Der Therapeut ist so nicht in der Lage, die Früchte seiner eigenen Arbeit zu ernten.

Wir nennen dies den „Hannibal-Effekt“: wie Hannibal, der bis vor die Tore Roms zieht, ohne die Stadt einzunehmen, verspielt der Therapeut die selbst geschaffenen Chancen.

9 Ungünstige Strategien der Inhaltsbearbeitung und der therapeutische Umgang damit

Im vorigen Kapitel wurden therapeutische Strategien auf der Inhaltsebene vorgestellt: Strategien, mit deren Hilfe ein Therapeut die inhaltliche Arbeit von Klienten fördern kann. Nun verläuft eine inhaltliche Arbeit nicht immer glatt und Klienten wenden oft Strategien an, die sich nicht günstig auf eine Schema-Klärung und Veränderung auswirken. Zum Umgang mit solchen Strategien benötigen Therapeuten besondere therapeutische Maßnahmen, um den Klienten zu einer konstruktiven inhaltlichen Arbeit zu bringen. In diesem Kapitel werden dysfunktionale Umgangsweisen mit wichtigen Inhalten beschrieben und therapeutische Maßnahmen zu ihrer Bewältigung.

9.1 Gescheiterte Lösungsstrategien

Klienten können, teils aus Gründen von Ambivalenz und Vermeidung, teils auch, weil sie sich ungünstige Bearbeitungen „angewöhnt" haben, teils, weil sie keine guten Strategien kennen, ihre Probleme oder Problemaspekte in dysfunktionaler Weise bearbeiten. Die hier behandelten „ungünstigen Strategien" sind jedoch (anders, als die noch zu behandelnden Vermeidungsstrategien) meist keine elaborierten, lang anhaltenden oder systematischen Bearbeitungsblockaden. Es sind eher vorübergehende Bearbeitungsstörungen, die einen Klärungsprozess behindern. Daher erfordern sie in der Regel noch nicht, dass der Therapeut die Inhaltsebene verlässt und auf die Bearbeitungsebene übergeht. Dennoch sind die dysfunktionalen Bearbeitungen so wichtig, dass sie vom Therapeuten erkannt und verarbeitet werden sollten: der Therapeut sollte aktiv etwas tun, um den Klienten aus den Bearbeitungsschwierigkeiten herauszuhelfen, um so eine konstruktive Inhaltsbearbeitung zu ermöglichen. Bei den dabei vom Therapeuten angewandten Strategien steht jedoch immer noch die Bearbeitung der *Inhalte* im Vordergrund: der Therapeut möchte die „Bearbeitungsblockaden" so schnell wie möglich überwinden, um zu einer konstruktiven inhaltlichen Arbeit zurückkehren zu können. Daher wechselt der Therapeut nur kurz mit seiner Aufmerksamkeit auf die Bearbeitungsebene; eine regelrechte „Bearbeitung der Bearbeitung“ (wie im nächsten Kapitel beschrieben) findet hier noch nicht statt.

Die Strategien, von denen im Folgenden die Rede ist, *können* ebenfalls als Vermeidungsstrategien eingesetzt werden, also einen motivationalen Hintergrund haben (und ob sie das haben, muss dann im Einzelfall geklärt werden). Es wird hier aber angenommen, dass es sich hierbei in der Regel nicht um Vermeidungsstrategien handelt, sondern um *gescheiterte Lösungsstrategien*: die Klienten haben diese Strategien ursprünglich entwickelt, um ihre Probleme zu lösen. Die Strategien eignen sich aber aus bestimmten Gründen gar nicht für eine Problemlösung: sie wirken z.T. eher im Gegenteil lösungsverhindernd. Die Tatsache, dass diese Strategien nicht greifen, dass sie dysfunktional sind, sie eher zu einer Problemkonservierung beitragen, ist den Klienten aber nicht klar oder aber, den Klienten fällt keine Alternativ-Strategie ein. Sie reagieren daraufhin mit der Lösung „mehr desselben“, sie wenden die Strategien verstärkt an, da sie sich von einer höheren „Dosis“ Erfolg versprechen. Damit können sie aber leicht in einen sich selbst stabilisierenden Teufelskreis geraten: statt ihre Probleme zu lösen, sitzen sie in einer ungünstigen Bearbeitung fest.

9.2 Problem-Distanzierung

Um affektive Schemata zu bearbeiten, zu klären und zu rekonstruieren, muss man diese Schemata aktivieren. Nicht-aktivierte Schemata sind nicht bearbeitbar. Die Aktivierung von Schemata bedeutet aber, dass man emotional beteiligt, involviert ist: die Aktivierung affektiver Schemata hat eben eine Emotionalisierung zur Folge.

Klienten versuchen jedoch manchmal, sich mit unangenehmen, schmerzlichen Emotionen oder emotionsauslösenden Selbstaspekten *nicht* zu konfrontieren. Sie haben manchmal die Überzeugung, dass sie ihre Probleme eher lösen, wenn sie rational überlegen, „cool“ bleiben, sich nicht durch Gefühle irritieren lassen usw. Sie erreichen dies, indem sie Probleme wie aus einer Außenperspektive berichten: sie schildern das Problem wie ein außenstehender, unbeteiligter Beobachter. Der unmittelbare Gewinn dieser Strategie ist klar: der Klient vermeidet unangenehme Selbstkonfrontationen und Emotionen. Die Kosten der Strategie sind aber ebenfalls klar: da die relevanten affektiven Schemata nicht aktiviert werden, sind sie auch nicht klärbar und veränderbar. Daher kann der Klient *diese* Art von distanzierter Bearbeitung prinzipiell 500 Stunden lang betreiben, ohne dass sich im System nennenswert etwas ändert.

Eine Problem-Distanzierung des Klienten kann meist dadurch therapeutisch bearbeitet werden, dass ein Therapeut den Klienten immer wieder auffordert, eine internal-emotionale Perspektive einzunehmen. Beschreibt der Klient ein Erlebnis, dann fragt der Therapeut:

- Was bedeutet das für Sie?
- Wenn Sie das auf sich wirken lassen, was spüren Sie dann?

Auch hier muss sich der Therapeut darüber im Klaren sein, dass nur eine stringente, über mehrere Stunden konsequent beibehaltene Strategie eine Veränderung erbringen kann.

9.3 Bleiben in der Vergangenheit

Das „Bleiben in der Vergangenheit“ ist eine Variante einer Distanzierungs-Strategie. Für die therapeutische Arbeit ist es zentral zu bestimmen, welche Probleme ein Klient *im Augenblick* hat: denn diese, die aktuellen bzw. die immer noch wirksamen Probleme sollen bearbeitet und geklärt werden.

Eine biographische Arbeit, ein Rekurs in die Vergangenheit ist nur dann sinnvoll, wenn es gilt, die Struktur von Schemata zu klären, die offenbar *heute immer noch aktiv und wirksam* sind: hier ist die biographische Arbeit *ein* Mittel, das immer noch wirksame Schema zu rekonstruieren und zu integrieren. Dabei ist aber das Abtauchen in die Vergangenheit nie ein Selbstzweck und prinzipiell ist es auch nicht wichtig zu wissen, was *früher* war: die biographische Arbeit dient dazu, *einen* Weg aufzumachen, um, insbesondere über *emotionale* Spuren, *jetzt wirksame Schemata, insbesondere affektive Schemata zu rekonstruieren*.

Dazu geht man aber immer vom Hier und Jetzt des Klienten, von der Gegenwart aus, denn es gilt: *wenn man biographisch arbeitet, folgt man einem aktiven Schema, also einer emotionalen Spur*. Man will die Entstehung eines *affektiven Schemas* rekonstruieren, das immer noch wirksam ist. Daher geht es absolut nicht darum, Geschichten aus der Vergangenheit zu erzählen: es geht gezielt darum, bestimmten Schemata nachzuspüren.

Und hier setzt gerade die Strategie „*Bleiben in der Vergangenheit*“ ein: die Klienten berichten von vergangenen Erlebnissen, Problemen, Verhaltensweisen usw. Diese lösen aber im Augenblick beim Klienten gar nichts aus: sie sind *nicht* mit Gefühlen, mit felt senses usw. verbunden, d.h., *sie aktivieren keine problemrelevanten affektiven Schemata. Und wenn Schemata nicht aktiviert sind, dann sind sie auch nicht bearbeitbar*: eine explizierende Arbeit an relevanten internalen Determinanten ist somit überhaupt nicht möglich. Das „Bleiben in der Vergangenheit“ ist damit eine *Distanzierungsstrategie*: man erzählt zwar von Problemen, aber diese sind erlebnismäßig weit weg, man bleibt unbeteiligt.

Gleichzeitig erreicht man damit aber:

- man gibt dem Therapeuten „Stoff“, denn man redet ja über „Probleme“; oberflächlich ist man damit ein durchaus kooperativer Klient;
- man hält die Probleme auf Distanz, braucht sich emotional nicht damit auseinandersetzen, nicht damit zu belasten;
- und man verhindert eine weitergehende Problembearbeitung, da die alten Problemaspekte kaum die Ableitung weiterführender Fragestellungen erlauben.

Klienten bleiben in der Vergangenheit und *erzählen* Storys, um Ereignisse emotional von sich wegzuhalten. Sie können dem Therapeuten damit auch „schlimme“ Erfahrungen berichten, ohne dass dadurch jetzt ein entsprechendes Schema aktiviert würde. Sie können dem Therapeuten auch von früheren Emotionen berichten, die sie damals hatten, die sich jetzt jedoch keineswegs einstellen.

Diese Distanzierung kann der Therapeut zu überwinden versuchen, indem er den Klienten veranlasst, all das heute, im Hier und Jetzt auf sich wirken zu lassen.
Der Therapeut kann sagen:

- „Wenn Sie das so erzählen, und wenn Sie das jetzt mal auf sich wirken lassen, was löst das dann in Ihnen aus?"
- „Können Sie diese Traurigkeit, die Sie beschreiben, auch jetzt spüren?"

9.4 Lösen vor Klären

Klienten sind oft sehr in ihre Probleme involviert und zeigen dabei eher eine ausgesprochen lage-orientierte Tendenz: sie kreisen gedanklich immer wieder um die gleichen Inhalte, folgen immer wieder den gleichen gedanklichen Bahnen, vergegenwärtigen sich Problemaspekte, machen sich Gedanken über mögliche Ursachen usw.

Typischerweise stellen sie sich selbst dabei immer wieder die gleichen Fragen und geben sich selbst die gleichen Antworten: die Bearbeitung sitzt fest.

Auf der anderen Seite haben sie aber den Eindruck, dass sich etwas ändern muss, sie folgen dem Motto: „Es muss etwas geschehen.". Daher ist ihr Fokus stark *lösungsorientiert*: sie probieren alte Lösungen erneut aus, sie wenden alte Lösungen an, nach dem Prinzip „mehr desselben" oder sie probieren neue Lösungen aus. Die Lösungen haben aber immer einen Versuch-und-Irrtum-Charakter, denn *die Klienten machen einen extremen systematischen Fehler: sie versuchen ein Problem zu lösen, bevor sie überhaupt verstanden haben, was das Problem ist.*

Sie machen damit immer wieder den zweiten Schritt vor dem ersten und fallen damit immer wieder auf die Nase. Weil ihnen aber nichts Besseres einfällt, suchen sie den Schlüssel weiterhin unter der Lampe, „weil es da hell ist", anstatt sich aufzumachen, ihn dort zu suchen, wo er verloren wurde (Watzlawick, 1983).

Nun macht es aber schon rein logisch wenig Sinn, zu versuchen, ein Problem zu lösen, wenn man das Problem nicht einmal genau definieren oder bestimmen kann; oder wenn ungewiss ist, ob die bisherige Bestimmung überhaupt valide ist; oder wenn überhaupt unklar ist, was überhaupt das Problem ist. *Eine zielgerichtete Problembearbeitung setzt voraus, dass ein Problem valide bestimmt ist und in seinen Determinanten bekannt ist. Ist dies aber nicht in ausreichendem Maße klar, dann gilt grundsätzlich das Prinzip „Klärung vor Lösung*".

Das erste therapeutische Ziel muss dann logischerweise in einer Klärung des Problems und der relevanten Problemdeterminanten bestehen. Dies kann man als eine Art von „sachimmanenter Entfaltungslogik" (Heckhausen, 1969) bezeichnen, denn es ergibt sich sachlogisch aus dem Problembegriff.

Verletzt man diese Sachlogik, dann ist die Wahrscheinlichkeit sehr hoch, dass das Vorgehen *permanent scheitert*. Zwar kann man mal einen Zufallstreffer landen, aber ansonsten wird man ein Problem kaum durch Versuch und Irrtum lösen können, und zwar um so weniger, je komplexer das Problem ist.

Eine häufige Variante, die Klienten anwenden, ist das „Fußtritt-Paradigma". Wie man als Laie vor einen flimmernden Fernseher tritt, in der Hoffnung, das Ding möge nachher funktionieren, so gehen viele Klienten mit ihren Problemen um. Sie treten einmal kräftig dagegen. Nur leider ist es dann oft schlimmer als zuvor.

Viele Klienten sind in eigenen „Lösungsstrategien" gefangen: sie glauben, dass bestimmte Strategien ihnen helfen können und wenden diese ständig (und mehr derselben) an. Oder aber sie probieren alles, was ihnen einfällt nach Versuch und Irrtum aus. Oder aber sie denken über Lösungen nach, ohne dass sie verstanden haben, was das Problem ist.

Das problematische all dieser Vorgehensweisen liegt in einer einigermaßen trivialen Erkenntnis: man kann ein Problem nicht gezielt lösen, ja nicht einmal gezielt angehen, wenn man nicht weiß, was das Problem ist, wenn man das Problem nicht einmal genauer definieren kann. Dieser Aspekt ist vielen Klienten in der Therapie (wie auch im Alltag) wenig präsent: sie stehen so unter Druck, etwas zu ändern und/oder sie haben so wenig Ahnung, wie sie vorgehen sollten, dass sie einigermaßen blind „Lösungen" generieren.

Dieser Tendenz sollte der Therapeut durch sein gesamtes Intervenieren, u.U. aber auch explizit auf einer strukturierenden Ebene, eine andere Bearbeitungslogik entgegensetzen:

„*Zuerst wird in der Therapie daran gearbeitet, das Problem zu verstehen, es genau zu definieren, einschließlich der internalen Determinanten der Person. Erst wenn das Problem hinreichend verstanden ist, kann an der Lösung gearbeitet werden!*" (Was „hinreichend" ist, muss dabei im Einzelfall entschieden werden. Manchmal sieht man bei der Entwicklung oder Umsetzung von Lösungen, dass man das Problem noch nicht hinreichend verstanden hat.)

9.5 Simultane Problembearbeitung

Klienten empfinden manchmal ihre Probleme als besonders kompliziert: sie bestehen aus vielfältigen, auf hochkomplexe Weise miteinander zusammenhängenden Einzelproblemen. Aus dieser Sichtweise resultiert dann meist die Erwartung, ein so hoch komplexes Problem müsse auch als Ganzes gelöst werden. Die Klienten haben die Überzeugung, es sei unmöglich oder unangemessen, das Problem in Teilaspekte zu zerlegen und Schritt für Schritt zu lösen. Es gelingt ihnen dann oft gar nicht, gedanklich erst einmal bei einem Teilaspekt zu bleiben, diesen genau zu analysieren und zu verstehen. Es fallen ihnen stattdessen sofort andere Aspekte ein, die unbedingt auch noch beachtet, berücksichtigt werden müssen.

Diese Vorgehensweise hat zur Folge, dass *eine Problemlösung* ziemlich zuverlässig *verhindert* wird. Denn die Strategie hat äußerst nachteilige Konsequenzen:

- Die Komplexität des Problems kann so nie reduziert werden. Komplexe Probleme können aber in aller Regel nur dadurch gelöst werden, dass man sie in überschaubare und bearbeitbare Teilprobleme zerlegt und diese dann löst. Ohne Reduktion der Komplexität gibt es meist keine Lösung komplexer Probleme. Weigert man sich aber, die Komplexität eines Problems zu reduzieren, dann sabotiert man seine Lösung.
- Lösungen sind oft nur dadurch möglich, dass man die Teilprobleme *sukzessiv* löst: denn eine Person kann bereits von ihrer begrenzten kognitiven Kapazität her gar nicht alles gleichzeitig tun. Man kann weder alles gleichzeitig verarbeiten, noch alles nötige gleichzeitig tun. Diese Begrenzungen machen es *notwendig*, Problemaspekte sukzessiv zu bewältigen, einen Aspekt nach dem anderen. Versucht man dagegen, alles gleichzeitig zu machen, wird man zwangsläufig daran scheitern.
- Um einzelne Problemaspekte zu verstehen, zu analysieren, in ihrer Relevanz zu durchdenken, dazugehörige internale Determinanten zu klären usw., benötigt man *Zeit: alle diese Prozesse sind Kapazitäts- und zeitaufwendig*!

Daher ist es zwingend nötig, sich mit Einzelaspekten ausführlich zu beschäftigen, d.h., sich zu ihrer Bearbeitung Zeit zu nehmen und sich darauf zu konzentrieren, dem Prozess und den jeweils bearbeitbaren Aspekten alle kognitiven Ressourcen zur Verfügung zu stellen. Wenn ein Klient jedoch einen Aspekt betrachtet und ihm dann sofort der nächste einfällt, auf der er übergeht „da gibt es das noch...", „ja, aber..." usw.), dann lässt er sich nie genug Zeit, um Problemaspekte ausreichend zu klären. Die Problembearbeitung bleibt so notwendigerweise oberflächlich und unzureichend.

Zeigen Klienten die Neigung zu einer simultanen Problembearbeitung, dann sollte der Therapeut dies zunächst einmal transparent machen.

Er sollte deutlich machen,

- dass der Klient ständig versucht, mehrere Aspekte gleichzeitig zu beachten und zu berücksichtigen;
- dass der Klient nie lange an einem einzelnen Aspekt bleibt und sich diesen Aspekt gründlich ansieht;
- dass der Klient keinerlei Anstalten macht, ein komplexes Problem in Teilaspekte aufzulösen;
- dass der Klient u.U. sogar die Überzeugung vertritt, eine Zerlegung in Teilprobleme sei nicht sinnvoll, nicht angemessen o.ä.

Ist die Vorgehensweise des Klienten ihm selbst transparent, dann sollte der Therapeut auf einer strukturierenden Ebene deutlich machen, dass eine *sukzessive* Problembearbeitung nötig ist. Er kann deutlich machen,

- dass in allen Lebensbereichen (auch Wissenschaft) Probleme dadurch gelöst werden, dass sie in überschaubare Teilprobleme zerlegt werden;
- dass es notwendig ist, sich ein Teilproblem ausgiebig und gründlich anzusehen, damit man es wirklich versteht;
- dass es günstig ist, die Teilprobleme nacheinander zu analysieren, und *dann* erst zu versuchen, das Gesamtproblem zu verstehen.

Diese Information an den Klienten ist wichtig, da Klienten oft keine Vorstellung davon haben, was ein konstruktiver Problembearbeitungsprozess ist. Der Therapeut muss jedoch davon ausgehen, dass eine solche „Informationsgabe“ an den Klienten keineswegs ausreichend ist: sie stellt eher so etwas wie eine kognitive Struktur dar und einen Konsensus her, auf den der Therapeut im Prozess zurückgreifen kann. Der Therapeut wird sehr wahrscheinlich immer wieder intervenieren müssen,

- um den Klienten an einem Aspekt zu halten;
- um den Klienten aufzufordern, das Problem aufzugliedern;
- um dem Klienten deutlich zu machen, dass das Problem so lange bearbeitet werden sollte, bis es klar ist usw.

Verteidigt ein Klient die Ideologie, dass ein komplexes Problem simultan bearbeitet werden sollte, dann ist es in der Regel nicht möglich, mit dem Klienten einen Konsens der obigen Art herzustellen. In diesem Fall muss der Therapeut diese Ideologie selbst zum therapeutischen Thema machen: Was macht es für den Klienten so wichtig, die Komplexität hoch zu halten? Was macht es ihm unmöglich, sich auf eine bewährte Strategie einzulassen?

Hierfür kann es unterschiedliche Gründe geben:

- Der Klient kann eine Aufteilung seiner „großartigen“ Probleme für unter seiner Würde halten (kann bei narzisstischen Persönlichkeitsstörungen vorkommen).
- Der Klient möchte die Teilprobleme nicht sehen, weil diese weniger gut emotional distanzierbar sind als „das Gesamtproblem“.

Diese Aspekte können therapeutisch transparent gemacht und bearbeitet werden.

9.6 Wechsel von Themen

Aus der Annahme, dass eine Bearbeitung komplexer Problemaspekte zeit- und kapazitätsaufwendig ist, folgt auch, dass es nötig ist, eine Zeit lang ganz stringent an einem Aspekt, einem Thema zu arbeiten. Nur dann kann es möglich sein, den Problemaspekt zu durchdenken, eigene Motive und Ziele bezüglich dieses Aspektes zu klären, neue Perspektiven einzunehmen usw. Alle diese Prozesse benötigen Zeit und erfordern, dass die aufeinanderfolgenden Bearbeitungsschritte aufeinander bezogen werden. Das Ergebnis der Einnahme einer neuen Perspektive muss mit der alten Überzeugung in Zusammenhang gebracht werden, ansonsten hat die neue Perspektive gar keine verändernde Wirkung usw.

Diese Überlegung macht aber deutlich, dass Klienten im Therapieprozess längere Zeit stringent an einem Thema arbeiten müssen. Sie müssen innerhalb einer Therapiestunde längere Zeit bei einem Thema bleiben und manchmal sogar das Thema über mehrere Stunden verfolgen.

Klienten, die dies nicht tun, die ständig neue, wichtige Themen aufmachen, die in jeder Therapiestunde neue, wichtige Ereignisse zu erzählen haben („Wochenspiegel“), bringen sich systematisch um die Chance, problematische Schemata zu verändern. Daher darf ein Therapeut dieses dysfunktionale Vorgehen von Klienten nicht zulassen, sondern muss die Klienten zu einer systematischen Problembearbeitung führen. Auch sollte ein Therapeut den Klienten zu Beginn der Stunde grundsätzlich nicht fragen:

„Was gibt es Neues?“, nicht einmal: „Wie geht es Ihnen?“. Dies lädt manche Klienten geradezu ein, ein Überblicksreferat über das aktuelle Geschehen zu liefern. Fragen sollte man daher eher, auf die Notwendigkeit stringenter Bearbeitung hinweisend: „Woran wollen Sie heute arbeiten?“ oder „Wollen Sie an x weiterarbeiten?“

Zeigt ein Klient mangelnde Stringenz der Klärungsarbeit, dann folgt therapeutisch daraus etwas ähnliches wie beim Aufmachen von Nebenschauplätzen: der Therapeut macht dem Klienten deutlich, wie wesentlich eine stringente Bearbeitung ist und unterstützt dies immer wieder mit seinen Interventionen. Dies kann bedeuten, dass der Therapeut den Klienten mit seinen Interventionen immer wieder darauf aufmerksam macht, dass er das Thema wechselt und ihn zum Thema zurückführt usw.

9.7 Schaukeln

Unstringente Bearbeitungen findet man besonders häufig bei der Bearbeitung von *Konflikten*: der Klient bearbeitet einen Konflikt zwischen den Aspekten X und Y. Er stellt einen Aspekt von X dar. Sofort fällt ihm ein, dass ein Aspekt von Y dagegen spricht. Und dagegen spricht wieder ein anderer Aspekt von X usw. So „schaukelt“ der Klient von einer Seite des Konfliktes auf die andere und zurück. Dabei bleibt er aber nie so lange und so gründlich bei einem Aspekt des Konfliktes, dass er diesen wirklich bearbeiten und klären könnte. Die Strategie trägt damit dazu bei, dass alles unklar bleibt.

Nötig ist dagegen, dass der Klient sich grundsätzlich und ausgiebig mit den einzelnen Aspekten *einer* Konfliktseite beschäftigt, um eine Chance zu haben, diese zu verstehen und zu klären. *Dann kann er dies mit den Aspekten der anderen Konfliktseite tun.* Und dann erst, wenn er in der Klärung der Einzelaspekte weitergekommen ist, kann er die Aspekte wieder zum Konflikt zusammensetzen und diesen bearbeiten.

Eine beliebte Variante des Schaukelns ist die *„Ja-aber-Strategie“*: die Klienten behandeln einen Aspekt, und statt bei diesem zu bleiben und ihn konsequent zu bearbeiten, kommt ihnen sofort irgendein „Gegenargument“ in den Sinn: dieses stellen sie dann dar, was wiederum zur Folge hat, dass kein Aspekt lange genug bearbeitet werden kann, um geklärt bzw. auf seine Relevanz hin geprüft zu werden.

„Schaukelt“ ein Klient bei der Bearbeitung eines Konfliktes ständig von einer Seite des Konfliktes auf die andere Seite, dann sollte der Therapeut dies unterbinden. Auch hier kann er dem Klienten das Prinzip explizit deutlich machen:

„Wenn man einen Konflikt bearbeitet, dann hat man meist beide Seiten gleichzeitig im Kopf. Es ist ganz schwierig, längere Zeit an einem Aspekt zu bleiben. Ständig fällt einem wieder etwas ein, was dagegen spricht. Das ist ganz normal bei einem Konflikt. Andererseits macht ein solches Hin-und-Her-Schaukeln es aber sehr schwer, sich den Konflikt genau anzusehen. Beschäftigt man sich mit einem Aspekt, kommt einem sofort ein neuer in den Sinn. Auf diese Weise kann man nie lange genug an einem Aspekt bleiben, um sich diesen gründlich anzusehen. Dies ist aber für die Therapie außerordentlich wichtig. Ich möchte Sie daher bitten, dass wir uns die einzelnen Aspekte des Konfliktes einmal gesondert, ausführlich und ganz in Ruhe ansehen.“

Wie in allen anderen Fällen, so löst auch hier ein „strukturierendes Statement" des Therapeuten das Problem noch nicht. Dennoch ist es wichtig,

- um den Klienten über wesentliche Prinzipien zu informieren (Transparenz);
- um dem Klienten deutlich zu machen, was er lernen sollte (aber natürlich noch nicht kann);
- um mit dem Klienten einen Konsensus darüber herzustellen, dass der Therapeut ihn von nun an, entsprechend dieser Regel, an einzelnen Aspekten halten wird usw.

Der Therapeut muss sich aber darüber im klaren sein, dass er immer wieder Interventionen wird machen müssen, die den Klienten an bestimmten Aspekten halten, zu bestimmten Aspekten zurückbringen usw. Der Klient kann sich eventuell aussuchen, mit welcher Seite des Konfliktes und mit welchen Aspekten er „anfangen" will; wechseln sollte er aber erst, wenn er bezüglich dieses Aspektes mehr Klarheit hat bzw. wenn dieser Aspekt sich (nach der Analyse!) als weniger relevant erweist.

9.8 Unkonkretheit

9.8.1 Unkonkretheit als Inhalts-Bearbeitungs-Problem

Der sprachliche Aspekt der Konkretheit oder Unkonkretheit einer Aussage ist für die Bearbeitung von Problemaspekten, insbesondere für die Bearbeitung von *Inhalts*-Aspekten im Therapieprozess von großer Bedeutung.

Ein Klient kann einen bestimmten Inhalt sehr konkret, anschaulich und damit für den Therapeuten gut verständlich und hoch nachvollziehbar darstellen; oder aber er kann den Inhalt sehr abgehoben, abstrakt, allgemein und für den Therapeuten schwer verständlich darstellen. Damit erleichtert oder erschwert er dem Therapeuten das Verstehen, die Modellbildung und damit das Ableiten von Prozesszielen und Interventionen. Der Klient fördert damit den Therapieprozess oder behindert ihn.

Durch Konkretheit oder Unkonkretheit der Darstellung von Inhalten beeinflusst der Klient den Therapieprozess aber nicht nur dadurch, dass er dem Therapeuten das Verstehen erleichtert oder erschwert, sondern die Dimension der Konkretheit hat auch einen unmittelbaren Effekt auf die vom Klienten selbst realisierte Bearbeitung. Schildert der Klient eine problematische Situation konkret, dann versetzt er sich psychisch in diese hinein, er „lässt sie auf sich wirken". Damit erhöht er die Wahrscheinlichkeit, dass diese Situation affektive Schemata aktiviert, die dann in einem Explizierungsprozess bearbeitet werden können. Bleibt der Klient in seiner Schilderung jedoch abgehoben, abstrakt, allgemein, dann kann er sich von den dargestellten Problemaspekten psychisch gut distanzieren: er erhöht damit die Wahrscheinlichkeit, dass relevante affektive Schemata *nicht* aktiviert werden. Damit sind sie jedoch auch nicht klärbar: ein Explizierungsprozess ist nicht möglich. Auf diese Weise kann der Klient zwar einerseits eine unangenehme „Emotionalisierung" verhindern; er behindert damit aber gleichzeitig eine konstruktive Klärungsarbeit.

Wird ein Problem nur unkonkret geschildert, dann erschwert dies außerdem

- die Identifikation der *wesentlichen Aspekte*:

Wenn man nicht genau betrachtet, was das Problem ist, dann kann man auch nicht wesentliche von unwesentlichen Aspekten unterscheiden.

- die Ableitung *weiterführender Fragen*:

Kann man nicht einmal angeben, worum es geht, dann weiß man auch nicht, in welcher Richtung man das Problem weiter analysieren sollte.

- die *Änderung der Perspektive*:

Wie soll man die Sichtweise auf ein Problem ändern, wenn nicht klar wird, was das Problem ist bzw. wie die augenblickliche Sichtweise auf das Problem aussieht?

Es wird damit deutlich, dass Unkonkretheit der Problembearbeitung, erkennbar in unkonkreter Darstellung, sowohl auf Seiten des Therapeuten, als auch auf Seiten des Klienten beeinträchtigt, ja sogar *erheblich* beeinträchtigen kann.

Das Ausmaß an Unkonkretheit kann so weit gehen, dass ein Therapeut gar nicht mehr rekonstruieren kann, worum es dem Klienten eigentlich geht oder von welchem Thema eigentlich die Rede ist. In diesem Fall sprechen wir von *Nebel*: der Therapeut verliert wie im Nebel die Orientierung, kann keine gerichteten Fragestellungen mehr entwickeln und hat auch keine therapeutischen Ziele mehr (außer dem, wieder Klarheit zu haben).

9.8.2 „Seifen-Phänomen"

Sehr interessant sind die Reaktionen der Klienten auf konkretisierende Fragen des Therapeuten. Konkretisierende Fragen sind solche, die die Konkretheit bestimmter Informationsaspekte erhöhen sollen, z.B.:

- „Was genau meinen Sie mit x?"
- „Was genau haben Sie dann getan?"
- „Könnten Sie das noch genauer schildern?"
- „Was bedeutet es für Sie, dass Ihr Partner x getan hat?"

Prinzipiell gibt es dann drei Fälle:

- Durch die Antwort des Klienten nimmt die Konkretheit zu: der Hörer weiß nun besser, genauer, differenzierter o.ä., was der Klient gemeint hat.
- Nach der Antwort ist die Unkonkretheit genauso groß wie vorher.
- Nach der Antwort ist die Unkonkretheit größer als vorher: man hat als Hörer jetzt noch mehr Verständnisfragen als vorher, das Bild ist eher unklarer, verworrener, interpretationsbedürftiger geworden.

Diesen Fall bezeichnen wir als *„Seifen-Phänomen"*, da es an die Situation erinnert, in der Badewanne eine verlorengegangene Seife zu greifen: sobald man versucht, zuzufassen, flutscht sie einem weg, nicht ohne die Finger gehörig zu verschmieren. Die Situation ist nach der Intervention schlimmer als vorher.

9.8.3 Therapeutische Effekte von Unkonkretheit

Unkonkretheit hat zur Folge, dass ein Verstehen des Textes oder ein Verstehen des Klienten beeinträchtigt wird: der Therapeut kann die erhaltene Information nicht gut oder nicht ohne zusätzliche „Aufbereitung" zur Bildung eines Klientenmodells nutzen. Dabei wird aber gleichzeitig auch die Ableitung von Zielen und Strategien beeinträchtigt: der therapeutische Prozess kann nicht optimal ablaufen.

Der unmittelbare Effekt von Unkonkretheit auf den Verarbeitungsprozess des Therapeuten ist oft der, dass die Therapeuten der unklaren Inhaltsebene *besonders viel kognitive Ressourcen zuweisen*. Sie konzentrieren sich besonders auf die Inhaltsebene, um die Information doch noch zu dekodieren, um „den Code zu knacken", um doch noch zu verstehen, was eben zu verstehen ist.

Dies ist manchmal, z.B. bei bestimmten Interaktionsspielen, jedoch völlig fatal: denn wenn Unkonkretheit ein Mittel ist, um eine Bearbeitung zu verhindern und wenn die zentrale Botschaft sich auf der Beziehungsebene befindet, dann müsste der Therapeut sich genau *darauf* konzentrieren, d.h., er muss die Ebene der Verarbeitung und des Intervenierens wechseln. Er müsste nicht den Inhalt, sondern die interaktionelle Funktionalität des Inhaltes analysieren.

Dazu müsste er aber seine Ressourcen gerade von der Dekodierung des Inhaltes *abziehen* und sie anderen Aufgaben zuweisen. Er müsste sich also nicht stärker, sondern im Gegenteil weniger stark mit dem Inhalt beschäftigen, um Ressourcen für die Analyse der Beziehungsebene frei zu haben.

In diesem Punkt ist jedoch, gerade bei unerfahrenen Therapeuten die Strategie der Klienten sehr „erfolgreich": der durch die Unkonkretheit verwirrte Therapeut konzentriert sich auf die Inhalte und schafft es so gar nicht zu erkennen, worum es eigentlich geht. Die Unkonkretheit wird damit zu einer psychologischen Falle, in der sich der bemühte (aber ahnungslose) Therapeut selbst fängt.

Einen sehr ähnlichen Effekt wie Unkonkretheit hat ein hoher Detailreichtum des Klienten. Der Klient erzählt jedes Problem ganz genau, angereichert durch Mengen von Details, durch Einschübe, Beispiele, Kommentare usw., die zum großen Teil mit dem Ausgangsproblem gar nichts zu tun haben. Versucht der Therapeut hier, die gesamte Information zu verarbeiten, bleibt keine Kapazität zum Aufbau von Meta-Propositionen mehr übrig: der Therapeut ist nicht mehr in der Lage herauszukristallisieren, „worum es eigentlich geht", was der zentrale Aspekt ist, was das Thema ist usw. Er „ertrinkt" buchstäblich in Details, verliert Struktur und kann daher auch keine Fragestellungen mehr entwickeln, da er gar keine Ausgangspunkte dazu finden kann. In der Supervision sagen wir, „der Klient zieht den Therapeuten an der Nase durch jedes Schlammloch", ohne dass der Therapeut etwas dagegen tun kann.

9.8.4 Therapeutischer Umgang mit Unkonkretheit

Unkonkretheit kann sich auf relevante und auf weniger relevante Inhaltsaspekte beziehen. Natürlich kann und sollte ein Therapeut nicht alle irgendwie unkonkreten Inhaltsaspekte zu konkretisieren versuchen; in peripheren, unwesentlichen Aspekten kann man oft Unkonkretheit zulassen. Sind jedoch zentrale Aspekte unkonkret, dann sollte der Therapeut dies nicht einfach zulassen oder übergehen. Die Unkonkretheit kann ihm, dem Therapeuten, das Verständnis erschweren, sie kann aber auch überspielen, dass der Klient seine eigenen Konstruktionen auch selbst nicht versteht. Der Therapeut sollte an zentralen Stellen daher grundsätzlich versuchen, Unkonkretheit aufzuheben, indem er konkretisierende Fragen stellt, z.B.:

- „Was meinen Sie genau mit X?"
- „Können Sie das noch etwas genauer sagen?"
- „Ich möchte mir das noch genauer vorstellen können. Können Sie mal ein konkretes Beispiel sagen?"

An dieser Stelle sieht man in Ausbildung und Supervision immer wieder ein Problem: Therapeuten trauen sich oft nicht deutlich zu machen, dass sie etwas nicht verstehen und sie trauen sich nicht, stringent zu sein. Sie befürchten, dass der Klient sie für etwas beschränkt hält, wenn sie noch einmal nachfragen usw. Ich empfehle den Therapeuten hier, mit der Gründlichkeit von Therapie zu argumentieren: wenn der Klient sagt, „Verstehen Sie das etwa nicht?", dann kann der Therapeut antworten:

- „Ich verstehe es nicht, aber ich würde es gerne verstehen."
- „Ich kann mir vorstellen, was Sie damit meinen könnten; das ist in der Therapie aber nicht genug: in der Therapie geht es darum, absolut genau zu verstehen, was *Sie* damit meinen. Und das habe ich noch nicht verstanden."

Wichtig ist es nämlich, dass Therapeuten sich nicht mit weiteren Unkonkretheiten oder Unklarheiten abspeisen lassen.

Anders als in einer Alltagskommunikation dürfen Therapeuten in einer Therapie, deren zentrales Ziel Klärung ist, nicht mit Unklarheiten zufrieden sein.

Dies bedeutet aber auch, dass Therapeuten im Therapieprozess Regeln der Alltagskommunikation bewusst brechen müssen: im Alltag würde ein Interaktionspartner schon aus Höflichkeit nicht ein zweites Mal nachfragen (oft nicht einmal ein erstes Mal).

Im Therapieprozess muss der Therapeut so lange nachfragen,

- bis der Inhalt klar ist,
  oder
- bis klar ist, dass auch dem Klienten der Inhalt nicht klar ist und es deshalb ein therapeutisches Ziel ist, an seiner Klärung zu arbeiten.

Der Therapeut muss deshalb manchmal hartnäckig sein und sagen:

- „Es tut mir leid, aber es ist mir immer noch nicht klar."

Er kann dem Klienten auch mitteilen, was ihm klar ist und was nicht. Auf diese Weise wird dem Klienten auch ein wesentlicher Aspekt von Therapie deutlich: dass es wichtig ist, genau zu gucken, nicht über Informationen „wegzuhuschen", sondern Unklarheiten, Diskrepanzen usw. als wesentliche Informationsquelle zu betrachten, als Ausgangspunkte von Klärungsprozessen.

Manchmal sind Klienten jedoch nicht unkonkret, weil ihnen der Inhalt selbst auch unklar ist, sie sind unkonkret, weil sie den Inhalt verschleiern wollen. Die Klienten verwenden Unkonkretheit somit als Vermeidungsstrategie: diese hilft ihnen, selbst nicht so genau hinzuschauen und erschwert auch dem Therapeuten das Verstehen und Interve-

nieren. In diesen Fällen helfen meist konkretisierende Fragen nicht: die Antworten werden nicht konkreter oder die Klienten weichen auf andere Vermeidungsstrategien aus, z.B.: „Ich weiß nicht.“. Bemüht sich ein Klient auf eine konkretisierende Frage hin nicht mal um Konkretisierung, wird die Antwort noch unkonkreter, oder reagiert der Klient mit anderen Vermeidungen, dann sollte der Therapeut davon ausgehen, dass Unkonkretheit eine *Strategie* ist und keine mangelnde Fähigkeit, sich konkret auszudrücken: der Klient will (oft nicht bewusst!) unkonkret sein.
Als Intervention hilft es dann oft, wenn der Therapeut diese Intention hinterfragt:

- „Warum ist es so wichtig für Sie, unkonkret zu bleiben?“

Manchmal ist es wesentlich, dem Klienten deutlich zu machen, was er tut; z.B.:
Th: Warum ist es so wichtig für Sie, unkonkret zu bleiben?
Kl: Das ist mir gar nicht wichtig.
Th: O.k. Dann gucken Sie mal: Was bedeutet X genau für Sie?
Kl: Das weiß ich nicht.
Th: Was mir auffällt ist, dass Sie *sofort* antworten, dass Sie es gar nicht wissen. Das ist mir schon mehrfach aufgefallen. Was spricht dagegen, sich Zeit zu nehmen, und es zumindest zu versuchen?
Kl: Eigentlich nichts.
Der Therapeut kann jetzt entweder die Spur verfolgen, die der Klient vermeidet, um die Gründe der Vermeidung weiter zu klären, z.B.:
Th: Was bedeutet „eigentlich“?
Oder der Therapeut kann den Klienten veranlassen, jetzt wirklich zu klären, z.B.:
Th: Gut, wenn sie sich darauf einlassen wollen, dann gucken Sie noch mal: Was bedeutet X genau für Sie?

9.8.5 Interaktionsspiel

Massive Unkonkretheit im Sinne von Nebel ist sehr oft ein Aspekt interaktionellen Spiels: Klienten wollen z.B. beim „Alibi-Spiel“ (der Klient kommt nicht in die Therapie, um sich oder sein System zu ändern, sondern weil ein Partner ihn zur Therapie veranlasst. Er macht dann Therapie, um zu demonstrieren: guck mal Schatz, was ich alles für unsere Beziehung tue!) die therapeutische Arbeit großflächig sabotieren, dem Therapeuten aber gleichzeitig demonstrieren, wie motiviert sie sind und wie wichtig Therapie für sie ist. In diesem Fall erweisen sich konkretisierende Fragen oder Bearbeitungen der Unkonkretheit selbst als wenig zielführend: hier muss das Spiel als Ganzes analysiert und therapeutisch bearbeitet werden.

9.8.6 Detailreichtum: strukturieren oder konfrontieren

Erzählt ein Klient ungeheuer viele Details, ohne dass dies zum Verständnis der Problematik relevant wäre, dann kann dies im Wesentlichen auf zwei Gründe zurückgehen:

a. *Der Klient hat selbst Schwierigkeiten, Information zu strukturieren, zu fokussieren und zu zentrieren.*

Hier kann es hilfreich sein, den Klienten immer wieder auf zentrale Aspekte zurückzuführen bzw. ihn immer wieder zu bitten, herauszuarbeiten, was für ihn wichtig ist. Auch strukturierende Statements darüber, was der Klient tun soll, sind wichtig; diese ändern weniger das Verhalten des Klienten, sondern geben eher dem Therapeuten die explizite Erlaubnis, den Klienten immer wieder zu unterbrechen, nach zentralen Punkten zu fragen usw.

Um das überhaupt zu können, muss ein Therapeut oft selektiv verarbeiten: ein Therapeut darf nur so lange zuhören, bis er einen zentralen Punkt hat, auf den er den Klienten aufmerksam machen, den er zur weiteren Bearbeitung herausgreifen möchte. Hat er das klar, verarbeitet er weitere Information nur noch oberflächlich oder gar nicht: manchmal ist dies die einzige Möglichkeit, nicht in Details zu ertrinken und der Gefahr vorzubeugen, gar nichts mehr zu verstehen.

b. *Der Klient hat motivationale Gründe für dieses Verhalten.*

Detailreiches Sprechen kann eine Strategie sein, sich selbst zu verwirren, nicht genau hinzuschauen, aber auch, den Interaktionspartner auf Distanz zu halten. Ein unsicherer Klient kann auf diese Weise versuchen, so „ungreifbar" zu werden, dass man ihn nicht kritisieren kann (man kann ihn nur ganz ablehnen, u.a. weil man dieses Verhalten nicht mehr ertragen kann). Seine Aussagen sind so undurchschaubar, so komplex und unklar, dass man dazu kaum sinnvoll Stellung nehmen kann. Ein Klient kann auf diese Weise einer Konfrontation mit unangenehmen Selbstaspekten gut ausweichen. Kein Inhalt ist so klar oder fokal, dass man ihn festhalten, eine Frage dazu ableiten könnte. In diesen Fällen ist es sinnvoll, das Verhalten des Klienten zum Thema zu machen: der Therapeut verdeutlicht dem Klienten, was er tut und wirft die Frage auf, wozu es wichtig ist, so viele Details usw. zu erzählen bzw., was es dem Klienten so schwer macht, sich auf einige wenige zentrale Aspekte zu konzentrieren.

9.8.7 Mangelnde Stringenz der Darstellung

Klienten unterscheiden sich sehr stark darin, wie stringent sie ein Thema darstellen: im (extrem) positiven Fall bauen Klienten ihre Darstellung nach einer „story grammar" (Thorndyke, 1977) auf: sie geben zuerst die Überschrift, das *Thema* an, definieren dieses, geben Erläuterungen zum Verständnis, berichten zu Einzelaspekten Beispiele, wobei immer klar ist, für was diese Beispiele denn Beispiele sind usw.

Der Ablauf ist so, dass ein Hörer dem Text gut folgen kann: der Hörer kann organisierende Meta-Propositionen aufbauen, an die Zusatz- und Detailinformationen angelagert werden können usw., so dass ein klares und konsistentes Bild des Themas entsteht.

Im extrem ungünstigen Fall weisen die Aussagen des Klienten keine erkennbare Organisation auf: der Klient erzählt ein Beispiel, aber, da er vorher das Thema bzw. das Problem gar nicht benannt hat, über das nun gesprochen werden soll, weiß der Hörer gar nicht, für was das Beispiel überhaupt ein Beispiel sein soll.

Beispiele enthalten meist so viele Informationen, dass sie Illustration für sehr unterschiedliche Aspekte sein können. Daher kann es dem Therapeuten sehr schwer fallen, aus einem „Beispiel" allein das Thema zu rekonstruieren. Gibt der Klient keine Angaben darüber, worüber gesprochen werden soll, kann dem Hörer dies trotz aller „Beispiele“ weitgehend unklar bleiben: ein Verstehen des Gesagten ist kaum möglich, geschweige denn ein Verstehen des Klienten.

Eine andere Form niedriger Darstellungs-Stringenz liegt vor, wenn der Klient sich von *Assoziationen* ablenken lässt: der Klient berichtet z.B. von Angst, die er beim Einkaufen hat; während der Erzählung erwähnt er Frau Müller mit ihrem Hund; er geht daraufhin dazu über, über die Gefährlichkeit von Hunden zu sprechen; im Zuge dieses Themas erwähnt er die hohen Kosten für Hundefutter; das bringt ihn dazu, über hohe Lebenshaltungskosten im allgemeinen zu sprechen; dies wiederum führt ihn zur Politik...

Eine solche Darstellungsform macht es unmöglich, ein zentrales Prozessziel von Therapie zu realisieren: der Klient muss eine Zeit lang bei *einem* Thema, bei *einem* Problemaspekt bleiben und diesen gründlich klären, ansonsten ist ein Erkenntnisfortschritt nicht möglich.

Darstellungsformen niedriger Stringenz machen es dem Therapeuten schwer, den Klienten zu verstehen: dies beeinträchtigt die Bildung eines Klientenmodells, die Ableitung von Zielen und damit die Bildung sinnvoller Interventionsstrategien. Der Therapeut kann somit, lässt er den Klienten hier gewähren, in seinen therapeutischen Möglichkeiten extrem eingeschränkt werden. Daher muss die Überwindung dieses Problems zu einem vorrangigen prozessualen Therapieziel werden.

Deutlich ist aber auch, dass diese Darstellungsweise nicht nur dem *Hörer* Schwierigkeiten bereitet: das inhaltliche Chaos, das der Klient bei sich selbst anrichtet, hindert auch den Klienten selbst, seine Problemaspekte sinnvoll zu organisieren, zu verstehen, und macht es so auch dem Klienten unmöglich, konsistente Problemdefinitionen abzuleiten. Dadurch ist es aber auch dem Klienten nicht möglich, sinnvolle, problemüberwindende Handlungsstrategien zu entwickeln. Der chaotische Umgang mit eigenen Inhaltsaspekten setzt damit auch den Klienten matt, macht einen konstruktiven Umgang mit dem Problem unmöglich oder erschwert diesen zumindest.

Mangelnde Stringenz kann im Therapieprozess immer mal vorübergehend vorkommen, z.B. wenn Klienten verwirrt sind, den Faden verlieren o.ä. In solchen Fällen kann der Therapeut meist durch das Wieder-Aufgreifen wesentlicher Aspekte dem Klienten schnell aus der Verwirrung heraushelfen.

Schwieriger ist die Situation, wenn beim Klienten eine mangelnde Stringenz durchweg auftritt, also bei einem Thema (oder mehreren Themen) längere Zeit anhält. In diesem Fall sollte ein Therapeut mit seinen Interventionen in hohem Maße strukturierend eingreifen.

Der Therapeut sollte hier

- in keinem Fall längere Zeit einfach zuhören in der Hoffnung, die Aussagen würden ihm dann klarer: das Gegenteil wird der Fall sein!
- den Klienten nicht einfach „machen lassen“, sondern in hohem Maße prozessdirektiv sein: Fragen stellen, Direktiven geben, den Klienten auf die Art der Bearbeitung aufmerksam machen usw.;
- versuchen zu verstehen, was er verstehen kann und versuchen, das Verstandene explizit zu äußern; so präzise, kurz und zentral wie möglich;

- jedoch nicht für den Klienten arbeiten: er sollte „Verstehen entstehen lassen" und nicht ins Schwitzen geraten, wenn er verwirrt ist: das Ganze braucht Zeit und lässt sich nicht erzwingen;
- auf keinen Fall versuchen, alle Informationen mitzukriegen: er sollte versuchen, eine Struktur zu erkennen, zu verstehen, „was der Klient ihm damit sagen will";
- dabei sollte er versuchen, Details, Informationen, irrelevante Aspekte usw. möglichst schnell als solche zu identifizieren und dann versuchen, diese systematisch aus der Verarbeitung auszublenden;
- er sollte sich daher auf Strukturen, übergreifende Aspekte, relevante „Zentren" konzentrieren und alles ignorieren, was ihn davon wegbringen kann.

Der Therapeut sollte hier dem Klienten gegenüber eine stark direktive, strukturierende Haltung einnehmen. Er kann den Klienten unterbrechen, ihm Fragen stellen, ihn auf Aspekte hinweisen usw. Der Therapeut streut damit händeweise Sand in das dysfunktionale Treiben des Klienten.

Der Therapeut kann dazu

- die Themenaspekte, die er bereits identifizieren kann, explizit formulieren und benennen, so dass sie nicht mehr im Darstellungschaos verloren gehen können;
- die benannten Themen (-Aspekte) schriftlich, für den Klienten gut sichtbar (Tafel, Meta-Plan) festhalten, so dass der Klient sie sehen oder vom Therapeuten darauf hingewiesen werden kann;
- eine Themenstruktur (Aspekte des Themas, Situationen, Zeitabläufe u.ä.) graphisch veranschaulichen, um dem Ganzen eine erkennbare Struktur zu geben;
- den Klienten veranlassen, explizit Arbeitsaufträge (vgl. Kapitel 7) oder Fragestellungen zu einem Thema/Problem zu formulieren, die in der Regel eine Bearbeitung stark strukturieren helfen;
- den Klienten immer wieder aufmerksam machen, wenn der Therapeut etwas nicht versteht, einer Beschreibung nicht folgen kann, nicht weiß, worum es geht: der Therapeut sollte sich nicht verwirren lassen, sondern jede Unklarheit dem Klienten sofort zurückmelden und um Klärung bitten;
- den Klienten fragen, was dieser ihm „eigentlich" sagen will; wofür dieses Beispiel ein Beispiel ist; woraufhin der Klient jetzt argumentiert u.ä.;
- den Klienten zu einem zu bearbeitenden Thema zurückführen, wenn der Klient dieses Thema verlässt („Ich möchte noch mal auf X zurückkommen.", „X ist mir noch nicht klar geworden.").

9.8.8 Mangelnde Zentralität

Ein anderer Aspekt der Inhaltsbearbeitung, der für Verstehen und die Ableitung von Lösungsstrategien von großer Bedeutung ist, ist *Zentralität.*

Jedes Thema und damit auch jedes Problem hat zentrale und periphere Aspekte: bestimmte Aspekte sind für den Klienten von zentraler Bedeutung, bilden den „Kern" des Themas. Andere Aspekte sind von geringerer oder untergeordneter Bedeutung, sie gehören zwar zu dem Thema und können für ein Problemverständnis wesentlich sein, sind aber peripher.

Eine solche Struktur kann man für alle Themen und für alle Probleme von Klienten annehmen: um einen „zentralen Bedeutungskern“ lagern sich periphere Bedeutungsaspekte an, bis hin zu solchen Aspekten, die nur noch locker mit dem Thema/Problem verbunden sind.

Für die Rekonstruktion eines Problems ist es von entscheidender Bedeutung, den zentralen Kern dieses Problems zu treffen, also zu verstehen, was die *im System des Klienten* wesentlichsten, bedeutsamsten Problemaspekte sind. Ein Verstehen dieser zentralen Aspekte bedeutet, systemtheoretisch gesprochen, eine Rekonstruktion zentraler Systemparameter; eine Rekonstruktion derjenigen Variablen eines Systems, deren Veränderung die größten, umfangreichsten, weitreichendsten und nachhaltigsten Veränderungen des Systems nach sich zieht. Daher ist es therapeutisch von größter Bedeutung, bei der Rekonstruktion eines Problems (möglichst schnell) von peripheren zu zentralen Problemaspekten vorzustoßen.

Ein Therapeut, der dies in der Interaktion mit dem Klienten versucht, benötigt Anhaltspunkte darüber, was die zentralen Problemaspekte sind. Und hier unterscheiden sich Klienten in ihrer Inhaltsdarstellung sehr stark: einige Klienten markieren in dem, was sie sagen, selbst die jeweils zentralen Aspekte, soweit sie diese bereits kennen bzw. sie geben Hinweise auf Aspekte, die ihnen bereits selbst aufgefallen sind, so dass auch der Therapeut Hinweise erhält; andere Klienten stellen alle Problemaspekte als gleich wichtig (oder gleich irrelevant) dar, so dass keine Hinweise auf Zentralität geliefert werden.

Diese mangelnde Zentralität erschwert es auch den Klienten selbst, eine lösungsorientierte, handlungsorientierte bzw. effektiv handhabbare Repräsentation des Problems zu bilden. Denn auch der Klient selbst muss, wenn er ein Problem lösen, einen problematischen Zustand verändern will, an möglichst zentralen Problemaspekten ansetzen. Dazu muss sich der Klient aber selbst mit der Frage beschäftigen, welche Aspekte zentral und welche peripher sind. Er muss selbst Informationen im Hinblick auf diese Frage analysieren und gewichten, er muss systematisch Informationen suchen, die es erlauben, zwischen zentralen und peripheren Aspekten zu unterscheiden usw. Tut er dies nicht, betrachtet er alles als „gleich wichtig“ oder hat er keinerlei Vorstellung davon, dass es überhaupt zentrale Aspekte geben könnte, dann blockiert sich der Klient selbst: er kann nicht an zentralen Stellen des problematischen Systems ansetzen, sondern „stochert in der Peripherie herum“. Damit wirkt sich mangelnde Zentralität problemstabilisierend aus.

Auch eine (über längere Zeit bestehende) geringe Zentralität des Klienten in seiner Inhaltsbearbeitung sollte ein Therapeut nicht einfach hinnehmen: dazu ist dies zu wenig konstruktiv für den therapeutischen Prozess.

Hat ein Therapeut bereits, zumindest ansatzweise, eine Vorstellung davon, welches für den Klienten wesentliche Inhaltsaspekte sind, dann sollte er konsequent diese aufgreifen und den Klienten bitten, bei diesen zu bleiben.

Der Therapeut kann hier:

- diese Aspekte markieren, z.B.: „Mir fällt hier X auf.“;

- in diesen Aspekten weitergehende, z.B. konkretisierende Fragen stellen, z.B.: „Was meinen sie genau mit X?";
- die Bedeutung mit den Klienten validieren: „Mein Eindruck ist, dass der Aspekt X für Sie besonders wesentlich ist. Ist das so?".

Der Therapeut kann so
- die Aufmerksamkeit des Klienten auf bestimmte Aspekte fokussieren;
- die Aufmerksamkeit darauf halten oder zurückbringen;
- zu dem fokussierten Inhaltsaspekt weitere Fragen stellen: „Was heißt das für Sie?", „Stellen Sie sich das einmal genauer vor.", „Was ist für Sie das Wichtigste daran?" usw.

Auf diese Weise kann der Therapeut aus dem gleichförmigen Inhaltshorizont langsam wesentliche Aspekte als Figuren herausarbeiten und so zentrale Aspekte gewinnen.

Schwieriger ist die Aufgabe dann, wenn es dem Therapeuten gar nicht gelingt, eine „Spur" zu finden, Hinweise darauf, welche Aspekte dem Klienten wesentlich sein könnten. In diesem Fall muss der Therapeut den Klienten mit dieser Frage konfrontieren. Der Klient soll selbst systematisch seine Inhaltsaspekte danach beurteilen, welche ihm wichtiger und welche ihm weniger wichtig sind.

Der Therapeut kann hier Fragen stellen wie:
- „Sie haben nun einige Aspekte dieses Problems dargestellt. Ich möchte Sie bitten, einmal zu beurteilen, welche Aspekte Ihnen besonders wichtig sind!"
- „Welcher Aspekt ist Ihnen am unklarsten? Zu welchem haben Sie eine Frage (und welche)?"

Sagt der Klient „alles ist wichtig" oder „ich weiß nicht" oder übergeht er die Frage des Therapeuten, kann der Therapeut hier insistieren, z.B.: „Ich weiß, dass diese Frage schwierig ist. Aber für die Therapie ist es sehr wichtig, sich einmal anzusehen, welche Aspekte besonders wichtig sind. Ich möchte Sie daher bitten, dies hier einmal zu tun. Ich brauche keine perfekte Antwort. Wenn Sie eine Idee haben, eine Ahnung davon, was wichtig ist, dann ist das schon gut." Der Klient soll hier lernen, worauf es ankommt: nicht auf das Erzählen, sondern auf das Bearbeiten von Inhalten.

9.8.9 Mangelnde Nachvollziehbarkeit und Widersprüchlichkeit

Die Repräsentation, die ein Klient von einem Thema/Problem bzw. von Problemaspekten hat, kann in sich stimmig, konsistent und (einigermaßen) widerspruchsfrei sein (vollständige logische Konsistenz ist wohl nur im Computer erreichbar).

Die Repräsentation kann jedoch auch unstimmig und widersprüchlich sein: sie enthält gleichzeitig Erfahrungen (Repräsentationen erlebter Situationen, eigene Handlungen, Handlungsergebnisse usw.) oder Annahmen/Überzeugungen, die sich widersprechen, ohne dass der Klient sie (z.B. durch übergeordnete Annahmen) zusammenfügen kann. In vielen Fällen bemerkt der Klient die Widersprüche und Unstimmigkeiten nicht einmal, und wenn, dann eher als diffuse Störung, dass „irgendwas nicht stimmt".

Eine Widersprüchlichkeit im System eigener Annahmen, Motive usw. muss nicht notwendigerweise problematisch sein: sie *kann* jedoch Hinweise geben auf Spannungen und Konflikte im System. Und sie kann Hinweise darauf geben, dass ein Klient bestimmte Inhalte funktionalisiert, also dazu benutzt, um ganz andere Ziele damit zu erreichen. Daher ist es für den Therapeuten im Therapieprozess wesentlich, Widersprüche und Unstimmigkeiten wahrzunehmen und deren Bedeutung und Relevanz zu klären.

Dass ein Klient keine klare Repräsentation von widersprüchlichen Erfahrungen/Annahmen/Zielen u.ä. aufweist, ermöglicht es dem Klienten auch, an sich unvereinbare Annahmen gleichzeitig aufrechtzuerhalten. Manche Klienten weisen hier eine geradezu erstaunliche Fähigkeit zum „Zwiedenken" (im Orwellschen Sinne) auf. Dies kann aber hoch funktional sein, wenn jede der widersprüchlichen Annahmen isoliert in bestimmten Situationen aktiviert wird: dann kann der Klient einmal (zusammen mit Person A) eine Handlung gut finden und loben und ein andermal (zusammen mit Person B) die gleiche Handlung als „unredlich" verdammen, je nachdem, was gerade in der Situation opportun ist. Er kann auch, wenn es seine *eigene* Handlung ist, diese als nützlich betrachten, die Handlung bei *anderen* als unmoralisch ablehnen usw. Solange der Klient nicht gezwungen ist, beide Ereignisse mit ihren Implikationen *gleichzeitig* zu sehen, zu begutachten und Stellung zu nehmen, kann der Klient das Zwiedenken aufrechterhalten.

Diese Klärung von Widersprüchen kann deutlich machen, dass ein Klient bestimmte Argumente nur benutzt, um bestimmte kurzfristige, interaktionale Ziele zu erreichen (nach dem Motto: „Ich bin für das Argument, wenn es mir nützt.". Diese Devise wurde schon von Kater Karlo verwendet unter dem Motto: „Für mich gilt das Gesetz nur, wenn es auf meiner Seite ist.").

So erläutert z.B. ein psychosomatischer Klient einer Therapeutin, es sei völlig unsinnig, sich zu ärgern, Ärger auszudrücken u.ä. Dies bringe nichts und verschlimmere nur den eigenen Zustand und die Beziehungen zu anderen. Dieses Argument folgt der Aufforderung der Therapeutin, eigenen Ärger in einer bestimmten Situation einmal genauer zu klären: was den Klienten geärgert hat, welche Ziele der Klient hatte, die frustriert wurden usw. Der Klient benutzt so das Argument: „Ärger sollte man besser gar nicht haben", um sich *nicht* mit sich selbst beschäftigen zu müssen, und um dieses Ausweichen der Therapeutin gegenüber zu verschleiern und schmackhaft zu machen.

Kaum zehn Minuten später jedoch erzählt der Klient ein Ereignis, mit dem er diesmal der Therapeutin deutlich machen möchte, wie stark, kompetent und männlich er ist: er berichtet, dass er in einer Autowerkstatt schlampig arbeitende Mechaniker zusammengestaucht hat, weil er sich über diese sehr geärgert habe. Daraufhin sei alles zu seiner vollsten Zufriedenheit erledigt worden, ohne dass ihn die Extra-Arbeiten der Mechaniker etwas gekostet haben. Dies zeigt, je nachdem, was er bei der Therapeutin jeweils erreichen will, ist Ärger haben oder Ärger zeigen sinnlos, schädlich, unangemessen oder hoch sinnvoll, erfolgreich, ein Zeichen männlicher Stärke. Der Inhalt ist, so wird dadurch deutlich, an sich ziemlich beliebig: er benutzt ihn, wie er ihn gerade zum Erreichen des jeweiligen Zieles braucht. Damit ist aber auch die Betrachtung und Bearbeitung des Inhaltes ziemlich unsinnig: nicht der „Ärger" ist das Entscheidende, sondern das Vermeiden explizierender Arbeit oder das Vermitteln eines „mords-Molli-Images" („Ich bin der Größte!"). Dieser Fokuswechsel wird dem Therapeuten ermöglicht, wenn er inhaltliche Widersprüche erkennt und versteht, worauf sie zurückgehen (Sachse, 2001a).

Nur wenn ein Therapeut diese Inkonsistenzen bemerkt, kann er überhaupt verstehen, dass der jeweilige Inhalt gar nicht so wesentlich ist, sondern dass es um *interaktionelle Ziele geht*: bemerkt der Therapeut diese Widersprüche und versucht er, sie zu klären, dann kommt er auf die „richtige Spur": die Handlungen des Klienten werden verstehbar. Daher ist es für einen Therapeuten wichtig, Konstruktionen auf innere Stimmigkeit oder auf Übereinstimmung mit anderen Erfahrungen, Annahmen, Zielen usw. des Klienten zu prüfen. Dadurch werden Problemaspekte deutlich, die ansonsten kaum erkennbar sind.

Wichtig ist, dass eine *Konfrontation des Klienten* mit Widersprüchen nicht nach dem Motto erfolgt: „Habe ich Sie erwischt!"

Die Identifikation von Inkonsistenzen hat ja z.B. den Sinn, die *Funktionalität* von Interaktionen zu verstehen und diese auch dem Klienten verständlich zu machen: der Klient soll eine Repräsentation von dem gewinnen, wie er mit eigenen Problemaspekte umgeht, um sein eigenes Handeln konstruktiv ändern zu können. Das „Bewusstmachen" von Inkonsistenzen dient somit immer konstruktiven Zwecken. Dieser Effekt kann aber nur eintreten, wenn diese Inkonsistenzen *nicht* als unangemessen, falsch, verwerflich usw. betrachtet werden, sondern als wesentliche Spuren und Hinweise gewertet und etikettiert werden. Daher ist es unerlässlich, aufdeckende Konfrontationen immer auf der Beziehungsebene mit größter Akzeptierung zu vermitteln: dem Klienten muss deutlich werden, dass der Therapeut auf Widersprüche hinweist, um diese Hinweise dann als *konstruktive Spur* zu nutzen, als etwas, das interessant ist und sinnvoll weiter geklärt werden sollte. D.h., dem Klienten muss vermittelt werden, dass der Therapeut die Intention hat, den Klienten weiterzubringen und nicht, den Klienten zu kritisieren. Was der Therapeut hier realisieren muss, ist „*akzeptierende Konfrontation*".

Kann ein Therapeut eine Darstellung des Klienten nicht nachvollziehen, dann sollte er den Klienten fragen und um Klärung bitten, und zwar sofort: es ist wichtig, dass das Verstehen des Therapeuten nicht abreißt und auch zu überprüfen, ob der Klient hier vielleicht selbst Klärungsbedarf hat.

Das Gleiche gilt für Widersprüche: der Therapeut sollte den Klienten auf Widersprüche aufmerksam machen und mit dem Klienten daran arbeiten, was diese bedeuten. Sehr oft bringt diese Bearbeitung neue Information, neue Spuren, die im Klärungsprozess weiterführen.

Therapeuten trauen sich oft nicht, den Klienten hier direkt zu fragen oder zu konfrontieren. Damit nehmen sie sich aber selbst eine Quelle konstruktiver Bearbeitung. Ganz wesentlich ist es hier (wie bei jeder Konfrontation), dass der Therapeut dem Klienten deutlich macht, dass die Intervention dazu dient, *dem Klienten* etwas klar zu machen. Der Klient soll eingeladen werden, seine eigenen Inhalte ernst zu nehmen und als relevante Informationsquellen zu verwenden. Es geht dem Therapeuten absolut nicht darum, dem Klienten Unstimmigkeiten nachzuweisen oder Vorwürfe zu machen: im Gegenteil, der Therapeut teilt dem Klienten mit, wie sehr er sich für den Klienten und eine weitere Klärung interessiert. Genau diese Haltung muss der Therapeut dem Klienten aber auch *aktiv* vermitteln: „Lassen Sie uns sehen, was der Widerspruch bedeutet. Der Widerspruch ist o.k., wir nehmen ihn als wichtigen Hinweis. Es ist völlig in Ordnung, dass es Widersprüche gibt: sie machen aber auf Wichtiges aufmerksam.".

9.8.10 Dysfunktionale Konstruktionen

9.8.10.1 Therapeutischer Ausgangspunkt: „Es ist alles eine Konstruktion"

Klienten weisen Repräsentationen von Situationen, eigenen Kompetenzen, eigenen Motiven usw. auf, d.h., sie haben Wissens-Strukturen über diese Aspekte. Diese Repräsentationen können die „tatsächlichen" Situationen usw. mehr oder weniger differenziert, selektiert, konkret usw. abbilden.

In keinem Fall ist die Repräsentation aber mit dem Repräsentierten identisch. Sie kommt durch komplexe Verarbeitungen zustande, die das Repräsentierte in vielfältiger Weise verändern: bestimmte Aspekte werden weggelassen, andere hinzugefügt; einige Aspekte werden durch Schlussfolgerungen verändert usw.

Da dies für alle Repräsentationen gilt, gilt es auch (und wahrscheinlich sogar besonders) für die Repräsentation der eigenen Probleme und Problemaspekte. Das, was der Klient über sein Problem „weiß", glaubt, und somit auch dem Therapeuten berichten kann, ist keineswegs die „Realität", sondern eine *Realitätskonstruktion*. Es ist *seine Sichtweise* der Realität, die bereits geprägt ist von selektiver Aufmerksamkeit, selektiver Abstraktion, Katastrophisierung usw.

Daher muss man sich als Therapeut immer klar machen: *was der Klient schildert, ist immer eine Konstruktion des Problems, niemals die Realität des Problems*. Es ist wichtig, sich das klar zu machen, denn das kann verhindern, dass man, z.B. von depressiven Klienten, in ihre Konstruktionen verwickelt wird.

Aus der Erkenntnis „es ist nur eine Konstruktion" resultieren aber auch essentielle therapeutische Prinzipien:

1. *Jede Konstruktion ist prinzipiell hinterfragbar:*
   auf Stimmigkeit, auf Herkunft, auf konstruktive Elemente, auf ihre Funktionalität.
2. *Jede Konstruktion kann prinzipiell unvalide sein:*
   sie kann die Verhältnisse falsch, voreingenommen, verzerrt wiedergeben.
3. *An jeder Konstruktion sind eigene Anteile der Person, internale Determinanten beteiligt:*
   dass der Klient einen Problembereich genau so und nicht anders konstruiert, liegt an seinen Überzeugungen, Zielen, Werten, Normen und Motiven.
4. *Jede Konstruktion enthält damit nicht nur Informationen über die „Realität", sondern auch Informationen über internale Determinanten des Klienten:*
   da grundsätzlich immer internale Determinanten des Klienten an einer Konstruktion beteiligt sind, ist es auch immer möglich, diese aufgrund der Konstruktion wieder zu identifizieren.
5. *Jede Konstruktion ist prinzipiell veränderbar:*

da eine Konstruktion davon abhängt, welche Information man wie gewichtet, welche Motive gerade welchen Stellenwert haben usw., kann jede Konstruktion durch Änderung dieser Elemente tiefgreifend verändert werden.

6. *Jede Konstruktion kann eine Funktionalität haben:*
   es kann sein, dass eine Konstruktion im Dienste bestimmter Motive steht, ohne dass dem Klienten dies klar ist.

9.8.10.2 Ungünstige Konstruktion oder Funktionalität?

Ungünstige Problemkonstruktionen können die Folge ungünstiger Schemata und Verarbeitungen sein: in diesem Fall haben sie keine weitere Funktion im Interaktionssystem des Klienten, der Klient setzt sie z.B. nicht mit manipulativen Intentionen ein. In diesem Fall spielt sich die therapeutische Bearbeitung dieser Konstruktionen ausschließlich auf der Inhaltsebene ab; die Beziehungsebene ist nicht tangiert. Die therapeutischen Strategien sind dann *Strategien der Inhaltsbearbeitung*.

Bei manchen Klienten (insbesondere bei Klienten mit Persönlichkeitsstörungen) stehen dysfunktionale Konstruktionen jedoch im Dienst bestimmter intransparenter, manipulativer Interaktionsziele: so verwenden Klienten z.B. eine Unlösbarkeitskonstruktion, um einem Interaktionspartner ihre Hilflosigkeit zu demonstrieren. Und ihn damit zu veranlassen, Verantwortung zu übernehmen. Daher muss in jedem Einzelfall die *Funktionalität* der jeweiligen Konstruktionen jeweils sorgfältig geprüft werden: denn wenn eine Funktionalität vorliegt, resultieren völlig andere therapeutische Strategien, nämlich *Strategien auf Beziehungsebene* (vgl. Kapitel 11). Dieser Aspekt soll im Folgenden immer (am Rande) mit berücksichtigt werden.

Klienten unterscheiden sich nun sehr stark darin, in welchem Ausmaß sie von der Gültigkeit der vorstehenden Annahmen überzeugt sind: einige Klienten halten ihre Annahmen für Konstruktionen und für prinzipiell hinterfragbar, auch wenn ihnen das bei ganz zentralen „Glaubenssätzen" schwer fallen mag. Andere Klienten sind überzeugt, dass ihre Ansichten „die Realität" sind und prinzipiell nicht hinterfragbar oder veränderbar sind.

Es ist offensichtlich, dass letztere Annahme eine klärende Psychotherapie enorm erschwert: denn man müsste sich ja fragen, was der Klient in der Therapie will, wenn nichts veränderbar ist.

Dennoch kommen Klienten manchmal in Therapie, obwohl sie nichts verändern wollen und es stellt sich die Frage: warum?

Die Antwort liegt in Prinzip 6: die Annahme, die eigene Sichtweise sei die Realität, kann eine Funktionalität haben. Ein Klient kann behaupten, tatsächlich hilflos, chancenlos, glücklos zu sein. Da er nicht in der Lage ist, etwas für sich selbst zu tun, folgt zwingend, dass *andere* ihm helfen müssen. Und zu den „anderen" gehört auch der Therapeut. So kann es der Klient vermeiden, sich mit sich selbst auseinander zu setzen und bekommt dennoch Hilfe, indem andere ihm Unangenehmes abnehmen.

Einige Klienten sind sich schon zu Beginn der Therapie der Tatsache bewusst, dass ihre Sichtweisen möglicherweise falsch sind; andere Klienten halten ihre Sicht der Dinge nicht nur für valide, sondern für den Validierungsmaßstab überhaupt. Einigen Klienten ist bewusst, dass ihre Motive, Werte usw. ihre Sichtweise von Problemen mitbedingen, und dass man daher diese Determinanten mit betrachten muss. Anderen Klienten erscheint eine solche Annahme geradezu absurd. Einige Klienten glauben schon zu Therapiebeginn, dass ihre Konstruktionen verändert werden können und wollen dies auch aktiv tun; andere Klienten halten das jedoch für unmöglich oder aber für unsinnig.

Die Arten von Konstruktionen, die hier im Therapieprozess von Bedeutung sind, sind

- Realitätskonstruktionen als Realität;
- Zwangsläufigkeitskonstruktionen;
- Unlösbarkeitskonstruktionen.

Diese Konstruktionen erschweren einen therapeutischen Veränderungsprozess in einer klärungsorientierten Psychotherapie, aber sie tun natürlich nicht nur das: sie verhindern überhaupt jede Art von Veränderung eines Problems, denn sie entziehen dem Klienten systematisch jeden Ansatzpunkt und jede Legitimation zu einer Änderung. *Es handelt sich daher um problemstabilisierende Konstruktionen.*

Diese Konstruktionen stehen oft auch im Dienst einer Vermeidungsstrategie (insbesondere Realitätskonstruktionen): in diesem Fall ist eine Bearbeitung auf der Bearbeitungsebene angezeigt. Die Konstruktionen können jedoch auch interaktionellen Zielen dienen und finden so Verwendung in Interaktionsspielen (insbesondere die Unlösbarkeitskonstruktionen): in diesem Fall reicht eine Bearbeitung der Bearbeitung als therapeutische Strategie nicht aus. Der Therapeut muss mit seinen Analysen, Modellbildungen und Handlungsstrategien auf die Beziehungsebene wechseln: er muss betrachten, welche Funktionen diese Strategien des Klienten bei der Gestaltung von Beziehungen haben. Die Bearbeitung dysfunktionaler Problemkonstruktionen erfordert daher oft vom Therapeuten, sowohl die Bearbeitungs- als auch die Beziehungsebene zu berücksichtigen.

Die therapeutische Bearbeitung der dargestellten Konstruktionen ist in der Regel schwierig. Eine der größten Schwierigkeiten, die Therapeuten haben, ist, dass sie nur sehr schwer die Inhaltsebene verlassen können, um sich konsequent der Frage zuzuwenden, welche Funktionalitäten diese Konstruktionen haben. In aller Regel benötigen Therapeuten dazu ein Training: ein Training darin, worauf sie achten müssen, was sie wie verarbeiten müssen und welche Interventionen sie realisieren sollten. Bleiben die Therapeuten mit ihrer Aufmerksamkeit nur auf der Inhaltsebene, dann „sitzen sie schnell fest": man kommt zu dem Schluss, dass es ist, wie es ist, und dass man im Grunde nichts dagegen machen kann. Dies führt zu einer Frustration und Hilflosigkeit von Klient *und* Therapeut und führt die Therapie im Prinzip ad absurdum. Daher ist es besonders wesentlich, sich mit derartigen („Killer"-) Konstruktionen genauer auseinander zu setzen.

9.8.10.3 Realitätskonstruktion als Realität

Der Klient schildert ein Problem und die dazu gehörenden Komponenten: eine typische Situation, seine Interpretation, seine Handlungskonsequenzen usw. Was der Klient schildert, ist, bis in die Beschreibung der Situation hinein, im Grunde nichts weiter als seine *Auffassung* des Problems, seine Sichtweise davon; was er hier in Sprache umsetzt, ist seine Repräsentation, also seine Konstruktion der Realität, des Problems.

Der Klient nimmt der Schilderung gegenüber jedoch ganz deutlich diese Haltung *nicht* ein: für ihn ist es nicht seine Sichtweise, die subjektiv gefärbt ist und damit potentiell unvalide sein kann usw. Für ihn ist die Beschreibung ein exaktes und valides *Abbild* der Realität, es *ist* die Realität.

Und der Klient möchte, dass der Therapeut dies akzeptiert und diese Interpretation übernimmt. Er möchte dagegen keinesfalls, dass der Therapeut seine Sichtweise in Frage stellt, überprüft, relativiert, analysiert usw. Sagt der Therapeut etwa: „Das sehen Sie so.", dann antwortet der Klient: „Das sehe ich nicht so, das *ist* so.". Oder der Klient vergewissert sich ständig beim Therapeuten, ob der das denn auch „verstanden" habe, ob er das „nachvollziehen" können u.ä. D.h., er prüft, ob der Therapeut der Konstruktion des Klienten folgt oder davon abweicht.
Beispiele für das Anbieten von Realitätskonstruktionen als Realität sind:

- Eine Klientin sagt, es sei für sie so schwierig, zu Ämtern zu gehen. Es sei „selbstverständlich" viel schwerer, zu Ämtern zu gehen, als zum Metzger. Dagegen muss man sagen: „Nein, das ist keinesfalls selbstverständlich (also: die Realität), sondern es ist *Ihre* ganz spezifische Bewertung!"
- Eine Klientin erzählt, dass sie als Zehnjährige beim Aufsagen eines Gedichts auf der Bühne die erste Zeile vergessen hatte und diese ihr vorgesagt werden musste: „Das war natürlich eine ganz peinliche Situation.". Nein: die Klientin bringt in diese Situation schon bestimmte Prädispositionen mit, die sie die Situation als peinlich erleben lassen, und die geklärt werden können (Dass dies nicht „Realität" ist, zeigte mir meine damals neunjährige Tochter, die auf eine ähnliche Situation völlig gelassen reagierte: man muss sich als Therapeut hüten, derartige Konstruktionen für *plausibel* zu halten.).
- Eine interessante und komplexe Form von Konstruktion findet man bei narzisstischen Spielen: der Klient ist davon überzeugt, dass er ein Recht darauf hat, dass andere für ihn da sind, ihn versorgen, nach seinen Regeln handeln usw. Der Klient nimmt dabei nicht mehr wahr, dass diese Ansprüche auf *sein* Motivsystem zurückgehen, also relativierbar und (dringend!) hinterfragbar sind, sondern hält dieses Recht für gegeben, für Realität: *das ist so, das steht ihm zu.*
- Interessant ist auch die Variante, bei der Klienten Teile ihrer Person als „Realität" definieren: „Ich bin eben so. Das ist nun mal Teil meiner Persönlichkeit."

Hier wird die Konstruktion besonders grotesk, jedoch ist der Widerstand gegen ein Hinterfragen besonders groß: die Botschaft an den Therapeuten ist: „Komm ja nicht auf die Idee, diese Aspekte zu betrachten, sie offen zu legen und zu hinterfragen!" Oder: „Lass die Finger von meiner Persönlichkeit!"

Hierzu fällt mir immer eine Geschichte von Daniel Düsentrieb ein, der einem, seinen Rasen mit einer Sichel mähenden Nachbarn einen Rasenmäher erfinden will, woraufhin der Angesprochene antwortet: „Mein Großvater hat den Rasen mit der Sichel gemäht, mein Vater hat den Rasen mit einer Sichel gemäht. Warum sollte ich den Rasen mit etwas anderem mähen?" Der schon leicht frustrierte Düsentrieb fragt den Nachbarn daraufhin, ob er ihm nicht wenigstens einen längeren Stiel für seine Sichel erfinden soll, damit ihm der Rücken nicht mehr so weh tut, worauf dieser, völlig ungehalten, antwortet: „Meinem Großvater hat der Rücken weh getan, meinem Vater hat der Rücken weh getan, warum sollte mir was anderes weh tun?“ Von dieser Logik mattgesetzt, wendet sich Düsentrieb erschüttert ab.

Wesentlich für die Analyse dieser Konstruktionen ist nicht der Inhalt, sondern die *Funktionalität*: wozu ist es wichtig, einen Inhaltsaspekt *so* und nicht anders zu konstruieren? Was hat der Klient davon?

Der Vorteil, eine Konstruktion für die Realität zu haben und so auch anzubieten, liegt darin, dass man als Klient die eigenen Anteile an dem Problem herauskürzen kann (entsprechendes gilt auch für Zwangsläufigkeits- und Unlösbarkeitskonstruktionen). Betrachtet man eine Konstruktion als „selbstgemacht“, dann ist klar, dass eigene Anteile, Motive, Werte, Sichtweisen usw. eine große Rolle spielen: damit geraten diese aber sofort in den Fokus, werden offengelegt und hinterfragbar. Ist das, was man berichtet, aber „die Realität“, dann hat dies mit eigenen Anteilen *gar nichts* zu tun: ist man verantwortlich für die Realität? Das Problem, so besagt die Konstruktion, liege eben nicht in der eigenen Person, sondern in der Situation: diese *ist* eben aversiv, peinlich, unangenehm usw. (damit machen die Klienten eine typische Objektion im Ach`schen Sinne: sie verlegen internale Prozesse nach außen). Die Konstruktion hat damit eine deutliche Schutzfunktion: eigene Anteile werden vor einer Betrachtung, Bewertung, Veränderung geschützt.

Von daher ist es auch nicht verwunderlich, dass Klienten, die diese Arten von Konstruktionen verwenden, in der Regel *ihre* eigenen, persönlichen Bewertungen, Motive usw. in ihren Schilderungen gar nicht deutlich werden lassen: was sie eigentlich wollen, wie *sie* das sehen usw. bleibt unklar.

So sagt eine Klientin z.B.: „Meine Mutter darf nicht enttäuscht werden, das würde sie nicht verkraften.“ und nicht: „*Ich* kann es nicht ertragen, meine Mutter zu enttäuschen.“

Die Hauptgefahr für den Therapeuten ist hier die „*Plausibilitätsfalle*“: der Therapeut mag die Konstruktion, so wie sie vom Klienten vorgetragen wird, für nachvollziehbar, völlig plausibel, ja geradezu zwingend halten. Tut der Therapeut dies, dann stagniert augenblicklich der therapeutische Prozess: die Konstruktion des Klienten wird nicht weiter analysiert, hinterfragt, in ihrer Funktionalität bearbeitet usw. Die Konstruktion des Klienten wird dagegen (mehr oder weniger explizit) „abgesegnet“. Eine therapeutische Bearbeitung kann an dieser Stelle nicht mehr stattfinden.

Daher ist es *äußerst wesentlich*, dass der Therapeut lernt, eine Stellung einzunehmen, die ihn (weitgehend, leider nicht völlig) vor der Plausibilitätsfalle schützt. Grundsätzlich ist es m.E. hilfreich, wenn der Therapeut von der Grundannahme ausgeht:

- Es ist überhaupt nichts plausibel!
- Jede Reaktion hat ihre idiosynkratische Wurzel im Klienten!
- Solange diese nicht verstanden ist, ist nichts verständlich!

Der Therapeut sollte sich vorstellen, dass über dem Kopf des Klienten eine große Tafel angebracht ist, auf der steht: „Es ist alles nur eine Konstruktion!“.

Nichts ist plausibel, es sei denn, es wird aus dem inneren Bezugssystem des Klienten heraus verständlich.

Diese Grundhaltung führt dazu, dass der Therapeut seine Position aus Neugier, von noch-besser-verstehen-wollen von weiter-hinterfragen-wollen, von staunen-können nicht aufgibt. Diese Haltung bewahrt den Therapeuten auch davor, eigene Annahmen und Plausibilitäten auf den Klienten zu übertragen: hat er die Reaktion des Klienten aus dessen Bezugssystem heraus nicht verstanden, dann kann er die Aussage auch nicht plausibel finden. Dieser Aspekt ist mir deshalb so ganz besonders wesentlich, weil er eine zentrale Fehlerquelle im Therapieprozess ist: Aussagen des Klienten aufgrund eigener Annahmen für plausibel zu halten.

Intervention

Tappt der Therapeut nicht in die Plausibilitätsfalle, dann kann er prinzipiell immer zwei Aspekte erkennen:

- die Konstruktion des Klienten;
- den Versuch, die Konstruktion als Realität zu betrachten und „zu verkaufen".

Auf beide Aspekte kann der Therapeut prinzipiell eingehen.

Sagt ein Klient z.B.: „Es ist ja selbstverständlich viel schwieriger zu Ämtern zu gehen als zum Metzger", dann kann der Therapeut z.B.

- die Befürchtung genauer klären: was ist für den Klienten so schlimm, zu Ämtern zu gehen?
- den „Realitätsanspruch" thematisieren und klären: wieso ist das für Sie so selbstverständlich, dass es schwieriger ist, zu Ämtern zu gehen?

Sagt der Klient z.B.: „Ich bin nun mal so. Das ist ein Teil meiner Persönlichkeit.", dann kann der Therapeut

- die Konstruktion klären: was genau meinen Sie mit „Teil der Persönlichkeit"?
- den Realitätsanspruch thematisieren: „Es ist wichtig für Sie, dass das unveränderlich ist."
- den Realitätsanspruch hinterfragen: „Was macht das für Sie so wichtig, diesen Teil von sich als unveränderlich zu betrachten?"
- die mögliche Beziehungsbotschaft aufnehmen: „Sie möchten, dass auch ich diesen Teil von Ihnen als unveränderlich ansehe und nicht weiter hinterfrage?"

Alle diese Interventionen bedeuten, dass der Therapeut einer wesentlichen Implikation der Klientenaussage *nicht* folgt: der Therapeut betrachtet den thematischen Inhalt im Gegensatz zum Klienten als weiter klärbar, weiter hinterfragbar, weiter bearbeitbar. Der Therapeut setzt dem Klienten wieder die Haltung des „im Gegenteil" entgegen: es ist eben *nicht* die Realität allein; es sind im Wesentlichen die Schemata des Klienten, die von Bedeutung sind. Und deshalb müssen genau diese weiter betrachtet werden.

Interaktionsspiel

Die Verwendung von Realitätskonstruktionen als Realität kommt häufig bei Interaktionsspielen vor. Ist dies der Fall, können zwar die vorstehenden Interventionen auch angewandt werden: da dann aber diese Strategie in einen viel größeren intentionalen Zusammenhang eingebettet ist, reichen diese Interventionen dann nicht mehr aus.

9.8.10.4 Zwangsläufigkeitskonstruktionen

Der Klient kann ein Problem nicht nur als *die Realität* definieren; er definiert darüber hinaus diese Realität auch noch als zwangsläufig. D.h., seine Konstruktion enthält die Aussage, dass die Situation, so wie sie ist, sich zwangsläufig so entwickeln musste: „Wenn man ein solches Elternhaus hat wie ich und im Leben so beschissen worden ist, dann bleibt einem nichts anderes übrig als zu saufen.“.

Zwangsläufigkeitskonstruktionen dienen damit oft einer Exkulpierung: die Klienten können damit ihrer Umwelt deutlich machen, dass sie „für gar nichts etwas können“.

Damit impliziert der Klient einige wesentliche Aspekte:

- Das Problem oder der augenblickliche Zustand ist nicht durch ihn herbeigeführt worden, sondern durch „Umstände“.
- Eigenes Handeln, eigene Entscheidungen haben dabei eine untergeordnete Rolle gespielt.
- Daher hat der Klient für den Zustand auch nur begrenzt Verantwortung, wenn überhaupt!
- Der Klient hätte, selbst bei gutem Willen und reichlich Kompetenzen, den Gang der Ereignisse nicht aufhalten können. Deshalb kann man ihm auch für konsequentes Nichthandeln keinen Vorwurf machen.

Um eine Zwangsläufigkeitskonstruktion entwickeln zu können, muss ein Klient bestimmte konstruktive Strategien verwenden. Diese zu verstehen, ist für den Therapieprozess sehr wesentlich, weil sich daraus therapeutische Interventionsmöglichkeiten ableiten lassen. *Diese konstruktiven Elemente sind:*

- Ein Klient muss sich als *passiv* darstellen, als jemand, der nichts beeinflusst und beeinflussen kann. Dieses Image stimmt jedoch meist mit anderen Darstellungen des Klienten nicht überein.
- Der Klient stellt Ereignisfolgen so dar, als hätte er nie irgendwelche Entscheidungen getroffen, ja, als hätte er nie Handlungsalternativen gehabt (und das sei immer noch so). Dies ist psychologisch völlig unsinnig: denn nähme man dies wirklich ernst, müsste man den Klienten für einen Zombie halten, der entweder völlig instinktgeleitet, voll programmiert oder ferngesteuert durch die Welt läuft (was dem Klienten selbst wohl weniger recht wäre).
- Der Klient kürzt oft jede historische Entwicklung des Problems heraus: er betont, bestimmte Folgen seien *heute* zwangsläufig, verschweigt dabei aber, dass sie sich ja in ganz bestimmter Weise *entwickelt* haben: *Probleme und Situationen haben eine Geschichte.* Die Situation *ist* nicht einfach so wie sie ist, sondern die Klienten haben sie zum großen Teil aktiv und Entscheidungen treffend so *gestaltet.* Ein Klient war nicht vom Schicksal gezwungen, ein Haus zu kaufen, was er sich finanziell nicht leisten kann und war nicht gezwungen, finanziell in der Klemme zu sitzen: der Hauskauf hat vielmehr wichtige kompensatorische Funktionen gehabt und der Klient hat sich bewusst über Bedenken hinweggesetzt. Ein Klient ist nicht einfach gegen seinen Willen von einer Frau geheiratet worden, die nun zu Hause das Kommando hat; und es folgt nicht zwangsläufig aus dieser Situation, dass man sein Geld für Computer ausgeben muss, um „noch was vom Leben zu haben“.

Als Therapeut muss man sich eines völlig klar machen:

Keine Sichtweise, keine Entscheidung, keine Bewertung, keine Handlung, keine Konsequenz ist zwingend. Es lassen sich immer alternative Sichtweisen, Bewertungen usw. denken, die ebenfalls hätten realisiert werden können. Keine Konstruktion ist zwingend, und wenn sie noch so zwangsläufig erscheint.

Und:

Wenn eine Entscheidung, Bewertung usw. nicht zwangsläufig ist, dann hat sie etwas mit dem Klienten zu tun. Dann geht sie auf dessen Motive, Überzeugungen usw., auf die „inneren Determinanten" zurück. Und wenn das so ist, dann muss man diese inneren Determinanten klären.

Ist die „Realitätskonstruktion als Realität" im Therapieprozess für den Therapeuten oft schon eine unangenehme Herausforderung, so kann mancher Therapeut bei der Zwangsläufigkeitskonstruktion einen leichten Druck um den Hals spüren: diese Konstruktionen lösen ebenfalls mit hoher Wahrscheinlichkeit Plausibilitätsannahmen aus, lösen dann aber, wenn der Therapeut sie annimmt, noch mehr Hilflosigkeit aus. Denn in diesem Falle ist das Problem nicht nur „in der Realität" begründet, sondern es musste auch so kommen und der Klient hatte daran keinen Anteil. Was soll man als Therapeut schon mit einer solchen Situation tun?

Nun, man darf es gar nicht dazu kommen lassen! Hier gelten die gleichen Grundeinstellungen wie für Realitätskonstruktionen als Realität. Außerdem kommt hier noch eine wesentliche Grundüberzeugung dazu:

- die Überzeugung, dass ein Zustand eine Geschichte hat;
- eine Geschichte, in der der Klient eine Serie von Entscheidungen und Wahlen getroffen hat;
- die wiederum sehr viel mit seinen internalen Determinanten zu tun haben;
- weswegen diese internalen Determinanten sehr gründlich betrachtet werden müssen.

Gerade beim Umgang mit dysfunktionalen Konstruktionen kann ein Therapeut vorübergehend hilflos werden: kein Therapeut kann alles immer sofort verstehen, kann immer kreativ sein, immer sofort die richtige Idee haben. Hier ist es sehr wesentlich, dass ein Therapeut sich selbst nicht unter Druck setzen lässt: man braucht Zeit, die komplexen Konstruktionen zu verstehen, zu verstehen, was ein Klient damit will usw. Diese Zeit muss man sich als Therapeut auch gönnen. Und man muss sich immer klar machen, dass man nicht hilflos ist, nur weil einem nicht sofort die Lösung einfällt. Hilfreich ist für mich hier immer ein Spruch, der aus einem Fernsehfilm stammt: „Ein toter Punkt ist nur der Zeitraum zwischen zwei Ideen.". Hält man sich als Therapeut an grundlegende Prinzipien der Verarbeitung und des Handelns, dann ist man auch nicht hilflos. Hilflosigkeit des Therapeuten ist m.E. in der Therapie kein anzustrebender, sondern ein so weit wie möglich zu überwindender Zustand. Der Grund dafür liegt nicht in meinem Mitleid mit den armen Therapeuten: ein Therapeut sollte schon mit seiner Hilflosigkeit fertig werden können. Der Grund liegt vielmehr im Sinn von Therapie: wenn Klienten in der Therapie neue, konstruktive Erfahrungen machen sollen, und wenn sie selbst in ungünstigen Bearbeitungen feststecken, dann sollte der Therapeut in der Lage sein, konstruktive Anregungen zu geben. Dies kann ein hilfloser Therapeut aber gerade nicht. Sicher, auch hier kann es konstruktive Prozesse geben, z.B. den, dass der Klient sich gezwungen sieht, nun doch selbst zu arbeiten. Diesen Effekt hat der Therapeut dann aber nicht durch therapeutisches Handeln erzeugt, sondern er hat lediglich Glück gehabt, dass es nicht schiefgegangen ist (wenn der Therapeut dies als Strategie angewandt hat, dann war er nicht hilflos, sondern er hat zielgerichtet gehandelt!). Daher sollte man sich um Kompetenz der Therapeuten bemühen, und nicht auf Glück vertrauen.

Zwangsläufigkeitskonstruktionen enthalten meist Aspekte von „Realitätskonstruktion als Realität". Diese Aspekte können nach den oben beschriebenen Vorgehensweisen bearbeitet werden. Die Zwangsläufigkeitskonstruktion erhält darüber hinaus den Aspekt, dass alles so kommen musste und man selbst gar nichts dafür kann. Diese Aspekte können nun vom Therapeuten transparent gemacht und hinterfragt werden. Der Therapeut kann z.B. sagen:

- „Sie stellen die Entwicklung des Problems so dar, als hätte sich alles so ergeben müssen. So wie Sie es darstellen, haben Sie gar keinen Anteil daran, Sie haben gar keine Entscheidung getroffen."

Der Klient kann dies nun bestätigen (was einen Konsens herstellt), z.B.:

- „Ja, das stimmt. Ich konnte nie was selbst entscheiden. Immer haben andere das gemacht. Oder es ist was passiert, was mich aus der Bahn geworfen hat."

Der Therapeut kann nun hier verschiedenes tun (man beachte immer, dass ein toter Punkt nur der Zeitraum zwischen zwei Ideen ist; bleiben Sie ganz ruhig und konzentrieren Sie sich auf die Funktionalität):

- Er nimmt diese Konstruktion zum Ausgangspunkt einer Klärung (was der Klient meist nicht erwartet), z.B.: „Wie war das für Sie, nie etwas beeinflussen zu können? Wie hat sich das angefühlt, ein Spielball anderer zu sein?"
- Er macht *Implikationen der Konstruktion deutlich*, z.B.: „Sie *haben* aber auch nie etwas entschieden. Sie sind nicht aus dieser Situation herausgegangen. Sie haben Ihr Leben nie in die Hand genommen, nie selbst Verantwortung übernommen."
- *Daraufhin kann sich ein Dialog entwickeln, in dem der Therapeut den Klienten festlegt*. Der Klient wird nun sehr wahrscheinlich mit „mehr desselben" antworten: „Das konnte ich ja nicht. Das war ja gerade das Problem."
- Der *Klient*: „Nein, nein. Ich habe ständig darüber nachgedacht, ich habe aber keine Lösung gefunden. Es gab keine Lösung! Alles war verkorkst!"
- Der *Therapeut* (Ruhe bewahren: es ist alles eine Konstruktion!): „Sie haben also nichts dagegen, dass wir uns Ihre Situation jetzt mal genauer ansehen und gucken, was *Sie* ändern könnten."

Meist willigen die Klienten an dieser Stelle ein, woraufhin der Therapeut sofort ein konkretes Arbeitsthema vorschlagen muss. Der Therapeut hat so erreicht, dass gearbeitet wird und ist weg von der Darstellung, „wie alles gekommen ist". Doch Achtung: der Klient wird immer wieder in die alte Schiene rutschen, d.h., der Therapeut muss immer wieder Interventionen realisieren, um den Klienten ans Arbeiten zu bringen.

Der Therapeut kann auch hier die „Beziehungsbotschaft" explizit machen: „Es wäre Ihnen wichtig, wenn ich akzeptieren würde, dass alles sich zwangsläufig ereignet haben und Sie keine Verantwortung hatten."

Zwangsläufigkeitskonstruktionen kommen häufig bei Interaktionsspielen vor. Daher sollten diese Anlass geben zu einer Spielanalyse. Liegt ein Interaktionsspiel vor, dann müssen auch die angeführten Interventionen eingebettet werden in eine umfassendere therapeutische Strategie (vgl. Kapitel 11).

9.8.10.5 Unlösbarkeitskonstruktionen

Ein Klient konstruiert ein Problem so, dass es nicht lösbar ist: wenn er A tut, um weiterzukommen, resultiert die unangenehme Konsequenz X; wenn er B tut, resultiert die Konsequenz Y; wenn er C tut, resultiert der unannehmbare Zustand Z, usw. Was immer er tut, das Problem wird nicht besser, ja z.T. sogar noch schlimmer.

Unlösbarkeitskonstruktionen werden von manchen Klienten (wie z.B. Psychosomatikern) selbst geglaubt: es sind meist resignativ gefühlte Überzeugungen, nichts tun zu können. In diesem Fall funktionalisieren die Klienten das Problem nicht; auch vom Therapeuten erwarten sie dann keine Lösung, sondern gehen eher davon aus, dass der Therapeut auch keine Lösung finden wird. Sie haben dann häufig eine Haltung wie: „Damit muss man sich abfinden!". In diesem Fall hat man es therapeutisch mit einem Problem auf Inhaltsebene zu tun.

Jedoch werden Unlösbarkeitskonstruktionen oft (von Klienten mit Persönlichkeitsstörungen) in hohem Maße funktionalisiert. Ein Problem wird als unlösbar konstruiert, damit ein Interaktionspartner etwas tut, Verantwortung übernimmt usw.

In einem solchen Fall wird die Konstruktion im Allgemeinen (nicht resignativ, sondern fordernd) vorgetragen, auf einem Silbertablett serviert: man ist hilflos, hat schon alles versucht, aber nichts hat geholfen, vielmehr ist nur alles schlimmer geworden (vgl. Kapitel 11).

Gegen alle Lösungsversuche, die der Klient erwogen hat, gibt es schwerwiegende Einwände: der eine würde das Problem nur verschlimmern, der zweite ist dem Partner nicht zuzumuten, für den dritten fehlt das Geld, der vierte scheitert an mangelnden Kompetenzen usw. Und sollte der Therapeut hier auf die (abenteuerlich unsinnige) Idee kommen, dem Klienten weitere Lösungen anzubieten oder zu versuchen, den Klienten davon zu überzeugen, dass ein Weg doch gangbar ist, wird er sicher damit das gesamte kreative Potential des Klienten aktivieren: der Klient wird dieses nutzen, um dem Therapeuten zu beweisen, dass alles nicht geht, und dass sogar die meisten Vorschläge die Misere nur noch vergrößern würden.

Es ist hier bei der Bearbeitung dieser Konstruktionen *extrem* wesentlich, dass der Therapeut *nicht* in die inhaltlichen Diskussionen einsteigt. Denn auf der inhaltlichen Ebene wird er immer mattgesetzt und vor allem:

Im Falle einer solchen interaktionellen Strategie geht es nicht um die Inhalte. Man muss sich nämlich fragen, was diese Konstruktion, vorgetragen in einer Interaktionssituation, ja in einer therapeutischen Situation, eigentlich soll. Wozu soll es gut sein, einem Therapeuten (oder einem anderen Interaktionspartner) zu beweisen, dass ein Problem unlösbar ist? Was hat der Klient davon? Was will der Klient damit erreichen?

Die Perspektive, die bei der Analyse und auch bezüglich therapeutischer Interventionen hier weiterführt, ist die der *interaktionellen Funktionalität* (vgl. Kapitel 11). Die entscheidende Frage ist hier: was sagt der Klient? Die entscheidende Frage ist: *was will der Klient beim Interaktionspartner erreichen*? Dies muss im Einzelfall sehr sorgfältig analysiert werden.

Es gibt hier verschiedene Möglichkeiten, die man prinzipiell in Erwägung ziehen kann.

a. Die Konstruktion kann eine Komponente in einem Spiel sein, z.B. in einem „Armes-Schwein-Spiel“: der Klient macht durch diese Konstruktion dem Interaktionspartner erst richtig klar, *wie* schlecht es ihm geht, denn nun steckt er auch noch in einer ausweglosen Situation.
b. Die Konstruktion kann aber auch genutzt werden, um einen Partner, ebenso den Therapeuten, unter Dauerstress zu halten:
   - dem Partner (und dem Therapeuten) wird deutlich gemacht, dass die Situation schlimm/unerträglich usw. ist, dass sie dringend geändert werden muss;
   - gleichzeitig wird aber vermittelt, dass diese durch den Klienten nicht geändert werden kann;
   - darüber hinaus wird vermittelt, dass der Partner (der Therapeut!) für eine solche Veränderung zuständig ist, schon weil man selbst keine Lösung weiß, der Partner (der Therapeut!) dagegen kompetent und außerdem verpflichtet ist, sich hier anzustrengen;
   - der Partner (der Therapeut!), der all diese Konstruktionen annimmt, übernimmt es so, sich ständig Gedanken über die Person und die Lösung der Probleme zu machen;
   - die Person hat damit den Partner (den Therapeuten!) voll für sich vereinnahmt und kann, durch Hervorrufen schlechten Gewissens („Es hat sich immer noch nichts getan!“), die Dynamik jederzeit anheizen.

Es kann bei Klienten noch einen anderen intentionalen Hintergrund haben, um Unlösbarkeitskonstruktionen aufzumachen: die Klienten schätzen ihre eigenen Kompetenzen, Fähigkeiten, Ressourcen, Kontrollmöglichkeiten als extrem gering ein. In diesem Fall ist die Situation unlösbar, weil der Klient inkompetent, hilflos ist. Daher soll *diese* Art der Konstruktion auch als *Hilflosigkeitskonstruktion* bezeichnet werden und von der Unlösbarkeitskonstruktion im obigen Sinne abgegrenzt werden. Hilflosigkeitskonstruktionen sind bei depressiven Klienten zu finden und können mit Verfahren der kognitiven Therapie in der Regel gut bearbeitet werden (vgl. Beck, 1979; Sachse, 1983; Sachse & Musial, 1981).

Liegt einer Unlösbarkeitskonstruktion ein *inhaltliches* Problem zugrunde, dann sollte ein Therapeut auf keinen Fall Vorschläge machen; diese werden ebenfalls nicht funktionieren. Zwei Strategien sind hier hilfreich:

- Der Therapeut konfrontiert den Klienten mit seiner Konstruktion und damit, dass er sich damit selbst behindert und matt setzt; er macht dem Klienten deutlich, dass alle Komponenten der Konstruktion nun noch einmal gründlich analysiert und geprüft werden müssen, um einen Ausweg aus dem Dilemma zu finden.
- Und dies wird dann therapeutisch getan: die Gründe für Unzufriedenheit, für Probleme, die möglichen Alternativen und ihre Vor- und Nachteile werden nun genauestens analysiert und hinterfragt. In der Regel lässt sich die festgefahrene Konstruktion dadurch schrittweise „aufweichen“ und ein Klient erkennt nach und nach neue Wege.

Ist die Konstruktion funktionalisiert, dient sie also der Manipulation von Partnern (und von Therapeuten), dann ist eine inhaltliche Bearbeitung *nicht* indiziert. Hier muss auf Beziehungsebene interveniert werden (vgl. Kapitel 11).

In diesem Fall macht ein Klient ein Paradoxon auf, ein Paradoxon, jemanden um Hilfe zu bitten und ihm gleichzeitig aktiv zu beweisen, dass es keine Hilfe geben kann. Dieses Paradoxon macht Sinn, wenn man annimmt, dass es der Person darum geht, den Partner „auf Trab zu bringen". Der Helfer soll sich mehr anstrengen, soll mehr tun, mehr Verantwortung übernehmen, mehr Präsenz zeigen usw. Dem Helfer soll ein schlechtes Gewissen gemacht werden: der andere leidet so sehr und man selbst tut nicht genug. Der Klient kann durch ein solches Vorgehen vom Helfer u.U. auch erwarten,

- dass dieser sich mit dem Klienten solidarisiert, z.B. gegen den verständnislosen Ehemann;
- dass dieser aktiv eingreift, z.B. den verständnislosen Ehemann zurechtweist;
- dass dieser die Sichtweisen des Klienten bestätigt, z.B., dass der Klient so gestresst ist und zu Hause dringend Ruhe braucht; daraufhin kann der Klient zu Hause seine Regeln mit Hilfe des Therapeuten durchsetzen, usw.

Der Klient, der Unlösbarkeitskonstruktionen aufmacht, möchte in diesem Fall weder sich noch sein System verändern; er möchte vielmehr erreichen, mehr (oder weniger) Kontrolle über das System zu bekommen. Daher ist eine Spielanalyse beim Vorliegen von Unlösbarkeitskonstruktionen unumgänglich.

Nichtsdestotrotz kann und sollte der Therapeut die Art der Konstruktion immer aufdecken: er sollte deutlich machen, *dass* der Klient eine Unlösbarkeitskonstruktion *aufmacht*, und dass der Therapeut dies *erkannt* hat. Der Therapeut kann hierzu seine bisherigen Erfahrungen mit dem Klienten verbalisieren, z.B.: „Mir ist aufgefallen, dass Sie immer dann, wenn wir darüber sprechen, was Sie tun können, deutlich machen, dass Sie nichts tun können. Sie können nicht in dem Haus wohnen bleiben, weil Sie ständig Krach mit ihrem Vater haben; den Krach können Sie nicht ertragen, weil er Sie an Ihre früheren Erfahrungen erinnert; Ihren Vater können Sie nicht ändern, weil er Ihnen nicht zuhört; ausziehen können Sie nicht, weil Sie dann gar nicht mehr klarkommen. Für jede mögliche Lösung gibt es ein Gegenargument. Es erscheint so, als wollten Sie mir und sich beweisen, dass es gar keine Lösung geben kann."

Es ist absolut wesentlich, dass der Therapeut hier damit rechnet, dass der Klient versuchen wird, zu *argumentieren*: er wird versuchen, den Therapeuten davon zu überzeugen, dass er, der Klient, mit seinem Latein am Ende ist, alles versucht und nichts gefunden hat, aber dringend Hilfe braucht. Lässt sich der Therapeut hier auf eine Argumentation ein, ist er verloren (Never argue with the client, and never argue with a client, who tries to convince you!). Der Klient wird hier eine riesige Fülle von Argumenten, von eigenen Erfahrungen, von Erfahrungen anderer, von der Unbill der Welt aufbieten, die der Therapeut gar nicht alle widerlegen kann.

Also:

- Nicht auf Argumente einlassen!
- Fragen stellen:
  - Was will der Klient?
  - Wozu dient die Konstruktion?
  - Was will der Klient bei sich, bei mir, bei anderen erreichen?

Der *Klient* wird daher sehr wahrscheinlich dem Therapeuten in etwa antworten: „Das will ich Ihnen nicht beweisen, das ist so. Ich habe doch schon alles versucht, das habe ich Ihnen ja erzählt. Und immer wieder kriege ich eines drüber. Was soll ich denn noch tun?"

Therapeut: Ruhe bewahren. Fragen: Was will der Klient?

Die Klienten möchten sich als „armes Schwein" darstellen, als jemand, dem übel zugesetzt wird, der sich nicht helfen kann, aber auch nichts dafür kann. Deshalb muss der Therapeut helfen.

Der Therapeut kann zum einen diese Aspekte aufgreifen, z.B. den Aspekt, dass er allein nichts tun kann. Er kann z.B. sagen: „Sie haben aufgrund dieser Erfahrungen den Eindruck, dass Sie jetzt gar nichts mehr tun können. Dass es sich auch nicht mehr lohnt, nach einer Lösung zu suchen."

Darauf der Klient: „Aber es gibt doch keine Lösung. Ich habe ja schon alles probiert."

Therapeut: „Sie haben bisher allein einiges probiert, sicher nicht alles. Was spricht für Sie denn tatsächlich dagegen, jetzt noch mal genau zu gucken, die Situation noch mal genauer zu analysieren?"

Klient: „Das hat doch keinen Zweck."

Therapeut: Nun kann der Therapeut das Paradoxon thematisieren: „Sie sagen, es hat keinen Zweck, Sie wollen es auch hier mit mir nicht noch einmal versuchen. Dann verstehe ich nicht, warum Sie dann mit mir Therapie machen?"

Klient: „Ich dachte, Sie könnten mir eine Lösung sagen."

Therapeut: „Ja, das ist der Punkt. Sie verlassen sich auf mich: Sie wollen gar nicht eine Lösung selbst erarbeiten, Sie wollen, dass Ihnen jemand eine Lösung sagt."

Damit hat der Therapeut die Intention des Klienten (zumindest einen Aspekt daraus) konfrontativ auf den Punkt gebracht. Dies ist nötig, denn der Klient muss eine Repräsentation davon erhalten, was er mit sich und anderen tut. Nur dann hat er überhaupt eine Chance, etwas zu ändern.

Eine Klientin, die eine Unlösbarkeitskonstruktion aufmachte, führte u.a. ihre Kinder als Argumente dafür an, dass sie ihren Mann nicht verlassen und damit in ihrem Leben nichts ändern kann. Sie sagte: „Die Kinder müssen ja versorgt werden, die können ja nicht verwahrlosen." Damit konstruiert sie einen Joker, denn wer will schon, dass ihre Kinder verwahrlosen? Der Therapeut lässt sich nun gar nicht auf eine solche Inhaltsdiskussion ein, sondern interveniert konsequent auf der Bearbeitungsebene: „Das ist sehr interessant, was Sie da sagen (Markierung!). Offenbar können Sie hier nur schwarzweiß denken: entweder die Kinder sind gut versorgt oder Ihre Kinder verwahrlosen. Dazwischen gibt es nichts." Die Klientin versucht daraufhin, wieder auf der Inhaltsebene zu argumentieren, der Therapeut bleibt aber konsequent auf der Bearbeitungsebene: „Ich merke, dass es sehr schwierig für Sie ist, sich vorzustellen, dass es außer Verwahrlosung noch etwas anderes gibt. Ich frage mich, ob Sie eine andere Möglichkeit überhaupt sehen *wollen*?" Die Klientin geht hier nicht auf das Bearbeitungsangebot ein, sondern sagt: „Es gibt keine!" Daraufhin sagt der Therapeut: „Was spricht dagegen, noch mal genau zu gucken, ob es keine gibt?" Die Klientin bleibt bei ihrer Vorgehensweise: „Ich *weiß*, dass es keine gibt." Daraufhin antwortet der Therapeut: „Sie möchten auf gar keinen Fall von dieser Überzeugung abrücken. Ansonsten verstehe ich nicht, was dagegen spricht, es noch einmal genau anzugucken."

Spätestens an dieser Stelle sind, meiner Erfahrung nach, die meisten Klienten bereit, sich zumindest ansatzweise (man ist als Therapeut bescheiden!) auf eine Bearbeitung einzulassen. Die Klienten sind dann (zumindest probeweise) bereit, sich auf einen Klärungsprozess einzulassen, insbesondere, wenn der Therapeut eine akzeptierende Beziehung realisieren konnte. Geht ein Klient nicht auf solche Angebote ein, dann will er, dass der Therapeut nach seinen Regeln arbeitet: der Therapeut soll gefälligst einsehen, dass es keine solche Möglichkeit gibt, soll sich mit dem Klienten gegen Partner solidarisieren usw. Dies sollte ein Therapeut aber m.E. nach auf keinen Fall tun. Daher ist es nun nötig, dem Klienten deutlich zu machen, was in der Therapie möglich ist und was nicht.

Die Klientin macht nun einen solchen Fall auf und sagt: „Ich *weiß* einfach, dass es keine andere Möglichkeit gibt. Warum soll ich dann gucken?"

Therapeut: „Weil das der zentrale Sinn von Therapie überhaupt ist: eigene Überzeugungen, Lösungen usw. neu und aus anderer Richtung anzugucken, zu überprüfen und zu hinterfragen. Wenn Sie sagen, dass das sinnlos ist, dann sagen Sie, dass Therapie sinnlos ist. Dann ist mir aber unklar, was wir tun sollen."

Klientin: „Ich dachte, das könnten Sie mir sagen, schließlich sind Sie der Therapeut."

Therapeut: „Ja, da haben Sie recht: ich kann Ihnen sagen, was Sie tun können: prüfen Sie mit mir zusammen, ob es wirklich keine andere Möglichkeit gibt. Oder gucken Sie mal, warum es so wichtig für Sie ist, keine andere Möglichkeit zu finden. Es gibt vieles, was Sie tun können. Die Frage ist nur, ob Sie es auch tun *wollen*."

10 Interventionen auf der Bearbeitungsebene

Klienten weisen manchmal im Therapieprozess massive Bearbeitungsprobleme auf, wie z.B. eine durchgängige Vermeidung, sich mit relevanten Inhalten zu beschäftigen. In einem solchen Fall wechselt der Therapeut mit seiner Aufmerksamkeit, seiner Verarbeitung und seinen Interventionen auf die Bearbeitungsebene. In diesem Kapitel wird behandelt, was genau unter der Bearbeitungsebene zu verstehen ist, was „Bearbeitung der Bearbeitung" bedeutet und mit Hilfe welcher therapeutischer Strategien ein Therapeut mit Vermeidung umgehen kann.

10.1 Die Bearbeitungsebene

Wie ausgeführt, kann man den therapeutischen Prozess unter der Perspektive der Bearbeitung betrachten: dann analysiert man, wie ein Klient mit seinen Problemen umgeht. Ist er „selbstexplorativ", nimmt er eine internale Perspektive ein, definiert er einen Arbeitsauftrag? Oder vermeidet er bestimmte Themen, macht er im Prozess „thematische Sperren" auf?

Diese Perspektive ist unabhängig vom jeweiligen *Inhalt* der Kommunikation: jeder Inhalt kann auf ganz unterschiedliche Weise bearbeitet werden. Inhaltsdimension und Bearbeitungsdimension sind daher orthogonal.

Therapeuten können ihre Aufmerksamkeit überwiegend auf die Bearbeitungsebene richten: sie verarbeiten dann Informationen darüber, wie ein Klient arbeitet, wie der Klient selbst mit Inhalten umgeht. Und sie können Interventionen realisieren, die auf diese Klienten-Bearbeitung abzielen, die erreichen sollen, dass sich die Bearbeitung der Klienten verbessert, dass sie konstruktiver wird; in diesem Fall arbeitet ein Therapeut *an der Bearbeitung der Bearbeitung*.

Eine solche Bearbeitung der Bearbeitung ist vor allem angezeigt, wenn Klienten so ungünstige Bearbeitungen zeigen, dass diese eine konstruktive inhaltliche Arbeit verhindern bzw. in so hohem Maße bestimmte problematische Inhalte vermeiden, dass relevante Inhaltsaspekte nicht oder nicht lange genug fokussiert werden können. Ein bestimmtes Ausmaß von Vermeidung oder dysfunktionaler Bearbeitung ist für einen Klärungsprozess normal, da dieser Prozess immer ambivalent ist bzw. Klienten in ungünstigen Strategien „festsitzen" (s.o.). Daher verwenden Therapeuten immer mal Bearbeitungsinterventionen, jedoch meist nur kurzzeitig. Bei Klienten mit psychosomatischen Störungen jedoch ist die Bearbeitung in der Regel durchweg so problematisch, dass Therapeuten *überwiegend* Interventionen auf der Bearbeitungsebene realisieren müssen (vgl. Sachse, 1995a). In diesem Fall steht damit eine Bearbeitung der Bearbeitung im Vordergrund der therapeutischen Arbeit.

10.2 Dysfunktionale Bearbeitung und Vermeidung

Dysfunktionale Bearbeitung kann darauf zurückgehen, dass Klienten keine geeigneten Strategien zum Umgang mit persönlichen Problemen gelernt haben. Der Hauptgrund für dysfunktionale Bearbeitung ist jedoch *Vermeidung* (vgl. Power & Dalgleish, 1997).

Klienten haben in mehr oder weniger große Ausmaß die Intention, die Betrachtung und Bearbeitung internaler Determinanten zu vermeiden. Denn richtet man die Perspektive der eigenen Aufmerksamkeit nach innen und betrachtet man eigene Selbstaspekte, eigene Überzeugungen, Ziele, Werte, Motive und deren aktuellen Bezug zu Problemen, dann können Aspekte deutlich werden, die der Person in gar keiner Weise angenehm sind.

So kann z.B. erkennbar werden,

- dass man selbst in sehr viel höherem Maße zur Entwicklung und Aufrechterhaltung eines Problems beigetragen hat, als man bisher geglaubt hat oder glauben wollte;
- dass man (infolgedessen) für Probleme in sehr viel höherem Ausmaß selbst Verantwortung hat, als man annehmen möchte;
- dass man selbst Überzeugungen und Werte aufweist, die anderen (eigenen) Werten und Zielen eklatant widersprechen, und die man daher selbst nur schwer akzeptieren kann;
- dass das eigene Überzeugungssystem deutlich inhomogener und konflikthafter ist, als man glauben möchte;
- dass die eigene Identität weniger klar und definiert ist, als einem lieb ist;
- dass man in viel höherem Maße gezwungen ist, an sich selbst Veränderungen vorzunehmen, als man möchte;
- dass es notwendig ist, wichtige Ziele aufzugeben oder zu modifizieren, dass man sich von zentralen Lebensplänen verabschieden muss usw.

Die Auseinandersetzung mit der eigenen Person und eigenen Problem-Determinanten kann zu schmerzhaften Erfahrungen führen und daher hoch aversiv sein. Somit kann die *Antizipation* Angst auslösen (die Auseinandersetzung mit sich selbst könnte derartiges bewirken). Damit aber ist ein *Vermeidungsverhalten* wahrscheinlich: Klienten, die derartige Erfahrungen erwarten, werden eine *Vermeidungstendenz* aufweisen, eine Tendenz, einer solchen Auseinandersetzung mit sich selbst *auszuweichen*.

Das *Ausmaß dieser Vermeidungstendenz* ist bei verschiedenen Klienten unterschiedlich groß.

Selbst bei änderungsmotivierten Klienten muss man damit rechnen, dass sie eine Vermeidungstendenz aufweisen, denn auch sie werden sich keineswegs gern diesen schmerzlichen Erfahrungen aussetzen. Diese Klienten sind jedoch *ambivalent*, d.h., es gibt neben der Vermeidungstendenz noch eine mehr oder weniger starke Annäherungstendenz: eine Tendenz, sich zu verändern und sich daher auch aktiv mit sich selbst auseinander zu setzen.

Bei psychosomatischen Klienten gibt es dagegen eine massive Vermeidungstendenz: die Klienten sind überzeugt, dass sie die Diskrepanz zwischen ihrem Ist-Zustand und einem idealen Soll-Zustand eh kaum reduzieren können, und dass jede Art von Auseinandersetzung mit sich selbst das Problem eher verschlimmert (vgl. Sachse, 1995a).

Extrem ausgeprägt ist die Vermeidungstendenz bei Klienten, die interaktionelle Spiele realisieren: sie sind gar nicht motiviert, ihr System zu verändern, sondern wollen es im Gegenteil stabilisieren. Daher ist es wesentlich, alle Aktionen zu verhindern, die das gegenwärtige System in Frage stellen können, also speziell alle Aktionen, die die Unhaltbarkeit des Zustandes, den eigenen Anteil an und speziell die eigene Verantwortung für Probleme deutlich machen könnten.

Die Intention, die Auseinandersetzung mit eigenen Problemdeterminanten zu vermeiden, kann auf sehr unterschiedliche Weise realisiert werden. D.h., Klienten realisieren sehr unterschiedliche Strategien, mit deren Hilfe dieses Ziel erreicht werden kann. Diese Strategien sind unterschiedlich gut von Therapeuten durchschaubar, dienen noch unterschiedlich vielen anderen Zielen und sind sehr unterschiedlich leicht therapeutisch bearbeitbar. Auf derartige Strategien soll im Folgenden genauer eingegangen werden.

Bezüglich der Klärungsprozesse und der Klärungsambivalenz soll von *Vermeidung* gesprochen werden, wenn der Klient einer Tendenz folgt, einen Inhaltsbereich nicht zu klären bzw., wenn er bestimmten Aspekten ausweicht usw. Dabei wird angenommen, dass die Nicht-Klärung, die Abwendung der Aufmerksamkeit intentional sind *oder* in der Biographie einmal intentional waren: der Klient hat oder hatte in seinem eigenen Motiv- und Wertesystem Gründe dafür, sich mit bestimmten Dingen *nicht* zu beschäftigen. Bestimmte Wünsche, die er wahrnimmt, können anderen wichtigen Motiven oder internalisierten Normen widersprechen und ihre Fokussierung könnte so zu massiven Konflikten führen; bestimmte Erkenntnisse über die eigene Person können dem Selbstkonzept eklatant widersprechen und ihre Erörterung könnte massive Selbstzweifel oder Identitätskrisen auslösen. In allen diesen Fällen würde eine Beschäftigung mit bestimmten Inhalten einen aversiven Zustand auslösen: einen Konflikt, eine Identitätskrise, den Druck, sich zu verändern, die Angst, Anforderungen nicht gerecht zu werden usw. Diese aversiven Zustände kann die Person vermeiden, wenn sie die Auseinandersetzung mit diesen Inhaltsaspekten vermeidet; wenn sie vermeidet, diese Aspekte zur Kenntnis zu nehmen, sie mit anderen Aspekten in Beziehung zu setzen usw. Diese Vermeidungen sind vermutlich eine hoch ökonomische Art der Selbstregulation: anstatt große Veränderungen im kognitiv-affektiven System zu initiieren, verbunden mit Unsicherheiten, Ängsten und Mühen, werden die nicht stimmigen Aspekte ausgeblendet. Dies erspart sehr viel Mühe, es erspart auch ständige Anpassung des Systems an Veränderungen.

Vermeidung und Vermeidungsstrategien sollten, betrachtet man sie so, auch nicht als an sich pathologische Verarbeitung angesehen werden, sondern als völlig normale Regulations-Strategie; als Strategie, die in der Lage ist, das Gesamt-System zu balancieren, ohne dass ständig größere Reformen oder, schema-theoretisch gesprochen, größere Akkommodationen nötig sind.

Problematisch werden die Vermeidungen erst dann, wenn das System sich ohne größere Reformen *nicht* mehr an die Anforderungen der Umwelt anpassen kann bzw. sich interne Spannungen nur noch durch Akkommodation von Schemata zu lösen sind, und wenn die Vermeidungsstrategien nicht nur nicht mehr ausreichend sind, sondern sogar eine solche notwendige Anpassung verhindern oder erschweren. In diesem Falle müssen diese Vermeidungen als dysfunktionale Problembearbeitungen aufgefasst, analysiert und verändert werden, damit eine konstruktive Akkommodation der Schemata wieder möglich wird.

Vermeidungen und Vermeidungsstrategien, so wird hier angenommen, können sich im Verlauf der Biographie zu hoch automatisierten Prozessen entwickelt haben (Dahgleish et al., 1999): ein bestimmter, von der Person einmal als bedrohlich definierter Stimulus kann ohne weitere kognitive Analyse, hoch automatisiert, schnell und ressourcenfrei ein Schema aktivieren, das bestimmte Strategien der Vermeidung aktiviert: z.B. eine Deaktivierung der schema-aktivierenden Inhalte („Ich habe den Faden verloren."), eine weitere Erhöhung der Aktivationsschwelle („Ich komme nicht dran."), einen Übergang auf andere Themen usw. Diese Strategien sind, laufen sie erst einmal automatisiert ab, „unbewusst", d.h., die Person bemerkt oft selbst nicht, dass eine Vermeidung stattfindet und wenn, kann sie über die ablaufenden Prozesse keinerlei Angaben machen und diese auch nicht direkt kontrollieren.

Derartige Vermeidungsprozesse, so folgt aus den vorliegenden Annahmen, sind bei *jedem* Klärungsprozess zu erwarten: jeder ambivalente Prozess enthält Vermeidungen. Das Ausmaß solcher Vermeidungen und Strategien ist aber von Person zu Person und wahrscheinlich auch von Störungsbild zu Störungsbild sehr unterschiedlich.

Ist Vermeidung aber etwas „Normales" und ist der Prozess der Person zumindest teilweise selbst nicht bewusst, dann macht es wenig Sinn, von „Widerstand" zu sprechen. Auch sind zum Verständnis und zur therapeutischen Bearbeitung von Vermeidungsstrategien keine weiteren Konzeptionen erforderlich: insbesondere psychodynamische Konzeptionen von unbewussten „Kräften" u.ä. erübrigen sich. Um dies auch konzeptionell deutlich zu machen, soll hier auch nicht von „Abwehr" gesprochen werden, sondern es soll das theoretisch weitaus weniger belastete und in der Psychologie verankerte Konzept der „Vermeidung" verwendet werden.

Wendet ein Klient Vermeidungsstrategien an, weicht er einem Thema aus, blockiert er eine weitere Bearbeitung, dann hat dies für den Therapieprozess eine *sehr wesentliche Indikator-Funktion* (die in gleicher Weise auch für interaktionelle Probleme gilt): die Vermeidung weist darauf hin, dass man im Prozess auf einen relevanten Inhalt gestoßen ist. Zwar weiß man meist noch nicht, *was* der Inhalt ist, denn er wird ja gerade vermieden und ist deshalb noch nicht rekonstruierbar (es sei denn, man hat bereits Informationen aus anderer Quelle). Aber *dass* es einen relevanten Inhalt gibt, das weiß man: denn eine Vermeidungstendenz setzt erst dann ein, ein Schema wird erst dann aktiviert, wenn es gilt, einen (im System des Klienten) „brisanten" Inhalt auszuklammern. Daher ist jede Vermeidungsstrategie hoch interessant: sie markiert die Inhaltsaspekte, die man sich im Therapieprozess genauer ansehen muss. Und deshalb ist die therapeutische Haltung zur Vermeidung auch verstärkte Zuwendung zum und nicht Abwendung vom Thema. Wenn der Klient signalisiert: „Lassen wir es besser sein!“, ist die These des Therapeuten: „Im Gegenteil!“

Dies ist auch ein Grund dafür, warum es für Therapeuten außerordentlich wichtig ist, „gängige“ Vermeidungsstrategien von Klienten zu erkennen. Aus diesem Grund wird sich ein wesentlicher Teil dieser Arbeit mit derartigen Strategien beschäftigen.

Spielen beim Klienten im Therapieprozess Vermeidungstendenzen und Vermeidungsstrategien eine zentrale Rolle, dann blockieren sich die Klienten in sehr massiver Weise hinsichtlich einer konstruktiven Klärungsarbeit. Die Klienten sind dann auch nicht in der Lage, Bearbeitungsangebote der Therapeuten umzusetzen: sie internalisieren ihre Perspektive nicht, wenn der Therapeut dies anregt; sie weichen einer Aktivierung affektiver Schemata systematisch aus; sie wechseln das Thema, sobald sie in relevante, klärungsbedürftige Bereiche geraten usw. Dies alles bedeutet, dass eine therapeutische Arbeit auf der Inhaltsebene nicht möglich ist: die auf Inhaltsbearbeitung abzielenden Interventionen der Therapeuten „verpuffen“; der Therapeut dringt nicht durch, er kann das Verarbeitungssystem des Klienten nicht verändern. Daher ist ein konsequenter und konsistenter Wechsel der Bearbeitungsebene nötig: nicht der Inhalt und die Klärung, sondern die dysfunktionale Problembearbeitung und deren Gründe stehen nun im Zentrum der therapeutischen Arbeit. Die Bearbeitung der Inhalte geht über eine „Bearbeitung der Bearbeitung“.

Die folgenden Kapitel behandeln „gezielte“ Vermeidungsstrategien von Klienten, die sehr oft im Therapieprozess vorkommen und die Therapeuten oft in Schwierigkeiten bringen: Therapeuten werden oft dadurch paralysiert, hilflos, handlungsunfähig. Daher werden zu den einzelnen Vermeidungsstrategien der Klienten auch therapeutische Handlungsmöglichkeiten diskutiert, mit deren Hilfe eine Bearbeitung der Bearbeitung möglich ist.

Klienten stehen oft in einem starken Konflikt zwischen den Tendenzen

- sich unangenehmen eigenen Anteilen zu „stellen“, diese zu klären und zu verändern;
- diese zu vermeiden, aus der Aufmerksamkeit auszuklammern.

Ist die Vermeidungstendenz des Klienten sehr stark, genügt es nicht mehr, die Annäherungstendenzen zu stärken: in diesen Fällen muss die Vermeidung direkt therapeutisch bearbeitet werden. In diesem Fall verlagert sich der Schwerpunkt der therapeutischen Arbeit von der Inhalts- auf die Bearbeitungsebene.

Die Ausführungen machen deutlich, dass der Klientenprozess durch einen Therapeuten gefördert und gesteuert werden muss:

- der Therapeut muss dem Klienten als Prozessexperte Hinweise geben, wie der Klient den Explizierungsprozess am konstruktivsten gestalten kann, welche Vorgehensweisen zu welchem Zeitpunkt sinnvoll sind;
- der Therapeut muss dysfunktionale Strategien des Klienten blockieren: der Klient soll in der Therapie *nicht* das tun, was er sonst tut, denn dann wäre seine Strategie auch genauso effektiv wie sonst: nämlich gar nicht; der Therapeut muss also direkter eingreifen, den Klienten auf dysfunktionale Strategien aufmerksam machen und ihm konstruktivere Vorschläge machen;
- der Therapeut muss als Prozesssupervisor den Klienten-Prozess überwachen, muss erkennen, wann der Klient in Schwierigkeiten gerät und wann welche Anregungen

gegeben werden müssen; der Therapeut muss dabei auch vorausdenken und planen: welche längerfristigen Bearbeitungsstrategien sind zum Erreichen wichtiger Prozessziele notwendig? Der Therapeut muss dann darauf achten, dass diese Strategien auch umgesetzt, über die Zeit hinweg stringent verfolgt werden;

- der Therapeut muss die Annäherungstendenzen des Klienten stärken, die Vermeidungstendenzen transparent machen, u.U. zum Thema der Therapie machen u.ä.

Damit übernimmt der Therapeut im Therapieprozess eine sehr wesentliche Aufgabe: die Aufgabe des Prozessexperten, des „Prozess-Ratgebers“, des Supervisors und des aktiven Unterstützers der Annäherungstendenz.

Wenn man davon ausgeht, dass ein Therapeut mit seinen Interventionen steuernd in die Klientenprozesse eingreifen muss, dann besteht die Gefahr, dass Psychotherapie in ein grundlegendes Paradoxon gerät: Ziel der therapeutischen Arbeit ist die Selbstregulation, die Fähigkeit des Klienten, sein Leben selbst zu bestimmen; auf der Basis der eigenen Motive Entscheidungen zu treffen, die mehr Lebensqualität erbringen als Kosten. Diese Selbstbestimmung, diese Selbstregulation des Klienten wird aber angestrebt durch Eingriffe von außen, durch Interventionen des Therapeuten. Wie aber kann man sich Autonomie durch Eingriff vorstellen? Die Antwort liegt in dem Konzept der „Prozessdirektivität“. Prozessdirektivität impliziert, dass ein Therapeut die *Bearbeitung* der Inhalte beeinflusst, jedoch nicht die Inhalte selbst.

Prozessdirektivität bedeutet außerdem, dass durch Interventionen genau die Blockierungen beseitigt werden sollen, die eine effektive Selbstregulation des Systems verhindern.

Therapeut und Klient, so muss man aus den Ausführungen schließen, bilden im Therapieprozess ein Team von Experten mit unterschiedlichen Kompetenzen. Der Therapeut ist in diesem Team der Prozessexperte: er steuert durch Interventionen sowie durch die Gestaltung der therapeutischen Beziehung relevante, beim Klienten ablaufende Prozesse. Der Klient ist der Experte für die Inhalte: nur der Klient hat Zugang zu seinen Schemata, er muss diese aktivieren und umstrukturieren. Nur der Klient kann dem Therapeuten relevante Informationen liefern, aus denen sich wieder wichtige Spuren und Fragestellungen ableiten lassen.

Diese Konzeption hat zwei wesentliche Implikationen, die deutlich werden sollten:

- auch der Klient muss Verantwortung übernehmen;
- der Therapeut kann nicht den Klienten verändern.

Da der Klient der „Inhaltsexperte“ ist, da nur er Zugang hat zu persönlich relevanter Information, hat er im Therapieprozess auch die Aufgabe, diese Information bereitzustellen und mit ihr zu arbeiten: leistet der Klient hier seinen Beitrag nicht, dann erhält der Therapeut auch kein relevantes Material, mit dem weitergearbeitet werden kann. Der Klient hat damit auch Verantwortung für das Fortschreiten des Prozesses.

Ein Therapeut kann mit seinen Interventionen den Klienten nicht direkt verändern: er kann, bei aller Prozesssteuerung, dem Klienten nur Hinweise geben, was zu tun ist, welche Perspektive der Klient einnehmen kann, welche Fragestellung er aufwerfen kann, welchem Widerspruch er nachgehen könnte usw. Der Klient hat aber immer die Wahl, diesem Proposal zu folgen oder nicht: er kann sich auch dafür entscheiden, die therapeutische Intervention nicht umzusetzen, etwas anderes zu tun usw. Der Therapeut macht damit Angebote, die der Klient selbst umsetzen muss. *Die Arbeit der Veränderung muss der Klient selbst vornehmen.*

10.3 Grundsätzliches zu therapeutischen Strategien auf der Bearbeitungsebene

10.3.1 Drei Strategien auf Bearbeitungsebene

Auf der Bearbeitungsebene kann man allgemein drei therapeutische Strategien unterscheiden, die ein Therapeut anwenden kann:

- Steuern;
- Transparent-machen der Vermeidung;
- Klären der Gründe der Vermeidung.

10.3.1.1 Steuern

Bei der Interventionsstrategie „steuern" versucht der Therapeut, den Klienten aktiv zu einer funktionalen Problembearbeitung anzuleiten: er steuert die Bearbeitungsprozesse hoch prozessdirektiv durch seine Interventionen. Dabei gibt er dem Klienten (implizit oder explizit) Anweisungen, was der Klient nun tun soll und was er nicht tun soll; dies kann er auch dem Klienten gegenüber begründen, d.h., kurz (auf der Meta-Ebene) kommunizieren.

Der Therapeut stärkt dabei die Annäherungstendenz des Klienten, z.B.: „Sie wissen, dass es wichtig ist, an dem Aspekt X zu bleiben. Also lassen Sie uns weitergucken. Was genau löst Situation Y in Ihnen aus?". Der Therapeut hält die Aufmerksamkeit des Klienten mit Interventionen an einem inhaltlichen Fokus. Oder er führt den Klienten, der ausweicht, wieder auf einen Inhaltsaspekt zurück: „Ich möchte gerne noch einmal auf den Aspekt X zu sprechen kommen...". Beantwortet der Klient eine Frage, die der Therapeut nicht gestellt hat, d.h., verfehlt der Klient mit seiner Antwort die Intention der Therapeuten-Frage, dann kann der Therapeut die Frage noch einmal stellen: „Was ich meinte, war...".

Sagt der Klient auf eine Frage: „Ich weiß nicht", dann äußert der Therapeut: „Ich weiß, dass es für Sie schwierig ist, an dieser Stelle zu bleiben. Ich glaube aber, dass es ganz wichtig ist, dieser Frage nachzugehen. Deshalb lassen Sie die Situation noch einmal auf sich wirken und gucken Sie einmal, was Sie in Ihnen auslöst". Der Therapeut kann, wenn er den Prozess steuert, dem Klienten dazu Erläuterungen geben. Er kann sagen,

- warum er diese Intervention jetzt macht;
- warum es therapeutisch wichtig ist, dass der Klient nun einer bestimmten Aufgabe folgt;

• dass der Therapeut den Klienten damit nicht verärgern will.

In allen diesen Fällen greift der Therapeut aktiv in den Bearbeitungsprozess des Klienten ein, steuert die Aufmerksamkeit des Klienten und gibt dem Klienten bestimmte Aufgaben: der Klient soll einer Fragestellung folgen, die Perspektive internalisieren u.ä. Diese Interventionen der Steuerung kann ein Therapeut auch dann schon machen, wenn der Klient noch kein massives Bearbeitungsproblem aufweist, sondern wenn er „normale“ Bearbeitungsschwierigkeiten überwinden will. Hat der Klient dagegen ein massives Problem auf der Bearbeitungsebene, dann steuert der Therapeut sehr oft und sehr stark.

10.3.1.2 Transparent-machen der Vermeidung

Diese Strategie des Transparent-Machens der Bearbeitung sollte ein Therapeut erst einsetzen, wenn er eine Weile steuernd gearbeitet hat, der Klient aber seine Art der Bearbeitung nicht verändert hat, d.h., wenn erkennbar ist, dass der Klient ein gravierenderes Bearbeitungsproblem aufweist. In diesem Fall geht der Therapeut auf die Meta-Ebene und macht dem Klienten transparent, *dass* er vermeidet: der Therapeut konfrontiert den Klienten somit mit seinen Strategien. Dies dient dazu, den Klienten auf seine (möglicherweise automatisierte) Vermeidung aufmerksam zu machen; Ziel dieser Strategie ist es, die Vermeidung bearbeitbar zu machen.

So kann ein Therapeut z.B. die Vermeidung transparent machen, wenn ein Klient zum dritten Mal eine gestellte Frage nicht beantwortet. Dann kann der Therapeut sagen: „Ich möchte Sie einmal darauf aufmerksam machen, was Sie in unserem Gespräch mit Fragen machen, die ich Ihnen stelle. Ich haben jetzt dreimal X gefragt und Sie haben mit Y geantwortet. Offenbar ist es für Sie sehr schwierig, bei dieser Frage zu bleiben und zu gucken, was das für Sie bedeutet.“.

Wichtig ist es bei dieser Strategie, dass der Therapeut diese Konfrontation sehr verständnisvoll macht, nach dem Motto: ich möchte sie wirklich nur auf etwas aufmerksam machen. Auf keinen Fall darf diese Intervention so rüberkommen wie: „Hab ich Dich erwischt, Du Schweinehund!“. Denn als Vorwurf würde die Konfrontation lediglich Reaktanz erzeugen; sie soll aber den Klienten zur Kooperation veranlassen. Daher sollte nicht die Spur eines Vorwurfes mitschwingen (und Therapeuten sollten diese Intervention deshalb auch nur dann machen, wenn sie sich *nicht* über den Klienten ärgern).

10.3.1.3 Klären der Gründe der Vermeidung

Diese Intervention schließt in der Regel unmittelbar an ein Transparent-machen der Vermeidung an: nachdem der Therapeut dem Klienten die Vermeidung transparent gemacht hat, bietet er ihm an, die Gründe für die Vermeidung zu klären. Ziel ist es, dass der Klient die Gründe für die Vermeidung versteht, bearbeitet und beseitigt, sodass konstruktiv-inhaltlich gearbeitet werden kann. Der Therapeut leitet dabei diese Klärung meist mit einer von zwei Fragen ein:

- „Was macht es Ihnen so schwer, bei dieser Frage zu bleiben?“ oder
- „Was macht es für Sie so wichtig, dieser Frage auszuweichen?“

Bei Klienten mit massiven Vermeidungsproblemen, wie z.B. Klienten mit psychosomatischen Störungen, müssen Therapeuten diese Strategien der Bearbeitung der Bearbeitung über längere Zeit (10-15 Stunden) sehr konsequent und sehr stringent einsetzen, bis sich die Bearbeitung der Klienten nennenswert ändert. Dies ist für Therapeuten oft schwierig, da die Interventionen in der Regel *nicht* unmittelbar wirken: macht der Therapeut nur vereinzelt derartige Interventionen, haben sie kaum Effekte. Daher stellen Therapeuten oft ihre Interventionen ein, weil sie keine unmittelbaren Wirkungen bemerken. Therapeuten, die diese Interventionen jedoch längere Zeit konsistent realisieren, ändern auch die Bearbeitungen der Klienten und haben erfolgreiche Therapieprozesse (Sachse, 1995b, 1999c). Therapeuten sollen davon ausgehen, dass hoch automatisierte Strategien von Klienten sich nicht durch einzelne Interventionen verändern lassen; sie lassen sich nur ändern durch konsequent durchgehaltene Strategien.

10.3.2 Besonderheiten von Strategien auf der Bearbeitungsebene

Es gibt eine Reihe sehr unterschiedlicher Strategien, mit deren Hilfe eine Person zu verhindern versuchen kann, sich mit eigenen Problemanteilen auseinander zu setzen. Diese Strategien setzen an unterschiedlichen Stellen an und arbeiten mit sehr unterschiedlichen Mitteln. Nach diesen Ansatzpunkten oder Vorgehensweisen, die in den jeweiligen Strategien impliziert sind, kann man diese Strategien zusammenfassen.

Es gibt Vermeidungsstrategien, die relativ „früh“ ansetzen: sie versuchen bereits bei einer Problembeschreibung, das Problem so zu definieren oder zu konstruieren, dass sich keine Fragen oder Fragestellungen ergeben oder ergeben könnten, die auf internale Determinanten gerichtet sind. Das Problem erscheint dann so, dass eigene Anteile des Klienten gar keine oder keine nennenswerte Rolle spielen, so dass eine Betrachtung, eine Klärung, Bearbeitung dieser Anteile unnötig, ja geradezu sinnlos oder falsch erscheint. Diese Strategien verhindern somit bereits, dass man *Ansatzpunkte* für eine explizierende Arbeit findet. Folgt ein Therapeut diesen Konstruktionen (hält er sie für plausibel, stimmt er ihnen implizit zu), dann erübrigt sich von vornherein eine klärende Arbeit. Die Vermeidung setzt daher „früh“ an, sie verhindert bereits jeden Einstieg in eine Klärungsarbeit. Einige, besonders prominente Strategien dieses Typs sollen nun behandelt werden.

Einige Strategien dienen dazu, eine schon begonnene Klärungsarbeit zu blockieren oder zu „entschärfen“: die Klienten haben sich hier schon auf eine Betrachtung internaler Determinanten eingelassen, lassen aber eine Öffnung nur bis zu einem bestimmten Punkt zu. Wird ihnen der Prozess „zu gefährlich“, „zu heiß“, d.h., antizipieren sie bei einer Weiterführung des Prozesses schmerzliche Erfahrungen, dann blockieren sie den Prozess oder aber lenken die Bearbeitung auf weniger gefährliche Bereiche.

Ein therapeutischer Umgang mit den geschilderten Blockierungen erfordert von Therapeuten nicht nur ein schnelles Erkennen und ein schnelles Handeln. Es erfordert von Therapeuten oft auch ein Handeln, das systematisch gängige Alltags-Konventionen der Kommunikation verletzt. Anstatt dass sich ein Therapeut mit einer ausweichenden Antwort zufrieden gibt, fragt er nach. Ist die Antwort ausweichend, fragt er wieder nach usw. Der Therapeut konfrontiert den Klienten hier mit seinem Vermeidungsverhalten und das ist dem Klienten natürlich nicht angenehm. Und der Therapeut, der dies tut, weiß und spürt, dass es dem Klienten unangenehm ist, muss dem Klienten aber dennoch seine eigenen Strategien bewusst machen. Wir sehen häufig in der Supervision, dass Therapeuten hier Schwierigkeiten haben: es fällt ihnen schwer, auf der Beziehungsebene zugewandt zu bleiben, dem Klienten zu vermitteln, dass „man ihm nichts will", dass es keineswegs darum geht, dem Klienten Fehler nachzuweisen, sondern nur darum, dem Klienten eigene Strategien bewusst zu machen. Die Therapeuten müssen auf der Beziehungsebene zugewandt sein, gleichzeitig aber auf der Bearbeitungsebene den Klienten stringent konfrontieren. Entweder trauen sie sich nicht, den Klienten zu konfrontieren, oder sie konfrontieren ihn in ängstlicher, vorwurfsvoller Weise oder nach dem Motto: „Hören Sie endlich auf, mich mit diesem Mist zu nerven!" Diese Art der Rückmeldung ist aber selbstverständlich wenig hilfreich.

Was darüber hinaus in der therapeutischen Arbeit auch nötig ist, was aber den Therapeuten ebenfalls schwer fällt, ist *stringent* zu sein: der Therapeut sollte z.B., wenn der Klient eine Frage nicht beantwortet, wieder und wieder fragen; er muss dies in einer Stunde immer wieder tun; er muss dies u.U. über Stunden hinweg konsequent tun, bis dem Klienten die eigenen Strategien deutlich werden und er sich in der Beziehung zum Therapeuten traut, sie aufzugeben. Oft halten Therapeuten diese Stringenz nicht durch: sie sind frustriert, wenn der Klient nicht nach zwei Interventionen seine Strategie ändert. Therapeuten haben manchmal die Vorstellung, dass Klienten nur ein paar dezente Hinweise bräuchten, um sich zu ändern. Man muss sich hier aber als Therapeut wirklich klarmachen, dass ein Klient,

- der wesentliche motivationale Gründe hat, eine Selbstkonfrontation zu vermeiden,
- der u.U. gar keine alternativen Strategien kennt und
- der diese Strategien seit Jahren oder Jahrzehnten (immer mit dem unmittelbaren Erfolg der Vermeidung aversiver Erfahrungen) geprobt hat,

nicht schnell damit aufhören wird: er wird aufgrund weniger Interventionen seine Vorgehensweise *nicht* ändern. Er wird erst langsam begreifen, *dass* er vermeidet, *was* er vermeidet; er wird erst langsam begreifen, dass es zur Vermeidung eine Alternative gibt und wie diese aussehen könnte; er wird erst langsam Vertrauen zum Therapeuten fassen, um neue Vorgehensweisen auszuprobieren usw.

Daraus folgt, dass Veränderungen im Vermeidungsverhalten nur dann zu erwarten sind, wenn ein Therapeut seine therapeutischen Strategien konsequent und stringent über einen längeren Zeitraum anwendet.

10.4 Unterschiedliche Arten von Bearbeitungsschwierigkeiten und ihre therapeutische Bearbeitung

10.4.1 Probleme mit Arbeitsauftrag und Prozessverantwortung

10.4.1.1 Therapeutische Relevanz von Arbeitsauftrag und Prozessverantwortung

Arbeitsauftrag und Prozessverantwortung des Klienten sind sehr wesentliche Aspekte im Therapieprozess. Das Fehlen eines Arbeitsauftrages, den ein Klient an die Therapie, das Therapie-Team und den Therapieprozess hat und die Nicht-Übernahme von Verantwortung für den Therapieprozess sind zentrale Indikatoren dafür, dass ein Klient *nicht* an einer Klärung und Veränderung seiner Problemaspekte arbeitet, dass er vielmehr eine konstruktive Bearbeitung vermeidet.

Klienten, die in eine Therapie kommen, um an sich und/oder ihrem Lebenssystem etwas zu verändern, haben einen *Arbeitsauftrag* an das Therapeuten-Klienten-Team: sie wollen, dass an einem bestimmten Problem gearbeitet wird, dass sich der jetzige, unbefriedigende Zustand ändert. Diese Klienten übernehmen dann auch Verantwortung für das, was in der Therapie passiert: sie bemühen sich, relevante Inhalte zu thematisieren, sie bemühen sich um Klärung usw.

Kommt ein Klient jedoch ohne die Absicht in die Therapie, sich und sein System zu verändern, vielleicht sogar mit der Absicht, sein System mit Hilfe des Therapeuten zu stabilisieren, dann zeigt der Klient auch keinen Arbeitsauftrag: da das System nicht verändert werden soll, besteht auch keine Veranlassung, an irgendwelchen Aspekten ernsthaft zu arbeiten. Und es besteht für den Klienten auch keine Veranlassung, für den therapeutischen Prozess Verantwortung zu übernehmen.

Damit ist es aber von sehr hoher Relevanz für Verstehen und Handlungsplanung des Therapeuten, zu wissen, ob ein Klient einen Arbeitsauftrag aufweist und Prozessverantwortung übernimmt oder nicht. Denn davon hängt ab, mit welchen Möglichkeiten und Schwierigkeiten der Therapeut zu rechnen hat und welche therapeutische Strategie sinnvoll ist. Daher wird sich das folgende Kapitel mit den Aspekten Arbeitsauftrag und Prozessverantwortung beschäftigen.

10.4.1.2 Der Arbeitsauftrag

Wenn Klienten in Therapie kommen und nicht nur „therapiemotiviert" sind, sondern auch, bei allen bestehenden Ambivalenzen, *änderungsmotiviert*, dann haben sie eine Idee, woran und woraufhin in der Therapie gearbeitet werden soll. Diese Idee muss nicht sonderlich konkret sein (sie *kann* es aber sein), sie muss aber *prinzipiell* existieren. Denn um überhaupt eine Änderung in Erwägung zu ziehen oder gar eine Entscheidung zu treffen, etwas zu ändern, muss man eine Vorstellung davon haben, dass etwas nicht in Ordnung ist: dass ein Zustand nicht so ist, wie er sein sollte, dass einen etwas belastet, bedrückt, ängstigt usw., dass ein bestehender Zustand lieber so und so sein sollte usw. D.h., zumindest auf einem diffusen Niveau muss man eine „Störung“ angeben können. Man muss eine Abweichung eines Ist-Zustandes von einem Soll-Zustand repräsentiert haben und in irgendeiner Weise benennen können. Denn könnte man dies nicht, dann wäre prinzipiell gar kein Bewusstsein darüber möglich, dass man etwas ändern sollte oder könnte. Da eine Entscheidung zur psychotherapeutischen Arbeit ein bewusster, intentionaler Prozess sein muss, ist ein solches Bewusstsein notwendig, ansonsten kann mit einem therapeutischen Fortschritt wohl kaum gerechnet werden.

Diese Angabe dessen, was nicht in Ordnung ist und infolgedessen geändert werden sollte, oder dessen, was als Zustand erreicht werden soll, stellt den *Arbeitsauftrag* der Therapie dar: der Klient gibt damit dem aus Therapeut und Klienten bestehenden „Therapie-Team“ einen Auftrag, an einem Problem zu arbeiten und/oder einen bestimmten Zielzustand anzustreben.

Daher muss man auch annehmen, dass ein Arbeitsauftrag *bereits zu Therapiebeginn* (in der ersten Therapiestunde) erkennbar sein müsste, denn er stellt bei *änderungsmotivierten* Klienten bereits die Grundlage dazu dar, überhaupt in Therapie zu gehen.

Ein Klient, der änderungsmotiviert ist, muss, zumindest auf einem diffusen Niveau, folgendes feststellen:

- Er muss den bestehenden *Ist-Zustand* repräsentieren, denn dieser stellt die Basis aller weiteren Vergleichsprozesse dar. Er muss also ein eigenes Verhalten, eine Situation, ein Erleben usw. beobachten.
- Er muss dies mit einem Standard, einem Ziel, also einem *Soll-Zustand* vergleichen. Als *Soll-Zustand* kommen z.B. in Frage:
  - eigene generalisierte Ziele, Normen, Motive (z.B.: „erfolgreich sein“, „anerkannt werden“),
  - konkrete Vorstellungen von Zielzuständen: der Klient kann z.B. angeben, wie er sich verhalten will, wie eine Situation aussehen soll. Diese Soll-Zustände müssen dabei nicht konkret sein: gerade die Unkonkretheit oder Generalität der Soll-Zustände kann Probleme bereiten. Dennoch muss der Klient eine Repräsentation haben von dem, was sein sollte, denn sonst wäre eine Abweichung nicht feststellbar.
- Er muss eine *Diskrepanz* wahrnehmen zwischen Ist- und Soll-Zustand.
- Er muss (aufgrund eigener Normen, Ziele, Motive) diese Diskrepanz als bedeutend *bewerten*, als nicht tolerierbar, als „zu verändern“ (denn sonst könnte er sie akzeptieren).
- Daraus resultiert eine *Änderungstendenz*, die der Klient spüren kann: es muss etwas passieren, das den Ist-Zustand dem Soll-Zustand annähert.

Diese Änderungstendenz, dieser „Vektor“ ist das, was der Klient meist besonders deutlich macht. Er macht aber auch deutlich, wo der Vektor ansetzt (zu veränderndes Problem), wohin der Vektor zeigt (Zielzustand) und wie groß der Vektor ist (Bewertung der Diskrepanz).

Manchmal sind einige Aspekte des Vektors diffus (meist der Zielzustand); es ist bei änderungsmotivierten Klienten aber immer *ein Vektor* erkennbar: ein Zustand soll verändert werden auf einen anderen Zustand hin. Und genau dies macht den *Arbeitsauftrag* aus: der Klient macht deutlich, dass ein bestimmter Zustand verändert werden soll, weil er nicht akzeptabel ist, und zwar auf einen anderen Zustand hin.

Um davon zu sprechen, dass ein Klient einen *Arbeitsauftrag* hat, muss man beim Klienten also erkennen:

- die Tendenz, sich von einem Ist-Zustand zu einem Soll-Zustand zu bewegen.

Und (zumindest ansatzweise) Information über

- den Ist-Zustand,
- den Soll-Zustand,
- die Diskrepanz,
- die Bewertung der Diskrepanz.

Diese Informationen werden manchmal eher implizit gegeben, man kann sie aus dem vom Klienten Gesagten erschließen.

Dies impliziert auch, dass ein reines *Klagen* über die Situation noch keinen Arbeitsauftrag ergibt: zu sagen, die Situation sei schlimm, unerträglich usw., stellt nur eine *Bewertung* der Situation dar, macht aber noch keinen Veränderungsvektor auf. Erst wenn erkennbar ist, dass sich der Klient von dieser „schlimmen" Situation wegbewegen und auf einen Zielzustand zubewegen will, kann man von einem Arbeitsauftrag sprechen.

Ein Arbeitsauftrag liegt z.B. dann vor, wenn ein Klient eine gegebene Situation beschreibt, mit der erkennbaren Intention, daraus neue Fragestellungen und Perspektiven für eine Veränderung abzuleiten. Ein Arbeitsauftrag liegt *nicht* vor, wenn ein Klient eine Situation beschreibt mit der erkennbaren Intention, vom Therapeuten bedauert zu werden. In diesem Fall ist ein Änderungsvektor nicht erkennbar.

10.4.1.3 Probleme mit dem Arbeitsauftrag

10.4.1.3.1 Der Arbeitsauftrag kann diffus sein

Die zu einem Arbeitsauftrag gehörenden Aspekte müssen dem Klienten keineswegs sehr klar sein: ein Klient kann ein diffuses Störgefühl haben, dass sein Zustand nicht in Ordnung ist; er kann eine diffuse Vorstellung davon haben, wie der Zustand aussehen sollte usw. Dennoch kann ein *Änderungsvektor* klar erkennbar sein: der Klient möchte den noch nicht gut definierten Zustand ändern, hat aber erst unkonkrete Vorstellungen davon, wie der Zielzustand aussehen sollte u.ä.

Ein Arbeitsauftrag kann auch darin liegen, die Diffusität dieser Zustände als nicht zu tolerierbaren Ist-Zustand zu definieren und in der Therapie eine Klärung, Konkretisierung und Präzisierung anzustreben: der Arbeitsauftrag bezieht sich dann auf eine Klärung der Problemsituation oder des Zielzustandes selbst, die eine wesentliche Bedingung für eine Problemlösung sein kann.

Für die Identifikation eines Arbeitsauftrages ist es nicht entscheidend, dass die Aspekte *klar* sind: in vielen Fällen haben Klienten zu Beginn der Therapie eher ein mangelndes Verständnis ihrer Problemlagen und diffuse Vorstellungen von ihren Zielen. Ein wesentlicher Aspekt einer klärungsorientierten Therapie liegt ja gerade darin, Probleme und Ziele explizit zu machen, klar herauszuarbeiten. Entscheidend dafür, einen Arbeitsauftrag identifizieren zu können, ist, dass man die Änderungstendenz erkennen kann: der Klient will einen Zustand in einen anderen überführen.

Auch können viele Klienten zu Beginn der Therapie den Arbeitsauftrag noch nicht explizit nennen: der Arbeitsauftrag muss eher aus den Mitteilungen des Klienten erschlossen werden. Oft ist es auch eine therapeutische *Aufgabe*, den Arbeitsauftrag explizit zu machen. Dennoch: implizit, „in den Mitteilungen über die Problematik versteckt", kann ein Arbeitsauftrag gegeben sein, und der Therapeut kann ihn aus den Informationen rekonstruieren.

Auch kann sich der Arbeitsauftrag im Zuge der Klärungsarbeit *ändern*: neue Aspekte können wesentlich werden, andere treten in den Hintergrund.

Wesentlich ist daher in diesem Zusammenhang nicht, ob der Arbeitsauftrag diffus oder klar ist, ob ein Klient einen Arbeitsauftrag explizit geben kann oder ob man ihn erschließen muss: wesentlich ist nur, *dass* man aus den Informationen einen Arbeitsauftrag rekonstruieren kann.

10.4.1.3.2 Fehlen des Arbeitsauftrages

Erkennt man in einem gegebenen Therapieabschnitt *keinen* Arbeitsauftrag, dann muss man die Frage aufwerfen, ob ein Klient überhaupt *änderungsmotiviert* ist: stört den Klienten ein Aspekt seines Zustandes überhaupt so, dass er diesen verändern will? Hat er überhaupt die Intention, sich von einem gegebenen Zustand weg und auf einen Zielzustand zuzubewegen?

Hat der Klient keine Änderungsmotivation, dann kann er andere Motivationen haben, um in Therapie zu kommen oder zu bleiben, d.h., der Klient ist *therapiemotiviert*: er kann die Intention haben, ein Image zu „verkaufen" (z.B.: besonders belastet zu sein); Solidarität zu erhalten, sein System mit Hilfe des Therapeuten zu stabilisieren usw. An der *Änderungsmotivation* des Klienten bestehen jedoch Zweifel.

Dies macht auch nochmals deutlich, dass man zwischen Therapiemotivation und Änderungsmotivation grundsätzlich unterscheiden muss: ein Klient kann die *Absicht* haben, eine Therapie zu machen, um sein System mit Hilfe des Therapeuten stabil zu halten, also gerade, *um nichts zu ändern*; oder er geht in Therapie, um dem Partner gegenüber ein Alibi zu haben usw. Therapiemotivation schließt daher eine Motivation zur Änderung keineswegs notwendigerweise ein. Daher ist es auch möglich, in der Therapie Klienten zu finden, die keinen Arbeitsauftrag oder einen eingeschränkten Arbeitsauftrag erkennen lassen.

Dies ist dann aber ein *sehr wichtiger diagnostischer Hinweis*: findet man keinen Arbeitsauftrag, dann begründet das einen „Spielverdacht". Es *beweist noch nicht*, dass ein Interaktionsspiel vorliegt, es begründet aber immer eine sorgfältige und ausführliche Analyse in dieser Richtung. Das Fehlen eines Arbeitsauftrages ist einer der wichtigsten Indikatoren, die eine Spielanalyse begründen. Und es ist bereits *ein* Indikator, ein Puzzle-Stück in einer umfassenden Analyse.

Ist der Klient in Therapie, aber man findet keinen Arbeitsauftrag, dann bestehen Zweifel an der Änderungsmotivation des Klienten.

Bestehen Zweifel an der Änderungsmotivation, dann muss analysiert werden, was die Therapiemotivation des Klienten ist.

Es besteht die Möglichkeit, dass Spiel-Intentionen von Bedeutung sind.

Daher muss analysiert werden, ob es weitere Hinweise auf Interaktionsspiele gibt.

10.4.1.3.3 Friseur-Gespräche

Klienten führen oft mit den Therapeuten (die sich leider oft darauf einlassen) eine Art von Gespräch, das sich mühelos auch außerhalb der Therapie führen ließe: an der Theke einer Kneipe, im Zug, beim Friseur usw. Weder Inhalt noch Art der Kommunikation sind spezifisch therapeutisch: so klagt ein Klient z.B. ausgiebig darüber, dass es irre schwer ist, morgens um 6 Uhr aufzustehen, besonders im Winter, wenn es noch dunkel ist. Dieses Thema steht in keinem Zusammenhang zu irgendeinem relevanten Problem, das der Klient bearbeiten will, es ist vielmehr „allgemeiner Weltschmerz“, eine Aussage, die Millionen Mitbürger zustimmend zur Kenntnis nehmen würden.

In diesem Fall lautet unsere Supervisions-Frage: „Hat der Klient keinen Friseur, dem er das erzählen kann?“

Diese Frage soll darauf hinweisen, dass der Klient keinen Arbeitsauftrag an den Therapeuten hat, ja nicht einmal ein relevantes, bearbeitbares Thema. Es findet zwar Konversation statt, aber keine therapeutische Kommunikation. Sieht man dies, dann ist eine ausführliche Analyse nötig, insbesondere, wenn diese Art der Kommunikation nicht vorübergehend ist, sondern lange andauert oder immer wieder vorkommt.

Solche Strukturen sind häufig bei Alibi- und Mülleimer-Spielen (der Klient kommt nicht in Therapie, um etwas zu ändern, sondern um sich zu entlasten, um den Therapeuten als „Psycho-Mülleimer“ zu benutzen): man hat Kontakt, macht Konversation, verbraucht Zeit, verhindert aber, dass man intensiv arbeitet.

10.4.1.3.4 Eingeschränkter Arbeitsauftrag

Ein eingeschränkter Arbeitsauftrag liegt vor, wenn ein Klient

- einen bestimmten Ist-Zustand angibt, an dem gearbeitet werden soll und der auf einen bestimmten Soll-Zustand hinauslaufen soll und
- gleichzeitig definiert, dass in der Therapie *nur* daran und daraufhin und an sonst gar nichts gearbeitet werden soll oder darf.

Der Arbeitsauftrag ist damit nicht nur *spezifisch* in dem Sinne, dass der Klient weiß, woran er arbeiten will: dies wäre wohl eher ein wünschenswerter Zustand, denn es erleichtert die Arbeit, wenn Klienten schon wissen, woran sie arbeiten wollen und was sie erreichen wollen. Das Problematische an dieser Art von Arbeitsauftrag ist die *Einschränkung*: dass *nur dieser* Problemaspekt bearbeitet werden soll und *nur dieses* Ziel angestrebt werden darf. Damit setzen die Klienten gleichzeitig (implizit oder explizit) Grenzen. Sie definieren, dass bestimmte Lebensbereiche nicht behandelt werden dürfen, dass andere Aspekte ihrer Person nicht verändert werden sollen, dass bestimmte Ziele gar nicht diskutiert werden dürfen usw. (vgl. den Abschnitt „thematische Sperren“).

Ein Klient sagt z.B.: „Meine Magenbeschwerden beeinträchtigen meine Leistungsfähigkeit. Sie müssen weg, damit ich wieder voll leistungsfähig bin.“. Damit macht der Klient aber gleichzeitig deutlich, dass seine Leistung, seine Leistungsziele und Normen *nicht* diskutiert, angetastet oder verändert werden sollen: der Zielzustand als solcher wird als Prämisse behandelt, die selbst nicht Gegenstand der therapeutischen Arbeit sein soll. Leistungsziele und Leistungsnormen sind Konstanten, die nicht als diskutierbar oder relativierbar angesehen werden; verändert werden sollen nur die Aspekte, die bei der Erreichung dieser Ziele stören. Die Symptome sind Störgrößen, sie erzeugen Kosten, die nicht akzeptabel sind und daher beseitigt oder zumindest reduziert werden müssen.

Solche eingeschränkten Arbeitsaufträge lassen sich aber in der Psychotherapie nicht annehmen. Ein bestimmter Problemaspekt ist meist mit vielen anderen eng verbunden; die Ursache eines Problems kann gerade in *dem* Bereich liegen, den der Klient aus der therapeutischen Arbeit ausgeklammert haben möchte usw. Die Symptome des psychosomatischen Klienten können gerade auf den Stress zurückgehen, der durch unklare und überhöhte Leistungsnormen zustande kommt. Klammert man dann aber diese Aspekte aus der therapeutischen Arbeit aus, dann kann man eine entscheidende Problemdeterminante nicht mehr bearbeiten. Die Einschränkung des Arbeitsauftrages kann damit ein Problem unlösbar machen und kann daher vom Therapeuten nicht akzeptiert werden.

Ein eingeschränkter Arbeitsauftrag weist darauf hin, dass der Klient nur eine *eingeschränkte Änderungsmotivation* hat: der Klient will bestimmte Aspekte ändern, andere aber konstant halten. Damit liegt der Verdacht nahe, dass hier systemstabilisierende Intentionen eine Rolle spielen: der Klient will u.U. seine Kosten reduzieren, aber ansonsten sein System unangetastet lassen. Daher müssen auch eingeschränkte Arbeitsaufträge immer zu weiteren, ausführlicheren Analysen Anlass geben.

10.4.1.4 Therapeutischer Umgang mit problematischem Arbeitsauftrag

10.4.1.4.1 Umgang mit fehlendem Arbeitsauftrag

Hat ein Klient keinen Arbeitsauftrag an das Therapieteam, dann kann dies darauf hindeuten, dass der Klient *keine Änderungsmotivation* aufweist. Der Klient kommt zwar in die Therapie, möchte sich und sein System aber nicht ändern.
D.h.: Er ist therapiemotiviert, aber nicht änderungsmotiviert!

Er möchte die Therapie nutzen, jedoch *nicht* zu einer eigenen Veränderung. Er möchte damit etwas von der Therapie bzw. durch die Therapie erreichen, was nicht den Aufgaben und Zielen der Therapie entspricht; in gewisser Weise versucht er damit, das therapeutische Angebot zu „missbrauchen".

Der Klient kann z.B. die Absicht haben, sein System mit Hilfe des Therapeuten zu stabilisieren: er kann die Therapie dazu nutzen, seine „Kosten" zu senken, *damit* er alles andere unverändert lassen kann („Machen Sie mich stressresistent, damit ich weiterhin 18 Stunden am Tag arbeiten kann, ohne einen zweiten Herzinfarkt zu bekommen!").

Er kann auch in die Therapie kommen, um sich vom Therapeuten Unterstützung geben zu lassen, z.B. in der Auseinandersetzung mit einem Partner: er möchte, dass der Therapeut bestätigt, dass er recht hat, dass eigentlich der Partner in Therapie gehört usw.

Ein fehlender Arbeitsauftrag kann prinzipiell immer auf derartige Klientenintentionen hinweisen, die den Zielen des Therapiesystems zuwiderlaufen. Ich würde nach bisherigen Therapie- und Supervisionserfahrungen so weit gehen zu sagen, dass ein fehlender Arbeitsauftrag *mit hoher Wahrscheinlichkeit* auf derartige Klientenintentionen hinweist. Solche Interaktions-Intentionen und die zugehörigen Strategien und Handlungen bezeichnen wir als „Spiele“ oder „Interaktionsspiele“.

Damit stellt ein fehlender Arbeitsauftrag einen wichtigen Hinweis für das Vorliegen von Interaktionsspielen dar.

Liegt ein Interaktionsspiel vor, dann benötigt der Therapeut eine komplexe, kohärente Strategie, um damit umzugehen; einzelne Interventionsmerkmale sollten besser *nicht* isoliert angewandt werden, schon gar nicht nach Versuch und Irrtum. Daher gilt, wenn ein Therapeut erkennt, dass ein Arbeitsauftrag fehlt: *die Analyse der Klienteninteraktion muss systematisch in Richtung auf eine Spielanalyse fortgesetzt werden*. Erst daraus können dann umfassende therapeutische Strategien abgeleitet werden.

Was ein Therapeut jedoch in jedem Fall (schon zu diagnostischen Zwecken) tun kann, ist, den Arbeitsauftrag anzusprechen: der Therapeut kann den Klienten explizit fragen,

- woran er in der Therapie arbeiten will;
- was er konkret erreichen will;
- was der Klient selbst daran tun kann und tun will, das Ziel zu erreichen.

Der Therapeut kann den Klienten auch mit Beobachtungen von Widersprüchen konfrontieren und sehen, wie der Klient damit umgeht, z.B.:

- Der Klient kommt in Therapie, hat aber in jeder Stunde ein neues Thema. Der Therapeut macht deutlich, dass auf diese Weise eine kontinuierliche Arbeit kaum möglich ist und fragt den Klienten, was er eigentlich geklärt und bearbeitet haben will.
- Der Klient sagt, dass er etwas ändern will, lässt sich aber nicht einmal probeweise auf neue Sichtweisen ein. Der Therapeut konfrontiert den Klienten mit der Frage, was es dem Klienten so schwer macht, neue Perspektiven zumindest auszuprobieren oder mit der Frage, wie der Klient etwas ändern will, wenn er nicht einmal die Perspektive ändert.

Alle diese konfrontierenden Fragen erfordern, dass der Therapeut dem Klienten beziehungsmäßig zugewandt bleiben kann. Fragt der Therapeut den Klienten vorwurfsvoll/ärgerlich/genervt: „Wie wollen Sie eigentlich etwas ändern, wenn Sie nicht einmal hingucken?“, dann wird dies den Klienten eher zu Reaktanz veranlassen, zwischen Therapeut und Klient entsteht ein Machtkampf. Worum es stattdessen geht, ist, dem Klienten aufzuzeigen, was er mit sich und anderen tut, damit er dies ändern kann, falls er das will. Der Therapeut akzeptiert das Verhalten des Klienten aber auch dann, wenn er es nicht ändern will. Seine Interventionen haben nicht das Ziel, dass der Klient sich ändern soll; sie haben das Ziel, *dem Klienten eine Veränderung zu ermöglichen*.

10.4.1.4.2 Umgang mit Friseur-Gesprächen

Ein Therapeut darf eine Kommunikation im Sinne eines Friseurgesprächs nicht zulassen: Therapeut und Klient können mal, sozusagen als Arbeitspause, über weniger relevante Aspekte sprechen; das ist natürlich nicht das Problem. Spricht der Klient jedoch über längere Zeit immer wieder irrelevante Themen an, so muss dies als bedeutsam betrachtet werden und der Therapeut muss sich fragen, was das soll (abgesehen davon, dass es eine Vergeudung knapper Zeit-Ressourcen ist).

Der Klient kann

- durch dieses Vorgehen den Therapeuten testen, z.B. ob der Therapeut auch auf einer „normalen" Interaktionsebene zugewandt ist,
- dadurch die Bearbeitung relevanter und damit unangenehmer Themen *vermeiden*,
- aber möglicherweise auch nicht wissen, wie er effektiv vorgehen soll.

Daher kann und sollte der Therapeut (neben der Durchführung einer Spielanalyse) das Klientenverhalten ansprechen, z.B.: „Mir ist aufgefallen, dass Sie schon einige Male in der Therapiestunde Themen angesprochen haben, von denen ich den Eindruck habe, dass sie Ihnen gar nicht so wichtig sind, dass das keine Probleme sind, über die Sie dringend sprechen müssten. Ich würde gerne mit Ihnen darüber sprechen, was das bedeutet, warum Sie diese Themen ansprechen.".

Wird deutlich, dass der Klient nicht weiß, was er in der Therapie machen soll, kann der Therapeut hier *strukturierende Statements* realisieren: er kann dem Klienten erläutern, dass es wichtig ist, zentral wichtige Probleme zu identifizieren und zu thematisieren, eigene Problemaspekte zu betrachten usw. Und der Therapeut lässt sich vom Klienten die Erlaubnis geben, den Klienten aufmerksam zu machen, falls dieser auf irrelevante Aspekte „abdriftet".

Wird deutlich, dass der Klient Themen vermeidet, dann sollte dies geklärt werden:

- Hat es mit der Therapeut-Klient-Beziehung zu tun, hat der Klient Schwierigkeiten, Vertrauen zum Therapeuten zu fassen o.ä.?
- Hat der Klient Angst, sich mit bestimmten Selbst-Aspekten auseinander zu setzen o.ä.?

Falls dies der Fall ist, können diese Schwierigkeiten und Ängste des Klienten zum *Thema* der Therapie werden.

Wird der Therapeut vom Klienten getestet, kann dies auf Schwierigkeiten des Klienten hinweisen, Beziehungen zu anderen aufzunehmen, Vertrauen zu fassen u.ä.: auch dies kann, wenn der Therapeut dies deutlich machen kann (vorausgesetzt, er versteht es) zum Thema der therapeutischen Arbeit werden.

10.4.1.4.3 Umgang mit eingeschränktem Arbeitsauftrag

Ein Therapeut kann m.E. einen eingeschränkten Arbeitsauftrag normalerweise *nicht* übernehmen, da damit immer die Gefahr verbunden ist,

- das zentrale Problem zu verfehlen;
- das pathologische System zu stabilisieren;
- das Problem zu verschlimmern.

„Normalerweise" bedeutet, dass es Ausnahmen geben kann:

- Wenn ein Therapeut einen körperlich schwer kranken Patienten therapeutisch begleitet, kann eine *Stabilisierung* ein absolut sinnvolles Ziel sein (wenn der Klient dies möchte!).
- Wenn ein Therapeut mit alten Menschen arbeitet, kann eine psychische Entlastung, eine Erhöhung der Stressresistenz o.ä. ein völlig akzeptables Ziel sein.
- Wenn sich ein Klient in einer aktuellen und akuten Krise befindet und das primäre Ziel in einem Krisenmanagement besteht.

Daher sollte ein Therapeut im Einzelfall prüfen, ob er einen eingeschränkten Arbeitsauftrag annehmen kann oder ob er das für sich ablehnt.

Lehnt er dies ab, dann sollte der Therapeut dies dem Klienten deutlich machen. Er sollte explizit machen,

- *dass* der Klient einen eingeschränkten Arbeitsauftrag an den Therapeuten richtet,
- wie dieser formuliert ist,
- *dass* er ihn nicht annehmen will,
- warum er ihn nicht annehmen will.

Der Therapeut sollte also die Situation transparent machen und Stellung beziehen.

Auf alle Fälle (entweder noch vor der Stellungnahme oder danach) sollte der Therapeut mit dem Klienten klären, wozu und wieso der Klient die therapeutische Arbeit derart eingeschränkt haben möchte:

- Wieso ist es für den Klienten so wichtig, nur diesen einen Aspekt zu bearbeiten?
- Wieso ist es für den Klienten wichtig, bestimmte andere Aspekte auszublenden?

10.4.1.5 Prozessverantwortung des Klienten

Im Therapieprozess muss man davon ausgehen, dass Therapeut und Klient ein „Arbeitsteam“ bilden, das sich zeitweise zusammenschließt, um etwas Bestimmtes zu bearbeiten und zu erreichen. In der Therapie bilden Klient und Therapeut ein Team, das an dem Problem des Klienten arbeitet.

In dieses Team bringt jeder der Teilnehmer spezifische Kompetenzen ein: der Klient seine Kompetenzen als Inhaltsexperte und der Therapeut seine Kompetenzen als Prozessexperte.

Beide haben damit auch spezifische *Verantwortungen*. Dies gilt auch für den Klienten: auch der Klient muss für bestimmte Prozessaspekte Verantwortung übernehmen. Da nur der Klient Informationen über sich geben kann, muss der Klient die Verantwortung dafür übernehmen, dass relevante Information bereitgestellt wird. Da nur *er* seine Schemata usw. aktiv verändern kann, muss er die Verantwortung dafür übernehmen, dass er dies tut: wie er das tun kann, die Bearbeitungsanregungen usw. kann er vom Therapeuten erhalten. Aber *umsetzen* muss der Klient diese Aspekte selbst: kein Therapeut kann einen Klienten ändern, sondern er kann nur Impulse zur Änderung geben, die der Klient umsetzen muss.

Bezüglich der Übernahme von Prozessverantwortung durch Klienten kann man sehr große Unterschiede sehen. Es gibt Klienten, die selbst den Therapieprozess, den Prozess von Klärung und Veränderung in hohem Maße vorantreiben, die dafür sorgen, dass der Therapeut relevante Information erhält, die sich bemühen, Anregungen des Therapeuten umzusetzen, die Hausaufgaben machen usw. Am anderen Extrempunkt gibt es Klienten, die dem Therapeuten die Verantwortung für den Prozess übergeben: der Therapeut muss (nach Ansicht des Klienten) den Prozess voranbringen und wenn der Therapeut nichts tut, dann passiert auch nichts.

Diese *Übergabe von Prozessverantwortung an den Therapeuten* kann in unterschiedlicher Weise auftreten:

- Es gibt Klienten, die dem Therapeuten sagen: „Ich gebe Ihnen jetzt Informationen, damit Sie sich ein möglichst genaues Bild machen können und dann sagen Sie mir, was ich tun muss.“. Hier hat der Klient ein „medizinisches Modell“ von Psychotherapie im Kopf. Nach der Diagnose wirft man eine Pille ein und damit ist es getan. Im Wesentlichen, so impliziert das Modell, arbeitet der Therapeut. Der Klient ist eher ein unbeteiligter Statist an dieser Vorstellung.
- Klienten teilen dem Therapeuten mit, dass ihr Problem gerade darin besteht, dass sie selbst gar nichts tun können, und dass sie deshalb „getragen“ oder „erlöst“ werden müssen; und der Therapeut möge sich doch bitte eine dementsprechende Methode überlegen, mit der das zu erreichen ist.
- Manche Klienten geben nicht mal von sich aus Information, sondern erwarten, dass der Therapeut sagt, was er wissen will. Das Gespräch läuft nur, wenn der Therapeut es in Gang hält, von sich aus trägt der Klient nichts zur Kommunikation bei. Der Therapeut muss hier, will er ein Gespräch „am laufen halten“, sich ständig neue Impulse und Fragen ausdenken, die den Klienten anregen, etwas zu sagen. Er hat damit für das Fortschreiten der Kommunikation die alleinige Verantwortung. Dies macht sich dann in der sog. *FAP-Struktur* (Frage-Antwort-Pause) bemerkbar:
  - Therapeut stellt eine Frage oder gibt eine Anregung
  - Klient gibt ein kurzes Statement
  - Pause
  - Therapeut stellt eine Frage oder gibt eine Anregung
  - Klient gibt ein kurzes Statement
  - Pause - *usw.*

Dies wird für den Therapeuten auf die Dauer ungeheuer anstrengend und frustrierend.

Die Frage, die man hier bearbeiten muss, ist, was der Klient eigentlich vom Therapeuten und von der Therapie will: wenn der Klient nichts von sich aus tut, welche Intention hat er dann, in Therapie zu kommen?

10.4.1.6 Therapeutischer Umgang mit mangelnder Prozessverantwortung

Übergibt der Klient die Prozessverantwortung an den Therapeuten, dann sollte dieser auf jeden Fall klären, worauf dies zurückgeht.

Hier lassen sich im Wesentlichen drei Gründe unterscheiden:

- *Es liegt an der Art der Störung*: Depressive Klienten können z.B. aufgrund ihrer Störung nur wenig Verantwortung für den Prozess übernehmen. In diesem Fall muss der Therapeut dies durch eigene Aktivität, eigene Interventionen usw. gezielt kompensieren.
- *Es liegt an mangelhafter oder fehlender Therapiekonzeption*: Klienten können eine völlig falsche Vorstellung davon haben, wie Therapie funktioniert. So kennen z.B. psychosomatische Klienten oft nur ein medizinisches Modell und übertragen dies auf Psychotherapie: „Der Klient gibt dem Therapeuten Informationen; der Therapeut stellt eine Diagnose und wählt eine Therapie aus; der Therapeut sagt daraufhin dem Klienten, was er tun soll; der Klient tut dies und wird geheilt.“. Diese geradezu

märchenhafte Vorstellung von Psychotherapie ist leider nicht ganz realistisch. Daher muss der Therapeut dem Klienten deutlich machen, dass Therapie *von der aktiven Mitarbeit des Klienten abhängig ist*. Der Therapeut kann dem Klienten schon sagen, was er tun soll; dann aber muss der Klient es auch tun und er muss sehr viel mehr tun, als eine Tablette zu schlucken.

- *Es kann an einem Interaktionsspiel liegen*: In bestimmten Arten von Interaktionsspielen (z.B.: „Armes-Schwein-Spiel: Ich bin besonders belastet, arm dran") übergeben die Klienten dem Therapeuten die gesamte Verantwortung für den Prozess. Sie tun dies, weil sie angeblich nicht in der Lage sind, selbst etwas zu unternehmen („Dornröschen-Spiel: Ich kann mir nicht allein helfen, ich muss erlöst werden") oder Verantwortung zu übernehmen. Es erscheint mit daher sinnvoll, die Möglichkeit eines Interaktionsspiels mit zu bedenken, wenn der Therapeut eine Verantwortungsabgabe durch den Klienten erkennt.

10.4.2 Vermeidungsstrategien

10.4.2.1 Dysfunktionale Attribution

10.4.2.1.1 Strategie

Eine wichtige Frage ist, auf welche Arten von Ursachen der Klient ein Problem (das er gerade bearbeitet) oder einen bestimmten Zustand attribuiert. Wie ausgeführt, ist es für eine explizierende Psychotherapie eine notwendige Voraussetzung, zumindest zeitweise, internal zu attribuieren: davon auszugehen, dass eigene Determinanten an dem Problem zumindest *mit*-beteiligt sind. Dies ist die logische Voraussetzung dafür, dass es Sinn macht und notwendig ist, sich therapeutisch mit diesen Determinanten zu beschäftigen.

Attribuiert ein Klient völlig external, auf Situationen oder andere Personen, dann macht die Bearbeitung eigener Motive usw. gar keinen Sinn; der Klient kann eine explizierende Arbeit dann auch mit diesem Hinweis blockieren.

Ähnliches gilt, wenn der Klient auf stabile Faktoren attribuiert, die jenseits seiner Kontrolle, Beeinflussung und damit seiner Veränderungsmöglichkeiten liegen bzw., die er so *definiert*. Auch dann ist die Bearbeitung dieser Faktoren sinnlos. Dies gilt z.B., wenn ein Klient ein Verhalten auf seine „unveränderliche Persönlichkeit" attribuiert oder ein psychosomatischer Klient seine Symptome auf „Vererbung".

Mit der Attribution der Problemursachen auf andere Personen ist oft der Anspruch an diese Personen verbunden, *sie* sollten sich ändern. Da man diesen Personen die Verantwortung für die eigenen Probleme zuschreibt, so schreibt man ihnen auch die Verantwortung für die *Veränderungen* zu. Man selbst sieht gar nicht ein, warum man sich ändern soll, man kann ja schließlich nichts dafür (ja, sich zu ändern würde noch bedeuten, dass man selbst die Verantwortung für etwas übernimmt, für das man gar nichts kann, und das kommt nicht in Frage!).

Eine solche Struktur ist bei *Eltern-Problemen* überaus häufig: die Klienten, die ihren Eltern die Verantwortung geben für ihre Probleme, verlangen von den Eltern auch, dass *die* etwas ändern; zumindest sollen sie ihre „Schuld" und Verantwortung eingestehen. Aus der Sicht der Klienten mag dieser Wunsch nachvollziehbar sein, er ist jedoch völlig verheerend: denn die Eltern denken in aller Regel nicht daran, das zu tun und die Klienten sind nicht bereit, darauf zu verzichten. Daraus resultiert eine ebenso unbewegliche wie unerfreuliche Patt-Situation. Und: die Klienten nehmen sich, wie es typisch ist für diesen Fall, durch die Abgabe von Verantwortung die Möglichkeit, von sich aus etwas zur Veränderung des Systems zu tun. Es ändert sich erst dann etwas, wenn der Klient an *sich*, seinen Motiven usw. etwas ändert, wenn er sich tatsächlich von den Eltern emanzipieren kann und infolgedessen auf diese dann anders reagiert.

Eine besondere Variante von Attribution liegt darin, ein Problem gar nicht als eigenes zu definieren, sondern es anderen zuzuschreiben. Hier wird der Vermeidungsprozess noch eine Stufe weitergetrieben: bei externaler Attribution *hat man ein Problem*, aber die *Ursache* liegt außerhalb der eigenen Person. Hier aber liegt sogar das *Problem* außerhalb der eigenen Person: man hat im Grunde persönlich überhaupt nichts mehr damit zu tun. So sagte ein Alkohol-Patient zu seinem Therapeuten: „Ich habe gar kein Problem mit dem Alkohol, meine Frau hat ein Problem damit!".

Eine besondere Weiterentwicklung der Attributions-Strategie stellt die Exkulpierungs-Strategie dar. Diese besteht darin, die Ursachen eigenen Handelns oder auch Nicht-Handelns so konsequent nach außen zu verlagern, dass man für eigene Probleme, Schwierigkeiten usw. keine Verantwortung übernehmen muss, ja keine Verantwortung übernehmen *kann*. Man stellt das Problem so dar, dass man als Opfer der Umstände, des Verhaltens anderer, der Situation, der Gesellschaft, der eigenen Biographie erscheint. Wenn die Umwelt anders wäre, wenn die Biographie anders gewesen wäre, dann wäre man selbst auch anders.

Ziel der Strategie ist es, das Image aufzumachen: „Ich kann für gar nichts was!" oder „It depends on the situation. If it does not depend on the situation, then it depends on another person. But it never depends on me!"

Ziel ist es hier, dass die Person nicht für ihre Handlungen, Zustände, Probleme verantwortlich gemacht werden kann: da es an anderen liegt, da sie selbst nichts Wesentliches getan hat, kann man sie auch nicht zur Rechenschaft ziehen.

Eine interessante Variante exkulpierender Attribution besteht darin, dass der Klient die Ursachen nicht nach außen verlagert, sondern nach innen, jedoch auf Kausalfaktoren, für die er (angeblich) nichts kann und über die er (angeblich) auch keinerlei Kontrolle hat. So kann der Klient sagen: „So bin ich eben!" oder „Das ist meine Persönlichkeit, daran kann man nichts machen!". Wesentlich ist hier, dass Ursachenfaktoren herangezogen werden,

- die nicht unter der Kontrolle des Klienten stehen,
- die der Klient damit nicht beeinflussen kann, auch nicht durch Therapie,
- über die der Klient nie Kontrolle hatte, so dass er auch für früheres Handeln keine Verantwortung hat.

Diese Konstruktionen sind jedoch psychologisch gesehen unsinnig und können damit grundsätzlich therapeutisch hinterfragt werden (vgl. den Abschnitt „Zwangsläufigkeitskonstruktionen").

10.4.2.1.2 Therapeutischer Umgang mit dysfunktionaler Attribution

Lokalisiert ein Klient die Ursache eines Problems in der Umgebung, dann hat er sich selbst als Ursachenfaktor ausgeklammert: damit müssen seine Person und seine „internalen Determinanten“ nicht genauer betrachtet werden. Der Klient hat sich selbst aus einer therapeutischen Bearbeitung herausgekürzt.

Eine solche Vorgehensweise kann ein transitorisches Problem sein, das kurz auftaucht und wieder verschwindet: viele Klienten haben die Neigung, nicht nur etwas, sondern etwas zu viel Verantwortung an die Situation, an Partner abzugeben. Dies dient der Selbst-Entlastung, der Aufrechterhaltung von Selbstwert (man ist selbst o.k., für die Dämlichkeit der anderen kann man nur wenig). Diese Tendenzen kann man meist als Therapeut überwinden, wenn man dem Klienten das Grundprinzip der Explizierung deutlich macht: natürlich spielt eine belastende, unangenehme Situation eine Rolle; natürlich reagiert man auf diese, d.h., ohne diese fiele der aktuelle Anlass des Problems weg; aber es ist eben nicht die Situation allein. *Dass* man überhaupt auf diese Situation reagiert und wie man reagiert hängt wesentlich von eigenen Motiven, Überzeugungen, Verarbeitungen usw. ab. Und daher muss man diese betrachten und verändern. Denn diese nimmt der Klient auch in die nächste Situation mit, sollte es ihm gelingen, die aktuelle Situation zu verändern oder zu vermeiden.

Hier kann man dem Klienten deutlich machen, dass es nicht nur an der Situation, sondern auch an der Person, und damit auch an *seiner* Person liegt.

Dazu helfen Fragen/Anregungen der Art:

- Kennen Sie Personen, die auf diese Situation anders reagieren?
- Versetzen Sie sich mal in eine Person, die auf diese Situation völlig gelassen reagiert. Was wäre bei der anders? o.ä.

Der Klient soll erkennen, dass er selbst etwas beiträgt, dass es an *seinen* Motiven und Schemata liegt, dass er sich so und nicht anders verhält. Damit verlegt er notwendigerweise einen Teil des Ursachengewichtes wieder in sich selbst: er attribuiert internal und dies ist die Voraussetzung dafür, für einen Klärungsprozess überhaupt motiviert zu sein.

Das Gleiche muss auch gelten für externale Attributionen bei Partnerproblemen. Die an Auseinandersetzungen beteiligten Partner neigen sehr stark dazu, ihren eigenen Anteil an dem Interaktionsproblem systematisch auszublenden und den jeweils anderen für den Verantwortlichen zu halten: *dessen* Ansichten sind schuld, *der* ist unflexibel, gestört, unkooperativ, verständnislos usw. Der Klient sollte hier erkennen, „dass zu dem Spiel immer zwei gehören“. Das eigene Verhalten hat einen wesentlichen Einfluss auf den Partner und dessen Verhalten. Und das eigene Verhalten wird gesteuert

- von eigenen Zielen, Motiven, Schemata,
- von der Interpretation des Partnerverhaltens und die wird beeinflusst von eigenen Zielen...

Auf diese Weise ist es notwendig und völlig zwingend, dass eigene internale Determinanten bei einem Partnerkonflikt eine Rolle spielen. Sie aus der therapeutischen Arbeit auszublenden hieße, den Schlüssel nicht einmal unter der Lampe zu suchen.

Diese Attributionen lassen sich vom Therapeuten deutlich machen, z.B.:

- „Sie haben jetzt schon viel über Ihr Partnerproblem gesagt. Mir ist aufgefallen, dass Sie nur über den Partner sprechen und gar nicht darüber, was Sie tun. Sie betrachten gar nicht, was Sie tun und was Ihren Partner vielleicht ärgern könnte."

Das Transparentmachen dessen, was die Klienten tun, ist eine wesentliche therapeutische Intervention: der Therapeut macht deutlich,

- worauf der Klient achtet und worauf er nicht achtet;
- dass der Klient die Ursache nur external sucht, eigene Anteile aber nicht beachtet;
- dass der Klient über den Partner schimpft, sich jedoch keinerlei Gedanken darüber macht, wie es dem Partner mit dem Klienten gehen könnte usw.

Diese Interventionen dienen selbstverständlich *nicht* dazu, dem Klienten in irgendeiner Weise einen Vorwurf zu machen; dies sollte der Therapeut durch die Beziehungsgestaltung und ggf. auch verbal-explizit völlig klar machen. Sie dienen lediglich dazu, den Klienten darauf *aufmerksam zu machen*, was er tut: der Klient soll selbst verstehen, dass er bestimmte Aspekte ausblendet, die für ein Verstehen des Problems wesentlich sein könnten und die man daher, schon aus Gründen der Gründlichkeit, therapeutisch betrachten sollte.

Klienten können auch external attribuieren, um eine Auseinandersetzung mit eigenen Schemata generell zu vermeiden. In diesem Fall ist eine derartige Attribution nicht transitorisch, sie zieht sich durch den Therapieprozess durch.

Dies kann z.B. der Fall sein bei Klienten mit psychosomatischen Störungen: für die Klienten kann es wichtig sein, sich nicht mit Selbst-Diskrepanzen zu beschäftigen, und eine Möglichkeit, dies zu vermeiden, ist, external zu attribuieren.

In solchen Fällen ist es ebenfalls sehr wichtig, den Klienten strukturierende Informationen zu geben, ihnen deutlich zu machen, dass das Problem wohl doch einen eigenen Anteil hat. Es ist ebenfalls wichtig, den Klienten die eigenen Vorgehensweisen immer wieder transparent zu machen, ihnen immer wieder zu verdeutlichen, was sie tun, worauf sie achten, was sie nicht tun, was sie ausblenden usw. Man muss dies dann allerdings mit großer *Stringenz* tun: der Therapeut sollte nicht von der Fiktion ausgehen, dass eine einzelne Intervention ein gut automatisiertes, in sich plausibles und motiviert aufrechterhaltenes Verarbeitungssystem aus den Angeln hebt. Einzelne Interventionen kann ein Klient bestreiten, widerlegen, ignorieren. Erst wenn das gleiche Muster vom Therapeuten immer wieder aufgezeigt wird, kann es vom Klienten nicht mehr ignoriert werden.

Hält ein Klient an externen Attributionen fest, dann kann man annehmen, dass er dafür *motivationale* Gründe hat: es ist wichtig für ihn, das zu tun (vielleicht hat er Angst, sich eigenen Selbstaspekten zu stellen, vielleicht ist es ihm peinlich o.ä.). Therapeutisch ist es dann wichtig, diese motivationalen Aspekte zum Thema der Therapie zu machen. Der Therapeut kann daher eine Frage der folgenden Art aufwerfen:

- „Was macht es so wichtig für Sie, die Ursachen für Ihr Problem immer außen zu sehen?"
  oder
- „Was macht es so schwierig für Sie, mal nach innen zu gucken und sich einmal zu fragen, was Sie selbst zu dem Problem beitragen?"

In bestimmten Interaktionsspielen, z.B. im Spiel „Opfer der Umstände“, spielt eine externale Attribution eine sehr große Rolle. Dem Klienten geht es hier zentral darum, jede Art von Verantwortung von sich abzugeben und sich als hilfloses Opfer externaler Kräfte darzustellen. In einem solchen Fall greifen die bisher beschriebenen Interventionsstrategien allein nicht: sie sind weiterhin sinnvoll, schon um aus der Reaktion des Klienten wichtige diagnostische Informationen zu gewinnen. Darüber hinaus ist jedoch eine ausführliche Spielanalyse wesentlich.

Diese Variante der Attribution, bei der nicht nur die Ursache des Problems nach außen verlagert wird, sondern auch das Problem selbst, kommt m.E. bei Interaktionsspielen vor. Sie ist häufig bei „Opfer-Spielen“ abhängiger Klienten. Daher ist ein Vorliegen einer solchen Verarbeitung immer ein Anlass, eine genaue Spielanalyse zu beginnen.

10.4.2.2 Normalisieren und Generalisieren

10.4.2.2.1 Strategien

Der Klient benennt hier ein Problem, möglicherweise sieht er sogar eigene Determinanten des Problems. Er definiert jedoch dieses Problem und/oder die entsprechenden Determinanten als *normal*: das Problem weicht nicht von der (meist sozial) definierten Norm ab, es ist *durchschnittlich*.

Diese Normalisierung kann konkret auf unterschiedliche Weise passieren. So sagt ein psychosomatischer Klient: „Es gehört ja schon zum guten Ton, Magengeschwüre zu haben. Das erwartet man in unserer Firma.“ Ein Alkohol-Patient sagt: „Ich trinke nicht mehr als normal. Wenn Sie mich als Alkoholiker bezeichnen, müssen Sie 60 Millionen Bundesbürger als Alkoholiker bezeichnen.“

Die Botschaft an den Therapeuten ist: „Entweder es ist eigentlich gar kein Problem (denn es ist o.k.), oder es ist ein Problem, das die meisten haben. Wenn es kein Problem ist, muss ich mich auch nicht damit befassen. Wenn es ein Problem ist, das die meisten haben, dann ist es *nicht spezifisch* mein Problem. Und wenn das so ist, dann müssen wir auch nicht spezifisch bei mir gucken. Im Gegenteil: bei mir zu gucken würde fast bedeuten, von mir zu verlangen, die Verantwortung für andere mit zu übernehmen. Dazu bin ich selbstverständlich nicht bereit!“.

Der Klient macht so, explizit oder implizit, eine Argumentationsfigur auf, aus der sich zwangsläufig ableitet, dass

1. kein Grund besteht, dass er seine Problemanteile klärt und,
2. ein solches Vorgehen geradezu eine Zumutung wäre.

Damit schottet sich der Klient vor entsprechenden Interventionen des Therapeuten ab: alle Vorgehensweisen, die die Perspektive internalisieren und den Klienten zur Bearbeitung eigener Anteile veranlassen, werden so als nicht zulässig definiert.

Eine Variante ist die „*Normalisierung der Problementstehung*“: hier sagt der Klient, es sei ja unter solchen Bedingungen, unter denen er lebt, ganz normal, dass man diese Symptome/Probleme bekomme. In diesem Fall ist die Botschaft sehr klar und einfach: „Mein Problem hat ausschließlich mit externen Faktoren zu tun und nicht mit internen. Daher erübrigt sich die Klärung internaler Determinanten.“.

Eine mit dem Normalisieren eng verwandte Strategie ist das Generalisieren: hier betont der Klient nicht so sehr den Aspekt des „Normalen“, sondern den Aspekt des „Unspezifischen“.

Der Klient betont, dass ein Problem für ihn nicht spezifisch ist: „Das Problem haben andere auch!“ oder „Das haben alle!“. Die Botschaft an den Therapeuten ist hier: „Dieses Problem ist etwas Verbreitetes. Wenn es verbreitet ist, kann es nicht an spezifischen Determinanten liegen, die mit mir zu tun haben. Wenn es aber nicht an spezifischen Determinanten liegt, dann brauchen wir auch nicht auf meine Determinanten zu schauen!“.

Wie man sieht, ist diese Argumentationsfigur sogar noch besser als die der Normalisierung: der Klient weist hier dem Therapeuten nach, dass interne, idiosynkratische Determinanten gar keine Rolle spielen *können*. Damit wäre es völlig unsinnig, ja geradezu kontraindiziert, eine klärende Arbeit anzusetzen. Dem Klienten ist es so gelungen, seine Anteile aus dem Problem herauszukürzen.

Kann der Therapeut auf diese Argumentationsfiguren nicht angemessen reagieren, dann hat der Klient hier wesentliche Regeln der Therapie definiert und zwar so, dass wichtige Probleme nicht mehr klärbar, nicht mehr bearbeitbar sind: der Therapeut ist dann mattgesetzt.

10.4.2.2.2 Therapeutischer Umgang mit Normalisieren und Generalisieren

Eine Strategie wie „Normalisieren“ oder „Generalisieren“ soll dazu dienen, den eigenen Anteil aus dem Problem herauszukürzen: wenn etwas „normal“ ist, oder wenn es „generell“ gilt, dann hat es nicht etwas speziell mit mir zu tun. Die Botschaft an den Therapeuten ist damit:

- Ich habe ein Problem X.
- Dieses Problem ist normal/verbreitet.
- Daher muss es an generellen Faktoren liegen (Firma, Gesellschaft).
- Damit hat es nichts mit mir zu tun.
- Da es nichts mit mir zu tun hat, brauchen wir nicht bei mir zu suchen.
- Lassen Sie uns daher gar nicht über mich reden.

Durch diese Schlussfolgerungskette hat sich der Klient (explizit oder implizit) aus der therapeutischen Arbeit ausgeblendet und verabschiedet. Akzeptiert der Therapeut dies, dann ist eine klärende Psychotherapie an dieser Stelle praktisch zu Ende (matt in 6 Zügen). Therapeuten spüren dies häufig, sind aber durch das Argument leicht geblufft, weil sie nicht wissen, wie sie damit umgehen sollen.

Die therapeutische „Gegenstrategie“ ist im Grunde recht einfach. Sie baut auf dem „Grundpostulat der explizierenden Psychotherapie“ auf. Die Schlussfolgerungskette, der der Therapeut dabei folgt, ist folgende:

- Der Klient hat ein Problem X.
- Dieses Problem X besteht darin, dass der Klient auf Situation Y mit der Reaktion Z reagiert.
- Diese Reaktion ist nicht zwangsläufig.
- Selbst wenn viele Personen auf Y mit Z reagieren, so können andere Personen sehr wohl völlig anders reagieren.

- Wenn es Personen gibt, die anders reagieren, dann ist diese Reaktion nicht zwangsläufig.
- Wenn die Reaktion des Klienten jedoch nicht zwangsläufig ist, dann hat sie etwas mit dem Klienten zu tun.
- Wenn sie etwas mit dem Klienten zu tun hat, dann müssen die speziellen, idiosynkratischen, internalen Determinanten des Klienten genauer betrachtet werden.
- Daher muss der Klient im Mittelpunkt der Therapie stehen.

Die Ableitung des Therapeuten kommt damit zu einer ganz anderen Konsequenz als die des Klienten: der Klient schließt, man müsse seine Person nicht weiter betrachten und der Therapeut schließt, dass man genau dies tun muss.

Der entscheidende Unterschied in den Ableitungen ist der, dass die Reaktion nicht als zwangsläufig angenommen wird. Selbst wenn acht Millionen Menschen gleich reagieren, ist es nicht zwingend anzunehmen, dass dies am Reiz liegt: diese Menschen können ähnliche Ziele und Schemata haben, die sie so und nicht anders reagieren lassen. Liegt es aber an den Menschen, dann muss man diese betrachten, denn dann liegt die Ursachenquelle dort.

Die Folgerung der Zwangsläufigkeit geht völlig verloren, sobald es nur *eine* Ausnahme gibt: sobald es Menschen gibt, die *anders* reagieren, zeigt dies, dass es individuelle Unterschiede in der Verarbeitung gibt, d.h., dass *Verarbeitungen* die Reaktionen vermitteln. Dann aber muss man sich diese Verarbeitungen ansehen und nicht die Reize, denn dann bestimmen offenbar die Charakteristika der Menschen und über die Reaktionen und nicht die Situation.

Das Gleiche folgt auch, wenn der Klient zu unterschiedlichen Zeiten, unter unterschiedlichen Umständen unterschiedlich reagiert. Auch dann ist seine Reaktion nicht zwangsläufig, sondern hat etwas mit seinen jeweiligen Verarbeitungen, Stimmungen zu tun.

Und man kann gar nicht aus den Reaktionen auf die Verarbeitung schließen. Selbst wenn acht Millionen Menschen auf Y mit Z reagieren, so kann das immer noch aufgrund unterschiedlicher Verarbeitungen passieren. Die einzelnen Verarbeitungen können hoch individualisiert sein, und die des Klienten können es ebenfalls sein. Und: man kennt die Verarbeitung des Klienten nicht. Und wenn man sie nicht betrachtet, dann lernt man sie auch nicht kennen.

Der Therapeut sollte sich daher von Normalisierungs- oder Generalisierungs-Argumenten niemals bluffen lassen.

Sagt der Klient z.B.: „Magengeschwüre sind in der Firma normal!“, dann kann der Therapeut antworten: „Das mag schon sein, dass die Firma sehr stressig ist. Dennoch wissen wir, dass jeder anders auf Stress reagiert. Und wir wissen noch nicht, wie *Sie* auf den Stress reagieren. Bevor wir das nicht wissen, können wir Ihnen nicht helfen. Daher müssen wir uns das jetzt genauer anschauen.“

Der Therapeut vermeidet es hier strikt, mit dem Klienten zu argumentieren. Er akzeptiert die Annahme des Klienten, dass die Firma stressig ist, leitet jedoch eine andere Konsequenz daraus ab und macht dem Klienten deutlich, dass dieser Weg *notwendig* ist, wenn der Klient eine Veränderung erreichen will.

Sagt der Klient: „Wenn Sie mich als Alkoholiker bezeichnen, dann müssen Sie 60 Millionen Bürger als Alkoholiker bezeichnen!“, kann der Therapeut sagen: „Es mag sein, dass Sie nicht mehr trinken als andere. Damit wissen wir aber noch nicht, wie viel Sie trinken, wir wissen nicht, ob oder wie gut oder schlecht der Alkohol Ihnen bekommt, und wir wissen nicht, wie abhängig *Sie* sind. Nicht die anderen, sondern Sie sind in Therapie, also müssen wir uns sehr gründlich ansehen, was mit *Ihnen* ist!".

Der Therapeut kann hier der Regel folgen:

- Ob das Problem normal ist, verbreitet, esoterisch oder was auch immer, ist völlig uninteressant!
- Interessant ist, wie der *Klient* reagiert, was der Klient tut, welche Verarbeitungen der Klient hat!
- Kennt der Klient dies nicht, lenkt der Therapeut die Arbeit darauf!

Ähnlich kann der Therapeut mit verwandten Argumenten umgehen, z.B. dem Argument, es sei nutzlos, sich aufzuregen und deshalb brauche man auch in der Therapie über Ärger nicht zu sprechen. Hier kann der Therapeut antworten:

„Es kann sein, dass es nutzlos ist, sich aufzuregen. Das ist aber gar nicht die Frage. Die Frage ist, was lösen Situationen der Art X in Ihnen aus? Wie gehen Sie mit dem Ärger um?" *oder* „Man weiß, dass emotionale Reaktionen in gar keiner Weise davon beeinflusst werden, ob sie „nützlich" sind oder nicht. In manchen Situationen ist man wütend, egal ob das nützlich ist oder nicht. Die Frage ist daher: was passiert mit Ihnen in der Situation?"

10.4.2.3 Bagatellisierung und Relativierung

10.4.2.3.1 Strategien

Eine andere Möglichkeit, eine Bearbeitung des Problems zu erschweren und eine klärende Arbeit zu verhindern, ist Bagatellisierung.

Der Klient schildert ein Problem, bestimmte Symptome usw. Der Therapeut macht dann eine Fragestellung dazu auf (z.B.: „Was ist an diesem Problem für Sie besonders belastend?"). Hier könnte der Klient nun beginnen, in eine explizierende Arbeit einzusteigen. Um das zu verhindern, kann er stattdessen abwiegeln: das Problem sei eigentlich nicht so schlimm, man müsse das gar nicht weiter behandeln, es lohne sich im Grunde gar nicht, sich weiter darum zu kümmern. Geht der Therapeut darauf ein, ist das Problem weg: es ist aus dem Fokus und damit aus der Bearbeitung entschlüpft.

Wendet ein Klient diese Strategie exzessiv an, kann es passieren, dass gar keine Probleme mehr deutlich werden. Dies war z.B. Bei einer unserer Psychosomatik-Klientinnen zu Therapiebeginn der Fall: sie hatte ihre körperlichen Beschwerden, aber darüber hinaus zerrannen dem Therapeuten alle Probleme sofort wieder zwischen den Fingern: angeblich war nichts so wichtig oder belastend, dass es hätte thematisiert werden müssen.

Um eine Klärungsarbeit betreiben zu können, benötigt man konkrete, definierte Ausgangspunkte: um zu bearbeiten, *was* an einer Situation für den Klienten bedrohlich ist, muss erst klar sein, *dass* die Situation bedrohlich ist. Um herauszuarbeiten, aus welchen Motiven ein Klient seinem Vater gegenüber verschüchtert handelt, muss klar sein, *dass* der Klient verschüchtert handelt.

Jede weiterführende, klärende, explizierende Fragestellung setzt voraus, dass man einen Inhaltsaspekt herausgearbeitet hat, an den man eine solche Frage stellen bzw. aus dem man eine solche Frage ableiten kann. Ist jedoch ein solcher Inhaltsaspekt *nicht* bestimmbar, dann ist es auch nicht möglich, weiterführende Fragen abzuleiten: die explizierende Arbeit sitzt fest.

Eine Möglichkeit, klärende Arbeit und damit die Betrachtung *eigener* Problemdeterminanten zu verhindern, ist Relativierung.

Bei *Relativierung* nimmt der Klient eine gerade getroffene Aussage teilweise wieder zurück, schwächt sie ab, bezeichnet sie als unsicher oder unzulässig o.ä.

Damit *verhindert er eine Festlegung* auf diese Aussage: die Aussage bleibt unbestimmt und ist daher als Ausgangspunkt weiterer Klärungsstrategien unbrauchbar.

Der Klient kann Relativierungen auf sehr unterschiedliche Weise durchführen. Er kann z.B. den *Geltungsbereich der Aussage* einschränken. Er sagt: „Ich fühle mich durch meinen Vater verunsichert." und relativiert dann: „Aber nur manchmal.".

Oder er bezweifelt die Validität seiner Aussage: „Ich weiß selbst nicht, ob ich mich durch meinen Vater verunsichert fühle.".

10.4.2.3.2 Therapeutischer Umgang mit Bagatellisierung und Relativierung

Bagatellisierung ist eine Strategie, durch die der Klient eine weitere Bearbeitung eines Inhaltsaspektes blockieren kann: wenn alles nicht so schlimm ist, dann lohnt es kaum, sich länger darüber zu unterhalten.

Hier sollte ein Therapeut sich m.E. nach nicht bluffen lassen: gerade zu Beginn einer Therapie (und dort tritt diese Strategie besonders häufig auf) ist es noch gar nicht so entscheidend, unbedingt an den zentralsten Problemaspekten zu arbeiten. Vielmehr ist es wesentlich, dass der Klient lernt, wie man überhaupt in der Therapie arbeitet. Dies lernt er aber nicht aus Vorträgen des Therapeuten, sondern dies lernt er, indem der Therapeut ihm durch entsprechende Interventionen zeigt, worum es geht und was wichtig ist.

Außerdem ist es therapeutisch meist nicht wesentlich, wo man einsteigt: *ein Therapeut, der stringent arbeitet, kommt mit einem kooperativen Klienten praktisch von jeder beliebigen Stelle zu zentralen Inhaltsaspekten.*

Daher ist das Argument des Klienten, etwas Bestimmtes sei „nicht so schlimm", „nicht so wichtig" u.ä., hochgradig irrelevant: dies ist absolut kein Grund dafür, hier nicht in die therapeutische Arbeit einzusteigen.

Vielmehr geht es zu Beginn der Therapie und zu Beginn jedes neuen therapeutischen Themas erst einmal darum, *überhaupt* einzusteigen.

Der Therapeut antwortet daher:

- „Sie sagen, es ist nicht *so* schlimm. Aber es ist schon schlimm. Was ist denn schlimm daran?" - oder
- „Sie sagen, es sei nicht schlimm, nur etwas unangenehm. Mir ist aber noch nicht klar, was „unangenehm" für Sie hier bedeutet. Können Sie das noch genauer sagen?"

Der Therapeut reagiert hier mit einer Haltung, die oft im Umgang mit Vermeidungsstrategien wesentlich ist. Es ist die Haltung: „*Im Gegenteil*". Der Klient sagt, man brauche diesen Aspekte nicht genauer anzusehen, aber die Intervention des Therapeuten vermittelt: im Gegenteil, wir müssen uns diesen Aspekt sogar besonders gründlich ansehen.

Der Klient sagt, seine Anteile spielen für das Problem keine Rolle. Die Intervention des Therapeuten vermittelt: im Gegenteil, die Anteile des Klienten spielen eine zentrale Rolle. Der Klient vermittelt, bestimmte Aspekte seien nun ausreichend behandelt. Die Intervention des Therapeuten vermittelt: im Gegenteil, sehr viele Aspekte sind noch völlig unverständlich.

Diese Haltung des „im Gegenteil" bewahrt den Therapeuten sehr oft davor, vom Klienten geblufft zu werden. Es bewahrt den Therapeuten damit davor, sich vom Klienten steuern und kontrollieren zu lassen; der Therapeut sollte aber gerade nicht zulassen, dass der Klient den Prozess kontrolliert, denn dann realisiert dieser im Therapieprozess die gleiche Art von Vermeidung, die er im Alltag auch realisiert. Damit aber wird die Therapie ineffektiv. Der Therapeut sollte daher solchen dysfunktionalen Strategien des Klienten ein „im Gegenteil" entgegensetzen. Wollen wir, dass Therapie die Fortsetzung des Alltags und damit genauso ineffektiv wird? Im Gegenteil!

Für Relativierung gilt im Prinzip das Gleiche wie für Bagatellisierung: der Therapeut sollte sich nicht bluffen lassen und nicht die Definition des Klienten übernehmen. Selbst wenn ein bestimmter Problemaspekt nur *einmal* aufgetaucht ist, kann man daran u.U. paradigmatisch sehr viel über Verarbeitungen, Schemata usw. des Klienten lernen. Daher besteht therapeutisch absolut kein Grund dafür, einen Inhaltsaspekt nicht aufzugreifen, nur weil er selten auftritt.

Nimmt der Klient eine Aussage wieder zurück, so ist das ebenfalls kein Grund, damit nicht zu arbeiten. Sagt der Klient z.B.: „Angst ist es nicht. Ich weiß nicht so recht, was es ist!", dann hat der Therapeut hier eine Vielzahl von Möglichkeiten, sinnvoll zu intervenieren, z.B.:

- der Therapeut kann den Klienten fragen, was er denn genau spürt; der Klient soll sein Gefühl ernst nehmen und es klären;
- der Therapeut kann, im Sinne des Focusing, ein Gefühl auch klären, wenn es nicht klar bezeichnet werden kann: selbst mit diffusen Empfindungen kann klärend weitergearbeitet werden;
- der Therapeut kann die Frage aufwerfen, warum es so wichtig für den Klienten ist, alles wieder zu relativieren; oder was es dem Klienten so schwer macht, eine klare, präzise Aussage zu machen. Damit macht der Therapeut das Bearbeitungsproblem selbst zum Thema der therapeutischen Arbeit.

10.4.2.4 „Ich weiß nicht"

10.4.2.4.1 Strategie

Eine besonders beliebte Blockade weiterer Bearbeitung ist gleichzeitig eine besonders einfache: wenn die Klienten aufgefordert werden, etwas genauer zu gucken, wenn sie gefragt werden, was sie eigentlich wollen usw., dann antworten sie oft mit: „Ich weiß nicht!".

Diese Reaktion hat auf unerfahrene Therapeuten in der Regel eine verheerende destruktive Wirkung: ihnen geht`s dann genauso und sie wissen auch nicht mehr, was sie nun tun sollen. Der einfache Satz hat daher eine verblüffend paralysierende Wirkung auf den Prozess, obwohl man ihm, wie wir sehen werden, verblüffend einfach und effektiv begegnen kann. Daher haben wir diese Strategie in der Supervision auch den „Klienten-Bluff" genannt: die Klienten bluffen ihre Therapeuten, die daraufhin das Spiel verloren geben.

Der Satz „ich weiß nicht" wird besonders dann verwendet, wenn Therapeuten die Perspektive der Klienten nach innen lenken und sie auffordern, sich bezüglich bestimmter Problemaspekte mit eigenen relevanten Motiven, Werten, Überzeugungen zu beschäftigen. Es ist eine Art Standardantwort auf Fragen wie:

- „Was ist Ihnen wichtig an X?"
- „Was geht Ihnen zu dieser Situation durch den Kopf?"
- „Was wollen Sie damit erreichen?"
- „Was ist so schlimm für Sie an dieser Situation?" - usw.

Es ist nun ganz wesentlich zu sehen, dass die Antwort „ich weiß nicht" zweierlei bedeuten kann:

- der Klient hat keine „gute" Antwort,
- der Klient will den Prozess blockieren.

Klienten antworten manchmal auf eine vertiefende (oder auch konkretisierende) Frage deshalb mit „ich weiß nicht", weil sie glauben, dass der Therapeut eine „gute", ausführliche Antwort hören möchte, sie aber keine solche Antwort haben. Sie wissen vielleicht selbst nicht so genau, was sie in einer Situation spüren, ihnen gehen vielleicht nur chaotische Gedanken durch den Kopf u.ä. Sie wissen vielleicht selbst mit diesen Informationen nicht viel anzufangen; viele Klienten halten auch diffuse Gefühle o.ä. nicht für eine relevante Informationsquelle, sondern eher für „Störgeräusche", die man konsequent ausblenden muss. Viele Klienten trauen sich auch nicht, einem Therapeuten solch „unklare" Information zu geben, z.B. aus Angst, sie könnten sich blamieren.

In solchen Fällen heißt die Antwort „ich weiß nicht" eigentlich: „Ich weiß es selbst nicht so genau und ich traue mich nicht, das so zu sagen, was ich weiß." In diesem Fall hat der Klient durchaus nicht die Intention, den Prozess zu blockieren: er kommt vielmehr aufgrund ungünstiger Annahmen nicht weiter.

Die Antwort „ich weiß nicht" kann jedoch eine ganz andere Intention haben: der Klient sagt „ich weiß nicht", weil er einer bestimmten Spur nicht weiter folgen will. Die Bearbeitung eines bestimmten Inhaltes kann dem Klienten zu unangenehm, zu heiß werden. In diesem Fall kann er sagen, dass er nicht weiß, was er spürt, was ihm durch den Kopf geht usw. Damit verhindert er es, dem Therapeuten Informationen für weitere, unangenehme Fragen zu geben. Der Prozess ist damit an dieser Stelle abgeblockt und der Klient kann so verhindern, sich mit aversiven Aspekten weiter auseinander zu setzen.

„Ich weiß nicht" ist daher oft mehr als nur die Aussage, dass der Klient an dieser Stelle Schwierigkeiten hat; es ist eine *aktive Blockade des Prozesses*.

Die Strategie „ich weiß nicht" hat wegen ihres euphemistischen Charakters einen entscheidenden Vorteil gegenüber einer offenen Verweigerung: würde der Klient z.B.

sagen, „ich will da nicht hingucken“, oder „darauf antworte ich nicht“, dann müsste er für diese Blockade die Verantwortung übernehmen. Er könnte dann vom Therapeuten aufgefordert werden, diese Blockade zu begründen, zu bearbeiten usw. Sagt der Klient aber „ich weiß nicht“, dann kann er dafür nicht verantwortlich gemacht werden: denn für sein schlechtes Gedächtnis oder sein Nichtkönnen kann schließlich keiner was. Manchmal ist man in der Supervision beim Hören von Klienten-Statements unwillkürlich an politische Untersuchungsausschüsse erinnert, in denen auf die Frage: „Haben Sie von X Geld erhalten?“ die Antwort kommt: „Daran kann ich mich nicht erinnern!“. Manchmal gibt es nichts Praktischeres, als ein schlechtes Gedächtnis.

10.4.2.4.2 Therapeutischer Umgang mit „ich weiß nicht“

Die Klientenaussage „ich weiß nicht“ ist der größte Bluff des Therapieprozesses: immer wieder sieht man hier hilflose Therapeuten, die es offenbar auch nicht wissen, wodurch dann zwei Unwissende hilflos dasitzen und blockiert sind. Anders als einige Kolleginnen und Kollegen der klassischen GT erachte ich Hilflosigkeit in der Therapie *nicht* als eine existentiell wertvolle Erfahrung: der Klient kommt zur Therapie, weil er sich bereits hilflos fühlt und möchte nun eine andere Erfahrung machen. Er möchte lernen, mit Problemen fertig zu werden, anders zu handeln, kompetent zu sein usw. Der Klient verfügt bereits außerhalb der Therapie über existentielle Erfahrung der Hilflosigkeit und wird daher auf eine Wiederholung innerhalb der Therapie gut verzichten können. Und der Therapeut sollte in der Lage sein, dem Klienten mehr zu vermitteln als Hilflosigkeit: der Therapeut wird, wie jeder Art und jeder, der Probleme bearbeitet, immer wieder an seine Grenzen kommen. Er sollte seine Grenzen aber durch den Erwerb spezifischer Kompetenzen so weit hinausschieben, wie er kann; dies ist er m.E. sich selbst, vor allem aber dem Klienten schuldig. Ist er bereits bei einem Standard-Bluff blockiert, steht`s schlecht um ihn. Daher sollte er wissen, was machbar ist.

Der therapeutische Umgang mit der Antwort „ich weiß nicht“ hängt davon ab, ob der Therapeut den Eindruck hat, dass der Klient im Prozess weiterarbeiten möchte, jedoch nicht weiß, wie er dies tun kann, bzw. sich selbst durch zu hohe Erwartungen blockiert oder ob der Klient eine weitere Bearbeitung des Themas verhindern möchte.

Hat der Therapeut den Eindruck, der Klient sagt „ich weiß nicht“, weil er glaubt, der Therapeut erwarte eine „gute“, elaborierte Antwort, die der Klient aber nicht liefern kann, dann sollte der Therapeut dem Klienten den Druck nehmen. Der Therapeut kann hier z.B. sagen: „Ich weiß, dass Sie hier noch keine perfekte Antwort haben. Das ist auch klar, denn wir arbeiten hier an Aspekten, die Ihnen ja auch noch gar nicht klar sind. Deshalb arbeiten wir ja auch daran. Ich erwarte daher von Ihnen keine perfekte Antwort. Das einzige, was wir brauchen, sind Spuren, Hinweise, mit denen wir weiterarbeiten können. Ich möchte Sie daher bitten, einmal bei diesem Punkt (in dieser Situation) zu bleiben und zu schauen: was geht Ihnen da durch den Kopf? Was spüren Sie?“

Der Klient soll hier lernen, dass Therapie gerade bedeutet, an Aspekten zu arbeiten, die *noch* nicht klar sind: hier muss man jede Information ernst nehmen, die man bringen kann, jede Spur, selbst wenn sie noch so vage ist.

Ein Therapeut hat hier somit mehrere Interventionsmöglichkeiten, die er kombinieren kann:

- Er kann die Schwierigkeiten des Klienten transparent machen, z.B.: „Ich habe jetzt den Eindruck, dass Sie sich jetzt unter Druck setzen, eine perfekte Antwort zu finden." Oder: „Haben Sie den Eindruck, dass ich jetzt eine perfekte Antwort erwarte?"
- Er kann den Klienten entlasten: „Ich erwarte keineswegs eine perfekte oder vollständige Antwort. Mir ist völlig klar, dass Sie diese Frage noch gar nicht genau beantworten können. Wenn Sie sie beantworten könnten, dann wäre die Arbeit an dieser Frage überflüssig, denn dann wäre ja schon alles klar."
- Er kann dem Klienten deutlich machen, was er erwartet: „Ich möchte einfach, dass Sie mal die Frage auf sich wirken lassen und gucken, was Ihnen dazu einfällt. Gucken Sie mal, ob Sie etwas spüren, Ihnen ein Gedanke kommt o.ä."
- Er sollte den Klienten vor allem auch instruieren, „Spuren" ernst zu nehmen: „Was immer Sie spüren, was immer Ihnen einfällt, nehmen Sie es ernst. Auch wenn es noch ganz diffus und unklar ist. Es sind wichtige Hinweise, mit denen wir weiterarbeiten können."

Diese Interventionen (die man u.U. mehrfach geben muss) sind in der Regel sehr hilfreich und veranlassen den Klienten, sich den relevanten „Spuren" zuzuwenden und diese zu nutzen.

Klienten, die sich im Prozess in oben beschriebener Weise selbst blockieren, bemühen sich meist in hohem Maße selbst um Klärung: sie *bemühen* sich auch darum, Fragen des Therapeuten zu beantworten, haben dabei jedoch Schwierigkeiten. Klienten, die jedoch den Prozess blockieren wollen, zeigen dagegen gar keinen Versuch, die Fragen des Therapeuten zu beantworten: bevor der Klient überhaupt versucht hat zu tun, was der Therapeut angeregt hat, bevor er sich eine Situation und eigene Gefühle darin überhaupt angesehen hat, antwortet der Klient schon: „Ich weiß nicht!".

Zur Einschätzung, ob der Klient Inhalte vermeidet, müssen jedoch noch mehr Aspekte berücksichtigt werden, wie z.B. fehlende Explizierung, fehlender Arbeitsauftrag usw. Kommt der Therapeut zu dem Schluss, ein „ich weiß nicht" wird vom Klienten im Sinne einer Blockade verwendet, dann handelt der Therapeut nach der Devise: „Im Gegenteil". In diesem Fall ist die Botschaft des Klienten an den Therapeuten ja: „Lassen Sie uns diesen Inhaltsaspekt möglichst nicht weiter/genauer ansehen bzw. möglichst schnell verlassen." Der Therapeut signalisiert dem Klienten jedoch mit seinen Interventionen: „Im Gegenteil: lassen Sie uns diesen Inhaltsaspekt besonders genau betrachten.". Denn schon allein die Tatsache, dass der Klient einen Aspekt nicht betrachten will, lässt bereits erkennen, dass dieser Aspekt für den Klienten sowohl relevant als auch ungeklärt bzw. unintegriert ist. Und dies wiederum weist darauf hin, dass er *bearbeitungsbedürftig* ist.

Der Therapeut kann hier also sagen: „Ich weiß, dass es Ihnen schwer fällt, hier zu bleiben und weiter zu gucken. Das ist auch ganz klar. Denn wenn Sie hier alles ganz einfach beantworten und erzählen könnten, dann wäre ja alles schon geklärt. Und wenn es geklärt wäre, dann bräuchten wir nicht mehr zu gucken. Ich möchte Sie also bitten, hier zu bleiben und genau zu schauen, was Sie spüren oder was Ihnen durch den Kopf geht.".

Der Therapeut geht damit zunächst sehr ähnlich vor, wie im Falle des „zu hohen Drucks". Sagt der Klient dann aber immer noch „ich weiß nicht", dann *erhöht* der Therapeut hier den Druck: „Ich weiß, dass es schwierig für Sie ist, aber ich möchte, dass Sie trotzdem dabeibleiben. Man weiß immer irgendwas: man spürt etwas, denkt etwas, selbst wenn es noch so diffus ist.". Der Therapeut setzt damit eine „Gegennorm", nämlich, dass es psychologisch zu erwarten ist, dass eine Person irgendwelche Hinweise hat, was in der Tat ja auch zutreffend ist. Damit erhöht sich die Verpflichtung des Klienten, an dieser Stelle zu bleiben, das Ausweichen wird erschwert.

Sagt der Klient dann dennoch, dass ihm gar nichts einfällt, dann geht der Therapeut auf die Meta-Bearbeitungs-Ebene und macht das Verhalten des Klienten selbst zum Thema: „Ich möchte gerne mit Ihnen darüber sprechen, was es Ihnen jetzt so schwer macht, dabei zu bleiben und zu gucken." Der Therapeut kann den Klienten auch konfrontieren, z.B.: „Ich stelle Ihnen eine Frage, und Sie sagen sehr schnell „ich weiß nicht". Sie nehmen sich gar keine Zeit hinzugucken und festzustellen, ob Sie etwas finden. Was spricht für Sie dagegen, es einmal zu versuchen, das Thema hier weiter zu klären?" Damit bietet der Therapeut eine *Bearbeitung der Bearbeitung* an: die Vermeidung selbst wird zum Thema der Therapie.

Therapeuten sollten hier weder in Panik verfallen, noch aggressiv werden, sollte die Antwort des Klienten hier lauten: „Ich weiß nicht." Man *kann* als Therapeut gar nicht davon ausgehen, dass einige Interventionen den „Durchbruch" erzielen: oft wird dem Klienten erst nach und nach klar, was er macht und es dämmt ihm allmählich, dass er etwas anders machen könnte, und dass dieses Andere vielleicht besser für ihn ist als das, was er jetzt tut. Der Therapeut sollte daher immer auf eine stringente Beibehaltung der Interventionsstrategie setzen: das Motto ist hier: „Das Ganze noch mal von vorn." Ist es dem Klienten noch nicht deutlich, muss es dem Klienten eben deutlich gemacht werden. Geduld ist nötig, doch leider ist das nicht jedes Therapeuten Sache.

Der Therapeut verwendet diese Strategien sehr stringent: ein „ich weiß nicht" wird in der ersten Therapiephase immer wieder vorkommen, und der Therapeut sollte dem Klienten immer wieder deutlich machen, wie wichtig es ist, *gerade* an den unklaren Punkten zu bleiben, dort Fragestellungen zu entwickeln, Spuren zu folgen, Gefühle ernst zu nehmen usw. Alle diese Interventionen haben nicht nur die Funktion, den Klienten an eine konstruktive Bearbeitung eines bestimmten Problems heranzuführen.

Die Interventionen haben ebenfalls die Funktion, dem Klienten deutlich zu machen, wie er generell konstruktiv mit eigenen Problemen umgehen kann; sie sollten dem Klienten zeigen, worauf es ankommt, was wesentlich ist für eine konstruktive Arbeit. Das Ziel ist daher nicht nur, dass der Klient ein bestimmtes Problem löst: das Ziel ist, dass der Klient lernt, wie er selbst konstruktiv persönliche Probleme lösen kann. Der Klient soll in der Therapie eine neue Art der Problembearbeitung lernen. Und dies soll er dadurch lernen, dass der Therapeut ihm immer wieder deutlich macht, was er tun kann, was sinnvoll ist, worauf es ankommt. Dies ist ein längerfristiger Prozess. Klienten lernen das nicht durch eine einzelne Intervention, sondern nur durch die stringente Anwendung von Interventionen.

10.4.2.5 Nebenschauplätze aufmachen

10.4.2.5.1 Strategie

Will man als Klient an einem bestimmten Problembereich nicht arbeiten, bestimmte Aspekte nicht offen legen und hinterfragen, dann muss man den Prozess nicht unbedingt blockieren. Man kann auch inhaltlich von den „heißen" Themen ablenken und das Gespräch auf andere Aspekte führen, deren Behandlung oder Bearbeitung einem weitaus angenehmer ist, weil hier keine unangenehmen Selbstaspekte zu gegenwärtigen sind. In der therapeutischen Interaktion kann man aber nicht einfach unvermittelt das Thema wechseln (das wäre ja auch eher eine Blockade!), sonder man muss den Therapeuten auf ein neues Thema oder einen neuen Aspekt führen. Und dies tut man am besten so, dass der Therapeut dies entweder gar nicht bemerkt, oder aber so, dass er das neue Thema ganz besonders interessant findet, also mit dem Wechsel einverstanden ist.

Als Klient kann man diese Bedingungen gut dadurch realisieren, dass man in dem augenblicklichen Thema einen Nebenschauplatz aufmacht und diesen als ein noch zentraleres, wichtigeres, belastenderes, aktuelleres o.ä. Problem darstellt.

Z.B. beschreibt der Klient ein Interaktionsproblem mit seiner Frau; die Bearbeitung beginnt, sich dem Thema Sexualität zu nähern. Da macht der Klient das Problem auf, dass er sich seiner Frau gegenüber in wesentlichen Zielen nicht durchsetzen kann. Der nächste Zug bringt dann die Entlastung: er betont, dass dieses Nicht-Durchsetzen-Können eigentlich immer ein Problem ist, das ihn stark belastet und dass auch in anderen Situationen von großer Bedeutung ist usw.

Klienten kombinieren manchmal die Strategie, Nebenschauplätze aufzumachen, mit einer anderen Strategie, die den Therapeuten die Verarbeitung der Klienteninformation erschwert: *die Klienten sprechen extrem schnell.* Auf diese Weise arbeitet ein Therapeut, der versucht, mit seiner Verarbeitung dem Klienten zu folgen, immer an der Grenze seiner Kapazität. D.h., die Verarbeitungskapazität ist dauerhaft ausgelastet. Damit steht dem Therapeuten aber nicht mehr genügend Kapazität zur Verfügung, *über* den Prozess des Klienten zu reflektieren. Dies aber muss ein Therapeut, wenn er überhaupt erkennen will, dass ein Klient einen Nebenschauplatz aufmacht: der Therapeut muss erkannt und registriert haben, dass das bisherige Thema wichtig/zentral/belastend o.ä. war; er muss überhaupt erkennen, dass der Klient das Thema verschiebt; er muss die Relevanz des neuen Themas abschätzen; er muss dessen Relevanz mit der des alten Themas vergleichen. Erst *dann* kann er sagen, dass der Klient einen *Nebenschauplatz* aufmacht. Dies alles kann der Therapeut aber nur erkennen, wenn ihm dazu genügend kognitive Ressourcen zur Verfügung stehen. Und hier kann ein Klient systematisch dafür sorgen, dass das nicht der Fall ist (z.B. auch durch Unklarheit oder Detailreichtum).

Die Veränderung des thematischen Schwerpunktes kann manchmal sehr subtil und langsam erfolgen, so dass ein Therapeut den Wechsel kaum bemerkt. Und selbst wenn er ihn bemerkt, so muss er noch beurteilen, ob das alte Thema weniger relevant ist als das neue bzw. ob das „neue" Thema nicht einfach eine stringente Weiterentwicklung eines an sich relevanten Themas ist. Dies kann ein Therapeut meist nur aufgrund des Klientenmodells entscheiden, das er bis zu diesem Zeitpunkt über den Klienten gebildet hat. Der Therapeut hat aufgrund des Modells eine Vorstellung davon, welches die zentralen, therapeutisch relevanten Themen des Klienten sind, und er hat eine Vorstellung davon, welchen Fragen man im Therapieprozess bezüglich dieser Themen folgen sollte. Aufgrund dieses Wissens kann er meist (zumindest grob) abschätzen, ob ein Thema oder eine Themenentwicklung in Richtung auf eine relevante Bearbeitung verläuft oder nicht. Hat der Therapeut Zweifel, ob die Richtung konstruktiv ist, dann kann er seine Beobachtungen (Themenwechsel) und seine Bedenken (ob das neue Thema relevant ist) mit dem Klienten besprechen: er kann dem Klienten hier auch deutlich machen, dass es ein wichtiges therapeutisches Prinzip ist, bei einem Thema zu bleiben und dies zu klären, bevor man auf neue Aspekte übergeht.

Wichtig für den Therapeuten ist hier aber auch das Modell über die Bearbeitung: ein Therapeut hat nach kurzer Zeit bereits Wissen darüber, wie ein Klient mit eigenen Problemen umgeht (zumindest *kann* ein Therapeut, wenn er Information richtig verarbeitet, ein solches Wissen haben!). Ein Therapeut weiß damit, ob der Klient dazu neigt, ein Thema stringent zu bearbeiten, auch dann, wenn es unangenehm, schmerzlich oder peinlich wird, oder ob ein Klient dazu neigt, „heißen Bereichen" auszuweichen. Der Therapeut hat im letzteren Fall dann auch Informationen darüber, *wie* ein Klient brisanten Inhalten ausweicht, d.h., er kennt die bevorzugten Vermeidungsstrategien des Klienten. Dies erleichtert es dem Therapeuten in hohem Maße, eine Vermeidungsaktion eines Klienten auch als solche zu erkennen: der Therapeut kann auch die Strategie „Nebenschauplätze aufmachen" sehr viel schneller erkennen, wenn er derartige Strategien beim Klienten bereits kennt. Daher ist das Klientenmodell; die therapeutische Wissensbasis über den Klienten, für die Bearbeitung von Vermeidungsstrategien von großer Bedeutung.

10.4.2.5.2 Therapeutischer Umgang mit Nebenschauplätzen

Bemerkt ein Therapeut, dass ein Klient ein wesentliches Thema verlässt, obwohl das Thema noch keineswegs geklärt oder ausreichend bearbeitet ist, dann kann er zweierlei tun.

Die erste Vorgehensweise besteht darin, den Klienten wieder zum Thema zurückzuführen, einen Themenwechsel also nicht zuzulassen. Sobald der Therapeut die Themenverschiebung bemerkt, sagt er dem Klienten: „Mir geht noch der Aspekt X durch den Kopf. Den habe ich noch nicht verstanden, aber ich habe den Eindruck, dass er ganz wichtig ist. Ich möchte daher noch mal darauf zurückkommen." Der Therapeut führt den Klienten damit auf einen der verlassenen Themenaspekte zurück und leitet dort eine weitere Bearbeitung ein.

Um dies zu tun, folgt der Therapeut mit seiner Verarbeitung den neuen Aspekten nicht mehr, sondern behält *die* Aspekte im Kopf, zu denen er zurückkehren möchte. Bei passender Gelegenheit, prinzipiell aber so schnell wie möglich, führt er den Klienten zu den relevanten Aspekten zurück. Der Therapeut kann z.B. sagen: „Ich habe immer noch den Aspekt XY im Kopf, den Sie erwähnten. Mir ist immer noch nicht klar, was da bei Ihnen genau passiert. Können Sie da noch mal genau gucken?"

Hier trifft *der Therapeut* eine Entscheidung, die Entscheidung, dass ein bestimmter Inhaltsaspekt (des Klienten) relevant, jedoch noch keineswegs hinreichend geklärt ist, so dass er noch nicht verlassen werden sollte. Dadurch zeigt der Therapeut dem Klienten, dass es für eine effektive Problembearbeitung wichtig ist, eine Zeit lang stringent an einem Aspekt zu bleiben.

Die zweite Vorgehensweise besteht darin, den Klienten auf den Themenwechsel aufmerksam zu machen und den Wechsel selbst zu thematisieren, z.B.: „Mir fällt auf, dass Sie nun beim Thema X sind und das Thema Y verlassen haben." Und: „Das Thema Y erscheint mir aber recht wichtig und ich habe den Eindruck, dass es noch sehr unklar ist." Und: „Mir ist daher nicht klar, ob Sie einen bestimmten Grund haben, das Thema Y zu verlassen."

Wesentlich sind hier wiederum die Interventionen:

- Transparentmachen des Klientenhandelns,
- Halten des Klienten an relevanten Inhalten.

Der Klient soll dem Prinzip folgen, dass ein Thema über längere Zeit bearbeitet werden muss, damit es überhaupt *klärbar* ist.

10.4.2.6 Fragen beantworten, die man nicht gestellt hat

10.4.2.6.1 Strategie

Eine andere, besonders elegante und oft vom Therapeuten nur schwer zu erkennende Strategie, von einem Thema abzulenken und „unter der Hand" einen neuen inhaltlichen Fokus zu etablieren, ist „Fragen beantworten, die man nicht gestellt hat".

Der Therapeut stellt eine Frage. Der Klient antwortet mit einer (längeren) Antwort. Wenn man dann aus der gegebenen Antwort zurückschließt, wie die Frage dazu hätte heißen müssen, auf welche Frage dies also eine Antwort ist, dann sieht man, dass die so rekonstruierte Frage mit der Ausgangsfrage nur noch wenig zu tun hat. Im Zuge der Beantwortung ändert der Klient implizit die Frage so, dass er auf eine ganz andere Frage antwortet. Die Antwort steht aber noch (und das ist wesentlich) in einem locker-assoziativen Inhaltsverhältnis zur Ausgangsfrage. Die Strategie kann daher als pseudokommunikativ bezeichnet werden: scheinbar, oberflächlich betrachtet, setzt der Klient die Kommunikation fort, tatsächlich „würgt er aber einen bestimmten Inhaltsaspekt ab".

Aus diesem Grund ist der Therapeut hier auch häufig irritiert: er hat den Eindruck, dass der Klient schon „irgendwie" geantwortet hat, spürt aber, dass etwas nicht stimmt, weiß aber so schnell nicht zu sagen, wo der Fehler liegt. Um dies zu ergründen, hört er dem Klienten dann besonders aufmerksam zu: und damit folgt er diesem dann auf die neue Fährte.

Die beim Therapeuten erzeugte Irritation ist besonders dann dem Klienten nützlich, wenn der Therapeut die Schwierigkeit noch auf sich attribuiert: er habe vielleicht nicht richtig zugehört, eine unverständliche Frage gestellt usw. In diesem Fall wird der Therapeut dem Klienten, um seinen „Fehler" wieder gutzumachen, besonders bereitwillig folgen. Diese Strategie ist, so kann man in Supervision immer wieder sehen, sehr erfolgreich, insbesondere bei weniger erfahrenen Therapeuten, die sich Schwierigkeiten in hohem Maße selbst zuzuschreiben pflegen.

10.4.2.6.2 Therapeutischer Umgang mit „Fragen beantworten, die man nicht gestellt hat"

Diese Ausweichstrategie ist bei Klienten sehr beliebt. Therapeuten haben oft Schwierigkeiten, diese Strategie zu erkennen, da die Klienten ja eine Antwort geben und diese Antwort meistens mit der Frage „irgendwas" zu tun hat. Daher ist es oft nötig, Therapeuten systematisch darin zu trainieren, eine Klientenantwort daraufhin zu überprüfen, ob sie auf die Frage eingeht oder nicht.

Beim therapeutischen Umgang mit dieser Vermeidungsstrategie folgt ein Therapeut dem Prinzip: „Das Ganze noch einmal von vorn!"

Bemerkt der Therapeut, dass der Klient eine relevante (z.B. konkretisierende oder vertiefende) Frage im Grunde nicht beantwortet, dann stellt er die Frage neu. Dabei kann er selbst die Verantwortung für das entstandene Problem auf sich nehmen, z.B.: „Ich glaube, ich habe mich gerade etwas unklar ausgedrückt: meine Frage war..."

Der Therapeut kann hier auch versuchen, die Frage noch klarer, konkreter, kürzer zu formulieren als vorher, so dass sie vom Klienten möglichst nicht missverstanden werden *kann*.

Beantwortet der Klient die Frage immer noch nicht, dann kann der Therapeut sie erneut stellen, z.B. so: „Ein Aspekt ist mir immer noch nicht klar geworden..." Der Therapeut lässt sich hier also nicht bluffen, sondern fokussiert die Aufmerksamkeit des Klienten immer wieder auf die zentralen Aspekte.

Der Therapeut hat damit zunächst verschiedene Interventionsmöglichkeiten:

- die Frage präziser, enger stellen; erläutern, was er gemeint hat o.ä., so dass die Möglichkeit eines Missverständnisses weitgehend ausgeschlossen werden kann;
- die Verantwortung übernehmen, insbesondere dann, wenn tatsächlich nicht klar ist, ob die Antwort des Klienten darauf zurückgeht, dass der Therapeut sich unklar ausgedrückt hat, z.B.: „Ich glaube, ich habe meine Frage unklar formuliert. Was ich meinte, war...";
- einen speziellen Punkt herausgreifen, und diesen noch einmal fokussieren: „Ein Aspekt ist mir immer noch unklar, es ist XY. Können Sie noch mal sagen, was Sie damit meinen?"

Beantwortet der Klient die Frage erneut ausweichend, dann kann der Therapeut auf die Bearbeitungs-Meta-Ebene gehen: er macht dem Klienten deutlich, *dass* dieser die Frage nicht beantwortet hat und macht dies zum therapeutischen Thema.

Z.B.: „Ich möchte Sie mal darauf aufmerksam machen, was Sie hier in der Therapie tun. Ich habe Sie jetzt zweimal nach X gefragt, und Sie haben zweimal Y geantwortet. Ich würde gerne mit Ihnen darüber sprechen, was es Ihnen so schwer macht, diese Frage zu beantworten."

Hat der Therapeut den Klienten auf derartige Aspekte bereits öfter aufmerksam gemacht, kann die Konfrontation noch weitgehender sein, z.B.: „Mir ist öfter aufgefallen, dass Sie auf meine Fragen Antworten gegeben haben, die nicht auf die Fragen passten. Ich habe Sie ja auch schon öfter darauf aufmerksam gemacht. Ich würde gerne darüber sprechen, wieso es so schwierig für Sie ist, auf meine Fragen einzugehen."

Die Konfrontation kann auch noch weitgehender sein: der Therapeut kann den Klienten auch darauf aufmerksam machen, dass Therapeuten und Klienten auf diese

Weise praktisch „zwei Gespräche“ führen. Der Therapeut sollte dann dies zum Thema machen, wobei er Fragen ansprechen kann wie:

- Kennt der Klient eine solche Interaktion aus anderen sozialen Kontexten?
- Was ist für den Klienten so wichtig daran, sich der Frage nicht zu stellen?
- Hat der Klient Befürchtungen (z.B. kritisiert zu werden, peinliches zu enthüllen)?
- Ist es für den Klienten wichtig, bestimmte Informationen gar nicht an sich heranzulassen u.ä.

Wir haben häufig gesehen, dass eine derartige Bearbeitung Klienten zum ersten Mal deutlich gemacht hat, wie sie mit anderen umgehen: dem Klienten kann hier erschreckend deutlich werden, warum Interaktionspartner mit ihm Schwierigkeiten haben. Damit wird dem Klienten jedoch ein wesentlicher Aspekt seines Sozialverhaltens deutlich und dieser wird damit in der Therapie bearbeitbar.

Bei der Bearbeitung dieser (wie auch anderer) Vermeidungsstrategien ist es wesentlich, dass ein Therapeut ganz stringent vorgeht: er macht den Klienten im Prozess immer wieder und wieder auf diese Aspekte aufmerksam. Dies ist wesentlich, denn ein Klient bemerkt die eigene Strategie oder ihre Intentionen und Hintergründe nicht aufgrund einer einzelnen Intervention des Therapeuten.

Diese Stringenz ist wesentlich, um dem Klienten deutlich zu machen,

- dass eine Fokusssierung auf bestimmte Inhalte nötig ist und der Therapeut dies erreichen will;
- dass der Therapeut keineswegs geneigt ist, die Regeln vom Klienten bestimmen zu lassen;
- dass der Therapeut das Ausweichen sehr wohl bemerkt, den Klienten aber darauf aufmerksam machen will.

Wiederum sei betont: der Therapeut muss solche Konfrontationen einbetten in eine tragfähige Beziehung und dem Klienten durch die *Art* der Aussage deutlich machen, dass es ihm nicht, in gar keiner Weise darum geht, den Klienten „zu überführen“, zu kritisieren o.ä. Es geht dem Therapeuten nur darum, den Klienten auf bestimmte Aspekte aufmerksam zu machen, damit der Klient selbst versteht, wie er mit sich und mit anderen umgeht. Es geht darum, dass der Klient sein eigenes Handeln repräsentiert und auf diese Weise weiter klären kann, welche Intentionen, Motive, Ziele usw. diesem Handeln zugrunde liegen. Der Therapeut will dem Klienten damit letztlich eine Selbstregulation ermöglichen. Genauso muss der Therapeut dies aber auch vermitteln (können): als ernstlich gut gemeinter Hinweis, selbst etwas wahrzunehmen und als wichtig zu betrachten. Der Therapeut signalisiert: nehmen sie ihr Handeln ernst!

An den hier beschriebenen Interventionen wird deutlich, dass die Klärungsorientierte Psychotherapie in manchen Fällen, bei manchen Klienten sehr direktive Interventionen empfiehlt, die sehr stark in die Klientenprobleme eingreifen. Der Therapeut bestimmt die Regeln der Bearbeitung und macht dem Klienten dysfunktionale Bearbeitungsweisen deutlich. Ein Kritikpunkt von Seiten klassischer GT ist, dass Therapeuten und Klienten in einen „Machtkampf“ eintreten. Dieser Ansicht bin ich nicht. Der Therapeut soll seine Sichtweise niemals gegen den Klienten durchsetzen; wenn der Klient seine Sichtweise beibehalten will, dann ist das in Ordnung. Der Therapeut soll aber dem Klienten die Chance geben, seine Sichtweise zu ändern, eine neue zumindest auszuprobieren, um dann selbst entscheiden zu können, was er will. Nun ist das System des Klienten leider oft gegen alternative Sichtweisen sehr abgeschottet: um dem Klienten überhaupt eine Ahnung davon zu geben, dass „es anders sein könnte", muss der Therapeut manchmal sehr deutlich, direktiv und „straight" sein. Ein dezenter Hinweis auf eine Alternative reicht oft nicht aus. Und: wenn es für den Klienten so einfach wäre, Alternativen zu finden, dann bräuchte er keinen Therapeuten. Daher bin ich überzeugt, dass einige Klienten (keineswegs alle!) direktivere Strategien brauchen. Dies ist die Konsequenz eines differentiell-adaptiven Ansatzes.

10.4.2.7 Thematische Sperren

10.4.2.7.1 Strategie

Klienten können versuchen, einer Bearbeitung eines bestimmten Themas von vornherein vorzubauen. In diesem Fall bemühen sie sich, bestimmte Themenbereiche zu „sperren". Sie tun dies dann meist in einer Weise, die nicht weiter auffällt: sie sagen *nicht*, dass sie bestimmte Themen nicht behandeln *wollen*, sie sagen vielmehr, dass bestimmte Themen *nicht behandelt werden müssten.*

Typische Argumente sind:

- *Dieser Themenbereich ist in Ordnung*: So sagen viele unserer Psychosomatik-Klienten schon zu Beginn der Therapie völlig ungefragt, ihre Ehe sei „völlig in Ordnung" (das Rezept dazu sollten sie publizieren, damit ließe sich viel Geld machen!). Dieser dezente Hinweis enthält die Botschaft an den Therapeuten, man möge dieses Thema doch bitte aus der Bearbeitung ausklammern, denn es enthalte ja keinerlei Probleme.
- *„Das Problem habe ich schon gelöst!"* oder *„Das ist nicht mehr aktuell!"*: Auch hier ist die Botschaft, die Behandlung dieser Aspekte sei reine Zeitverschwendung und sollte daher besser unterbleiben.
- *„Das ist mir schon alles klar!"* ist ein häufiges Statement. Soll heißen: lassen wir das und wenden wir uns etwas anderem zu. Und implizit stellt der Klient die Frage an den Therapeuten: „Willst Du das etwa bezweifeln?!"
- *„Das habe ich alles schon gesagt!"*: Dies ist eine besonders interessante Variante, denn sie enthält nicht nur die Botschaft, es ist Zeitverschwendung, es noch mal zu besprechen. Sie enthält implizit gleichzeitig eine Warnung an den Therapeuten: „Wenn Du das noch mal fragst, muss ich mich fragen, ob Du nicht zugehört hast oder mich nicht ernst nimmst!"

  Die Aussage enthält gleichzeitig eine *Einschüchterung* des Therapeuten, denn dieser steht, nach Meinung des Klienten, in der Gefahr, sich lächerlich zu machen.

10.4.2.7.2 Therapeutischer Umgang mit thematischen Sperren

Kommen thematische Sperren zu Beginn einer Therapie vor, dann sollte ein Therapeut sie zwar registrieren, aber nicht explizit auf sie eingehen. Sehr häufig blenden Klienten bestimmte, unangenehme Themen zu Beginn aus der Therapie aus, weil ihr Vertrauen zum Therapeuten noch nicht ausreicht, derart unangenehme Themen „auszupacken“. Dies kann sich dann im Verlauf der Therapie sehr stark ändern: sobald der Klient dem Therapeuten persönlich und fachlich vertraut, traut er sich auch, peinliche Themen anzusprechen. Auf diese Weise entfallen im Therapieprozess in der Regel viele thematische Sperren, die Klienten zu Beginn aufgemacht haben, von selbst. Aus Diesem Grund macht es in der Regel wenig Sinn, diese Sperren zu Therapiebeginn zu bearbeiten: der Therapeut sollte sie registrieren und speichern, um die entsprechenden Themen später in der Therapie anzusprechen, falls der Klient es nicht von sich aus tut.

Anders liegt der Fall, wenn der Klient später in der Therapie (nach der zehnten Stunde) thematische Sperren aufmacht: in diesem Fall sollte der Therapeut dies *nicht* übergehen, sondern die Sperre transparent machen und bearbeiten.

Dabei geht der Therapeut davon aus,

- dass prinzipiell alles in der Therapie bearbeitbar sein sollte, da ansonsten u.U. hoch relevante Aspekte ausgeblendet werden können;
- dass nichts als „klar“ oder „gelöst“ angesehen werden sollte, was nicht geprüft ist;
- dass es keinen Grund gibt, ein Thema nicht noch einmal zu behandeln, z.B., um es noch weiter zu klären, zu verbessern, zu prüfen usw.

Der Therapeut folgt damit wieder der Devise: „Im Gegenteil“. Die Botschaft des Klienten ist: „Lass uns nicht hinschauen“ und die Botschaft des Therapeuten ist: „Im Gegenteil: lass uns genau hinsehen!“

Sagt der Klient z.B.: „Ich habe keinerlei Probleme in meiner Beziehung.“, dann kann der Therapeut

- eine *Gegennorm* setzen, z.B.: „Es ist, nach allem was man weiß, sehr unwahrscheinlich, dass jemand gar keine Probleme in einer Beziehung hat. Konflikte sind etwas völlig normales. Daher werden Sie sicher auch irgendwelche Punkte haben, die Sie stören.“ Was der Therapeut hier tut, ist eine „foot-in-the-door-Strategie“: er möchte den Klienten veranlassen, irgendeinen relevanten Inhalt zu thematisieren, um dem Klienten auch deutlich zu machen, dass auch *darüber* in der Therapie gesprochen werden kann. Er kann dem Klienten *erläutern*, dass es sinnvoll sei, dennoch wichtige Lebensbereiche in der Therapie auch dann zu thematisieren, wenn sie nicht auffällig problematisch sind, da oft Probleme „verdeckt“ sind. Ein solches Argument eignet sich meist in Kombination mit Argument 1.

Der Therapeut macht deutlich,

- *dass* es Probleme gibt,
- dass man sie anschauen kann und
- dass man in der Therapie grundsätzlich erst dann davon ausgehen sollte, etwas sei o.k., wenn man es geprüft hat.

Besteht der Klient trotz derartiger „strukturierender Aussagen“ darauf, einen Bereich nicht bearbeiten zu wollen, dann kann der Therapeut den Klienten fragen, was dagegen spricht, sich bestimmte wichtige Lebensbereiche nochmals gründlich anzusehen: eigentlich spricht nichts dagegen, insbesondere nicht, wenn man gründlich arbeiten will. Blockiert der Klient hier (z.B.: „Ich weiß ja, dass alles in Ordnung ist.“), dann kann der Therapeut den Klienten konfrontieren: „Es ist Ihnen wichtig, dass wir auf keinen Fall dieses Thema behandeln, auch nicht probeweise oder aus Gründen der Gründlichkeit.“

Sagt ein Klient, ein bestimmter Bereich (Ehe, Arbeit o.ä.) sei „völlig in Ordnung“, dann kann der Therapeut dem Klienten sagen:

„Es kann sein, dass dort keinerlei Probleme auftreten. Wir wissen jedoch aus therapeutischer Erfahrung, dass solche Bereiche trotzdem sehr wichtig sein können. Für eine gründliche Therapie ist es daher sehr wichtig, keinen Aspekt unberücksichtigt zu lassen. Daher würde ich Sie bitten, etwas zu dem Bereich zu sagen.“

Ein Therapeut muss nicht sofort auf eine thematische Sperre dieser Art eingehen. Oft behält ein Therapeut dies im Kopf, um es später zu thematisieren, falls es dann vom Klienten noch nicht thematisiert wurde (nicht alles, was ein Therapeut versteht, muss er sofort in Handlung umsetzen). Akzeptieren sollte der Therapeut die thematische Sperre jedoch nicht: er sollte sich auf keinen Fall davon abhalten lassen, einen relevanten Aspekt anzusprechen!

Sagt der Klient, ein bestimmtes Problem „sei schon gelöst“, dann gibt es zwei Möglichkeiten:

- Das Problem ist tatsächlich schon gelöst: dann wäre es sehr wichtig zu wissen, wie dem Klienten diese Lösung gelungen ist. Dies könnte wichtige Informationen über Ressourcen und Lösungskompetenzen des Klienten beinhalten, die man in der Therapie weiter ausbauen könnte.
- Das Problem ist keineswegs gelöst, der Klient möchte das Problem aber nicht weiter bearbeiten: in diesem Fall kann der Therapeut der thematischen Sperre auf keinen Fall folgen.

Das nicht bearbeitbare Problem kann u.U. Auswirkungen auf andere Probleme haben, die ohne dessen Einbezug gar nicht sinnvoll angegangen werden können.

In jedem Fall aber macht es Sinn, dass der Therapeut diesen Aspekt prüft: er sollte den Klienten bitten, zu beschreiben, was das Problem war, wie er es gelöst hat und wie es ihm jetzt damit geht. Der Therapeut kann dabei auch darauf hinweisen, wie wichtig es für die Therapie ist, bisherige erfolgreiche Lösungsstrategien des Klienten zu kennen.

Hier verweigert der Klient in der Interaktion direkt die Antwort auf eine Frage. Dies erzeugt für den Therapeuten eine andere Situation: kann er in den beiden vorhergehenden Fällen seine Intervention auch aufschieben (und zu einem späteren Zeitpunkt ausprobieren), so steht er hier unter Handlungsdruck. Er muss etwas machen, da der Interaktionsprozess sonst blockiert ist. Therapeuten haben hier oft die Befürchtung, dass der Klient hier ärgerlich wird, wenn sie insistieren („Haben Sie etwa nicht zugehört?“), oder er den Therapeuten kritisiert („Genügt Ihnen das noch nicht, um sich ein Bild zu machen?“). Der Therapeut sollte sich aber auf keinen Fall vom Klienten einschüchtern und kontrollieren lassen, sondern den Klienten ganz klar und stringent bitten, bestimmte Dinge noch einmal zu sagen.

Der Therapeut kann hier z.B. äußern:

- „Ich weiß, wir haben das schon besprochen. Aber in der Therapie muss man sich oft bestimmte Aspekte mehrmals ansehen, immer unter einer etwas anderen Perspektive. Daher möchte ich Sie bitten, noch einmal auf den Aspekt XY einzugehen.“
  oder
- „Ja, wir haben schon Aspekte davon behandelt. Aber Probleme sind meist so komplex, dass man niemals mit einem Mal alles erfassen kann.“

Der Therapeut kann hier auch betonen, dass es für eine gründliche Therapie unerlässlich ist, genauer hinzusehen.

Der Therapeut kann die Vermeidung aber auch zum Thema machen, z.B.: „Sie sagen, Sie haben das schon erzählt. Jedoch wird nun klar, dass wir das Problem noch nicht völlig verstanden haben. Ich verstehe nicht ganz, was für Sie dagegen spricht, noch einmal genau hinzuschauen?“

10.4.2.8 Meta-Bewertungen

10.4.2.8.1 Strategie

Grundsätzlich sollte man bezüglich der Bearbeitung eines Problems oder Problemaspektes zwei „Ebenen“ unterscheiden:

- die Behandlung des Problems selbst,
- die Bewertung des Problems.

Ein Klient schildert z.B. ein Problem mit seiner Partnerin. Er schildert Situationen, beschreibt eigene Verhaltensweisen, Gefühle usw. Er klärt in der explizierenden Arbeit eigene relevante Motive, biographische Aspekte usw. All dies geschieht auf der Ebene der Problembearbeitung.

Der Klient kann jedoch zu dieser Ebene der Problembearbeitung eine Metaebene einnehmen: er kann seine Probleme betrachten und diese bewerten. Er kann z.B. sagen: „Dieses Problem X ist ein Scheiß-Problem. Ich will es nicht, es belastet mich. Ich ärgere mich darüber, dass ich ein solches Problem habe.“.

In diesem Fall ist der Klient auf eine Meta-Bewertungsebene gegangen: der Klient bearbeitet nicht das Problem selbst, ist nicht „in“ dem Problem, sondern betrachtet das Problem von außen: das Problem ist als Ganzes Objekt der Bewertung geworden. Damit hat der Klient aber den Fokus gewechselt; der Fokus ist nicht mehr beim Problem, sondern bei der *Bewertung des Problems*.

Natürlich kann man prinzipiell auch hier wieder therapeutisch arbeiten. Man kann fragen: „Was ist für Sie so schlimm, ein Problem X zu haben?“ usw. Wenn man das tut, muss man sich aber über eines klar sein: man hat den Fokus, das Thema, eigentlich sogar das Problem *gewechselt*. Bearbeitet wird nicht „das Problem X“, sondern z.B. „der Ärger *über* Problem X und *dessen Determinanten*“. Und diese Determinanten können völlig andere sein, als die, die beim Problem X selbst eine Rolle spielen (die Gründe, warum ich mit einer Partnerin Probleme habe, sind wahrscheinlich völlig andere, als die Gründe, die determinieren, warum ich mich über das Problem ärgere).

Das heißt aber: *geht man auf eine Meta-Bewertungsebene, dann ist die Wahrscheinlichkeit sehr groß, dass man damit die Bearbeitung des ursprünglichen Themas verlässt.* Damit macht man aber einen Nebenschauplatz auf, auf den die Kommunikation dann einsteigen kann: folgt der Therapeut dieser Spur, dann verlassen Therapeut und Klient das Ausgangsthema und machen ein neues auf.

Ein Beispiel für eine solche Strategie ist:

- Der Therapeut fragt den Klienten bei der Bearbeitung eines Problems: „Was für ein Gefühl löst die Situation aus?“ und der Klient antwortet: „Das Gefühl ist unangenehm." (Der Klient sagt also nicht, welches Gefühl die Situation auslöst, sondern wie das ausgelöste Gefühl für ihn ist: unangenehm.) (Außerdem beantwortet er eine Frage, die man nicht gestellt hat: man hat *nicht* gefragt: wie finden Sie das Gefühl, das durch die Situation ausgelöst wird?)

Durch eine schnelle Intervention kann man die Spur wieder einrenken oder der Klient kommt von sich aus hier zurück, d.h., nicht immer ist diese Abweichung problematisch. Wichtig ist mir aber, dass man als Therapeut den *Unterschied* erkennen kann, damit man intervenieren kann, *wenn* der Klient die Spur verliert.

Unproblematisch ist ein solcher Ebenenwechsel, wenn es dem Klienten darum geht, den Ärger über ein Problem „loszuwerden": manchmal haben Klienten das (nachvollziehbare) Bedürfnis, sich diesbezüglich erst mal „auszukotzen", um sich emotional zu entlasten. Dies versetzt sie dann wieder in die Lage, sich auf das Ausgangsproblem zu konzentrieren (ohne, dass es ständige Ärger-Intrusionen gibt). In dem Fall ist jedoch das Ziel des Klienten, sich „abzureagieren", recht gut ersichtlich: erkennbar ist auch, dass der Klient „geladen" ist. Dies bedeutet auch, dass meist erst gar nicht mit der Bearbeitung des Problems begonnen werden kann, bevor der Klient sich wieder abgeregt hat.

Wird die Meta-Bewertungsebene als Vermeidungsstrategie verwendet, dann ist der Übergang eher undramatisch: man bearbeitet schon das Ausgangsproblem und geht von dort aus, kaum merklich, auf die Bewertungsebene über.

Recht häufig ist diese Form bei Mülleimer- oder Armes-Schwein-Spielen: hier betonen die Klienten ja auch besonders, wie schlimm alles ist, arbeiten aber kaum an den Problemen selbst. D.h., sie bewegen sich überwiegend bis ausschließlich auf der Meta-Bewertungsebene.

10.4.2.8.2 Therapeutischer Umgang mit Meta-Bewertungen

Geht ein Klient mit seiner Aufmerksamkeit auf eine Meta-Bewertungs-Ebene, dann verlässt er die Bearbeitung des Problems. Der Klient befasst sich dann damit, wie „schlimm", unangenehm oder störend das Problem für ihn ist, aber nicht damit, wie das Problem besser verstanden oder verändert werden kann. Daher ist es in der Regel nicht sinnvoll, sich längere Zeit mit dieser Ebene zu beschäftigen: was der Klient hier sagt, ist ja im Grunde nur, dass das Problem dringend bearbeitet und verändert werden sollte: nimmt man dies ernst, dann bedeutet dies aber, dann man möglichst bald mit einer konstruktiven Problembearbeitung beginnen sollte. Und deshalb sollte man die Meta-Bewertungsebene möglichst schnell verlassen.

Der Therapeut kann dies direkt (und prozessdirektiv) tun, indem er z.B. sagt: „Aus dem, was Sie sagen, wird mir sehr deutlich, dass das Problem sehr belastend für Sie ist. Deshalb sollten wir uns dieses Problem nochmals genau ansehen. Vielleicht könnten Sie nochmals sagen, was der wichtigste Aspekt des Problems ist?"

Nur in Ausnahmefällen ist die Meta-Bewertungsebene so relevant, dass sie selbst Gegenstand einer therapeutischen Bearbeitung werden sollte. Dies kann z.B. dann der Fall sein, wenn die Bewertung so extrem ist, dass sie selbst ein Problem bedingt, z.B. wenn ein Klient eine Eigenart von sich extrem ablehnt und der Eindruck entsteht, dass diese negative Selbst-Beurteilung problematischer ist als die Eigenart selbst. Um auf eine Meta-Bewertungsebene einzugehen, sollte der Therapeut aber dafür gute Gründe haben. Ansonsten kann dies leicht dazu führen, dass die therapeutische Arbeit auf einen wenig relevanten und kaum bearbeitbaren Nebenschauplatz führt.

10.4.2.9 Euphemistische Problemdefinitionen

10.4.2.9.1 Strategie

Eine sehr elegante und von Therapeuten oft nur schwer erkennbare Strategie liegt in einer Bestimmung des Problems an einer Stelle, die recht harmlos ist, von der aus kaum Gefahr besteht, dass der Therapeut Fragen stellt, die an unangenehme Selbstaspekte heranrühren.

Der Klient kann z.B. einen eher peripheren Problemaspekt als *den* wichtigen Aspekt definieren, wodurch die „heißen" Bereiche dann als peripher und unwichtig erscheinen. Er kann das Problem so definieren, dass es deutlich harmloser, weniger belastend usw. erscheint als es für den Klienten tatsächlich ist.

In allen diesen Fällen benutzt der Klient *euphemistische Strategien*: Strategien der Verharmlosung, Bagatellisierung, verharmlosenden Umdefinitionen usw. Die Definitionen können den Fokus des Problems u.U. völlig verschieben, ja geradezu auf den Kopf stellen (bekannte außertherapeutische Bereiche sind etwa, Kriegsschiffe als „Friedensschiffe" zu bezeichnen, oder, wie bei Orwell, das Polizei- und Folterministerium als „Liebesministerium"). Die Strategie ist so, als würde ein Hundephobiker als Begründung, warum er sich einem Hund nicht nähert, anstatt zu sagen: „Ich habe Angst vor dem Hund!", äußern: „Hunde sollten in Ruhe gelassen werden!".

Beispiele solcher Vorgehensweisen sind:

- Ein Klient sagt: „Ich will zu Hause meine Ruhe haben!". Im weiteren Gespräch wird aber deutlich, dass das Problem eigentlich heißt: „Ich habe Angst davor, mich mit meiner Frau zu streiten.". Die Definition „ich will meine Ruhe haben" verschleiert das eigentliche Problem hoher Angst/geringer Assertivität: solange es aber verborgen oder unklar bleibt, kann es auch nicht therapeutisch bearbeitet werden.

Geht der Therapeut hier auf „Ruhe haben" ein, dann folgt er der falschen Spur:
Falsche Problemdefinitionen ziehen falsche Problembearbeitungen nach sich!

- Ein Klient spricht davon, dass berufliche Veränderungen auf ihn zukommen, u.U. eine Versetzung auf einen anderen Arbeitsplatz, und dass ihn dies belastet. Auf die Frage der Therapeutin, was für ihn das besonders Belastende wäre, antwortet der Klient: „Dass ich morgens eine Stunde früher aufstehen muss.". Angesichts der interaktionellen Schwierigkeiten, die der Klient tatsächlich erwartet, der beruflichen Anforderungen, denen sich der Klient nicht gewachsen fühlt (wie im weiteren deutlich wird), ist die Antwort geradezu grotesk (was bei der Therapeutin zu dem Gefühl führte, vom Klienten „verarscht" zu werden, wie sie es in der Supervision ärgerlich ausdrückte).
- Ein außerordentlich verbreiteter Euphemismus ist die falsche Definition von „ich will" und „ich kann". Z.B. sagt eine Klientin „ich will mich nicht streiten". Deutlich wird aber in der weiteren Bearbeitung, dass sie es gar nicht kann. Massive Ängste

hindern sie daran. Das „ich will nicht“ klingt wie eine intentionale Entscheidung, als wäre alles o.k.; tatsächlich verbergen sich hier aber massive Ängste und die Klientin hat keineswegs die vorgegebene Wahlfreiheit. Der umgekehrte Fall ist noch verbreiteter: zu sagen „ich kann nicht“, wenn es eigentlich heißen muss „ich will nicht“.

- Eine interessante Definition wird aus folgendem Beispiel deutlich: eine Klientin, die selbst Psychologin ist, berichtet eine Situation, dass ihr bei einem Vorstellungsgespräch die Hände zitterten und alle dies sehen konnten, weil sie dadurch den Kaffee verschüttete. Sie lieferte dann aber gleich die Erklärung, dass dies Zittern auf eine frühere Situation zurückgehe, in der diese Reaktion „konditioniert“ worden sei. Was sie durch diese Definition dem Therapeuten implizit vermittelt, ist: „Es ist völlig klar, woher das kommt. Die Reaktion ist konditioniert. Weitere, in mir liegende Gründe gibt es nicht. Also brauchen wir auch gar nicht weiter bei mir zu gucken!“. Die Definition ist damit so gestaltet, dass sie a priori eine Indikation für Explizierung ausschließt: die Klientin hat das Problem von vornherein als harmloses, nicht weiter klärungsbedürftiges „Konditionierungsproblem“ definiert.

10.4.2.9.2 Therapeutischer Umgang mit Euphemismen

Das Hauptproblem mit einer euphemistischen Problemdefinition liegt auf der Seite der Verarbeitung, nicht so sehr auf der Seite der Intervention. Für einen Therapeuten ist es oft schwierig zu erkennen, dass ein Klient ein Problem oder einen Zustand in einer Aussage beschönigt, verharmlost, understated oder sogar ins Gegenteil verkehrt. Erkennt der Therapeut dies jedoch, dann sollte er eine Intervention realisieren, die den Euphemismus aufhellt, d.h., die genau das so ausdrückt, wie es dem Gefühl des Klienten nach ausgedrückt werden sollte.

Bemerkt ein Therapeut eine euphemistische Problemdefinition, dann sollte er diese nicht stehen lassen: Euphemismen führen von zentralen Problemaspekten weg, und die therapeutische Arbeit sollte gerade darauf abzielen, zentrale Aspekte herauszuarbeiten. Daher sollte ein Therapeut versuchen, soweit er das aus seinem momentanen Problemverständnis heraus kann, die vom Klienten euphemistisch dargestellten Problemaspekte ungeschönt, deutlich, klar und so zu formulieren, wie der Klient sie eigentlich meint. Sagt ein Klient z.B. „das ist unangenehm“, der Therapeut hat aber Anhaltspunkte dafür, dass diese Formulierung so nicht stimmt, kann er stattdessen sagen: „Das hat Sie im Grunde ganz schwer gekränkt.“ Sagt ein Klient: „Ich streite mich nicht gerne.“, dann kann der Therapeut, entsprechende Informationen vorausgesetzt, sagen: „Sie haben Angst vor dem Streit, weil Sie sich dem nicht gewachsen fühlen.“

Sagt ein Klient auf die Frage, ob es ihm schwer fällt, andere um einen Gefallen zu bitten, „das mache ich lieber selbst“, dann sagt der Therapeut „im Grunde fällt es Ihnen schon schwer.“

Äußert der Klient z.B. „ich fühle mich nicht besonders“, und alle Anzeichen (weitere Informationen, Haltung, Gesichtsausdruck) deuten darauf hin, dass diese Aussage den Zustand des Klienten gar nicht trifft, dann kann der Therapeut sagen: „Im Grunde fühlen Sie sich völlig beschissen.“

Arbeitet der Klient über ein biographisches Trauma und der Therapeut fragt, wie denn ein bestimmtes Verhalten der Mutter für den Klienten ist und der Klient antwortet:

„Das war nicht so gut.“, dann kann der Therapeut, *vorausgesetzt* er verfügt tatsächlich über die entsprechen Daten, sagen:

- „Sie fühlen sich von ihr völlig im Stich gelassen und eigentlich ganz wertlos.“

Auch *passivische Konstruktionen* kann und sollte ein Therapeut umformulieren. Sagt ein Klient z.B.: „Es hat sich im Grunde nichts verändert.“, dann sagt der Therapeut: „Sie haben bisher nichts verändert.“

Dadurch, dass der Therapeut die euphemistische Definition nicht mitmacht, bestimmt er den tatsächlichen Ort des Problems: man braucht dann nicht mehr Aspekte zu verschleiern, sondern man kann relevante Aspekte konkret benennen, hinterfragen, bearbeiten. Dies bringt so gut wie immer einen Fortschritt im Prozess: das nun klar benannte Problem kann nun in seiner Bedeutung für den Klienten analysiert, bearbeitet werden; der Prozess wechselt von „Problem-Umkreisen“ zu „Problem-Bearbeiten“.

Die euphemistische Darstellung hält Distanz; der Klient kann verhindern, dass unangenehme Schemata aktiviert werden, und er unangenehme Gefühle erleben muss. Dies ist aber ungünstig: wenn der Klient das Schema nicht aktiviert, dann ist es auch nicht bearbeitbar. Dies ist oft ein wesentlicher Grund, warum ein Euphemismus des Klienten durch den Therapeuten aufgehoben werden muss: denn sobald der Therapeut das Problem, die Empfindung so formuliert, wie es für den Klienten stimmig ist, aktiviert dies meist das Schema. Der Klient kann die Distanzierung nicht mehr aufrechterhalten, das Schema spricht an und erzeugt entsprechende emotionale Reaktionen.

Therapeuten trauen sich oft nicht, Aspekte so hart, deutlich, unverfälscht zu formulieren, wie sie der Erfahrung des Klienten entsprechen (der Klient *hat* sich so einsam und wertlos gefühlt! Der Therapeut redet es ihm nicht ein, sondern aktiviert nur eine reale Erfahrung). Das Vorgehen erscheint ihnen zu brutal. Analysiert man diese Aspekte näher, dann werden hier oft eigene Schemata der Therapeuten deutlich, vor deren Aktivierung sie selbst Angst haben. Wahrscheinlich kann ein Therapeut mit den Klienten Traumata erst dann bearbeiten, wenn er seine eigenen Traumata hinreichend geklärt hat.

11 Interventionen und Strategien auf der Beziehungsebene

Klienten können im Therapieprozess den Therapeuten als Person ansprechen oder als Person meinen: sie bewegen sich damit auf der Beziehungsebene von Psychotherapie. Ist das der Fall, dann sollte der Therapeut mit seiner Aufmerksamkeit, seiner Verarbeitung und seinen Interventionen ebenfalls auf die Beziehungsebene wechseln. In diesem Kapitel wird der therapeutische Umgang mit sog. „schwierigen Interaktionssituationen" behandelt sowie der Umgang mit Klienten, die interaktionelle Probleme aufweisen und diese in die Therapie einbringen (Klienten mit sog. „Persönlichkeitsstörungen").

11.1 Die Beziehungsebene

Ein Therapeut kann seine Aufmerksamkeit anstatt darauf zu richten, was ein Klient sagt (Inhaltsebene) oder wie ein Klient arbeitet (Bearbeitungsebene), auch auf Aspekte der Beziehung richten. Dabei kann er darauf achten, wie er die Beziehung zum Klienten gestaltet, er kann aber auch beachten, *wie der Klient die Beziehung gestaltet*. Diese Beziehungsaspekte sind unabhängig von Inhalten oder der Bearbeitung betrachtbar; die Beziehungsebene ist daher zur Inhaltsebene und zur Bearbeitungsebene orthogonal.

„Beziehung" ist ein theoretisches Konstrukt; Beziehung ist nichts, was man direkt beobachten könnte; beobachten kann man Verhalten einer Person, das auf eine andere Person ausgerichtet ist; aus diesem Verhalten kann man auf Beziehung *schließen*. Beziehung ist in erster Linie etwas, was „in den Köpfen" von Interaktionspartnern geschieht: sie weisen ein bestimmtes Ausmaß an Vertrauen, bestimmte Arten von Beziehungsintentionen, von Beziehungserwartungen, von habituellen Interaktionsmustern auf: und sie agieren nach diesen internalen Standards, die man wiederum aus ihrem Verhalten erschließen kann.

Bezüglich der Therapeut-Klient-Beziehung kann man, wie ausgeführt, einmal unterscheiden, *wer* die Beziehung gestaltet:

- Man kann analysieren, wie der *Therapeut* die Beziehung gestaltet, d.h., wie geht der Therapeut mit dem Klienten um, welche Intentionen und Erwartungen hat dieser.

und

- Man kann analysieren, wie der *Klient* die Beziehung gestaltet: wie verhält sich der Klient im Hinblick auf den Therapeuten; welche Intentionen und Erwartungen hat er.

Des Weiteren kann man unterscheiden, ob sich die Beziehungsgestaltung

- auf den Therapieprozess selbst bezieht, d.h., auf die *therapeutische Beziehung*: d.h., auf Verhaltensweisen, die die Therapeut-Klient-Beziehung pflegen, aufbauen, wie z.B. Maßnahmen zum Aufbau von Beziehungskredit;
  oder
- auf Beziehungsaspekte bezieht, die *außerhalb* des Rahmens einer Therapeut-Klient-Beziehung liegen, z.B. indem ein Klient versucht, den Therapeuten in sein System „einzuspannen".

Tabelle 4: Beziehungsgestaltung durch Therapeut und Klient

	Beziehungsgestaltung bezieht sich auf	
Beziehungsgestaltung durch	**die Therapeut-Klient-Beziehung selbst**	**Aspekte, die die Therapeut-Klient-Beziehung überschreiten**
Therapeut	1	3
Klient	2	4

Im Kasten Nr. 1 geht es darum, wie ein Therapeut die Therapeut-Klient-Beziehung gestaltet: verhält er sich z.B. dem Klienten gegenüber akzeptierend, empathisch, tritt er kompetent auf, usw. Hier geht es damit um die bereits in Kapitel 2 behandelten „Basis-Verhaltensweisen" des Therapeuten (dieser Aspekt soll daher hier nicht erneut behandelt werden).

Im Kasten Nr. 2 geht es darum, wie der Klient die Therapeut-Klient-Beziehung gestaltet: akzeptiert er die Klienten-Rolle, nimmt er Interventionen des Therapeuten an, hat er personales oder Kompetenz-Vertrauen zum Therapeuten, erwartet er, dass der Therapeut ihm kompetent helfen kann, usw.? Auch diese Aspekte sind in Kapitel 2 bereits behandelt worden (und sollen daher nicht weiter ausgeführt werden).

Von besonderer Bedeutung sind hier jedoch die Kästen 3 und 4. Im Kasten Nr. 4 geht es darum, dass ein Klient Intentionen an den Therapeuten heranträgt, die über eine Therapeut-Klient-Beziehung hinausgehen: z.B. möchte er, dass der Therapeut für ihn rund um die Uhr verfügbar ist; dass der Therapeut sich mit ihm solidarisiert u.a. *In diesen Fällen bringt der Klient bestimmte Interaktionsprobleme mit in die Therapie ein und realisiert interaktionelle Strategien, die er gelernt hat, um Interaktionspartner zu beeinflussen; in diesem Fall versucht der Klient, die therapeutische Beziehung umzufunktionieren in eine Beziehung, die seine Bedürfnisse befriedigt.* Der Klient geht nicht in eine Klienten-Rolle, sondern versucht, den Therapeuten zu bestimmten komplementären Handlungen zu bewegen. In diesen Fällen muss man davon ausgehen, *dass Klienten Interaktionsprobleme in die therapeutische Interaktion einbringen; diese Probleme werden dann aber nicht besprochen und bearbeitet, sie werden agiert.* Der Therapeut kommt damit in eine sehr spezielle Interaktionssituation: er soll vom Experten für Problembearbeitungen zu einem Teil des Problems werden.

Im Kasten Nr. 3 geht es nun um spezifische therapeutische Strategien, mit denen der Therapeut diese speziellen Interaktionsprobleme des Klienten bearbeiten kann, mit deren Hilfe er *nicht* zu einem Teil des Klienten-Problems wird, sondern Experte für Problembearbeitungen bleiben kann.

Die „problematische" Beziehungsgestaltung durch den Klienten (in Kasten 4) kann man noch unterteilen in:

- transitorische Interaktionsschwierigkeiten;
- Interaktionsprobleme.

Transitorische Interaktionsschwierigkeiten sind solche, bei denen Klienten zeitweilig aus der therapeutischen Arbeit aussteigen und dem Therapeuten eine „schwierige Interaktionssituation" bereiten: z.B. dadurch, dass sie den Therapeuten kritisieren oder ihm ein Beziehungsangebot machen. Diese Verhaltensweisen erfordern spezielle Interventionsstrategien des Therapeuten; diese sollen im nächsten Abschnitt genauer behandelt werden.

Interaktionsprobleme weisen in der Regel Klienten auf, die sogenannte „Persönlichkeitsstörungen" zeigen: diese Klienten haben in ihrer Biographie bestimmte Arten von interaktionellen Verhaltensweisen gelernt, mit deren Hilfe sie pathogene Situationen „gelöst" haben, die sie aber als Erwachsene noch immer realisieren und die ihnen nun ernsthafte Probleme bereiten. Ihnen und ihren Therapeuten: für die Therapeuten sind diese Klienten in der Regel „schwierige Klienten", die nicht auf „normale" therapeutische Strategien ansprechen. Daher benötigen Therapeuten zum Umgang mit diesen Klienten spezifische therapeutische Strategien; diese sollen im letzten Kapitel vorgestellt werden.

11.2 Transitorische Interaktionsschwierigkeiten: Schwierige Interaktionssituationen im Therapieprozess

11.2.1 Was ist eine schwierige Interaktions-Situation?

Eine schwierige Interaktions-Situation entsteht im Therapieprozess dann, wenn ein Klient etwas tut, von dem der Therapeut den Eindruck hat, er sollte darauf reagieren, er jedoch über kein Standard-Handlungsrepertoire verfügt.

Typische schwierige Situationen sind:

- Kritik:
  der Klient kritisiert den Therapeuten: dieser sei nicht effektiv genug, verstehe den Klienten nicht richtig; seine Interventionen verschlechterten den Klienten-Zustand noch, o.ä.
- Beziehungsangebot:
  Der Klient macht dem Therapeuten ein Angebot zu einer Beziehung, die über eine

Therapeut-Klient-Beziehung hinausgeht; zu einer freundschaftlichen Beziehung, einer Liebesbeziehung o.ä.

Schwierige Interaktions-Situationen lassen sich definieren durch folgende Charakteristika:

- Der Klient führt eine Handlung aus, die den Rahmen der therapeutischen Beziehung verlässt: Er geht auf eine Meta-Ebene von Psychotherapie, redet *über* Therapie, *über* Beziehung u.ä.
- Der Therapeut hat den Eindruck, dass er persönlich vom Klienten angesprochen wird: Er ist als Person gemeint, von ihm wird eine persönliche Reaktion erwartet.
- Der Therapeut hat den Eindruck, dass er auf die Aktion des Klienten reagieren sollte: Der Klient erwartet eine Reaktion, der Therapeut hat den Eindruck, er muss reagieren, um die therapeutische Beziehung zu retten u.ä.
- Der Therapeut hat aber, aufgrund der Tatsache, dass sich der Klient auf einer Meta-Ebene befindet und dass er als Person angesprochen ist, oft keine Handlungsregeln zum Umgang mit dieser Situation zur Verfügung.
- Der Therapeut weiß ebenfalls, dass er in dieser Situation auch falsch reagieren kann und dass ein Fehler gravierende Konsequenzen für die therapeutische Beziehung haben kann.

Aus diesen Gründen steht ein Therapeut in einer schwierigen Situation erheblich unter Handlungsdruck. Und aus diesen Gründen ist es notwendig, Therapeuten gut auf derartige Situationen vorzubereiten. Dies ist insbesondere wichtig, wenn die Therapeuten mit Klienten arbeiten, die eine Persönlichkeitsstörung aufweisen: Diese Klienten neigen in hohem Maße dazu, Therapeuten in schwierige Situationen zu verwickeln. Daher ist in diesem Buch ein Kapitel dem therapeutischen Umgang mit schwierigen Interaktions-Situationen gewidmet.

11.2.2 Prinzipien im Umgang mit schwierigen Interaktions-Situationen

Im Folgenden sollen einige Verarbeitungs- und Handlungsprinzipien angegeben werden, mit deren Hilfe Therapeuten die schwierige Situation strukturieren und handhabbar machen können.

1. Es ist wesentlich, eine schwierige Interaktions-Situation in der Therapie als eine Situation aufzufassen, die selbst *nicht* zur Therapie gehört, sondern *in der über Therapie gesprochen bzw. verhandelt wird.*

Liegt eine „schwierige Interaktion“ vor, befinden sich Therapeut und Klient damit auf einer *Therapie-Meta-Ebene* und nicht in einer „normalen“ therapeutischen Interaktion. In dieser Situation gibt es gar keinen „Therapievertrag“; der Therapeut hat damit auch gar keine Legitimation, therapeutisch zu handeln. Die „normalen“ Regeln der therapeutischen Kommunikation sind damit, solange diese Situation andauert, außer Kraft gesetzt.

2. Primäres *Ziel* des Therapeuten in einer schwierigen Interaktions-Situation ist es, diese angemessen zu bewältigen und in die „normale“ therapeutische Interaktion zurückzukehren.

Aus der Sicht therapeutischer Regeln und Ziele lässt sich eine schwierige Interaktions-Situation als eine „Störung“, als eine „therapeutische Krise“ betrachten. Diese Krise kann selbstverständlich, wenn sie vom Therapeuten angemessen gehandhabt wird, sehr positive Folgen für die therapeutische Beziehung und die therapeutische Arbeit haben. Genauso gut kann diese Krise aber auch, wenn sie vom Therapeuten dysfunktional gehandhabt wird, sehr nachteilige Auswirkungen auf Beziehung und Bearbeitung haben; ungünstiges Therapeuten-Verhalten kann sogar zum Abbruch der therapeutischen Beziehung durch den Klienten führen. Eine schwierige Interaktions-Situation ist damit immer auch eine *kritische Situation*, eine Situation, in der über das weitere „Schicksal“ der Therapie entschieden wird und die besonders hohe Anforderungen an Therapeuten stellt. Daher sollte diese Krise überwunden, gemeistert werden, damit mit der nicht-krisenhaften therapeutischen Arbeit fortgefahren werden kann.

Eine schwierige Interaktions-Situation ist immer auch eine Störung der Beziehung von Therapeut und Klient: Der Klient ärgert sich, ist unzufrieden, hat Interaktionsziele, die mit den Therapiezielen inkompatibel sind usw. Diese Störungen müssen bearbeitet werden, sie müssen *therapeutisch genutzt und überwunden werden*; sie stellen gleichzeitig eine therapeutische Chance dar als auch eine therapeutische Ausnahmesituation, in der viele therapeutische Ziele *nicht* erreicht werden können. So setzen z.B. alle Klärungsprozesse auf Klientenseite, alle konfrontativen Interventionen des Therapeuten usw. eine vertrauensvolle, *störungsfreie* Therapeut-Klient-Beziehung voraus. Bestimmte Interventionen sind nur möglich und bestimmte therapeutische Ziele sind nur erreichbar, wenn die Therapeut-Klient-Beziehung sich *nicht* in einer Krise befindet. Daher muss sehr deutlich sein:

- da die Krise der Therapeut-Klient-Beziehung eine wichtige therapeutische Chance zur Klärung und Verbesserung der Beziehung und Bearbeitung darstellt, sollte der Therapeut sie auch konstruktiv therapeutisch nutzen;
- da die Krise jedoch gleichzeitig die Erreichung bestimmter Therapieziele behindert, ja sogar die Therapie insgesamt beeinträchtigen kann, sollte der Therapeut an der *Überwindung* der Krise arbeiten.

3. Der Therapeut sollte nicht versuchen, einer schwierigen Interaktions-Situation auszuweichen, sondern sich der Situation immer stellen („dem Drachen ins Auge sehen“).

Wenn ein Klient z.B. mit der Therapie oder dem Therapeuten unzufrieden ist, hilft es dem Therapeuten überhaupt nicht, wenn er es vermeidet, dass dies offen zur Sprache kommt; exakt das Gegenteil ist der Fall: Die Beziehung wird immer stärker belastet, der Klient verliert mehr und mehr Vertrauen zum Therapeuten usw.

Ähnliches geschieht, wenn der Klient sich in den Therapeuten verliebt, dies aber nicht geklärt wird: Der Klient beginnt, „für sich zu werben“, wird negative Informationen über sich selbst eher vermeiden usw.; die therapeutische Arbeit wird mehr und mehr beeinträchtigt, der Therapeut wird immer unzufriedener usw.

Man kann daher sagen: *ungeklärte therapeutische Krisen sind interaktionelle Zeitbomben, die die Therapeut-Klient-Beziehung früher oder später sprengen.*

Zu einer Klärung schwieriger Interaktions-Situationen und zwar zu einer möglichst schnellen und gründlichen Klärung gibt es keine Alternative.

Therapeuten machen manchmal den (in der Politik verbreiteten) Fehler, zu glauben, man könne schwierige Situationen „aussitzen“: Sie glauben, dass der Klient schon mit Kritik oder Beziehungsangeboten aufhört, wenn man nicht reagiert; dass dem Klienten das Beziehungsangebot schon verleidet wird, wenn man es ignoriert usw. Dies ist jedoch in aller Regel *nicht* der Fall: ungeklärte Krisen bessern sich meist nicht „von selbst“, sondern dauern an, verschärfen sich, explodieren. Ungeklärte Krisen beeinträchtigen in hohem Maße eine vertrauensvolle Arbeitsbeziehung (ganz abgesehen davon, dass ein Krisen-vermeidender Therapeut ein völlig miserables Modell für konstruktive Bearbeitung abgibt und, wenn er selbst nicht tut, was er vom Klienten verlangt, vollständig unglaubwürdig wird!).

4. Ein Therapeut sollte sich bei der Bearbeitung schwieriger Interaktionssituationen niemals hinter therapeutischen Strategien verstecken.

Ein solches „Verstecken“ liegt z.B. vor, wenn der Therapeut den Klienten „abrogert“, indem er auf Kritik des Klienten erwidert „Sie sind jetzt sehr unzufrieden mit mir“. Verstecken liegt auch dann vor, wenn der Therapeut das Klienten-Anliegen zu einem alleinigen Klienten-Problem macht, indem er z.B. einem kritischen Klienten sagt: „Haben Sie häufiger Probleme mit Autoritäten?“.

Zum einen wird sich ein Klient durch ein solches Therapeuten-Verhalten sehr wahrscheinlich überhaupt nicht ernst genommen fühlen, was dann unangenehmerweise das Urteil des Klienten über den Therapeuten schlichtweg bestätigt: Vor der Intervention *glaubte* der Klient nur, dass der Therapeut eine Pfeife ist, nach der Intervention *weiß* der Klient dies.

5. Eine schwierige Interaktions-Situation bedeutet immer, dass der Therapeut *als Person* angesprochen ist; dies bedeutet, dass der Therapeut auch als Person „greifbar“ sein muss.

Wenn ein Klient einen Therapeuten kritisiert, dann kritisiert er *den Therapeuten* und nicht „die Therapie“: „Die Therapie“ ist für den Klienten gar keine konkrete, greifbare Größe. Ein Klient ist nicht unzufrieden mit „der Verhaltenstherapie“; ein Klient ist unzufrieden mit dem, was *der Therapeut* tut oder nicht tut. Ein Klient hat Erwartungen an den Therapeuten, nicht an etwas so Abstraktes wie „die Therapie“; damit ist es auch der Therapeut, der die Erwartungen des Klienten nicht erfüllt, der den Klienten enttäuscht.

Wenn sich ein Klient in eine Therapeutin verliebt, dann verliebt er sich in die Person, nicht in die Therapie; der Klient will dann auch mit seinem „Anliegen an die Person“ verstanden und ernst genommen werden.

Therapeuten dürfen sich daher, wenn sie sich hier mit dem Klienten konstruktiv auseinandersetzen wollen, nicht aus dem Geschehen heraushalten. Sie sollten daher keinesfalls Aussagen machen wie:

- „Sie sind mit der Therapie unzufrieden.“
- „Die Therapie bringt Ihnen zu wenig.“
- „Die Therapie löst positive Gefühle in Ihnen aus.“ o.ä.

Durch derartige Interventionen kann ein Therapeut durchaus heftige *negative* Gefühle in Klienten auslösen und mühelos beweisen, dass er tatsächlich nicht in der Lage ist, mit einer kritischen Situation konstruktiv umzugehen.

Der Therapeut sollte dem Klienten vielmehr deutlich machen, dass er sich als Person angesprochen fühlt und dass er verstanden hat, dass er vom Klienten persönlich gemeint ist. Daher sollte der Therapeut Formulierungen gebrauchen, mit denen er sich selbst einschließt, z.B.:

- „Sie sind ganz unzufrieden mit dem, was ich Ihnen bisher therapeutisch angeboten habe."
- „Sie fühlen sich von mir nicht verstanden."
- „Sie haben den Eindruck, dass ich Sie nicht ernst nehme."

6. Klienten drücken ihre Kritik oder ihre Gefühle in einer schwierigen Interaktionssituation in einer bestimmten Intensität aus: Sie sind *sehr* unzufrieden, fühlen sich *völlig* missverstanden usw.

Greift der Therapeut diese Empfindungen auf, dann sollte er sie nicht understaten (allerdings auch nicht übertreiben!), sondern die vom Klienten intendierte Intensität zum Ausdruck bringen. Wenn ein Klient z.B. sagt, „ich fühle mich von Ihnen überhaupt nicht ernst genommen", dann sollte der Therapeut nicht äußern: „Sie fühlen sich von mir ein wenig missverstanden.".

7. Greift der Therapeut die Aussagen des Klienten zu Beginn der schwierigen Interaktionssituation auf, dann sollte deutlich werden, dass er dabei die subjektive Sichtweise des Klienten wiedergibt.

Der Therapeut macht dabei deutlich, dass er diese Sichtweise sehr ernst nimmt und bereit ist, sich damit auseinander zu setzen: Er ist jedoch nicht bereit, diese Sichtweise (ohne Prüfung und Diskussion) als objektive Realität zu betrachten. Wenn der Klient z.B. sagt: „Sie haben in der Therapie schwerwiegende Fehler gemacht", dann sagt der Therapeut: „Es ist Ihr Eindruck, dass ich einiges falsch gemacht habe.". Ohne genaue Prüfung der Klienten-Aussagen sind diese zunächst die *Sichtweisen* des Klienten und als diese kennzeichnet der Therapeut diese auch, z.B. durch Formulierungen wie:

- „Sie haben den Eindruck ..."
- „Sie fühlen sich ..."
- „Es erscheint Ihnen so ..."

8. Da ein Therapeut in einer schwierigen Interaktionssituation persönlich angesprochen ist, sollte er zu dem jeweiligen Thema auch Stellung nehmen.

In kritischen Situationen richten Klienten explizit oder implizit Fragen an den Therapeuten und erwarten, dass der Therapeut diese beantwortet, sie erwarten, dass der Therapeut Stellung nimmt. Wenn ein Klient einen Therapeuten z.B. kritisiert, dann erwartet der Klient z.B., dass der Therapeut zu dieser Kritik Stellung nimmt: Ob er die Sichtweise des Klienten bestätigt, ob er sein therapeutisches Vorgehen kommentiert, erläutert u.ä. Wenn ein Klient dem Therapeuten ein Beziehungsangebot macht, das über den Rahmen der Klient-Therapeut-Beziehung hinausgeht, dann erwartet der Klient, dass der Therapeut sich dazu äußert: Ob er dies auch möchte, ob er das nicht möchte, warum nicht usw. Man kann hier davon ausgehen, dass die Stellungnahme des Therapeuten zur Klärung dazugehört: Der Therapeut wird als Person angesprochen, er wird als Person gefragt, der Klient erwartet, dass er als Person antwortet; der Klient möchte als Person in seinem Anliegen ernst genommen werden. Es ist unter diesen Bedingungen nur schwer vorstellbar, dass ein Therapeut einen Klienten respektvoll behandeln kann (und damit die Voraussetzung für eine weitere vertrauensvolle Zusammenarbeit schaffen kann), wenn er dem Klienten eine Antwort, eine Stellungnahme verweigert. Bei Kritik könnte der Klient dies so auffassen, dass der Therapeut „sich drückt“; oder dass der Therapeut ein schlechtes Gewissen hat o.ä. Bei Beziehungsangeboten könnte der Klient dies so deuten, dass der Therapeut eigentlich auch eine Beziehung möchte und sich nur nicht traut, dies zu äußern; dies kann den Klienten veranlassen, sein „Werben“ zu verstärken usw. Nimmt man ernst, dass eine gute therapeutische Allianz die Basisvoraussetzung jeder therapeutischen Arbeit ist, dann kann ein Therapeut hier wohl kaum „abstinent“ bleiben.

9. Ein Therapeut kann jedoch nur zu dem Stellung nehmen, was er verstanden hat.

Wenn ein Therapeut vom Klienten kritisiert wird, dann kann er zu der Kritik nur dann Stellung nehmen, wenn er verstanden hat, was die Kritik ist: was der Klient will; was den Klienten enttäuscht hat, was der Klient dem Therapeuten vorwirft usw. Dies ist eine „sachimmanente Entfaltungslogik“ (Heckhausen, 1969): *Man kann nur zu dem Stellung nehmen, was man verstanden hat.* Auch wenn der Therapeut ein Beziehungsangebot eines Klienten ablehnt, dann sollte er wissen, *was* er eigentlich ablehnt; ansonsten befindet sich das therapeutische Handeln auf dem Niveau von „heiterem Inhaltsraten“. Bedauerlicherweise halten sich Therapeuten jedoch oft nicht an diese simple Logik:

- So beginnen Therapeuten oft, zu Kritik des Klienten Stellung zu nehmen (meist in Form von Rechtfertigungen), bevor sie überhaupt wissen, worum es dem Klienten geht.
- Sie lehnen ein Beziehungsangebot des Klienten kategorisch ab, bevor der Klient es überhaupt formuliert hat; wäre ich Klient, würde ich einen solchen Therapeuten für hochgradig beziehungsgestört halten.

10. Ein Therapeut sollte in schwierigen Interaktionssituationen eine offene und keine defensive Haltung annehmen.

Es ist sehr wesentlich, dass der Therapeut in einer schwierigen Interaktionssituation versteht, worum es dem Klienten geht, was der Klient möchte, wo er enttäuscht, verletzt ist usw. Nur dann ist der Therapeut in der Lage, vom Klienten ein angemessenes Modell zu bilden, und nur dann ist er in der Lage, sich angemessen zu verhalten. Der Therapeut benötigt damit in der Situation ein besonders hohes Maß an Empathie. Dies kann er aber nur dann realisieren, wenn er für die Inhalte des Klienten *offen* ist.

Offenheit bedeutet einmal, dass der Therapeut sich bemüht, zu verstehen, was das Anliegen des Klienten ist und versucht, nicht in Defensivität und Rechtfertigung zu verfallen. Es macht wenig Sinn und zeugt auch nicht von hoher therapeutischer oder interaktioneller Kompetenz, wenn der Therapeut sein Handeln *rechtfertigt*: Entweder ist er der Meinung, dass er richtig gehandelt hat oder – z.B. bei Ablehnung eines Beziehungsangebotes – richtig handelt. Dann kann der Therapeut sein Handeln *erläutern*, jedoch sind Rechtfertigungen dann vollständig überflüssig.

Oder der Therapeut hat noch gar nicht verstanden, worum es dem Klienten geht: Dann sollte er zuhören und nicht zu etwas Stellung nehmen, was er gar nicht versteht.

Oder aber der Klient hat mit seiner Kritik recht, und der Therapeut erkennt das: Dann sollte er zu Fehlern stehen und mit dem Klienten z.B. darüber nachdenken, wie beide (Klient *und* Therapeut) solche Fehler in Zukunft vermeiden können. Zu Rechtfertigungen besteht wenig Anlass; sie erscheinen aus der Sicht des Klienten nicht als Zeichen der Kompetenz, sondern defensiv, unoffen, stümperhaft.

Offenheit bedeutet zum anderen, dass die Handlungen des Klienten beim Therapeuten keine Resonanzeffekte auslösen (Sachse, 1992a): Ist ein Therapeut z.B. sehr empfindlich gegen Kritik, dann kann diese bei ihm ein Schema aktivieren, das ihn veranlasst, ärgerlich, gekränkt, beleidigt zu reagieren. Diese Reaktionen werden dann mit hoher Wahrscheinlichkeit dazu führen, dass der Therapeut nicht mehr empathisch sein kann, dem Klienten nicht mehr zuhören kann, nicht mehr rekonstruieren kann, worum es eigentlich geht; stattdessen verhält sich der Therapeut dann defensiv oder aggressiv, behandelt den Klienten nach dem Motto: „Wenn Sie mal auf meinem geistigen Niveau angekommen sind, dürfen Sie durchaus etwas über mich sagen; bis dahin tun Sie, was ich Ihnen sage.“. Wie man sich leicht vorstellen kann, erweist sich ein solches Handlungsmotto nicht als übermäßig beziehungsförderlich: statt kooperativer Konfliktklärung erzeugt man schnell einen Machtkampf, aggressive Auseinandersetzungen und Dispute über „gute Therapie“ und ähnliche Unsinnigkeiten.

11. Ein Therapeut sollte in einer schwierigen Interaktionssituation möglichst schnell in den Prozess eingreifen und versuchen, möglichst schnell Kontrolle über den Prozess zu gewinnen.

Klienten, die mit Kritik kommen, haben sich oft schon lange überlegt, was sie sagen wollen; oder sie haben sich schon eine zeitlang in ihrem Ärger hochgeschaukelt. In jedem Fall haben sie dem Therapeuten meist eine Menge zu sagen. Lässt der Therapeut den Klienten nun lange reden, ohne in den Prozess einzugreifen, können sehr unangenehme Effekte entstehen:

- der Klient redet sich immer mehr in Rage: Er wird, auch *weil* der Therapeut nichts dazu sagt, immer enttäuschter und wütender auf den Therapeuten; die Situation entschärft sich damit nicht, sondern sie *verschärft* sich;
- Therapeuten, die den „Eingang“ verpassen, die es verpassen, gleich zu Anfang eines Prozesses etwas zu sagen, „schießen sich ihr volitionales System aus“: Sie werden immer gehemmter, etwas zu sagen, sie verspüren eine zunehmende Hilflosigkeit, die Handlungsschwelle wird immer höher.

Allgemein kann man sagen: Je länger ein Therapeut in einer kritischen Situation mit der ersten Intervention wartet, desto schwieriger fällt ihm das Intervenieren. Daher ist es wichtig, dass Therapeuten möglichst schnell reagieren, schnell Präsenz zeigen, schnell demonstrieren, „dass sie dem Drachen ins Auge schauen“: Therapeuten, die dies tun, fällt es relativ leicht, den Prozess dann auch zu steuern und zu strukturieren.

- Klienten haben sich zwar überlegt, was sie dem Therapeuten alles sagen wollen; sie sind aber (schon aus Gründen der hohen Emotionalisierung) gar nicht in der Lage, mit diesen Inhalten konstruktiv umzugehen.

Ein konstruktiver Umgang damit ist jedoch für eine gute Bearbeitung der Krise zentral; dies kann aber nur geschehen, wenn der *Therapeut* dies anregt: *Der Therapeut muss auch hier als Prozessexperte die Bearbeitung der Inhalte strukturieren*, dem Klienten bei der Klärung seiner Gedanken und Gefühle helfen usw. Und dies bedeutet, dass der Therapeut aktiv steuernd in den Prozess eingreifen muss; und je eher er dies tut, desto besser wird es gelingen.

- Das, was Klienten zu sagen haben, ist durchaus bedeutsam: Der Therapeut sollte sich mit diesen Inhalten auseinandersetzen.

Dies bedeutet aber auch, dass der Therapeut sich mit allen Aussagen des Klienten beschäftigen sollte. Will er dies, dann ist es aber völlig ausgeschlossen, dass er den Klienten mehrere Minuten unkontrolliert reden lassen kann: In diesem Fall hat der Klient bereits so viele Inhalte geäußert, dass der Therapeut sie sich niemals merken, geschweige denn vernünftig bearbeiten kann.

12. Der Therapeut sollte dem Klienten die Bearbeitung der schwierigen Situation erleichtern.

Man darf nicht vergessen, dass eine schwierige Interaktionssituation nicht nur für den Therapeuten eine schwierige Situation ist, sondern auch für den Klienten: Wenn der Klient den Therapeuten kritisiert, dann weiß er nicht, wie der Therapeut darauf reagiert; er stellt damit die therapeutische Beziehung in Frage und das kann für ihn sehr ambivalent sein. Wenn ein Klient einem Therapeuten ein Beziehungsangebot macht, dann weiß er durchaus, dass er damit den Rahmen der therapeutischen Regeln überschreitet. Er weiß nicht, wie der Therapeut darauf reagiert. Der Therapeut kann das Angebot annehmen, er kann aber auch so verärgert darauf reagieren, dass er sogar eine Fortsetzung der Therapie ablehnt. Der Klient weiß damit, dass er mit seinem Verhalten ein hohes Risiko eingeht; die Situation, ein Beziehungsangebot zu machen, ist daher ängstigend, peinlich, unangenehm. Um die schwierige Situation konstruktiv bearbeiten zu können, muss der Therapeut dem Klienten die Situation erträglich machen:

- Macht der Klient z.B. ein Beziehungsangebot, sollte der Therapeut die Situation „entpeinlichen“: Er sollte deutlich machen, dass das Verhalten des Klienten in Ordnung ist, dass der Klient deswegen nicht „rausgeschmissen“ wird usw.
- Kritisiert der Klient den Therapeuten, dann sollte der Therapeut deutlich machen,
  - dass er es gut findet, dass der Klient die Kritik offen äußert.
  - dass er Kritik in Ordnung findet, da sie bedeutet, dass man bestehende Probleme nun lösen kann.
  - dass er bereit ist, sich mit dem Klienten auseinander zu setzen *usw.*
- Ist der Klient wütend auf den Therapeuten, trägt der Klient also die Kritik sehr emotional und aggressiv vor, dann kann sich der Therapeut darum bemühen, „die Bombe zu entschärfen“; in diesem Fall befindet sich der Klient nicht in einem kooperativen Modus, er ist nicht bereit, über die Kritik zu sprechen; vielmehr befindet er sich in einer Art „Kampfmodus“, er ist „auf Krawall gebürstet“. Will der Therapeut mit dem Klienten aber über die Enttäuschungen, Erwartungen, Frustrationen usw. wirklich sprechen, dann sollte der Therapeut den Klienten in einen kooperativen Modus bringen.

Häufig genügt dazu das Entgegenkommen des Therapeuten, indem dieser die Kritik positiv konnotiert:

- „Ich finde es gut, dass Sie die Kritik hier offen ansprechen, denn das gibt uns jetzt die Möglichkeit, genau zu klären, was Sie so ärgerlich macht und die Gründe dafür zu beseitigen."

Klienten, die bemerken, dass der Therapeut

- sie in ihren Anliegen ernst nimmt,
- sie wegen ihrer Kritik nicht ablehnt oder abwertet,
- bereit ist, sich offen mit dem Anliegen des Klienten auseinander zu setzen,

sind sehr häufig schon nicht mehr wütend auf den Therapeuten, sondern schalten in einen kooperativen Modus um.

13. Therapeuten sollten Klienten aktiv bei der Klärung ihrer Intentionen, Erwartungen, Frustrationen usw., die zu der schwierigen Situation beigetragen haben, helfen.

Klienten stellten eine Therapie in Frage, weil sie z.B. von der Arbeit des Therapeuten enttäuscht sind: Sie haben etwas anderes erwartet, erhofft, gewünscht. Manchmal spüren sie die Frustration und den Ärger, aber sie wissen selbst gar nicht so genau, *was* sie eigentlich erwartet haben, *was* sie genau enttäuscht. Wenn man im Prozess klären will, was die Erwartungen des Klienten sind, um dann klären zu können, was in der Therapie daraus resultieren kann, der Klient dies aber selbst gar nicht genau weiß, dann bedeutet dies, dass der Therapeut ihm bei der Klärung helfen muss.

Eine andere Möglichkeit besteht darin, dass der Klient zwar weiß, was er erwartet, sich aber nicht traut, es dem Therapeuten zu sagen: In diesem Fall sollte der Therapeut dem Klienten helfen, es offen auszusprechen, es explizit zu sagen, damit es bearbeitet werden kann.

Ähnliches gilt für Beziehungsangebote: Auch hier ist den Klienten manchmal nicht ganz klar, was sie eigentlich wollen; häufig ist es ihnen aber auch nur zu peinlich, das zu sagen, was sie bereits wissen. In diesem Fall sollte der Therapeut dem Klienten helfen, klar zu bekommen oder klar zu sagen, worum es geht.

Ganz wesentlich ist es hier, dass es bei der Klärung *nur darum gehen kann, zu klären, was die Determinanten des aktuellen Interaktionsproblems auf Klienten-Seite sind*: *Dieses* Problem hat der Klient eingebracht, *dieses* Problem muss der Therapeut verstehen, um konstruktiv damit umgehen zu können, bei der Klärung *dieses* Problems muss der Therapeut dem Klienten gegebenenfalls helfen. Für andere Probleme oder für andere Aspekte des Problems (außer der aktuellen Interaktion) hat der Therapeut kein Permit: Therapeut und Klient befinden sich *nicht* in einer therapeutischen Situation, es gibt daher nur einen sehr eingegrenzten Arbeitsauftrag und eine sehr eingegrenzte Fragestellung! Die Klärung der interaktionellen Ziele des Klienten kann zwar mit Hilfe therapeutischer Techniken (empathischem Verstehen usw.) geschehen, jedoch immer nur mit sehr eingegrenztem Ziel: Zu verstehen, worum es hier und jetzt, in dieser schwierigen Interaktionssituation geht!

14. Den Klienten ernst nehmen heißt auch, den Klienten in die Pflicht nehmen.

Wenn ein Klient (etwa durch Kritik oder ein Beziehungsangebot) aus dem therapeutischen Kontext „aussteigt“, dann erzeugt er eine Art von „Störung“, die bearbeitet werden muss, die sogar *vorrangig* bearbeitet werden muss. Damit hat der Klient auch ein Recht darauf, dass der Therapeut sich um diese Störung kümmert, dass er sie als Experte konstruktiv bearbeitet und dem Klienten dabei hilft, sie ebenfalls konstruktiv zu bearbeiten. Der Klient hat damit allerdings auch die Verantwortung für die Störung (denn sie war *ihm* wichtig, *er* hat sie eingeführt) und hat damit auch die Verpflichtung, sich der Bearbeitung ebenfalls zu stellen. Eine schwierige Interaktionssituation ist ein Interaktionsproblem und zu dem gehören immer (mindestens) *zwei* Personen: Damit erfordert es aber auch *zwei* Personen, das Problem zu klären und – gegebenenfalls – zu lösen. Es ist also nicht damit getan, dass der Therapeut seine Bereitschaft zeigt, sich damit auseinander zu setzen: Der Klient muss dies ebenfalls tun. Aus der Sicht einer konstruktiven Problemklärung ist eine sogenannte „Guirilla-Technik“ des Klienten nicht akzeptabel: Aus dem Busch zu kommen, auf den Therapeuten zu schießen und wieder im Busch zu verschwinden, z.B.:

- „Ich bin sehr unzufrieden mit der Therapie, aber wir müssen nicht darüber sprechen.“ – Im Gegenteil: wir müssen darüber sprechen.
- „Ich träume öfter von Ihnen, aber das ist nicht so wichtig.“ – Im Gegenteil: wenn die Klientin es anspricht, dann ist es per definitionem so wichtig, dass man es bearbeiten muss!

15. Klärung und Bearbeitung einer schwierigen Interaktionssituation sollten immer zukunftsgerichtet und nicht vergangenheitsbewältigend sein.

Die Bearbeitung einer schwierigen Interaktionssituation hat das Ziel, diese Krise zu überwinden und in eine tragfähige Arbeitsbeziehung zurückzukommen. Dies impliziert, dass das Ziel eine *zukünftig* wieder tragfähige oder tragfähigere Beziehung und konstruktivere therapeutische Arbeit ist. Die Bearbeitung ist damit nach vorn gerichtet, darauf, etwas Konstruktives zu erreichen. Die Bearbeitung ist nicht nach hinten gerichtet, darauf zu klären, wer was wann falsch gemacht hat: Die *Klärung* dient dazu, arbeiten zu können, herauszufinden, wie man die Beziehung *verbessern* kann und nicht dazu, Schuld zuzuweisen. Auch dient eine psychologische Klärung keiner historischen Analyse. Die psychologische Klärung dient vielmehr dazu, den *Ausgangszustand in der Interaktion zu klären*, mit dem es die Interaktionspartner nun zu tun haben, und zwar, *um dann ableiten zu können, wie man diesen Zustand nun verbessern kann.*

16. Therapeuten sollten beachten, dass die Formulierung von Aussagen und die Reihenfolge von Aussagen bei schwierigen Interaktionssituationen hoch relevant sein können.

So ist es z.B. wichtig, bei Stellungnahmen sehr eindeutig zu sein: Wenn man ein erotisches Beziehungsangebot nicht annimmt, dann muss man dies völlig eindeutig und nicht diskutierbar vermitteln, z.B. „Ich bin nicht in Sie verliebt und ich möchte keine Beziehung zu Ihnen, die über die therapeutische Beziehung hinausgeht.“.

Auch die Reihenfolge von Informationen ist wesentlich: Ich kann als Therapeut einer Klientin, die mir ein Beziehungsangebot macht, wohl sagen, dass ich sie sympathisch finde und dass ich gerne mit ihr therapeutisch weiterarbeiten würde. *Aber erst nachdem* ich ihr eindeutig und klar gesagt habe, dass ich keine andere Beziehung will! Denn wenn nicht klar ist, dass ich keine Beziehung eingehen werde und ich sage dann, dass ich sie sympathisch finde, dann mache ich ihr Hoffnungen und verstärke ihr untherapeutisches Verhalten. Bei schwierigen Interaktionssituationen ist nicht nur wichtig, was ich sage, sondern auch, *wie* ich etwas sage und *wann* ich etwas sage.

11.2.3 Phasen des Prozesses bei der Lösung schwieriger Interaktionssituationen

Es ist sinnvoll, eine schwierige Situation in Phasen der Bearbeitung einzuteilen:

Durch diese Einteilung reduziert man die Komplexität der Situation. Durch diese Aufteilung wird die Gesamt-Schwierigkeit in Teilschwierigkeiten aufgeteilt, die sich sukzessiv bearbeiten lassen. Jede Phase ist durch bestimmte Ziele definiert, die durch bestimmte Arten von Interventionen erreicht werden können.

Zur Bewältigung schwieriger Situationen kann man ein Vier-Phasen-Modell verwenden:

- Markieren,
- Klärung,
- Stellungnahme,
- Konsequenzen für die Therapie.

Die Phasen sollen zunächst exemplarisch an der schwierigen Interaktionssituation „Kritik" verdeutlicht werden und anschließend in der schwierigen Interaktionssituation „Beziehungsangebot". Die jeweiligen Inhalte der schwierigen Interaktionssituation spielen bei der konkreten Ausgestaltung der Phasen und bei der Realisierung der einzelnen Interventionen eine große Rolle: Ein Therapeut kann nicht in inhaltlich gleicher Weise mit Kritik umgehen wie mit einem Beziehungsangebot.

Die Prinzipien des Vorgehens bleiben jedoch weitgehend gleich.

11.2.4 Beispiel Kritik

Bei der schwierigen Interaktionssituation „Kritik" geht es darum, dass ein Klient mit dem Vorgehen des Therapeuten unzufrieden ist und den Therapeuten auffordert, Abhilfe zu schaffen. So kann der Klient z.B.

- den Eindruck haben, dass die Therapie nicht schnell genug voranschreitet: Er kann dem Therapeuten vorwerfen, dass „sich nichts tut", dass „schon 10 Stunden vergangen sind und immer noch keine Besserung in Sicht ist" u.a. Er kann durch die Kritik den Therapeuten offen oder verdeckt auffordern,
  - seine Strategie zu ändern;
  - sich mehr anzustrengen;
  - mehr Verantwortung für den Prozess zu übernehmen;
  - eine neue Therapie zu erfinden u.ä.

- den Eindruck haben, dass der Therapeut sich zu wenig um ihn bemüht, ihn nicht gut genug versteht, ihm nicht aufmerksam genug zuhört u.a. und ihn veranlassen, für Abhilfe zu sorgen.
- den Eindruck haben, dass das therapeutische Vorgehen den Zustand des Klienten verschlechtert: der Klient leidet nach den Stunden an den aufgewühlten Inhalten; seine Symptome verschlimmern sich; er benötigt mehr Medikamente usw. Er möchte, dass der Therapeut seine bisherigen Vorgehensweisen einstellt, sich mehr auf den Klienten einstellt usw.

Phase 1: Markieren

In der Phase 1 geht es wesentlich darum, die schwierige Interaktionssituation zu markieren: Ein Therapeut sollte hier deutlich machen,

- dass nun eine besondere Situation in der Therapie entstanden ist;
- dass dieser Situation besondere Aufmerksamkeit geschenkt werden muss;
- dass er selbst diese Situation besonders beachten und ihr keinesfalls ausweichen wird;
- dass er es völlig in Ordnung findet, dass der Klient etwas tut, was den therapeutischen Regeln nicht entspricht.

Äußert eine Klientin Kritik, so kann der Therapeut z.B. sagen:

- „Mir wird deutlich, dass Sie mit dem, was ich in der letzten Stunde getan habe, sehr unzufrieden sind.“
- „Ich finde es sehr gut, dass Sie das jetzt ansprechen. Denn dadurch können wir Unzufriedenheit klären.“

In dieser Phase ist das Drachen-Prinzip von besonders großer Bedeutung: Ein Therapeut darf der schwierigen Interaktionssituation keinesfalls ausweichen und er muss dies dem Klienten auch ganz klar kenntlich machen! Ein Therapeut sollte hier also nicht vermeidend oder defensiv reagieren, sondern „nach vorne gehen“, sich der schwierigen Interaktionssituation stellen: Damit macht er dem Klienten deutlich, dass diese Situation bearbeitet werden kann und bearbeitet werden muss.

Sehr wesentlich ist es auch, dass der Therapeut die schwierige Interaktionssituation für den Klienten so schnell wie möglich „entschärft“, entpeinlicht. Er sollte daher dem Klienten sehr explizit signalisieren, dass das Handeln des Klienten „in Ordnung ist“.

Sollte der Klient (was bei der schwierigen Interaktionssituation „Kritik“ manchmal der Fall ist) sich in einem „Kampfmodus“ befinden, dann ist es auch eine primäre Aufgabe des Therapeuten, den Klienten durch geeignete Interventionen in einen kooperativen Modus zu bringen. Nur in einem solchen Modus ist eine kooperative Auseinandersetzung mit den Kritikpunkten des Klienten möglich und es kann eine Problemlösung erarbeitet werden.

Ein wesentliches Ziel der Markierungsphase besteht auch darin, Kontrolle über den Prozess zu erlangen: Der Therapeut sollte auch die Bearbeitung der schwierigen Interaktionssituation als Prozessexperte anleiten; dazu muss er aber eine „Genehmigung“ vom Klienten haben; er sollte versuchen, diese zu erhalten, damit er sich tatsächlich gründlich mit den einzelnen Kritikpunkten des Klienten beschäftigen kann.

Auf der Interventionsebene könnte ein Therapeut aufgrund dieser prinzipiellen Überlegungen damit folgende Interventionen realisieren:

1. „Ich finde es sehr wichtig, was Sie sagen."
2. „Ich merke, dass Sie mit mir und dem, was ich in der letzten Stunde gemacht habe, sehr unzufrieden sind."
3. „Ich finde es (auch) sehr gut, dass Sie es ganz offen sagen, dass Sie unzufrieden sind, dcnn das gibt uns dic Chancc, Ihrc Unzufriedenheit zu klären und zu sehen, was wir therapeutisch damit tun können."
4. „Ich finde es deshalb wichtig, dass wir uns jeden Ihrer Kritikpunkte ganz gründlich nacheinander ansehen, damit wir keinen Aspekt vergessen."

Die erste Intervention dient der Markierung der schwierigen Interaktionssituation: Es geschieht etwas Wesentliches, dem man sich nun zuwenden sollte. Die zweite Intervention schaut dem Drachen noch stärker ins Auge als die erste: Der Therapeut macht hier deutlich, dass er die Kritik des Klienten wahrnimmt, annimmt und sich ihr stellt. Und er hält sich selbst nicht aus der Kritik heraus, sondern formuliert „Sie sind unzufrieden mit *mir*.": Er macht dem Klienten deutlich, dass er sich auch *als Person* der Kritik stellt.

Die dritte Intervention dient dazu, die Situation zu entschärfen, dem Klienten zu signalisieren, dass er den Therapeuten kritisieren darf, dass er deshalb weder die Therapie, noch die Akzeptierung des Therapeuten verliert. Die Intervention dient allerdings auch dazu, den „Kampfmodus" des Klienten zu entschärfen: Sie erlaubt dem Klienten nicht nur Kritik, sie bewertet die offene Äußerung von Unzufriedenheit sogar als ausdrücklich positiv. Dieses „Entgegenkommen" des Therapeuten reduziert oft die Aggressivität eines Klienten sehr stark, da der Klient nicht mit einer positiven Reaktion rechnet: Aus seiner Biographie kennt er eher gegen-aggressive oder defensive Reaktionen, die dann seine Wut eher noch steigern. Dass ein Interaktionspartner darauf positiv reagiert ist ungewöhnlich und unerwartet: und es „nimmt dem Klienten den Wind aus den Segeln". Der Klient sieht kaum noch eine Veranlassung, auf einen entgegenkommenden Therapeuten, der sich mit der Kritik auseinandersetzen will, aggressiv zu reagieren.

Wesentlich für die Wirkung einer solchen Intervention ist, dass ein Therapeut sie kongruent realisieren kann: wenn er eine solche Äußerung macht, dann sollte er auch davon überzeugt sein oder er sollte sie gar nicht machen. Da schwierige Interaktionssituationen auch für Klienten schwierig sind, kann man annehmen, dass Klienten stark auf die Reaktionen der Interaktionspartner konzentriert sind: Die Wahrscheinlichkeit ist daher recht hoch, dass sie Inkongruenzen beim Therapeuten bemerken. Es sollte für einen Therapeuten jedoch nicht schwierig sein, einen Klienten für das offene Ansprechen von Kritik zu loben: Denn im Grunde macht der Klient ja dadurch die Schwierigkeiten, die er hat, transparent und offen bearbeitbar. Er gibt dem Therapeuten damit die Chance, die Schwierigkeiten zu klären und gemeinsam zu beseitigen. Viel unangenehmer wäre es, wenn der Klient seine Unzufriedenheit ständig unterschwellig realisieren würde (durch Nörgeln, Sabotage der therapeutischen Arbeit u.a.): Dies würde einem Therapeuten die Klärung und Beseitigung der Schwierigkeiten sehr erschweren.

Die vierte Intervention dient der Gewinnung von Kontrolle über den Prozess. Es ist wesentlich, dass der Therapeut erreicht,

- dass die Bearbeitung der Kritik-Aspekte sukzessiv und nicht simultan geschieht;
- dass er nicht von Kritikpunkten „überschwemmt" und damit mattgesetzt wird;

- dass er eine Eskalation von Aggression verhindert;
- dass er compliance des Klienten gewinnt.

Das Gründlichkeits-Argument ist dazu in der Regel sehr gut geeignet: Die Ankündigung, sich gründlich mit den Argumenten des Klienten zu beschäftigen, nimmt den Klienten ernst und wichtig und macht dem Klienten ein Angebot, das er nur schwer ablehnen kann.

Phase 2: Klärung

Wird ein Therapeut vom Klienten kritisiert, dann muss der Therapeut selbstverständlich zu dieser Kritik Stellung nehmen; und Therapeut und Klient müssen darüber verhandeln, ob und wie die Unzufriedenheit des Klienten behoben werden kann. Bevor der Therapeut jedoch Stellung nehmen kann, muss er verstehen, worum es dem Klienten überhaupt geht. Er muss die Unzufriedenheit des Klienten erst verstehen. Dazu dient die Phase 2. In dieser Phase sollte ein Therapeut versuchen, vom Klienten zu erfahren,

- was der Klient genau kritisiert;
- womit der Klient unzufrieden ist;
- was der Klient von ihm und von der Therapie erwartet;
- womit er den Klienten frustriert, verärgert, enttäuscht hat.

Der Therapeut kann die Phase einleiten durch eine Intervention wie: „Ich möchte gerne zu Ihrer Kritik Stellung nehmen und mich gründlich damit auseinander setzen. Damit ich das kann, muss ich jedoch zunächst verstehen, worum es Ihnen genau geht. Daher möchte ich Sie bitten, einmal genau zu beschreiben, womit Sie unzufrieden sind."

Hier kann der Therapeut zur Klärung therapeutische Klärungsinterventionen verwenden wie Verbalisieren, Explizieren, Fragen usw., um mit dem Klienten zusammen genau zu rekonstruieren, worum es dem Klienten geht. Dabei ist, wie gesagt, dringend zu beachten, dass das Ziel dieses Vorgehens *ausschließlich die Klärung der Klienten-Kritik ist*, nicht eine Therapie des Klienten: Therapeut und Klient befinden sich nicht in einer therapeutischen Situation; der Therapeut darf auf keinen Fall versuchen, die Kritik als ein Teil des Klienten-Problems zu definieren o.ä. Ein solches Vorgehen kann in massiver Weise dazu führen, dass ein Klient sich nicht ernst genommen und abgewertet fühlt, was die Aggressivität des Klienten steigern und zu einer Verschärfung der schwierigen Situation führen kann. Selbst wenn (was durchaus sein kann!) die Kritik des Klienten ein Teil des Klienten-Problems sein sollte (z.B. ist der Klient grundsätzlich unzufrieden, hat durchweg unrealistisch hohe Erwartungen usw.), sollte der Therapeut die Kritik des Klienten ernst nehmen, gründlich prüfen, mit dem Klienten bearbeiten. Erst dann, wenn Therapeut und Klient in den Therapiemodus zurückgekehrt sind (nach Abschluss der schwierigen Interaktionssituation), kann auch bearbeitet werden, dass die Kritik am Therapeuten Teil eines übergreifenden Klienten-Schemas ist.

Eine Ausnahme von dieser Bearbeitungsregel gilt nur dann, wenn man das Klienten-Verhalten als *Testverhalten* interpretieren kann.

Auch dem Klienten gegenüber kann der Therapeut transparent machen, dass die hier verwendeten Klärungsstrategien bewusst „therapeutenzentriert" sind und nicht klientenzentriert: Der Therapeut setzt sie ein, damit *er* versteht, worum es dem Klienten geht. Die Strategien dienen *nicht* dazu, dem Klienten die Kritik auszureden, oder dem Klienten zu zeigen, dass die Kritik lediglich Ausdruck seiner Pathologie ist und damit nicht ernst genommen werden muss o.ä.

Wie bei der Analyse anderer Schemata, so kann es auch bei der Klärung von Kritik sein, dass dem Klienten viele Aspekte der eigenen Unzufriedenheit noch nicht repräsentiert sind. In diesem Fall sind wiederum Fragen des Therapeuten wenig hilfreich; vielmehr muss der Therapeut dem Klienten mit explikativen Interventionen bei der „Übersetzung" des Gemeinten ins Gesagte helfen, d.h., der Klient muss mit Hilfe des Therapeuten erst eine Repräsentation seiner Unzufriedenheiten, Erwartungen usw. *erarbeiten*.

Phase 3: Stellungnahme

In dieser Phase muss der Therapeut nun zu der Kritik des Klienten Stellung nehmen: Er muss nun das Versprechen, sich mit der Kritik des Klienten auseinander zu setzen und dazu Stellung zu nehmen, einlösen. Die vorherigen Phasen sind nur dann beziehungsfördernd und problemlösend, wenn der Therapeut dies nun auch wirklich tut: Es hat keinen Sinn, einen Klienten für Kritik zu loben, Probleme zu klären usw., wenn dann nichts damit geschieht. Nimmt der Therapeut dann nicht Stellung, erhält der Klient den Eindruck, dass der Therapeut sich hinter seinen Strategien verschanzt, dass er unglaubwürdig ist: Damit bestätigt der Therapeut aber den kritischen Eindruck, den der Klient ja bereits vom Therapeuten hatte; der Therapeut erhält einen Eintrag ins Buch der Inkompetenz.

Bei Kritik setzt eine Stellungnahme des Therapeuten noch einen anderen Prozess voraus, der sich jedoch meist nur „im Kopf" des Therapeuten abspielt: Die Entscheidung darüber, welche Aspekte der Kritik man akzeptiert und welche nicht. Dabei kann man vier Fälle unterscheiden:

1. Der Therapeut erkennt, dass die Kritik des Klienten berechtigt ist: Er hat z.B. Aspekte des Klienten-Problems übersehen, die er hätte sehen können; er hat mit Indikationsentscheidungen zu lange gezögert und die Therapie dadurch verschleppt o.ä.

In diesem Fall ist mein Rat an den Therapeuten, dies auch offen zuzugeben: Man ist auch als Therapeut kein Roboter, man kann irren; man kann aber auch lernen und Fehler korrigieren. Therapeuten, die dies tun, können dann (in der Phase 4) mit den Klienten darüber verhandeln, ob und wie Fehler oder Versäumnisse korrigiert werden können und können oft die Therapie mit dem Klienten zusammen wieder zur Zufriedenheit des Klienten gestalten. Und die Therapeuten sind gleichzeitig gute Modelle dafür, wie man mit eigenen Fehlern umgeht: Dass man sie erkennen kann, zu ihnen stehen kann und sie auch wieder korrigieren kann. Besonders wesentlich ist hier auch, dass Therapeuten gute Modelle dafür sein können, wie man *interaktionell* mit eigenen Fehlern umgehen kann: Dass man nicht defensiv reagieren muss, nicht aggressiv, sondern dass man kooperativ mit Fehlern umgehen kann.

2. Der Therapeut kommt zu dem Schluss, dass die Kritik des Klienten nicht begründet ist: Er hat z.B. den Eindruck, dass der Klient unrealistische Vorstellungen von Therapieprozessen hat („jetzt bin ich schon 10 Stunden hier und meine Probleme sind immer noch nicht gelöst“ o.ä.); er hat den Eindruck, dass der Klient für die Schwierigkeiten die Verantwortung hat (z.B. hat er den Eindruck, dass der Klient in der Therapie nicht mitarbeitet) usw.

In einem solchen Fall sollte der Therapeut die Verantwortung für die Klienten-Kritik auch nicht übernehmen: Der Therapeut kann hier dem Klienten seine Sichtweise von dem Problem erläutern und deutlich machen, dass er die Sichtweise des Klienten nicht teilt. Auch hier muss dann in der Phase 4 darüber verhandelt werden, was daraus für die Therapie resultiert.

3. Möglich ist natürlich auch eine Verantwortungs-Teilung: Der Therapeut kann zu dem Schluss kommen, dass er z.B. Aspekte übersehen hat, dass der Klient jedoch bestimmte Informationen, die z.B. für eine Indikationsentscheidung wesentlich gewesen wären, auch nicht gegeben hat.

In diesem Fall sollte der Therapeut für seine Anteile an dem Problem die Verantwortung auch übernehmen, dem Klienten aber ebenfalls deutlich machen, dass dieser auch Anteile an dem Problem hat.

4. Die Kritik des Klienten kann im Einzelfall so komplex sein, dass ein Therapeut gar nicht unmittelbar in der Lage ist, diese Entscheidungen zu treffen.

In diesem Fall sollte sich der Therapeut nicht unter Druck setzen lassen: Er kann dem Klienten mitteilen, dass er der Stellungnahme keineswegs ausweichen wird, dass er aber zunächst noch einmal über die Kritik des Klienten nachdenken möchte, gegebenenfalls sogar mit einem Supervisor darüber sprechen möchte, ehe er dann Stellung nimmt. Tatsächlich können die Interaktions- und Bearbeitungsprobleme, die zu der schwierigen Interaktionssituation geführt haben, sehr komplex sein und es macht wenig Sinn, dass der Therapeut für Aspekte Verantwortung übernimmt, für die er keine Verantwortung hat; andererseits macht es aber auch wenig Sinn, dem Klienten Verantwortung zu geben, die ihm nicht zusteht.

Therapeuten sollten hier auch sehen, dass Klienten natürlich ihre subjektive Unzufriedenheit über den Therapeuten oder die Therapie äußern können, und dass man sich als Therapeut damit auseinander setzen sollte; Klienten können Therapeuten auch auf Fehler oder Versäumnisse aufmerksam machen. Klienten können aber natürlich nicht objektiv die Qualität eines Therapeuten beurteilen; natürlich kann ein Klient auch subjektiv mit einem therapeutischen Vorgehen unzufrieden sein, das völlig lege artis ist. Daher sollten sich Therapeuten einerseits nicht gegen Kritik immunisieren, sondern diese ernst nehmen; sie sollten andererseits aber auch zu ihrem Handeln die Meinung von Therapieexperten wie Supervisoren einholen, um sich über den Status der Klienten-Kritik Klarheit zu verschaffen.

Phase 4: Konsequenzen für die Therapie
In dieser Phase geht es darum, dass Therapeut und Klient nun darüber verhandeln, welche Konsequenzen die Klärung und die Stellungnahme für die Therapie haben. Die Frage ist hier somit: Kann die therapeutische Arbeit fortgesetzt werden und wenn ja, unter welchen Bedingungen? Was muss verändert werden, wer muss was wie verändern, damit Therapeut und Klient eine tragfähige Arbeitsbeziehung zurückgewinnen können?

Ein ganz wesentlicher Aspekt in dieser Phase ist *Verantwortungs-Teilung*. Es ist wesentlich, dass *beide* Interaktionspartner, Klient *und* Therapeut, deutlich machen, was sie in Zukunft zu einer tragfähigen Therapeut-Klient-Beziehung beitragen können. Dies ist auch dann wichtig, wenn die Analyse ergeben hat, dass z.B. die Störung wesentlich in der Verantwortung des Therapeuten liegt. Wesentlich ist hier, nach vorne zu blicken, also die Frage zu stellen: Was können wir beide an der Arbeitsbeziehung verbessern? Auch der Klient kann einen Beitrag leisten, auch dann, wenn der Therapeut im Wesentlichen die Verantwortung hat: Der Klient kann den Therapeuten auf Unzufriedenheiten vielleicht schneller aufmerksam machen, kann vielleicht deutlichere Signale geben usw. Genauso umgekehrt: Wenn der Klient im Wesentlichen die Verantwortung für die Krise haben sollte, kann der Therapeut ihn unterstützen, schneller auf Signale reagieren usw. Es ist wichtig, die *gemeinsame* Verantwortung für das Gelingen der Therapeut-Klient-Beziehung und für eine konstruktive therapeutische Arbeit zu betonen.

Betrachtet man an dem Beispiel Kritik die Konsequenzen für die Therapie, dann gibt es verschiedene Möglichkeiten:

1. Die kritischen Punkte sind ausgeräumt: Dies kann sein, wenn es z.B. ein Missverständnis zwischen Therapeut und Klient gegeben hat, das nun geklärt werden konnte; oder der Klient hatte Erwartungen an die Therapie, die der Therapeut nun korrigieren konnte o.ä.

In diesem Fall gibt es keine weiteren Konsequenzen für die Therapie und Therapeut und Klient können genau dies auch festhalten.

2. Therapeut und/oder Klient vereinbaren, an ihrem Verhalten etwas zu verändern; sie vereinbaren, die therapeutische Arbeit (u.U. probeweise) fortzusetzen, jedoch Interaktion oder Bearbeitung zu verändern.

Dabei sollte man so genau wie möglich spezifizieren:

- Welche Veränderungen liegen im Verantwortungsbereich des Klienten und welche liegen im Verantwortungsbereich des Therapeuten?
- Wie sehen die Veränderungen genau aus: Kann man spezifizieren, wer was tun sollte/will?

Therapeuten sollten hier auch reflektieren, zu welchen Veränderungen sie im Rahmen der therapeutischen Regeln bereit sind. Wenn ein Klient z.B. sagt: „Ich möchte nicht, dass Sie in der Stunde mit mir auf die Uhr gucken!“, kann der Therapeut einen Wecker stellen; dadurch werden therapeutische Rahmenregeln in keiner Weise verletzt (in der nachfolgenden Stunde (!) kann der Therapeut dann darüber arbeiten, warum dies dem Klienten so wichtig ist). Sagt der Klient jedoch: „Ich möchte, dass die Therapie 1,5 Stunden dauert und gegebenenfalls eine Stunde verlängert werden kann“, dann verstößt das gegen therapeutische Regeln: Als Therapeut wäre ich nicht bereit, darauf einzugehen.

3. Therapeut und Klient kommen überein, dass die Therapie nicht fortgesetzt werden kann.

Dies könnte z.B. der Fall sein, wenn der Klient darauf beharrt, dass seine Probleme in den nächsten 5 Stunden gelöst sein müssen, der Therapeut aber nicht glaubt, dass dies erreichbar ist. Wenn der Klient deutlich macht, dass er unter den vom Therapeuten spezifizierten Bedingungen die Therapie nicht fortsetzen will, dann sollte der Therapeut diese Entscheidung akzeptieren. Dies macht deutlich, dass sowohl Klient als auch Therapeut die Entscheidung treffen können, die therapeutische Arbeit nicht fortzusetzen. Wenn der Therapeut z.B. den Eindruck hat, das Vertrauensverhältnis zwischen Therapeut und Klient lässt sich nicht mehr herstellen (z.B. deshalb, weil der Klient die Kompetenz des Therapeuten anzweifelt), dann kann er zu dem Schluss kommen, dass eine weitere therapeutische Arbeit nicht sinnvoll ist. Sinnvoll wäre es, wenn er diese Entscheidung aus sachlichen Erwägungen heraus (ohne vertrauensvolle Arbeitsbeziehung wird die Therapie sehr wahrscheinlich nicht erfolgreich sein) treffen könnte und nicht aufgrund persönlicher Kränkung.

11.2.5 Beispiel Beziehungsangebot

Bei der schwierigen Situation „Beziehungsangebot“ macht der Klient dem Therapeuten ein Angebot für eine Beziehung, die über den Rahmen einer therapeutischen Arbeitsbeziehung hinausgeht. So kann der Klient z.B.

- dem Therapeuten vorschlagen, man könne ja mal ein Bier oder einen Kaffee zusammen trinken; das werde dazu führen, dass man sich besser kennenlerne und dann könne der Klient auch in der Therapie viel besser über seine Probleme sprechen;
- dem Therapeuten eine freundschaftliche Beziehung vorschlagen: private Treffen, privates Abendessen, sich besser kennenlernen u.ä.
- dem Therapeuten eine erotische/Liebesbeziehung vorschlagen: Der Klient sei in den Therapeuten verliebt; man könne ja die therapeutische Beziehung beenden und eine Liebesbeziehung anfangen usw.

Im Allgemeinen ist dazu zu sagen: Es sollte für Therapeuten völlig klar sein, dass jede andere Art von Beziehung neben einer therapeutischen Arbeitsbeziehung zu massiven Interferenzen führt und unbedingt vermieden werden sollte. Ein Therapeut, der mit einem Freund Psychotherapie durchführt, kommt in massive Rollenkonflikte, z.B.,

- weil er als Therapeut den Klienten konfrontieren muss, seinen Freund aber nicht konfrontieren will;
- weil er eine starke Tendenz spürt, sich mit seinem Freund zu solidarisieren, sich mit seinem Klienten aber nicht solidarisieren darf;
- weil er eine starke Tendenz hat, etwas „für seinen Freund zu wollen“ (z.B., dass dieser „die richtige Entscheidung trifft“), sich als Therapeut aber neutral halten muss, usw.

Daher gilt: Ein Therapeut, der mit einem Klienten eine therapeutische Arbeitsbeziehung aufbaut, sollte zu diesem Klienten keine andere Art von Beziehung unterhalten.

Es bestehen aber nicht nur Bedenken gegen eine Parallelität zweier Arten von Beziehungen (therapeutische *und* freundschaftliche), sondern auch gegen eine sukzessive Realisation: Erst therapeutische und dann freundschaftliche Beziehung. Therapeutische Beziehungen sind ganz besondere Beziehungen, bei denen

- die Beziehung asymmetrisch ist;
- der Klient von sich erzählt, der Therapeut aber nicht;
- der Therapeut den Klienten beeinflusst, der Klient aber nicht den Therapeuten.

Daraus resultiert eine ganz spezielle Art von Beziehung, die nur sehr schwer wieder veränderbar ist. Und der Therapeut sollte auch davon ausgehen, dass die empathisch-akzeptierende Atmosphäre der Therapie bei manchen Klienten Beziehungswünsche anregt, und dass der Therapeut diese Wünsche aber nicht ausnutzen sollte. Dadurch verbietet es sich für Therapeuten, mit Klienten während oder nach der Therapie persönliche Beziehungen zu beginnen.

Klienten können ihre Beziehungswünsche sehr unterschiedlich direkt an den Therapeuten herantragen:

- Klienten können davon sprechen, dass sie sich in der Therapie sehr wohlfühlen, geborgen und verstanden fühlen;
- sie können äußern, dass sie sich auf die Therapiestunde freuen;
- sie können sagen, dass sie auch zwischen den Stunden an den Therapeuten oder die Therapeutin denken;
- sie können sagen „ich habe von Ihnen geträumt";
- sie können schriftliche Hausaufgaben dem Therapeuten oder der Therapeutin abgeben und darin erotische Phantasien über den Therapeuten festgehalten haben (mehr oder weniger deutlich durchgestrichen);
- sie können aber auch ein direktes Beziehungsangebot machen, indem sie dem Therapeuten oder der Therapeutin mitteilen, dass sie in sie verliebt sind.

Phase 1: Markieren

Anders als bei Kritik werden Beziehungsangebote von Klienten am häufigsten indirekt vorgetragen: Der Klient, der direkt äußert, dass er in die Therapeutin verliebt ist und eine andere Beziehung will, stellt die Ausnahme dar. Beziehungsangebote zu machen, ist für Klienten oft selbst eine peinliche Situation, da die Klienten Ablehnung oder auch Abwertung erwarten. Sie wagen sich daher oft nur ganz langsam vor mit Aussagen wie:

- „Ich komme sehr gern zu Ihnen."
- „Ich habe in der Zwischenzeit viel an Sie gedacht."
- „Ich freue mich auf jede Therapiestunde." o.ä.

Die Phase 1 besteht hier meist für den Therapeuten darin, *zu bemerken*, dass die Aussage des Klienten ein Hinweis für ein Beziehungsangebot sein könnte: Der Therapeut sollte aufgrund solcher Aussagen oder anderer Verhaltensweisen des Klienten (z.B. Klient flirtet mit der Therapeutin, stellt sich als „guter Partner" dar, o.ä.) *darauf aufmerksam werden*, dass ein Klient oder eine Klientin Beziehungswünsche aufweist, die über eine therapeutische Beziehung hinausgehen. Das Markieren geschieht hier *intern*: Der Therapeut markiert die Situation für sich als eine Situation, in der ein Beziehungsangebot vorliegt oder vorliegen könnte. Oft kann er die Situation noch gar nicht offen markieren, weil sie noch nicht klar ist: Es muss erst noch zwischen Therapeut und Klient geklärt werden, ob überhaupt ein solches Angebot vorliegt und wie dies aussieht.

Auch hier ist das „Drachen-Prinzip" von Bedeutung: Hat der Therapeut die Vermutung, dass ein Beziehungsangebot vorliegt, dann sollte er dem nicht ausweichen, dessen Thematisierung nicht vermeiden. Denn wenn der Klient Beziehungswünsche an den Therapeuten heranträgt, die über eine Therapeut-Klient-Beziehung hinausgehen, dann sollte dies geklärt werden. Wird es nicht geklärt, ist der Klient möglicherweise mit dieser Frage völlig okkupiert: Er ist bemüht, sich möglichst positiv darzustellen, achtet stark auf alle Signale des Therapeuten, die darauf hindeuten könnten, dass der Therapeut auch interessiert ist, usw. Dies läuft den Intentionen der Therapie aber völlig zuwider: Die Therapie verwandelt sich so in eine Werbe-Situation (oder manchmal in eine Flirt-Situation). Daher ist es wesentlich, dass der Therapeut möglichst schnell versucht, die Situation zu klären.

Phase 2: Klärung

In der Klärungsphase sollte der Therapeut dem Klienten aktiv helfen, das Beziehungsangebot in Worte zu fassen, offen auszusprechen.

Dazu ist es ganz wichtig, dass der Therapeut sich empathisch und akzeptierend verhält: Er muss dem Klienten deutlich machen,

- dass ein Beziehungswunsch des Klienten ok ist;
- dass der Klient damit akzeptiert wird;
- dass er deshalb nicht getadelt, abgelehnt, rausgeschmissen o.ä. wird,

Natürlich kann ein Therapeut dies auch nur dann vermitteln, wenn er es selbst glaubt: Ein Therapeut, der empfindlich auf Grenzverletzungen reagiert, kann ein Beziehungsangebot durch einen Klienten als Grenzüberschreitung erleben und daraus ärgerlich, genervt o.ä. reagieren.

Es ist für Therapeuten nicht ganz einfach, den Klienten zu helfen, ein Beziehungsangebot offen anzusprechen. Einerseits muss der Therapeut dabei das aufgreifen, was der Klient sagt; er muss aber auch versuchen, zu explizieren, also in seinen Aussagen versuchen, über das hinauszugehen, was der Klient explizit sagt, auszudrücken, was er meint. Dabei darf er aber *nicht zu weit* über das vom Klienten Gesagte hinausgehen, da der Klient sich ansonsten leicht „enttarnt" fühlen kann, ihm dies peinlich ist und er deshalb einen Rückzieher macht, was wiederum die Klärung beeinträchtigt.

Wenn ein Klient z.B. sagt, „Ich komme sehr gerne zu Ihnen", dann kann ein Therapeut den Klärungsprozess unterstützen, indem er z.B. sagt:

- „Sie kommen sehr gerne zu *mir*."

Damit geht er einen Schritt über den Klienten hinaus, indem er betont, dass er als Person gemeint ist. Oder er kann fragen:

- „Hat das etwas mit mir als Person zu tun?"

Sagt der Klient daraufhin: „Ich fühle mich bei Ihnen sehr wohl.", kann der Therapeut äußern:

- „Es hat etwas mit meiner Person zu tun." - und

- „Können Sie sagen, was es mit mir zu tun hat?"

Sagt der Klient dann: „Ich fühle mich von Ihnen verstanden.", dann kann der Therapeut sagen:

- „Sie haben den Eindruck, ich gehe ganz besonders auf Sie ein. Sie kommen ganz besonders gut mit mir aus."

Darauf der Klient: „Ja! Ich komme sehr gut mit Ihnen aus.". Jetzt kann der Therapeut einen Schritt weitergehen und sagen: „Ist es so, verstehe ich Sie richtig, dass Sie den Wunsch haben, auch außerhalb der Therapie Kontakt zu mir zu haben?".

Der Therapeut muss sich somit manchmal langsam „an das Beziehungsangebot herantasten": Er muss

- deutlich machen, dass er *als Person* gemeint ist;
- dass der Klient positive Gefühle oder Intentionen ihm gegenüber hat;
- dass der Klient daran Hoffnungen an eine weitergehende Beziehung knüpft.

Dabei sollte der Therapeut stringent aber nicht zu schnell vorgehen: Keinesfalls sollte er, wenn eine Klientin sagt: „Ich habe von Ihnen geträumt.", sagen: „Sie möchten eine sexuelle Beziehung zu mir.". Der Therapeut weiß natürlich zu Beginn der Sequenz gar nicht, wie das Beziehungsangebot des Klienten aussieht, er muss es erst in Erfahrung bringen; und er tut dies, indem er dem Klienten bei der Klärung und Formulierung hilft.

In der Klärungsphase sollte auch geklärt werden, was für ein Beziehungsangebot der Klient dem Therapeuten macht:

- Das Angebot zu einer oberflächlichen Bekanntschaft („mal ein Bier trinken gehen").
- Das Angebot zu einer Freundschaftsbeziehung.
- Das Angebot zu einer Liebesbeziehung / erotischen Beziehung.

Der Therapeut muss wissen, um welche Art von Beziehungsangebot es sich handelt, weil davon seine Stellungnahme abhängt. Allerdings muss er nur grob wissen, in welche Kategorie das Beziehungsangebot fällt, Details muss der Therapeut nicht wissen; daher muss der Therapeut auch Details mit dem Klienten nicht klären.

Es ist ganz wesentlich, dass der Therapeut den Klienten in seinem Angebot ernst nimmt und das Angebot als ein ernst gemeintes, genuines Beziehungsangebot des Klienten auffasst. D.h., dass der Therapeut davon ausgeht, dass der Klient tatsächlich an einer freundschaftlichen Beziehung interessiert ist oder tatsächlich in den Therapeuten verliebt ist. Keinesfalls sollte der Therapeut das Angebot des Klienten als einen Teil des Klienten-Problems definieren und dem Klienten eine therapeutische Bearbeitung dieses Problems anbieten. Denn zum einen hat der Klient durch das Beziehungsangebot den therapeutischen Rahmen eindeutig verlassen: Damit hat der Therapeut, solange Therapeut und Klient nicht explizit in den therapeutischen Rahmen zurückgekehrt sind, kein therapeutisches Mandat. Er hat damit gar nicht das Recht, mit dem Klienten über ein „Problem" therapeutisch zu arbeiten. Und zum anderen würde der Klient sich sehr wahrscheinlich nicht ernst genommen fühlen, wenn sein Angebot pathologisiert und zum Gegenstand therapeutischer Arbeit gemacht würde (nach dem Motto: „Verlieben Sie sich schnell in fremde Männer?"). Auch sollte der Therapeut das Angebot des Klienten nicht dadurch abwerten, dass er es als Produkt der therapeutischen Situation abtut, z.B.: „In der therapeutischen Situation verlieben sich Klienten oft in ihre Therapeutinnen.". Eine solche Aussage wertet das Angebot des Klienten als unecht, unauthentisch ab; der Klient fühlt sich vom Therapeuten nicht ernst genommen.

Phase 3: Stellungnahme

Stellungnahme des Therapeuten bei Beziehungsangeboten bedeutet für den Therapeuten,

- das Beziehungsangebot zurückzuweisen
- und es so zurückzuweisen, dass eine weitere therapeutische Arbeit möglich bleibt.

Bei einem Angebot zu einer Liebesbeziehung oder einer erotischen Beziehung gibt es nur eine mögliche Strategie des Therapeuten, Stellung zu nehmen: Der Therapeut muss deutlich machen,

- dass er nicht in die Klientin verliebt ist;
- dass er das Beziehungsangebot daher nicht annehmen wird;
- dass seine Gefühle sich auch nicht ändern werden;
- und er das Beziehungsangebot auch in Zukunft nicht annehmen wird.

Dies ist die einzige Stellungnahme, die nicht diskutierbar ist: Der Therapeut sagt eindeutig etwas zu seinen Gefühlen und Intentionen; dies muss ein Interaktionspartner prinzipiell akzeptieren. Sollte der Klient versuchen, diese Aspekte zu diskutieren, kann der Therapeut dies ablehnen und, hört der Klient damit nicht auf, die Hartnäckigkeit des Klienten als Klienten-Problem definieren: „Ich frage mich, warum es Ihnen so schwer fällt, meine Entscheidung zu akzeptieren?".

Alle anderen Gründe, die ein Therapeut vorbringen kann, können dagegen vom Klienten diskutiert, hinterfragt werden. Sagt der Therapeut z.B.: „Eine Liebesbeziehung verträgt sich nicht mit einer therapeutischen Beziehung.", kann der Klient sagen: „Dann lassen Sie uns die therapeutische Beziehung abbrechen und ein Date ausmachen.". Sagt der Therapeut „Ich bin verheiratet.", dann kann der Klient sagen: „Ihre Frau muss ja nichts davon erfahren." usw. Alle diese Argumente können den Klienten dazu anstacheln, weiter um den Therapeuten zu werben, sich weiterhin zu bemühen und dies provoziert der Therapeut auch durch seine Aussagen, die im Grunde bedeuten: „Wenn wir keine therapeutische Beziehung hätten oder ich nicht verheiratet wäre, dann...".

Die Stellungnahme zu einem freundschaftlichen Beziehungsangebot ist deutlich schwieriger abzulehnen als das Beziehungsangebot zu einer Liebesbeziehung: Denn bei letzterer kann man deutlich sagen, man sei nicht verliebt und für den Klienten ist es auch verständlicher, dass eine solche Beziehung zu einer therapeutischen Beziehung inkompatibel ist. Bei einer freundschaftlichen Beziehung leuchtet dem Klienten das nicht so unmittelbar ein: Wieso sollte man nicht mit einem Freund Therapie machen können?

Hier sollte der Therapeut doppelt Stellung nehmen. Zum einen dazu, dass eine Freundschaftsbeziehung parallel zur Therapie unsinnig ist: Er kann dem Klienten erläutern, dass es einer der großen Vorteile der therapeutischen Beziehung ist, dass Therapeuten den Klienten unvoreingenommen begegnen, dass sie keine Rollenkonflikte haben, keine anderen als therapeutische Intentionen. Gerade das erlaubt es den Therapeuten, Perspektiven zu wechseln, Konstruktionen zu hinterfragen, zu konfrontieren usw. Alle diese spezifischen Vorteile würden verloren gehen, wenn man parallel zu einer therapeutischen auch noch eine Freundschaftsbeziehung hätte. Diese Stellungnahme des Therapeuten wird jedoch manchmal nicht reichen, da die Klienten den Vorschlag machen können, die therapeutische Beziehung zu beenden: dann besteht keine Interferenz. Hier kann der Therapeut deutlich machen,

- dass er keine freundschaftliche Beziehung zum Klienten möchte;
- dass er stabile Freundschaften unterhält;
- und dass er damit völlig zufrieden und abgedeckt ist;
- und dass sich dieser Zustand auch nicht ändern wird.

In jedem Fall einer Stellungnahme sollte der Therapeut so weit wie möglich verhindern, dass seine Ablehnung auf den Klienten kränkend wirkt. So kann der Therapeut dem Klienten mitteilen,

- dass er den Klienten sympathisch findet (falls das der Fall ist);
- dass er gerne mit dem Klienten therapeutisch arbeitet (falls das der Fall ist);
- dass er auch gerne mit dem Klienten therapeutisch weiterarbeiten würde;
- dass die Ablehnung nicht bedeutet, dass der Klient negative Eigenschaften hat;
- sie bedeuten lediglich, dass der Therapeut mit Freunden eingedeckt ist u.ä.

Natürlich kann der Therapeut nicht verhindern, dass der Klient die Ablehnung des Therapeuten als Kränkung auffasst; dies kann durch die Schemata des Klienten bedingt sein. Er kann jedoch versuchen, seine Botschaft an den Klienten so deutlich wie möglich zu machen und dem Klienten verdeutlichen, dass mit der Ablehnung des Beziehungsangebotes keine Ablehnung der Person des Klienten verbunden ist.

Therapeuten fällt es auch manchmal schwer, das Beziehungsangebot ganz direkt zurückzuweisen, weil sie fürchten, den Klienten dadurch zu verletzen. Zweifellos kann man davon ausgehen, dass der Klient die Ablehnung des Angebotes auch zuerst einmal als Zurückweisung empfindet; und natürlich kann man den Klienten auch (ob man es will oder nicht) kränken. Dazu, das muss man sich allerdings völlig klar machen, gibt es aber keine Alternative: Wenn man das Angebot nicht annimmt, stellt jedes „um den heißen Brei herumreden“ letztlich eine noch größere Kränkung des Klienten dar, als eine direkte Mitteilung.

Therapeuten können in ihrer Stellungnahme auch einiges dafür tun, um die Situation für den Klienten zu entpeinlichen. So können Therapeuten sich z.B. klarmachen, dass das Beziehungsangebot ein Kompliment darstellt: Sie werden gemocht, jemand will Kontakt mit ihnen; im Grunde ist das eine positive Botschaft. Und für diese positive Botschaft kann sich ein Therapeut bedanken, bevor er dazu Stellung nimmt: „Ich fasse Ihr Angebot als Kompliment an mich auf, für das ich mich bedanken möchte.“. Dadurch definiert der Therapeut das Beziehungsangebot des Klienten als etwas eindeutig Positives, für das der Klient keine Ablehnung, sondern im Gegenteil, Dank erhält. Dies trägt zur Entpeinlichung und Entkrampfung der Situation deutlich bei.

Phase 4: Konsequenzen für die Therapie
Hat der Therapeut Stellung genommen, fragt er die Klientin, wie es ihr mit der Stellungnahme geht und wie therapeutisch weitergearbeitet werden kann. Er kann z.B. sagen:

- „Ich würde Sie gerne fragen, wie das für Sie ist, dass ich keine andere Beziehung als eine therapeutische zu Ihnen möchte." - und
- „Von mir aus würde ich gerne therapeutisch weiterarbeiten. Wie sehen Sie das?"

In vielen Fällen sind die Klienten zwar geknickt, können aber, da sie im Grunde auch schon mit diesem Ergebnis gerechnet haben, therapeutisch weiterarbeiten. In manchen Fällen brauchen die Klienten Bedenkzeit, und das ist auch ok: Man kann die Stunde an dieser Stelle beenden und einen neuen Termin vereinbaren (oder vereinbaren, dass der Klient sich wieder meldet) und dem Klienten so Bedenkzeit geben. Nur in ganz seltenen Fällen brechen Klienten die Therapie ab.

Setzen die Klienten die Therapie fort, dann sollte der Therapeut auf das Beziehungsverhalten des Klienten achten: Zeigt der Klient nach einigen Stunden immer noch ein „Werbeverhalten", dann sollte der Therapeut dies thematisieren. Er kann ansprechen, dass der Klient die Beziehung verändern wollte und fragen, wie es ihm jetzt damit gehe; er kann den Klienten darauf hinweisen, dass er den Eindruck hat, dass der Klient immer noch Wünsche in Richtung auf eine Beziehungsveränderung hat und wie man damit therapeutisch umgehen sollte.

11.2.6 Phasen-Abfolge

Ein Therapeut sollte versuchen, sich die Phasenabfolge zu halten, da diese einer „sachimmanenten Entfaltungslogik" folgt und dem Therapeuten damit die Bearbeitung der schwierigen Interaktionssituation stark erleichtert. Natürlich lässt sich diese Phasenabfolge mit Klienten nicht immer stringent durchhalten. Oft ist der Prozess nicht linear, sondern rekursiv: Eine Stellungnahme führt wieder zu weiterer Klärung usw., so dass Phasen mehrfach durchlaufen werden müssen.

Therapeuten sollten bei der Bearbeitung von schwierigen Interaktionssituationen stark prozessdirektiv sein: Sie sollten sich trauen, Klienten zu unterbrechen, um Fragen zu stellen, Informationen zu geben, usw. Sie sollten auch stark strukturieren, indem sie z.B. die Phasen vorschlagen, Argumente sukzessiv bearbeiten usw. Klienten brauchen auch in einer schwierigen Interaktionssituation (und vielleicht gerade dort) deutlich die Unterstützung eines Prozessexperten. Als Prozessexperte muss der Therapeut hier z.T. Regeln der Alltagskommunikation verletzen, indem er Klienten z.B. unterbricht, indem er Strukturen setzt, die Bearbeitung steuert usw.; dabei führt der Therapeut neue und andere Interaktionsregeln ein, und zwar solche, die sich bei einer konstruktiven Bearbeitung von schwierigen Interaktionssituationen bewährt haben.

11.2.7 Standard-Fehler der Therapeuten

Aus Supervisions- und Ausbildungserfahrungen kann man eine Reihe von Standard-Fehlern von Therapeuten erkennen, die immer wieder vorkommen und die Therapie in schwierigen Interaktionssituationen oft in massive (zusätzliche) Schwierigkeiten bringen.

1. Den Klienten reden lassen, nicht unterbrechen und nicht strukturieren.

Therapeuten haben manchmal die Annahme, dass Klienten, die kritisieren, sich irgendwann „leergeredet“ haben, und dass das Problem dann entweder vorbei ist oder dass der Therapeut dann immer noch etwas Sinnvolles sagen kann. Dies ist jedoch in aller Regel nicht der Fall: Klienten reden sich meist nicht leer, sondern, wenn der Therapeut nicht reagiert, in Rage. Sie reden immer mehr, immer heftiger und aggressiver und die Interaktionssituation wird immer schwieriger, anstatt sich zu entspannen. Und Therapeuten, die längere Zeit nichts sagen, werden meist paralysierter und keineswegs besser in der Lage, mit der Situation umzugehen: Die Therapeuten „verschwinden im Stuhl und nehmen die Farbe des Hintergrundes an“, anstatt den Prozess aktiv zu steuern.

2. Eine andere verbreitete Reaktion ist, ärgerlich auf den Klienten zu reagieren und nach dem Motto zu verfahren: „Was ich Ihnen immer schon mal sagen wollte“.

Dadurch wird die Beziehung sehr stark belastet, der Klient fühlt sich nicht angenommen, nicht ernst genommen und er schätzt den Therapeuten auch nicht als kompetent ein.

3. Defensive Reaktionen sind ein weiteres Muster, was Therapeuten hier realisieren: Sie verteidigen ihre Vorgehensweise, meist auch noch bevor sie wissen, was der Klient eigentlich kritisiert.

Dies hat zur Folge, dass sie dem Klienten gar nicht aufmerksam zuhören, sich gar nicht mit dem Klienten auseinander setzen. Der Klient wird erneut enttäuscht und in seinem Urteil über den Therapeuten voll bestätigt: Der Therapeut hört nicht zu, nimmt ihn nicht ernst, kann nicht mit schwierigen Situationen umgehen usw.

4. Die Interventionen der Therapeuten sind zu lang und zu kompliziert. Dies resultiert meist aus der Verunsicherung des Therapeuten durch die Situation (was dem Klienten auch durchaus nicht verborgen bleibt).

Der Therapeut erläutert die Strukturen zu lang, stellt zu komplizierte Fragen, nimmt umständlich Stellung, was die Bearbeitung der schwierigen Interaktionssituation stark erschwert.

5. In der Klärungsphase vermitteln Therapeuten den Klienten manchmal den Eindruck, als wollten sie weniger verstehen, was der Klient meint, sondern eher, dass der Klient seine Kritik objektiv rechtfertigt.

Therapeuten stellen z.B. Fragen wie: „Woran machen Sie das denn fest?“, „Was genau habe ich denn gemacht?“ usw. Klienten können hier eher den Eindruck erhalten, „verhört“ zu werden als dass sie den Therapeuten als verständnisvoll und entgegenkommend erleben können.

6. Es kann das Problem auftreten, dass Klienten sich bei der Bearbeitung der schwierigen Interaktionssituation genauso behandelt fühlen, wie sonst vom Therapeuten: So kann sich ein Klient z.B. darüber beklagen, dass er den Therapeuten meist ungeduldig und drängend, als wenig zugewandt erlebt. Und der Therapeut gestaltet den Klärungsprozess der schwierigen Interaktionssituation wieder (zumindest aus der Sicht des Klienten) ungeduldig, drängend und wenig zugewandt.

In diesem Fall besteht wahrscheinlich dringender Supervisionsbedarf, um es dem Therapeuten zu ermöglichen, eine komplementäre Beziehungsgestaltung zu realisieren, also besser zu verstehen, was der Klient eigentlich möchte und ein Handeln zu entwickeln, das der Klient wirklich als entgegenkommend erleben kann.

7. Therapeuten nehmen in der Klärungsphase manchmal an, dass es nicht notwendig sei, das, was die Klienten sagen, zu verbalisieren, weil sie glauben, dass Klienten davon ausgehen, dass Therapeuten die Klienten-Information schon aufnehmen.

Dabei vergessen die Therapeuten aber leider, dass sie sich in einer schwierigen Interaktionssituation befinden und dass der Klient mit dem Therapeuten *unzufrieden* ist: In dieser Situation kann man aber überhaupt nicht davon ausgehen, dass der Klient Vertrauen zum Therapeuten hat, dass er dem Therapeuten etwas zugute hält, den Therapeuten für kompetent hält usw. Vielmehr ist das Beziehungskonto negativ und der Therapeut geht besser davon aus, *dass er alles durch sein Verhalten belegen muss*:

- dass er zuhört;
- dass er den Klienten versteht;
- dass er die Aussagen des Klienten akzeptiert;
- dass er sich damit auseinander setzt usw.

Daher ist es wesentlich, dass der Therapeut in der Klärungsphase in *hohem Maße* verbalisierende und explizierende Aussagen realisiert, die zeigen: ich höre zu, ich bemühe mich um Verstehen, ich akzeptiere, usw. Die „Interventionsdichte“ sollte daher hoch sein, Pausen sollte der Therapeut vermeiden, er sollte Präsenz zeigen. Die Interventionen, die der Therapeut hier realisiert, sollten auf der Handlungsebene schon das Gegenteil von dem beweisen, was die Kritik des Klienten impliziert: Wenn der Klient sagt „Sie interessieren sich nicht für mich“, sollte der Therapeut durch seine Aufmerksamkeit, seine Verbalisierungen *zeigen*, dass er sich nun sehr für den Klienten interessiert; wenn der Klient sagt „Sie verstehen mich nicht“, sollte sich der Therapeut sehr stark um Verstehen bemühen; wenn der Klient sagt „Ich fühle mich von Ihnen unter Druck gesetzt“, dann sollte deutlich werden, dass der Therapeut sich viel Zeit nimmt, zu klären, Ruhe auszustrahlen, usw.

11.2.8 Selbsterfahrungs-Aspekte

Der Umgang mit schwierigen Interaktionssituationen hat sehr deutliche Selbsterfahrungsaspekte: Denn ein Therapeut kann sich, aufgrund der Aktivierung eigener Schemata, massiv über die Kritik eines Klienten ärgern; seine Reaktionen können dann zu einem massiven Machtkampf zwischen Therapeut und Klient führen, der die Therapeut-Klient-Beziehung belasten kann. Oder ein (Anfänger-) Therapeut kann die Kritik ohne weitere Prüfung auf sich beziehen und völlig eingeschüchtert und defensiv reagieren. Therapeuten haben auch manchmal schlicht Angst vor Konfrontationen, vor Konflikten, Angst davor, dem „Drachen ins Auge zu schauen“, u.ä. Alle diese Aspekte sollten durch therapiezentrierte Selbsterfahrung aufgearbeitet werden (die ein integraler Bestandteil unserer Ausbildungskonzeption ist).

11.3 Interaktionsprobleme bei Persönlichkeitsstörungen

11.3.1 Einleitung

Klienten mit sog. „Persönlichkeitsstörungen“ gelten in der therapeutischen Praxis als „schwierige Klienten“ (vgl. Derksen, 1995; Millon, 1996).

In einer Befragung mit 100 therapeutisch tätigen Psychotherapeutinnen und Therapeuten (Scharmann, 1996) stellten wir fest, dass die Therapeuten angaben, dass im Durchschnitt 43% ihrer Klienten eine Persönlichkeitsstörung in relevantem Ausmaß aufwiesen, und dass 58% der Therapeuten Klienten mit Persönlichkeitsstörungen als schwierig und belastend einstufen. Diese Störungsgruppe beanspruchte bei den Therapeuten durchschnittlich 59% der Supervisionszeit. Von den befragten Therapeuten gaben 43% an, durch ihre Ausbildung auf den Umgang mit diesen Klienten schlecht oder sehr schlecht vorbereitet worden zu sein. Die Belastungen durch das Interaktionsverhalten betrafen dabei zwei Aspekte:

- Handlungsschwierigkeiten: Die Therapeuten wissen zum großen Teil nicht, wie sie ganz konkret mit dem Verhalten der Klienten umgehen sollen, es fehlen ihnen Möglichkeiten der Analyse und Intervention.
- Persönliche Belastungen: Die Therapeuten fühlen sich durch das Klienten-Verhalten, aber auch durch die eigene Hilflosigkeit emotional stark belastet; sie zweifeln an ihrer Kompetenz, ärgern sich über Klienten, können schlecht abschalten usw.

Vergleicht man hier erfahrene und unerfahrene Therapeuten, dann weisen die erfahrenen Therapeuten zwar signifikant weniger Handlungsschwierigkeiten auf als die unerfahrenen; dennoch weisen sie absolut immer noch ein hohes Ausmaß an Handlungsschwierigkeiten auf (im Vergleich zu anderen Klienten). Bezüglich der emotionalen Belastung besteht interessanterweise *kein* Unterschied zwischen erfahrenen und unerfahrenen Therapeuten: auch die erfahrenen Therapeuten fühlen sich durch Klienten mit Persönlichkeitsstörungen immer noch sehr hoch emotional belastet. Die hauptsächliche emotionale Belastung der Therapeuten besteht dabei in einer „persönlichen Verstrickung“: die Therapeuten fühlen sich von den Klienten entweder „sabotiert“, „angegriffen“, „mattgesetzt“ o.ä.; und dies löst Gefühle wie Ärger, Ablehnung, Resignation u.ä. aus. Dies bedeutet: die Therapeuten verlieren früher oder später (manchmal erst nach Phasen von Mitleid und Solidarisierung) ihre Akzeptierung und ihre Empathie. Sie verlieren die Fähigkeit, das Klienten-Handeln als Teil des Klientenproblems wahrzunehmen; sie verlieren aber auch ihre Fähigkeit, genau zu beachten, was in der Interaktion passiert: sie verlieren hochgradig ihre therapeutische Distanz. Oder aber die Therapeuten fühlen sich von den Klienten „in das System eingebaut", als Stütze und Stabilisator des Klienten: auch hier haben sie die Distanz verloren, wenn auch (noch) nicht ihre Empathie. In aller Regel kippt dieser Zustand aber nach einiger Zeit in Ärger und Ablehnung gegenüber dem Klienten um.

Dies zeigt, dass es hoch relevant ist, Therapeuten Interventionsmöglichkeiten zu vermitteln, Möglichkeiten, um mit den spezifischen interaktionellen Schwierigkeiten von Klienten konstruktiv umgehen zu können. Dies soll in diesem Buch geschehen. Und eine ganz zentrale therapeutische Strategie, die hier vorgeschlagen wird, besteht darin, dem Therapeuten zuerst wieder Distanz zu ermöglichen, dem Therapeuten die Möglichkeit zu geben, das Problem wieder zu analysieren und zu verstehen und ihn dann, über diesen Weg, wieder für Empathie und Akzeptierung zu öffnen.

Klienten mit Persönlichkeitsstörungen bringen von ihrer Motivation, Problemdefinition und Problembearbeitung her Eingangsvoraussetzungen in die Therapie mit, die „normale" therapeutische Strategien und Interventionen leicht aushebeln und Therapeuten hilflos machen. Dabei treten vielfältige therapeutische Probleme auf, von denen hier nur einige exemplarisch erwähnt werden sollen (sie werden dann im Folgenden genau beschrieben und analysiert):

1. Klienten mit Persönlichkeitsstörungen weisen meist keine „Änderungsmotivation", sondern eine „Stabilisierungsmotivation" auf: sie kommen in Therapie, um ihr System mit Hilfe des Therapeuten zu stabilisieren.
2. Therapeuten haben oft große Schwierigkeiten, dies zu erkennen; einerseits, weil es von den Klienten nicht explizit gemacht wird, und andererseits, weil die Therapeuten gar nicht wissen, wie man die Motivation der Klienten im Prozess analysieren kann.
3. Die Klienten sind aufgrund ihrer Stabilisierungsintention zwar zur Therapie motiviert: sie kommen in Therapie und „loben" den Therapeuten. Sie sind aber nicht motiviert, an der Veränderung ihrer Annahmen, Motive, Ziele usw. zu arbeiten.
4. Strebt der Therapeut eine solche Bearbeitung an, wird er vom Klienten blockiert: Klienten verfügen über eine Reihe von Strategien, um Bearbeitung systematisch zu vermeiden und Therapeuten systematisch zu blockieren.
5. Kennt und versteht ein Therapeut diese Strategien nicht, fühlt er sich mattgesetzt, hilflos und reagiert oft ärgerlich auf den Klienten; seine Interventionen verschlimmern dann in aller Regel das Problem.
6. Klienten thematisieren ihre Beziehungsprobleme meist nicht; der Therapeut kann sie daher oft nur schwer erkennen. Er versteht dann nicht, dass das Problem des Klienten eben nicht nur in „Panik" o.ä. besteht, sondern dass es sich um ein massives Interaktionsproblem handelt.
7. Da ein Therapeut oft nicht erkennt, worum es sich bei dem Problem handelt und/oder keine geeigneten Interventionen hat, um das Problem deutlich zu machen, ist er hilflos, blockiert und langfristig frustriert.

8. Therapeuten konzentrieren sich dann oft auf die Probleme und Ziele, die die Klienten explizit angeben: z.B. Panik, Abhängigkeiten, Somatisierungsstörungen usw.
9. Der Therapeut wendet dann spezifische Methoden zur Behandlung dieser Störungen an und stellt fest, dass diese nicht so wirken, wie sie „normalerweise" wirken (gar nicht; sie verschlimmern das Problem; es tauchen ständig neue Probleme auf; der Klient wendet die Methode gar nicht an usw.).
10. Der Therapeut, der nur ein eingeschränktes Modell vom Klientenproblem hat, versteht diese inner-therapeutischen Probleme nicht; er kann sich nicht auf den Klienten einstellen; manchmal fordert er vom Klienten, dass sich dieser auf den Therapeuten/die Therapie einstellt; dies ist jedoch meist wenig erfolgreich.
11. Selbst wenn ein Therapeut erkennt, dass der Klient eine Persönlichkeitsstörung aufweist, dann weiß er sehr oft *nicht*, welche therapeutischen Konsequenzen daraus resultieren sollen, da er kein spezifisches Analyse- und Handlungs-Wissen für diese Klienten besitzt.
12. Auf diese Weise kann diesen Klienten sehr oft nicht effektiv therapeutisch geholfen werden.

Klienten mit Persönlichkeitsstörungen sind jedoch nicht nur deshalb schwierige Klienten, weil sie einige Eingangsvoraussetzungen nicht mitbringen, die sich für die Therapie als hilfreich erweisen, diese Aspekte sind sogar für die Therapie insgesamt die weniger schwierigen. Das Hauptproblem für die Therapeuten besteht darin, dass die Klienten *Beziehungsprobleme* aufweisen und diese in der Beziehung zum Therapeuten aktuell in der Therapie „agieren": sie thematisieren oder bearbeiten diese Probleme nicht, sie „leben" diese Probleme in der Therapie. Damit wird der Therapeut unvermittelt, ohne dass er dies verhindern kann und oft auch ohne dass er dies richtig versteht, von einem Partner in einem Therapieteam zu einem Teil des Problems.

1. Klienten mit Persönlichkeitsstörungen „verwickeln" ihre Therapeuten in dysfunktionale Interaktionen: die Therapeuten werden für die Ziele und Intentionen der Klienten funktionalisiert (der Therapeut soll trösten, bestätigen, Verantwortung übernehmen usw.).
2. Diese Arten von Interaktionen sind für Therapeuten z.T. nur schwer erkennbar. Sehr oft erkennen Therapeuten die Probleme zu spät, nämlich erst dann, wenn sie das System des Klienten bereits stabilisieren, wenn sie anfangen, sich über den Klienten zu ärgern u.ä.
3. In vielen Fällen fühlen die Therapeuten sich gegenüber diesen Interaktionen hilflos: sie wissen nicht, wie sie damit umgehen sollen, wenn sie von Klienten massiv kritisiert, ausgefragt, kontrolliert werden.
4. Die Therapeuten haben daher bezüglich dieser Interaktionsprobleme
   - keine prozessdiagnostischen Methoden zur Verfügung, um festzustellen, was die Klienten tun und wo genau das Problem liegt;
   - sie haben keine Wissensbestände über Interaktionsprobleme, um den Klienten zu verstehen und relevante Modelle vom Klienten zu bilden;
   - sie haben (auf der Beziehungsebene) keine wirksamen Strategien oder Interventionen, um mit dem Problem konstruktiv umzugehen.

5. Aufgrund der Involvierung des Therapeuten in die Interaktionen des Klienten, des mangelnden Wissens über die Analyse dieser Prozesse und der mangelnden Kompetenzen, mit spezifischen Beziehungsproblemen *in* der Therapie umzugehen, verschlechtert sich (meist innerhalb kurzer Zeit) die Therapeut-Klient-Beziehung so stark, dass keine konstruktive Arbeit mehr stattfinden kann.
6. Auf diese Weise führt die spezifische Problematik des Klienten dazu, dass Therapeuten diesem Klienten nicht wirksam helfen können und dessen dysfunktionalen Interaktionsstil sogar stabilisieren.

Es ist daher bei der Entwicklung einer effektiven Therapiekonzeption für Klienten mit Persönlichkeitsstörungen von zentraler Bedeutung, *den Therapeuten Möglichkeiten zum Umgang mit den unmittelbar im Therapieprozess auftretenden Interaktionsproblemen* an die Hand zu geben. Eine effektive Therapie für diese Klienten muss daher in sehr hohem Ausmaß eine prozessorientierte, interaktionsorientierte Therapie sein.

Grundlage des hier vorgestellten störungstheoretischen Modells, das als „Modell der doppelten Handlungsregulation“ bezeichnet werden soll, ist die Grundannahme, dass Persönlichkeitsstörungen als *Beziehungs- oder Interaktionsstörungen* aufgefasst werden können. Zwar sind Persönlichkeitsstörungen komplexe Störungen, die Handeln, Denken, Fühlen, spezifische Formen der Informationsverarbeitung usw. einschließen; dennoch kann man annehmen, dass dysfunktionale Überzeugungen über Beziehungen, dysfunktionale interaktionelle Intentionen, dysfunktionale Arten der Beziehungsgestaltung *den Kern* der Störung bilden.

Fiedler (1994a) geht davon aus, dass es sich bei Persönlichkeitsstörungen „um komplexe Störungen des zwischenmenschlichen Beziehungsverhaltens“ (S. 93) handelt (vgl. Fiedler, 2000). Auch Ecker (1996, S. 382) ist der Ansicht, dass den Persönlichkeitsstörungen gemeinsam ist, dass es sich immer auch um Störungen der zwischenmenschlichen Interaktion bzw. „Beziehungsstörungen“ mit „sozial unflexiblem und wenig angepassten Verhaltensauffälligkeiten“ handelt, die der betreffende als ich-synton, d.h., zu sich gehörig, erlebt (vgl. auch Fiedler, 1993, 1994b, 1994c, 1994d, 1995; Schmitz, 1996; Schmitz et al., 1996; Vaillant, 1987; Vaillant & Perry, 1988).

Die Auffassung, dass es sich bei Persönlichkeitsstörungen um Beziehungsstörungen handelt, setzt sich zunehmend durch.

11.3.2 Ein theoretisches Modell für Interaktionsstörungen: Das Modell der doppelten Handlungsregulation

Als grundlegendes theoretisches Erklärungsmodell für Interaktionsstörungen hat Sachse (1999a, 2000d, 2001a, 2001b) ein „Modell der doppelten Handlungsregulation“ vorgeschlagen.

11.3.2.1 Das Modell im Überblick

Das hier beschriebene Handlungsmodell ist ein Modell *interaktionellen Handelns*: es beschäftigt sich mit Intentionen und Handlungen von Personen, die auf andere Personen gerichtet sind (Sachse, 1999a). Es beschäftigt sich mit Motiven, die durch interaktionelles Handeln befriedigt werden können, für deren Befriedigung demnach *Beziehungen* zu anderen Personen erforderlich sind. Es beschäftigt sich im *interaktionellen Intentionen* (also mit Intentionen, Handlungsabsichten, die auf andere Personen gerichtet sind) und mit *interaktionellen Handlungen* (also Handlungen, die auf andere Personen abzielen); Handlungen, mit denen die Person etwas für eine andere Person tut oder mit denen sie erreichen will, dass eine andere Person etwas für *sie* tut.

Das Modell beschreibt dabei zwei unterschiedliche Ebenen von Interaktionen: eine Ebene, die als „Motivebene" und eine, die als „Spielebene" bezeichnet werden soll (vgl. Abb.15). Diese beiden Ebenen enthalten unterschiedliche interaktionelle Ziele, interaktionelle Strategien und interaktionelle Handlungen.

(1) Die *„Motivebene"* beschreibt die „normale" oder „authentische" Handlungsregulation: Hier weist die Person interaktionelle Ziele auf, die sie in für einen Partner transparente Handlungen umsetzt, welche dann zur Realisierung der Ziele mehr oder weniger effektiv sind. Dabei sind der Person übergeordnete Motive (z.B. wichtig sein) meist selbst nicht repräsentiert; interaktionelle Ziele („Was will ich von einer Person?", z.B. „Ich will ernst genommen werden.") sind der Person jedoch meist repräsentiert oder gut zugänglich. Umgesetzt werden diese Zeile dann in Handlungen, aus denen ein Interaktionspartner dann die Ziele wieder erschließen kann (z.B. „Bitte hör mir mal zu.").

(2) Die *„Spielebene"* dagegen enthält interaktionelle Ziele, die mit Hilfe von Handlungen verfolgt werden, die *intransparent* sind: Der Interaktionspartner kann nur schwer erkennen, worum es der Person geht; er wird zu Handlungen veranlasst, die seinen interaktionellen Motiven nicht entsprechen, kann sich jedoch dagegen nicht in angemessener Form abgrenzen. Will die Person z.B. Aufmerksamkeit, sagt sie: „Mir geht es so schlecht." (und nicht in transparenter Weise: „Ich möchte, dass Du darauf achtest, wie es mir geht."): Der Partner wird zum Handeln gezwungen (wenn er nicht als „herzlos" gelten will), kann aber nur schwer rekonstruieren, worum es dem Partner „eigentlich" geht.

(3) Das Modell enthält außerdem eine *„Ebene der Annahmen"*: Diese soll verdeutlichen, dass interaktionelles Handeln einer Person von Grundannahmen gesteuert wird, die die Person über sich selbst oder ihre Wirkung auf andere hat, z.B. die Annahme: „Ich bin nicht wichtig."; „Beziehungen sind nicht verlässlich." o.ä. Sie soll auch verdeutlichen, dass interaktionelles Handeln und seine Konsequenzen auch auf diese Grundannahmen zurückwirken: Wenn ich von mir annehme, dass ich nicht liebenswert bin und sich eigentlich keine Person für mich interessieren kann, dann folgt daraus, dass ein „normales" Interaktionsverhalten erfolglos sein wird. Wenn ich mich authentisch verhalte, werde ich abgelehnt oder nicht beachtet. Die „Lösung" liegt dann darin, dass ich mich nicht mehr authentisch verhalte, dass ich meine Ziele tarne und versuche, Interaktionspartner zur „manipulieren". Wenn ich damit Erfolg habe, z.B. dadurch, dass ich Aufmerksamkeit erhalte, ändert dies jedoch mein Selbstkonzept kaum, da ich nicht als „Person" Aufmerksamkeit erhalte, sondern „nur" aufgrund meines Verhaltens. Werde ich dagegen abgelehnt oder weiterhin ignoriert, bestätigt das hingegen meine Annahmen voll: es passiert genau das, was ich vorausgesagt habe. Die Ebene der Annahmen ist daher in dem

Modell wesentlich und stellt auch einen wesentlichen therapeutischen Ansatzpunkt dar.

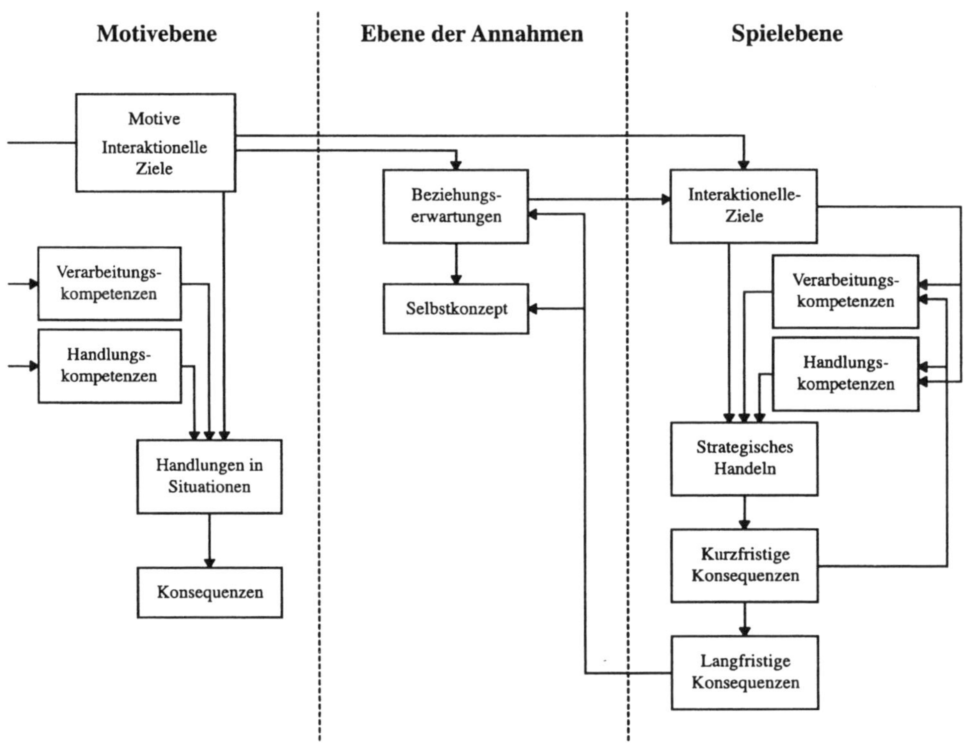

Abbildung 15: Das Modell der doppelten Handlungsregulation

11.3.2.2 Die Motivebene oder die Ebene der authentischen Handlungsregulation

Die „Motivebene" beschreibt die „normale" Regulation interaktionellen Handelns. In der Beschreibung dieser Regulationsebene folge ich hier weitgehend Vorstellungen der vertikalen Verhaltensanalyse oder „Plananalyse" (Caspar, 1986, 1989; Caspar & Grawe, 1982a, 1982b, 1996; Grawe, 1982, 1986). Es wird hier davon ausgegangen, dass eine Person eine Reihe interaktioneller Grundbedürfnisse aufweist, wie z.B. das Bedürfnis nach Anerkennung, das Bedürfnis, als Person geliebt und geschätzt zu werden, das Bedürfnis nach Autonomie u.ä. Diese interaktionellen Grundbedürfnisse stellen die höchste Hierarchieebene interaktioneller Motive dar. Die Erfüllung interaktioneller Motive und Pläne ist für die Person von zentraler Bedeutung. In der Hierarchie niedriger liegender Ziele sind diesen interaktionellen Bedürfnisse untergeordnet und dienen letztlich der Realisation der übergeordneten Motive.

Die übergeordneten Motive werden konkretisiert in interaktionellen Zielen, der nächst-niedrigen Ebene der „Pläne" bis hin zu konkreten Interventionen in Bezug auf bestimmte Personen, z.B. dem Ziel, von einer bestimmten Person eine bestimmte Art von Anerkennung und Zuwendung zu erhalten usw. Interaktionelle Ziele bilden damit eine Hierarchie von relativ globalen, abstrakten, weiten Zielen (z.B. „Anerkennung erhalten") bis zu ganz konkreten, auf Handlung bezogenen Intentionen („Zeige Dich kompetent, um Anerkennung zu erhalten."). Dabei „vernetzen" die Ziele immer stärker, je tiefer sie in der Hierarchie stehen: Konkrete Intentionen dienen in aller Regel nicht nur *einem* übergeordnetem Motiv, sondern stehen oft mit mehreren Motiven in Zusammenhang. So kann die Intention „Zeige Dich kompetent, um Anerkennung zu erhalten." dem Motiv „akzeptiert werden" dienen, aber auch dem Motiv „autonom sein" (vergl. die Ausführungen von Caspar, 1986, 1989; Grawe, 1987a, 1988b; Grawe & Caspar, 1984).

Zur Umsetzung von Intentionen in konkrete Handlungen sind Kompetenzen notwendig: Die Person weist dabei in mehr oder weniger großem Ausmaß *Verarbeitungs- und Handlungskompetenzen* auf, konkrete Handlungen auszuführen, die der Erreichung solcher Ziele dienlich sind. Immer geht man aber davon aus, dass das Handeln Motive reflektiert, oder „diagnostisch" gesprochen, dass aus dem Handeln prinzipiell auf die Motive geschlossen werden kann. Es wird damit angenommen, dass das Handeln *authentisch* ist: Die Person hat nicht (durchweg und prinzipiell) die Intention, ihre Ziele zu verbergen oder sie zu tarnen. Die Handlungsregulation auf der Motivebene ist damit eine *authentische Handlungsregulation.*

11.3.2.3 Die Ebene der Schemata oder Annahmen

Um das komplexe Interaktionsverhalten von Personen mit sog. „Persönlichkeitsstörungen" zu verstehen, muss man jedoch über die Betrachtung des „normalen" Interaktionsverhaltens hinausgehen. Man muss annehmen, dass es „neben" den normalen, transparenten und reziproken Interaktionsmustern noch andere Arten von Interaktionsverhalten gibt: Neben der „normalen", authentischen Handlungsregulation, so wird hier angenommen, gibt es noch eine zweite Handlungsregulationsebene, die nach anderen Prinzipien funktioniert. Grundlage dieser zweiten Ebene der Handlungsregulation sind bestimmte, aus der biographischen Erfahrung der Person stammende Grundannahmen der Person.

Diese Grundannahmen beziehen sich vor allem auf zwei Bereiche:

- Annahmen über das Selbst, vor allem im Hinblick auf andere;
- Annahmen über Beziehungen.

Jene Ebene der Grundannahmen wird vor allem von Beck und Freeman (1993) in ihrer kognitiven Konzeption von Persönlichkeitsstörungen behandelt.

Macht eine Person in ihrer Biographie konsistent die Erfahrung, nicht wichtig zu sein (z.B. durch Rückmeldungen wie „Du störst"; „es wäre besser, es gäbe Dich gar nicht"; „ohne Dich hätte ich Karriere gemacht" u.a.), so hat diese Erfahrung, so kann man annehmen, verschiedene Konsequenzen:

(1) Einerseits wird das Beziehungsmotiv „wichtig sein" frustriert; das Motiv wird durchweg über lange Zeit nicht befriedigt. Motivationstheoretisch muss man aber annehmen, das frustrierte Motive noch in der Motiv-Hierarchie bleiben und damit das aktuelle Verhalten in hohem Ausmaß determinieren (Kuhl, 1983b). Dies bedeutet, dass „Wichtigkeit" ein zentrales Beziehungsmotiv der Person bleibt und damit zu einem starren Motivsystem führt, bei dem andere wesentliche Motive der Person in der Realisation „zu kurz kommen", was zur Ausbildung allgemeiner, für die Person jedoch schwer identifizierbarer Unzufriedenheit führt (Brunstein, 1993; Brunstein et al., 1995, 1996).

(2) Zum anderen führt diese Erfahrung zur Ausbildung negativer Beziehungen und Selbst-Schemata. Die Person schließt einmal aus der konsistent negativen Rückmeldung, dass sie selbst nicht wertvoll für andere ist, anderen „nichts zu bieten" hat. Sie schließt weiterhin, dass sie auch in anderen Beziehungen nicht wichtig sein wird, nicht ernst genommen werden wird, keinen Einfluss haben wird. u.a.

(3) Damit befindet sich die Person aber in einem massiven Dilemma: Sie weist ein starkes, konsistentes Motiv auf, wichtig zu sein, *und* gleichzeitig eine Überzeugung als Person nicht wichtig sein zu können.

11.3.2.4 Die „Spielebene" oder Kontrollebene

11.3.2.4.1 Die Lösung des Dilemmas

Für dieses Dilemma bietet nun die Handlungs-Regulationsebene der Interaktionsspiele die Lösung: Die Person kann in ihrem Bezugssystem die Erfahrung machen, dass sie zwar als Person nicht wichtig genommen wird, dass sie jedoch für bestimmte Arten von Verhaltensweisen durchaus Aufmerksamkeit erhalten kann: z.B. wenn sie besonders lustig, unterhaltsam, sexy o.ä. ist. Die Person lernt somit, dass bestimmte *Arten von Handlungsstrategien* in der Lage sind, *bestimmte Arten von interaktionellen Zielen* zu erreichen. Somit kann die Person, auch in dem Interaktionssystem, in dem sie *als Person* keine Wichtigkeit erlangen kann, durch *bestimmte Handlungen* durchaus Aufmerksamkeit erlangen: Sie kann somit etwas tun, um etwas zu bekommen und erlangt so Kontrolle zurück.

Die Kosten dieser Kontrolle sind jedoch hoch:

(1) Sie kann auch weiterhin nicht erreichen, als Person wichtig zu sein: Denn dazu lässt sich kein Interaktionspartner zwingen. Das zentrale interaktionelle Motiv „Wichtigkeit" wird damit weiterhin nicht befriedigt. Es bleibt damit weiterhin hoch in der Motiv-Hierarchie und „blockiert" das Motivsystem.

(2) Sie erhält für ihr Handeln zwar Aufmerksamkeit, und das ist angenehm und verstärkt immer wieder das Handeln (bekräftigt also somit das Handeln und erhält es so aufrecht); der Befriedigungseffekt ist jedoch, da das zentrale Motiv „Wichtigkeit" damit gar nicht befriedigt wird, nur partiell und nur von kurzer Wirkung. Die Person muss das Handeln immer wieder ausführen, um einen Befriedigungseffekt

zu erzielen und der Effekt ist nie völlig befriedigend (wie eine Klientin treffend sagte: „Man ist hungrig und bekommt etwas Leckeres zu trinken; es macht kurze Zeit auch satt, aber man braucht schnell etwas Neues zu trinken.").

(3) Das Handeln ist strategisch und manipulativ; man tut etwas, um gezielt etwas vom anderen zu bekommen, hat aber immer (unterschwellig) den Eindruck, man würde es ohne dieses spezielle Handeln nicht bekommen, d.h. man „erschleicht" sich etwas, was einem „eigentlich" gar nicht zusteht. Damit wertet die Person den Effekt, den sie erzielt, immer wieder selbst ab.

(4) Durch das manipulative und meist auch nicht mehr reziproke Handeln verärgert man oft (kurz- oder langfristig) Interaktionspartner und erzeugt so immer wieder massive Interaktionsprobleme. Während der Biographie kann die Strategie, Aufmerksamkeit durch spezielles Verhalten zu erlangen, eine wichtige, vielleicht sogar überlebenswichtige Strategie gewesen sein; als Erwachsener bringt einen das Beibehalten dieser Strategien aber in Schwierigkeiten und man erzeugt hohe Kosten.

Was hier für das Motiv „Wichtigkeit" und die Spiel-Lösung eines „histrionischen" Interaktionsverhalten exemplarisch aufgezeigt wurde, lässt sich ebenso für andere zentrale Beziehungsmotive und für andere Interaktionsstrategien ableiten (Sachse, 1999a).

In jeder Persönlichkeitsstörung weisen Klienten spezifische Motive, Schemata und Interaktionsstrategien auf. Im Fall einer sog. „Narzisstischen" Interaktionsstörung steht z.B. das Motiv „Anerkennung" im Vordergrund; ein zentrales Schema ist „Ich bin nicht akzeptabel" und die „Lösung" besteht meist darin, über Leistung Interaktionspartner dazu zu veranlassen, der Person Anerkennung zu geben. Die Kosten sind aber prinzipiell die gleichen:

- Das Motiv wird nicht befriedigt (denn man erhält ja keine Anerkennung als Person).
- Die Schemata werden daher auch nicht revidiert.
- Anerkennung für Leistung macht nicht zufrieden und man muss ständig „mehr desselben" tun.
- Das Verhalten führt zu Konflikten mit Interaktionspartnern usw.
- Auf diese Weise kann man die prinzipiell gleichen Schwierigkeiten für alle Persönlichkeitsstörungen (vielleicht mit Ausnahme der „Antisozialen Persönlichkeitsstörung") ableiten.

Ein wesentlicher Aspekt der Interaktionsstörung besteht somit darin, dass eine Person für einen definitiven Zustand eine „Not"-Lösung gefunden hat, die darin besteht, solche strategischen Handlungen auszuführen, die Interaktionspartner zu bestimmten Verhaltensweisen veranlassen sollen, von denen die Person glaubt, dass diese Partner dieses Verhalten „freiwillig" nicht ausführen würden. Diesem Handeln dienen im wesentlichen zwei Strategien: *Images* und *Appelle.*

11.3.2.4.2 Images und Appelle: Intransparente interaktionelle Strategien

Damit Interaktionspartner etwas für die Person tun, was eigentlich gar nicht ihren eigenen Interessen entspricht, ja möglicherweise sogar ihren eigenen Interessen widerspricht, müssen sie von der Person vorbereitet werden: Der Partner muss in einen Zustand versetzt werden, in dem er bereit ist, den interaktionellen Zielen der Person zu dienen. Eine solche Vorbereitung wird durch die Vermittlung sog. „Images“ geleistet. Ein Image ist etwas, was die Person im Interaktionspartner entstehen lässt, aufbauen will: Der Interaktionspartner soll sich ein ganz bestimmtes Bild von der Person machen. Dieses Bild soll nur ganz bestimmte Komponenten enthalten und es soll ganz bestimmte Komponenten nicht enthalten - der Partner soll also ganz bestimmte Glaubens- oder Überzeugungssysteme ausbilden.

So kann die Person z.B. das Image vermitteln: „Ich bin schwach und hilflos.“ Dieses Image ist eine gute Vorbereitung dafür, wenn die Person möchte, dass der Partner Verantwortung übernimmt; denn für jemanden, der schwach und hilflos ist, muss eine verantwortungsbewusste, hilfsbereite (!) Person Verantwortung übernehmen! So kann eine Person sich also darum bemühen, dass der Partner die Überzeugung entwickelt, die Person

- komme allein nicht klar;
- wisse sich selbst nicht mehr zu helfen;
- leide jedoch unter dem augenblicklichen Zustand.

Der Transport von Images ist für die Erreichung interaktioneller Ziele noch nicht ausreichend; denn der Interaktionspartner soll ja nicht nur etwas glauben, er soll etwas tun (oder nicht tun). Der Transport von Images ist daher eine *Vorbereitung* für den Transport von Appellen: Der Interaktionspartner soll eine bestimmte Überzeugung über die Person entwickeln und dann auf der Grundlage dieser Überzeugung in bestimmter Weise handeln.

Bei Appellen kann man unterscheiden zwischen

- der Art, wie der Appell *transportiert* wird: explizit oder implizit,
- der Art *des Appells selbst*, also dem, was der Partner tun soll: positive oder negative Appelle.

Ein Appell kann eher *implizit* transportiert werden, also so, dass der Partner sich zwar angesprochen fühlen kann, sich aber nicht angesprochen fühlen muss. Er kann aber auch direkt und *explizit* transportiert werden, so dass klar ist, dass der Partner gemeint ist, oder er kann mit Druck bis hin zu Erpressung transportiert werden (vergl. Schulz von Thun, 1983).

Bei *positiven Appellen* sollen Interaktionspartner etwas *tun*, was den interaktionellen Zielen der Person dienlich ist. Hier gibt es sehr viele unterschiedliche Möglichkeiten. Der Partner soll z.B.

- die Sichtweise der Person bestätigen,
- der Person bestätigen, dass sie „normal“ ist,
- der Person bestätigen, dass sie ganz toll ist, ganz arm dran ist, hilflos ist usw.,
- sich mit der Person gegen eine andere Person solidarisieren,
- für die Person (rund um die Uhr) verfügbarer sein.

Bei *negativen Appellen* sollen die Interaktionspartner etwas *nicht* tun, das, wenn sie es täten, den interaktionellen Zielen der Person abträglich wäre. Auch dies spielt in der Therapie eine große Rolle. So versuchen Klienten z.B. den Therapeuten dazu zu veranlassen

- ihre Sichtweise nicht in Frage zu stellen,
- unangenehme Themen nicht zu berühren,

- keine vertiefenden Fragen zu stellen,
- auf Distanz zu bleiben usw.

11.3.2.5 Folgerungen aus dem Modell

Aus dem Modell der doppelten Handlungsregulation können einige Folgerungen über das Interaktionsverhalten von Klienten mit Interaktionsstörungen in der Therapie abgeleitet werden.

1. Den Klienten ist die Problematik als solche wenig repräsentiert; es handelt sich (mehr oder weniger) um eine ich-syntone Störung (Fiedler, 1994a): Die Klienten betrachten ihr Handeln, ihre Ziele usw. als Teil ihrer Person, als „zu sich gehörig". Die Klienten suchen deshalb in der Regel die Therapie auch nicht auf, um Aspekte ihrer Interaktionsproblematik zu verändern, d.h. sie sind im Hinblick auf diese Problematik gar nicht *änderungsmotiviert*. Sie wollen im Gegenteil versuchen, ihr System wieder zu stabilisieren, um ihre Ziele weiterhin verfolgen und ihre Handlungen weiterhin ausführen zu können, d.h. sie sind *stabilisierungsmotiviert*: Sie möchten die Therapie dazu nutzen, um ihr System mit Hilfe des Therapeuten „lebbar" zu machen.
2. Arbeiten Therapeuten (aus ihrem Verständnis der Therapie heraus) an einer *Veränderung* des Erlebens und Handelns, fassen Klienten mit Interaktionsstörungen das oft als Bedrohung auf: Als Abwertung ihrer Person, als Versuch, ihnen wichtige Lebensbereiche „wegzunehmen" u.a. Dies aktiviert Gegenmaßnahmen der Klienten ("the system strikes back") in Form von Vermeidungshandlungen, Kritik am Therapeuten u.a.
3. Die therapeutische Beziehung aktiviert die Beziehungsmotive der Klienten: Der Klient wird vom Therapeuten angenommen und bildet die Erwartung, dass er in dieser Beziehung wichtig genommen werden kann, akzeptiert werden kann usw. Die Aktivierung der für den Klienten jeweils zentralen (und in der Motivhierarchie hoch stehenden) Motive hat zur Folge, dass der Klient in der Therapie stark *beziehungsmotiviert* ist: Er möchte, dass der Therapeut ihm eine Beziehung anbietet, die seine zentralen Motive befriedigt (und diese Intention ist ihm, da Motivaktivierung automatisiert geschieht, wahrscheinlich gar nicht bewusst). Bietet ihm der Therapeut aber mit seinen Handlungen gar nicht eine solche Beziehung an, sondern stattdessen z.B. „Strategien zur Veränderung", dann wird der Klient frustriert, was entsprechend reaktantes Verhalten zur Folge hat: Der Klient „sabotiert" die Therapie, indem er z.B. keine relevanten Informationen gibt, ausweicht, den Therapeuten kritisiert usw. Er wirkt - vom Therapeuten aus gesehen, der einen „kooperativen Klienten" erwartet - als interaktionsschwierig.
4. Die therapeutische Situation aktiviert aber nicht nur die Beziehungsmotive, sondern auch die negativen Schemata. Das empathische und akzeptierende Beziehungsangebot erweckt die Hoffnung, in dieser Beziehung akzeptiert (usw.) werden zu können, aber auch gleichzeitig die Angst, nicht akzeptabel zu sein und damit doch wieder irgendwann abgelehnt zu werden. Und damit aktiviert es wieder das dem Klienten bekannte Dilemma einschließlich der Lösungen, die der Klient

dafür entwickelt hat: Das intransparente Spielverhalten. Daher kann man annehmen, dass dieses Verhalten in der therapeutischen Situation in besonders starkem Maße aktiviert wird: Therapeuten sollen daher die Interaktionsproblematik sehr schnell im Therapieprozess bemerken.

11.3.3 Indikatoren einer Interaktionsstörung im Therapieprozess

Die angeführten Folgerungen können nun genauer operationalisiert werden, indem man genauer spezifiziert, in welchen *Indikatoren* sich die angegebenen Interaktionsschwierigkeiten zeigen sollten, die bei Klienten mit Interaktionsstörungen in hohem, bei Klienten ohne Interaktionsstörungen jedoch nur in geringem Ausmaß zu erwarten sind.

11.3.3.1 Images und Appelle

Die wesentlichsten Indikatoren, die bei Klienten mit Interaktionsstörungen auftreten sollten, sind Images und Appelle.

Klienten mit Interaktionsstörungen sollten im Therapieprozess ein hohes Ausmaß von strategischem Interaktionshandeln auch gegenüber dem Therapeuten/der Therapeutin zeigen, und zwar schon sehr früh im Therapieprozess. Dagegen sollten Personen ohne nennenswerte Interaktionsstörungen ein derartiges Interaktionsverhalten so gut wie gar nicht aufweisen.

11.3.3.2 Arbeitsauftrag

Der „Arbeitsauftrag" des Klienten in der Therapie ist der zentrale „Arbeitsvektor" des therapeutischen Prozesses (Sachse, 1996a): Klienten erteilen dem Therapeuten einen Arbeitsauftrag, wenn sie ein Problem definieren, an dem therapeutisch gearbeitet werden soll, wenn sie definieren, warum das Problem für sie überhaupt problematisch ist, wenn sie (zumindest diffus) Ziele der therapeutischen Arbeit definieren und wenn sie bisherige Versuche angeben, mit denen sie (wenn auch erfolglos) sich bemüht haben, diese Ziele zu erreichen.

Man kann annehmen, dass Klienten, die nicht nur therapiemotiviert, sondern auch änderungsmotiviert sind (d.h. die, bei aller Ambivalenz der Veränderungsprozesse doch stark bemüht sind, sich und ihr System durch Therapie zu ändern) einen deutlichen Arbeitsauftrag erkennen lassen.

Klienten mit einer Interaktionsstörung sollten jedoch wenig änderungs- sondern viel stärker stabilisierungsmotiviert sein: Daher sollten sie in deutlich geringerem Ausmaß einen Arbeitsauftrag aufweisen.

11.3.3.3 Fragestellungen

Fragestellungen haben Klienten in der Therapie, wenn sie sich über eigenes Verhalten wundern, wenn sie z.B. selbst nicht verstehen, warum sie eigentlich Angst haben oder depressiv sind, dies aber gern verstehen würden. In diesem Fall folgen sie selbst bestimmten Fragestellungen. Dies zeigt, dass sie an der Bearbeitung von Themen interessiert sind, dass sie bereit sind, in der Therapie aktiv mitzuarbeiten (also eine hohe „Aufnahmebereitschaft" zeigen, vergl. Orlinsky et al., 1994).

Klienten mit einer Stabilisierungsintention sollten dagegen an derartigen Fragestellungen wenig interessiert sein und sie daher nur in geringem Ausmaß aufweisen.

11.3.3.4 Verantwortung

Klienten haben per Definition für einen Teil des Therapieprozesses Verantwortung; so kann z.B. nur der Klient seine Schemata klären, neues Verhalten ausprobieren usw.. Man kann annehmen, dass Klienten mit hoher Änderungsmotivation auch dazu motiviert sind, „ihren Teil" zum Gelingen der Therapie beizutragen, also ein hohes Maß an Verantwortung im Therapieprozess zu übernehmen.

Klienten mit Interaktionsstörungen, die im wesentlichen stabilisierungsmotiviert sind, sollten dagegen Verantwortung in hohem Maße an den Therapeuten abgeben, z.B. indem sie dem Therapeuten vermitteln, dass sie das Problem nicht lösen können, dass sie „gerettet" werden müssen u.a.

11.3.3.5 Inhaltsbearbeitung

Inhaltsbearbeitung bezieht sich auf die Art und Weise, wie ein Klient in der Therapie Inhalte bearbeitet: Stellt er z.B. Inhalte konkret, gut nachvollziehbar dar oder sehr abstrakt und eher chaotisch? Behandelt er Inhalte, die im Hinblick auf ein zu bearbeitendes Problem eher relevant und zentral sind oder eher nebensächlich und peripher? Man kann annehmen, dass Klienten, die im Therapieprozess an einer Veränderung ihres Systems arbeiten wollen, sich auch (im Rahmen ihrer Möglichkeiten) bemühen, Inhalte so konkret und nachvollziehbar wie möglich darzustellen und sich mit relevanten und zentralen Inhalten zu beschäftigen.

Klienten, die dagegen stabilisierungsmotiviert sind, sind gar nicht daran interessiert, dem Therapeuten Informationen zu geben, mit deren Hilfe er ihr System hinterfragen und erschüttern könnte: Von daher ist es sinnvoll, Inhalte eher wage zu schildern, so, dass der Therapeut sie nicht gut rekonstruieren kann und sich auch eher auf periphere und wenig problemrelevante Inhalte zu beziehen. Außerdem sind die Klienten auch eher an Beziehung interessiert als an Problembearbeitung und die Inhalte, die mit Beziehungsintentionen zu tun haben, werden eher Inhalte sein, die sich *nicht* primär mit den Hintergründen der Interaktionsproblematik beschäftigen, die also, im Hinblick auf das Problem, eher peripher erscheinen.

11.3.3.6 Vermeidungsstrategien

Man muss davon ausgehen, dass Klärungs- und Veränderungsprozesse immer für Klienten ambivalent sind: Einerseits möchte ein Klient sein Problem verändern und verstehen, andererseits hat er aber auch Angst, bei der Klärung eigener Schemata auf unangenehme Aspekte zu stoßen, Angst, neues Verhalten nicht zustande zu bringen usw. Daher sind Vermeidungsverhaltensweisen im Therapieprozess „normal“: Klienten können Inhalten ausweichen (z.B. durch „Ich weiß nicht.“), sie können „Fragen beantworten, die man nicht gestellt hat“, sie können Relativieren, Bagatellisieren, Generalisieren, Nebenschauplätze aufmachen u.a.

Klienten, die eine Interaktionsstörung aufweisen, sollten derartige Vermeidungsstrategien in höherem Ausmaß aufweisen als Klienten ohne Interaktionsstörungen (mit Ausnahme von Psychosomatischen Klienten, die ebenfalls Vermeidung in sehr hohem Ausmaß zeigen, vergl. Sachse, 1995c), da Klienten nicht motiviert sind, ihr System zu verändern, sondern im Gegenteil motiviert sind, ihr System zu stabilisieren. Alle Interventionen der Therapeuten, die in Richtung Klären, Verstehen des Problems, Konfrontation und Veränderung zielen, sollten damit in hohem Maße Vermeidungsstrategien aktivieren.

11.3.3.7 Dysfunktionale Konstruktionen

Aus psychologischer Sicht ist klar, dass eine Person keine direkte eins-zu-eins-Repräsentation der „Realität“ haben kann: Das einzige, was sie hat ist eine, durch eigene Schemata stark beeinflusste *Konstruktion* der Realität. Klienten glauben aber in der Regel, dass ihre Konstruktion „die Realität“ sei und lernen erst im Verlauf der Therapie, dass man ganz andere Sichtweisen der Realität entwickeln kann (und von sich selbst, als Teil der Realität, ebenfalls).

Klienten mit Interaktionsstörungen möchten ihr System mit Hilfe des Therapeuten stabilisieren und sie möchten, dass sich der Therapeut zu ihren interaktionellen Bedürfnissen komplementär verhält. Um dies zu erreichen, ist es hilfreich, darauf zu beharren, dass die eigenen Sichtweisen die Realität sind und, darüber hinaus, dass der Zustand, in dem man sich befindet, zwangsläufig so ist, wie er ist („Zwangsläufigkeitskonstruktion“): Denn daraus folgt, dass man selbst kaum etwas ändern kann und dass der Therapeut gut daran tut, dem Klienten bei der Stabilisierung des Systems und bei der Befriedigung wichtiger Motive zu helfen.

Klienten mit Interaktionsstörungen gehen dann aber oft noch einen Schritt weiter, indem sie „Unlösbarkeitskonstruktionen“ entwickeln: Sie machen deutlich, dass alle möglichen Lösungen das Problem nur noch verschlimmern würden, dass sie keine Lösung finden können und dass der Therapeut deshalb die Verantwortung übernehmen muss. Daher muss man annehmen, dass Klienten mit Interaktionsstörungen im Therapieprozess in deutlich höherem Ausmaß dysfunktionale Konstruktionen aufweisen als Klienten ohne Interaktionsstörungen.

11.3.3.8 Dysfunktionale Klienten-Rollen

Man kann annehmen, dass ein änderungsmotivierter Klient keine großen Schwierigkeiten haben wird, eine Klienten-Rolle einzunehmen, die impliziert,

- dass die Beziehung zwischen Therapeut und Klient asymmetrisch ist;
- dass es nur um Inhalte des Klienten und nicht um die des Therapeuten geht;
- dass der Klient bereit ist, sich durch Interventionen des Therapeuten beeinflussen zu lassen u.ä.

Klienten mit Interaktionsstörungen kommen aber, der Theorie nach, nicht primär in Therapie, um an ihren Problemen zu arbeiten, sondern um ihr System zu stabilisieren und sie zeigen hohe Intentionen, eine bestimmte Art von Beziehung zum Therapeuten aufzubauen, die jedoch gar nicht als *therapeutische* Beziehung definiert ist, sondern als Beziehung, in der ihre primären Motive befriedigt werden. Damit sollten Klienten mit Interaktionsstörungen jedoch deutliche Schwierigkeiten aufweisen, in eine typische Klienten-Rolle zu gehen: Vielmehr sollten sie dem Therapeuten eine sog. Rollensymmetrie anbieten, in der sie sich aber eher wie ein Freund, Kollege o.ä. denn als ein Klient verhalten.

Sollte der Therapeut mit seinen Interventionen den Klienten stark frustrieren und Veränderungsdruck ausüben, dann kann man erwarten, dass Klienten auch in eine dominante Rolle übergehen: Sie kritisieren den Therapeuten, werten ihn ab, definieren ihn selbst als therapiebedürftig u.a.: Auf diese Weise kann es ihnen gelingen, den Therapeuten zu „entschärfen", ihn mit seinen Interventionen mattzusetzen. Daher sollte man bei Klienten mit Interaktionsstörungen deutlich mehr Schwierigkeiten in der Rollenübernahme erwarten als bei Klienten ohne Interaktionsstörungen.

11.3.3.9 Direkte Kontrolle

11.3.3.9.1 Intention

Wie wir gesehen haben, vermeiden Klienten aus verschiedenen Gründen eine Konfrontation mit und eine Bearbeitung von unangenehmen Selbstaspekten; sie nutzen dazu vielfältige Strategien des Ausweichens, der Blockade usw. Wenn diese Strategien nicht greifen, d.h., wenn ein Therapeut sich dadurch nicht ablenken, blockieren oder bluffen lässt, dann gehen manche Klienten mit Beziehungsstörungen auf die nächste „Eskalationsebene" über: sie versuchen, das Verhalten des Therapeuten direkt unter Kontrolle zu bekommen. Damit verlassen sie dann auch vollständig die Ebene der Bearbeitung und gehen auf die Beziehungsebene über: und genau dies muss der Therapeut auch tun, damit er den Klienten verstehen und mit Interventionen erreichen kann.

Die bisher beschriebenen Strategien der Bearbeitungsvermeidung dienen den Klienten dazu, Kontrolle über den *Prozess* zu gewinnen: sie wollen, dass ein bestimmtes Thema nicht behandelt wird u.ä. Durch diese Strategien üben sie natürlich auch Kontrolle aus über den Therapeuten: sie verhindern, dass dieser Themen anspricht, Spuren verfolgt usw. Diese Kontrolle erfolgt aber indirekt und implizit: die Klienten kontrollieren den Therapeuten, indem sie das Thema bestimmen, für Unklarheit sorgen, bestimmte Attributionen vornehmen usw. D.h., sie kontrollieren den Therapeuten durch die Steuerung von Inhalt und Bearbeitung.

Mit *direkter Kontrolle* sind hier Vorgehensweisen gemeint, die über diese Ebenen hinausgehen, die direkt die *Beziehungsebene* zwischen Therapeut und Klient ansprechen. Der Klient wendet sich an die Person des Therapeuten oder bringt die Beziehung zum Therapeuten ins Spiel.

11.3.3.9.2 Tuning

„Tuning" ist die erste Stufe der Kontrolle des Therapeuten durch den Klienten: es handelt sich hierbei um einen sehr subtilen Kontrollprozess, der Therapeuten oft gar nicht auffällt.

Sorgfältige Analysen von Therapieprozessen, insbesondere von Analysen, die schon die Begrüßungssituation von Therapeuten und Klienten mit einschlossen, haben auf solche subtilen Kontrollprozesse aufmerksam gemacht. Ein Klient begrüßt z.B. den Therapeuten mit den Worten: „Ich habe heute so furchtbare Kopfschmerzen.". Und der Therapeut schont den Klienten mit seinen Interventionen die ganze Stunde hindurch, ohne dass ihm das selbst bewusst wird. Die Gabe von Informationen kann die Verarbeitung oder Verarbeitungsstrategie des Therapeuten drastisch beeinflussen, auch dann, wenn diese Information eher unscheinbar ist, nebenbei gegeben wurde usw. Die Information triggert beim Therapeuten eigene Bewertungen oder Konzepte: jemand, der Kopfschmerzen hat, kann nicht belastet werden. Jemand, der sowieso schon traurig ist, darf nicht noch mit diesem Thema behelligt werden usw. Solche Prozesse sind oft schwer zu erkennen: oft macht erst eine Supervision auf das Vorliegen solcher Kontrollen aufmerksam.

11.3.3.9.3 Direkte Rückmeldungen an den Therapeuten

Schon etwas weniger subtil in ihrer Kontrolle sind direkte Rückmeldungen an den Therapeuten.

Positive Rückmeldungen an den Therapeuten können durchaus einer Kontrollfunktion dienen: daher sollte man auch ihre Funktionalität sorgfältig prüfen, insbesondere, wenn der Therapeut häufig gelobt wird.

Das Lob kann durch den Klienten gezielt eingesetzt werden, z.B. immer dann, wenn der Therapeut der Kontrolle durch den Klienten folgt: wenn er die Meinung des Klienten teilt, sich solidarisiert, eine harmlose Frage stellt (Klient: „Das ist eine gute Frage!". Als Therapeut bin ich der Ansicht, dass mir eine gute *Antwort* lieber wäre!). Auf diese Weise stabilisiert der Klient seine Strategien.

Das Lob kann aber auch bei Alibi-Spielen dazu dienen, den Therapeuten zu füttern. Hier geht der Klient in die Therapie, um seinen Partner zu beruhigen, will aber selbst gar nichts ändern, schon, um seinem Partner nicht Recht zu geben (denn wenn der Klient etwas ändert, hat er damit praktisch eingestanden, dass *er* an der Misere Schuld war!): da der Klient die Therapie hier sabotiert, muss der Therapeut bei Laune gehalten werden. Der Klient betont daher, dass die Therapie so wichtig sei, so hilfreich; dass der Therapeut so kompetent erscheine, so gute Anregungen gäbe usw.

Da Therapeuten, wenn sie mit den Klienten an zentralen Schwierigkeiten, Defizite, Traumata usw. herangehen, den Klienten meist eher „blood, sweat and tears“ versprechen als erbauliche Stunden mit hohem Unterhaltungswert, sind solche Rückmeldungen an den Therapeuten auf Dauer verdächtig: Therapie kann nicht auf Dauer angenehm sein, man kann als Klient den Therapeuten nicht durchweg toll finden u.ä. Daher sollte man den Prozess sorgfältig analysieren, wenn längere Zeit alles rund, glatt, „problemlos“ und erbaulich läuft. Um mit Charles Laughton zu sprechen („Zeugin der Anklage“): „Das ist zu rund, das stimmt nicht.“

11.3.3.9.4 Kritik als Kontrollmethode

Beliebt sind auch im Therapieprozess Strategien, die dem Therapeuten implizit Fehler oder Inkompetenzen unterstellen. Möchte der Therapeut z.B., dass ein Klient sich noch mal mit einem Aspekt befasst, sagt der Klient in vorwurfvollem Ton: „Das habe ich Ihnen doch gerade gesagt!“ Der Klient impliziert hier, dass der Therapeut entweder nicht zugehört hat, den Klienten die ganze Zeit nicht verstanden hat oder überhaupt etwas beschränkt ist.

Therapeuten, insbesondere unerfahrene Therapeuten, lassen sich hiervon leicht bluffen: sie fühlen sich ertappt, bloßgestellt, kritisiert o.ä. und sind eingeschüchtert. Anstatt dem Klienten zu sagen: „Ich möchte, dass Sie hinschauen; das war mir bisher nicht klar genug!“, folgen sie der „Anweisung“ des Klienten und lassen es gut sein. Damit hat der Klient aber sein Ziel erreicht: er hat den Therapeuten kontrolliert. Wesentlich ist hier grundsätzlich, dass der Therapeut hier seine Rolle als Prozessexperte erfüllt: wenn er sagt, der Inhalt müsse noch einmal bearbeitet werden, dann muss der Inhalt noch einmal bearbeitet werden!

11.3.3.9.5 Fordern von mehr Einsatz

Kontrolle kann man auch ausüben, wenn man als Klient den Therapeuten auffordert, mehr Einsatz zu zeigen: die Therapie dauere ja schon so lange, und es (!) habe sich so wenig getan. Der Therapeut solle sich doch nun Gedanken machen, wie es (besser) weitergehen könne.

Hier übergibt der Klient dem Therapeuten deutlich und mit Wucht die Verantwortung für die Therapie und den Erfolg: der Klient hat keinen Beitrag zu dem langsamen Fortschreiten, sondern nur der Therapeut, und dieser ist schließlich der Experte, und daher soll er sich nun gefälligst anstrengen. Genau dies muss der Therapeut dann aber auf der Beziehungsebene aufdecken und mit dem Klienten darüber arbeiten, wieso dieser keine Verantwortung übernehmen *will*.

11.3.3.9.6 In-Frage-Stellen der Kompetenz

Klienten können sich auch weigern, in eine Bearbeitung einzusteigen, indem sie den Therapeuten offen attackieren.

Dazu können sie z.B. Kompetenzen des Therapeuten in Zweifel ziehen:

- „Sie sehen noch so jung aus, haben Sie überhaupt schon genug Erfahrung?“

- „Haben Sie einen solch schwierigen Fall schon mal gehabt?“
- „Was haben Sie denn für eine Ausbildung? Studieren Sie noch?“
- „Sie brauchen noch Supervision?“

Auch die Person des Therapeuten kann man in Zweifel ziehen, z.B.:

- „Ich habe den Eindruck, Sie haben selbst eine Menge Probleme!“
- Oder subtiler: „Was machen Sie als Therapeut denn mit Ihren Problemen?“

Diese Strategien dienen oft dazu, den Therapeuten in die Schranken zu weisen: ein derart eingeschüchterter Therapeut wird eher vorsichtig mit dem Klienten umgehen, darauf bedacht sein, keine Fehler zu machen und sich eher nicht erlauben, den Klienten zu fordern oder zu konfrontieren.

11.3.3.9.7 Der Kontroll-Joker: Das Verschlimmerungsargument

Eine der wirksamsten Strategien, um Kontrolle über den Therapieprozess und über den Therapeuten zu bekommen, gewissermaßen ein „interaktioneller Joker“, ist das Verschlimmerungsargument.

Es wird häufig dann als Strategie genutzt, wenn bisherige Kontrollbemühungen nicht erfolgreich waren. Wenn ein Klient z.B. durch thematische Sperren versucht hat, den Therapeuten von der Bearbeitung bestimmter Probleme abzuhalten, der Therapeut diese aber dennoch thematisiert, dann muss der Klient schärfere Maßnahmen der Kontrolle ergreifen („dem Therapeuten die Instrumente zeigen“). Dazu dient das Verschlechterungsargument: der Klient sagt dann, entweder direkt nach der „verbotenen“ Intervention, oder am Ende der Stunde, dass dieses Vorgehen des Therapeuten seinen Zustand erheblich verschlechtert habe. Durch die Frage des Therapeuten sei nun „alles bei ihm hochgekommen“, „alles aufgewühlt“, sein Zustand sei völlig desolat, er fühle sich viel schlechter als vorher usw. Dies kann man auch noch zu Beginn der nächsten Stunde fortsetzen: so sagte mir eine Klientin einmal in der folgenden Stunde, nach der letzten Stunde sei sie völlig aus der Fassung gewesen, ihr Sehfeld habe sich zu einem Tunnelblick eingeschränkt, sie habe auf nichts mehr achten können, sie sei über die Straße gegangen und dabei fast überfahren worden usw.

Die Klienten äußern dann gern, dass sie sich die Therapie *so* nicht vorgestellt haben, dass sie das alles als Zumutung empfinden.

Der Sinn der Strategie ist klar: lässt der Therapeut sich auf subtile Kontrollhinweise nicht ein, muss man ihm auf die Finger klopfen. Dazu macht man ihm ein schlechtes Gewissen, dass er den Klienten so quält und den Zustand verschlimmert und gibt ihm die Verantwortung für den miserablen Zustand. Der Therapeut wird für seine anmaßenden Interventionen bestraft und soll so wieder „auf Kurs“ gebracht werden.

11.3.4 Therapeutische Strategien für Klienten mit Interaktionsproblemen

11.3.4.1 Allgemeines

Therapeutische Strategien zum Umgang mit Klienten, die Beziehungsstörungen aufweisen, sind zu Therapiebeginn (d.h., bis zur 10. oder manchmal bis zur 30. Stunde) *Beziehungsgestaltungs-Strategien* oder *Beziehungsbearbeitungs-Strategien*.

Beziehungsgestaltung bedeutet, dass der Therapeut sich zu den Beziehungsmotiven komplementär verhält und, da verschiedene Klienten unterschiedliche Beziehungsmotive aufweisen, dass der Therapeut eine *differentielle* Beziehungsgestaltung realisiert, d.h., dass er sich in seinem Beziehungsangebot spezifisch auf einen Klienten einstellt. Beziehungsbearbeitung bedeutet, dass der Therapeut die Interaktionsmotive und -strategien des Klienten mit dem Klienten therapeutisch bearbeitet, z.B., dass er dem Klienten Interaktionsstrategien transparent macht.

Die therapeutische Arbeit muss auf den Punkt einer Entscheidung hinauslaufen: entscheidet sich der Klient dafür, an sich zu arbeiten, einen Arbeitsauftrag zu definieren oder entscheidet sich der Klient dagegen? Entscheidet sich der Klient dafür, dann geht die Therapie allmählich von der Beziehungsebene auf die Bearbeitungsebene und schließlich auf eine Inhaltsebene über: zunehmend hören die Klienten auf, Interaktionsspiele zu realisieren und zunehmend wird eine „normale" klärungsorientierte, therapeutische Arbeit möglich.

11.3.4.2 Komplementäre Beziehungsgestaltung zur Motivebene

Klienten mit Interaktionsstörungen kommen (aufgrund ihrer Motive und interaktionellen Ziele) in die Therapie, um eine bestimmte Art von Beziehung zu realisieren. Diese Intention sollte ein Therapeut nicht ignorieren, sondern, soweit möglich, durch differentielle Beziehungsgestaltung erfüllen: ein solches *komplementäres Handeln zur Motivebene* schafft in hohem Maße eine vertrauensvolle Therapeut-Klient-Beziehung.

Komplementäres Handeln zur Motivebene bedeutet, dass der Therapeut, *soweit dies im Rahmen der therapeutischen Regeln möglich und vertretbar ist*, die therapeutische Beziehung so gestaltet, dass wesentliche Beziehungsmotive des Klienten befriedigt werden.

Weist etwa eine Klientin mit histrionischer Störung ein starkes Beziehungsmotiv „Wichtigkeit" auf, d.h., sie möchte in persönlichen Beziehungen für andere eine Bedeutung haben, dann kann der Therapeut z.B.

- der Klientin viel Aufmerksamkeit schenken: ihr sehr aufmerksam zuhören, sehr konzentriert sein u.ä.,
- sich bemühen, sehr gut zu verstehen, wie schlecht es der Klientin geht, was die Probleme für sie bedeuten u.ä.,
- sich Inhalte sorgfältig merken und damit zeigen, dass er die Inhalte sehr ernst nimmt,

- Situationen vermeiden, die die Klientin als Abwertung auffassen kann, wie z.B. zu spät kommen,
- der Klientin explizit signalisieren, wie wesentlich es ihm ist, sie genau zu verstehen usw.

Damit erhält die Klientin eine Beziehung, in der sie ernst genommen wird, in der sie Aufmerksamkeit erhält, in der sie wichtig ist; wenn sie dies zur Kenntnis nimmt, bildet sie Vertrauen zum Therapeuten aus und gleichzeitig nimmt die Relevanz dieses Motivs in dieser Beziehung ab: die befriedigten interaktionellen Motive treten in den Hintergrund und ermöglichen damit eine *Bearbeitung* von Motiven und Schemata. Gleichzeitig macht die Klientin aber auch eine „korrigierende Beziehungserfahrung" – sie bemerkt, dass sie ernst und wichtig genommen werden kann.

Voraussetzung ist jedoch, dass der Therapeut diese Beziehungsgestaltung authentisch realisieren kann, d.h., dass er meint, was er tut; Klienten mit Persönlichkeitsstörungen beachten Interaktionsverhalten sehr sorgfältig und erkennen schnell unechtes Verhalten. Sollte ein Therapeut eine Klientin nicht akzeptieren, sollte er die Therapie nicht durchführen: es macht wenig Sinn zu glauben, man könne durch unauthentisches Handeln authentisches Handeln fördern.

11.3.4.3 Explizieren der Beziehungsmotive

Nach dem Modell der doppelten Handlungsregulation erscheint es sinnvoll, Klienten auch eine Repräsentation ihrer zentralen Beziehungsmotive zu ermöglichen. Wenn Klienten wissen, was ihnen zentral wichtig ist, können sie reflektieren, ob sie die interaktionellen Ziele auf der Spielebene wirklich wollen und brauchen („Benötige ich Leistung und Erfolg, wenn mein zentrales Motiv Anerkennung ist?"), und ob sie nicht andere oder neue Handlungen zur Verfügung haben bzw. erwerben können, um die zentralen Motive zu befriedigen. Die Repräsentation wesentlicher Motive schafft internale Standards, an denen Klienten sich orientieren können; an denen sie feststellen können, was sie brauchen und was sie stört; diese Standards sind wesentlich für eine effektive Selbstregulation.

Explizierung bedeutet, dass ein Therapeut die relevanten Beziehungsmotive des Klienten versteht, dem Klienten sein Verstehen mitteilt bzw. den Klienten veranlasst, seine Beziehungsmotive mit Hilfe des Therapeuten zu klären. Der Therapeut versucht dabei, die Handlungen des Klient auf der Beziehungsebene zu verstehen, d.h. zu verstehen, was der Klient auf der Beziehungsebene für interaktionelle Bedürfnisse hat.

Kritisiert eine Klientin den Therapeuten zu Beginn einer Therapiestunde z.B. dafür, dass er in der vorherigen Stunde zu oft auf die Uhr geschaut und der Klientin nicht aufmerksam genug zugehört habe, dass er die Stunde beendet habe, obwohl die Klientin noch Wichtiges zu sagen hatte, dann schließt der Therapeut daraus, dass es der Klientin darum geht, in der Beziehung wichtig zu sein. Die Beziehungsbotschaft der Klientin ist: „Ich will so wichtig sein, dass Sie sich auf mich konzentrieren und mir so viel Zeit geben, wie ich brauche."

Der Therapeut kann aber noch mehr erschließen: die Klientin bittet den Therapeuten nicht, ihr mehr Zeit zu geben, sie „zwingt" ihn vielmehr durch Kritik und durch massive

Forderungen. Damit wird klar, dass die Klientin annimmt, eine einfache Bitte würde wahrscheinlich ignoriert. Sie hat anscheinend eine Annahme wie: „Ich werde als Person nicht wichtig genommen; wenn ich wichtig genommen werden will, muss ich das massiv einfordern."

Der Therapeut kann sein Verstehen (als Hypothese, nicht als Zuschreibung!) in die Intervention fassen: „Ich habe den Eindruck, dass es für Sie ganz zentral ist, dass Sie ganz ernst, ganz wichtig genommen werden. Wenn Sie das Gefühl haben, ich tue das nicht, dann verletzt Sie das stark." (Er kann auch eine Intervention zum Transparent-Machen der Strategie anschließen: „Anscheinend glauben Sie aber gar nicht, dass ich Sie wichtig nehme, wenn Sie das einfach nur sagen; anscheinend haben Sie den Eindruck, Sie bekommen das nur, wenn Sie darum kämpfen.").

Derartige Interventionen fokussieren die Aufmerksamkeit der Klientin auf die eigenen Bedürfnisse und Sehnsüchte und ermöglichen somit eine Repräsentation der Motivebene. In aller Regel haben die Klienten durch solche Interventionen auch den Eindruck, sehr gut verstanden zu werden. Diese Interventionen wirken damit überhaupt nicht konfrontativ, sondern stärken in hohem Maße das Vertrauen zum Therapeuten.

11.3.4.4 Transparent-Machen der Spielebene

Beim Transparent-Machen der Spielebene haben therapeutische Interventionen den Zweck, den Klienten eine Repräsentation darüber zu ermöglichen,

- dass sie intransparentes, manipulatives Handeln aufweisen,
- was ihre interaktionellen Ziele sind,
- welches ihre Handlungsstrategien sind,
- welches die kurzfristigen Konsequenzen sind, die sie bekräftigen,
- welches die längerfristigen negativen Konsequenzen sind, also die *Kosten* des eigenen Handelns,
- dass sie diese Kosten durch ihr Handeln erzeugen und somit auch Kontrolle über die Effekte haben,
- warum sie dieses Handeln ausführen und welche Funktion es hatte und hat (biographische Klärung).

Die Klienten haben meist nur eine sehr rudimentäre Repräsentation ihres Spiel-Handelns: Sie wissen manchmal gar nicht, dass sie etwas „Außergewöhnliches" tun, sind sich nicht über Ziele im Klaren, bringen negative Konsequenzen nicht mit ihrem eigenen Handeln in Verbindung u.ä. Dieses fehlende „Problembewusstsein" hat zur Folge, dass die Klienten gar nicht darüber reflektieren, ob sie dieses Handeln beibehalten oder verändern wollen, sie können keine Entscheidungen treffen und haben keinerlei Ansatzpunkte für eine Veränderung. Daher ist es therapeutisch notwendig, eine Repräsentation zu erarbeiten, damit die Klienten ihr eigenes Handeln und deren Konsequenzen einschätzen können, sich entscheiden können, ob sie es verändern wollen und, falls ja, Ansatzpunkte gewinnen, wo eine Veränderung ansetzen kann.

Der Therapeut macht dem Klienten bei dieser therapeutischen Strategie deutlich, was der Klient in Beziehungen tut, welche Intentionen er hat usw.; er verdeutlicht dem

Klienten dies an Beziehungen des Klienten zu relevanten Beziehungspartnern sowie am aktuellen Beziehungsverhalten des Klienten zum Therapeuten.

Man kann dies illustrieren am Beispiel einer Klientin mit histrionischer Persönlichkeitsstörung, die im Therapieprozess zu weinen beginnt; der Therapeut hat den Eindruck, dass die Klientin nicht traurig ist (das Weinen scheint übertrieben und „unecht"), sondern den Appell sendet: „Stellen Sie mir keine derart unangenehmen Fragen." In diesem Fall geht der Therapeut *nicht* in den empathischen Modus (und sagt z.B.: „Der Gedanke macht Sie jetzt ganz traurig."), sondern er geht in einen konfrontativen Modus und sagt: „Mein Eindruck ist, Sie weinen, um mir zu sagen, ich soll Sie nicht mit einer so unangenehmen Frage belästigen."

Der Therapeut macht damit (als Hypothese!) deutlich, was als Appell bei ihm ankommt und macht damit einen Aspekt der intransparenten Beziehungsgestaltung transparent. Es ist wichtig, dass ein Therapeut solche Interventionen *akzeptierend* vornimmt, also vermittelt, dass er zwar etwas deutlich machen möchte, aber nur, um es mit der Klientin zu bearbeiten: darüber zu sprechen, was die Klientin tut, warum sie es tut, welche Bedeutung es hat usw. Er macht deutlich, dass die Klientin nicht getadelt wird dafür, dass sie es tut.

Auch wenn es dem Therapeuten gelingt, die Intervention akzeptierend zu formulieren (und dies auch meint, andernfalls sollte er es gar nicht tun!), wirkt eine transparent-machende Intervention in der Regel konfrontativ: der Klient befürchtet vom Therapeuten abgelehnt oder abgewertet zu werden u.ä. (da er entsprechende Erfahrungen aus seiner Biographie kennt). Es ist daher wesentlich, derartige Interventionen nur zu realisieren, wenn eine vertrauensvolle Therapeut-Klient-Beziehung besteht.

11.3.4.5 Umgang mit direkter Kontrolle

11.3.4.5.1 Tuning

Tuning ist etwas, auf das ein Therapeut in der Regel erst durch Supervision aufmerksam wird. Oft sind die Prozesse so subtil, dass der Therapeut sie kaum thematisieren kann. Der Therapeut sollte allerdings darauf achten, sich nicht tunen zu lassen. So habe ich einmal einer Klientin eine Kontrolle abgewöhnt: jedes Mal, wenn ich auf ein Thema zu sprechen kam, sprang sie aus dem Sessel, riss die Tür auf, die Toilettentür auf und kotzte eine Runde. Ich bin sitzen geblieben, habe gewartet, bis sie wieder im Sessel saß und dann gefragt: „Frau X, ich möchte noch einmal auf das Thema Y zurückkommen." Nach drei erfolglosen Versuchen stellte sie den Kontrollversuch ein.

11.3.4.5.2 Positive Rückmeldungen

Natürlich ist es o.k., wenn Therapeuten gelegentlich von Klienten gelobt werden; man sollte sich jedoch grundsätzlich darüber im klaren sein, dass Klienten sich in der Therapie mit *Problemen* auseinandersetzen und von daher sehr oft Interventionen des Therapeuten gar nicht angenehm finden *können*. Daher ist es m.E. nach verdächtig, wenn ein Klient den Therapeuten ständig lobt und das auch noch an Stellen, an denen der Therapeut dies gar nicht nachvollziehen kann. Fällt dem Therapeuten etwas Derartiges auf, dann sollte er sich fragen, was auf der Beziehungsebene eigentlich passiert. Er sollte seine Analyse im Sinne der obigen Leitfragen durchführen.

11.3.4.5.3 Umgang mit Kritik oder Infragestellen

Stellt ein Klient die Kompetenz des Therapeuten in Frage oder kritisiert er den Therapeuten, dann sollte der Therapeut nach dem Drachen-Prinzip verfahren: sich der Kritik stellen und sie bearbeiten, ihr auf gar keinen Fall ausweichen.

Der Therapeut kann hier

- als erstes die Kritik ernst nehmen und den Klienten bitten, mehr dazu zu sagen, damit der Therapeut verstehen kann, worum es geht;
- dann Stellung dazu nehmen, d.h., die eigene Sichtweise präzisieren;
- und als drittes daran arbeiten, was das alles nun heißt: kann der Vorbehalt des Klienten ausgeräumt werden? Oder ist es notwendig, die Therapie zu beenden? Wie kann es nun weitergehen?
- Entscheiden sich Therapeut und Klient für eine Fortsetzung der Therapie, dann sollte eine Klärung auf Beziehungsebene erfolgen: wozu macht der Klient das? Was will er beim Therapeuten erreichen?

11.3.4.5.4 Umgang mit dem Verschlimmerungsargument

Beklagt sich der Klient darüber, dass der Therapeut ihm diesen Zustand „angetan“ hat, dann sollte der Therapeut m.E. völlig klar Position beziehen: Therapie besteht darin, sich unangenehmen Aspekten zu stellen und das kann zweifellos dazu führen, dass der Zustand des Klienten sich vorübergehend verschlechtert. Der Therapeut sollte sich daher *nicht* dafür entschuldigen, dass er seine Arbeit gemacht hat, und er sollte auf keinen Fall dem Klienten die Kontrolle einräumen („Das wird nie wieder vorkommen.“).

Ausgehend von dieser Positionsbestimmung kann der Therapeut dann mit dem Klienten vereinbaren, was man tun könnte, damit der Klient nicht mehr so massiv „abstürzt“: z.B. kann der Klient in Therapie etwaige Ängste oder Konflikte rechtzeitig ansprechen, damit sie bearbeitet werden können.

Wesentlich ist hier also,

- dem Klienten zu zeigen, dass man den Themen nicht ausweichen kann;
- dass man jedoch etwas tun kann und will, um es für den Klienten erträglicher zu machen;
- dass der Klient dann jedoch Mitverantwortung übernehmen muss.

Auf der Beziehungsebene kann der Therapeut dann die Kontrollbotschaft des Klienten transparent und zum therapeutischen Thema machen: „Sie möchten hier ganz genau bestimmen, was passiert. Sobald ich etwas tue, was Sie nicht möchten, soll ich ein schlechtes Gewissen bekommen.“. Solche, oder auch weniger konfrontative Äußerungen verlegen die therapeutische Arbeit immer direkt auf die Beziehungsebene: und da gehört sie dann auch hin.

11.3.4.5.5 Klären der negativen Schemata

Auch die negativen Selbst- und Beziehungsschemata der Klienten sollten geklärt und therapeutisch bearbeitet werden. Der Therapeut sollte dem Klienten helfen, explizit zu formulieren, was zentrale Selbst- und Beziehungsschemata sind, dass ein Klient z.B. Annahmen hat wie:

- „Beziehungen sind gefährlich",
- „Ich bin nicht attraktiv",
- „Beziehungen sind nicht verlässlich" u.ä.

Erst wenn diese Schemata repräsentiert sind, wenn ein Klient genau weiß, was seine Annahmen über sich und über Beziehungen sind, kann er diese Annahmen an eigenen Ressourcen oder Erfahrungen prüfen; er kann gezielt „korrigierende Erfahrungen" machen und er kann auch erkennen, dass seine Verarbeitungen zu selbst-erfüllenden Prophezeiungen führen und lernen, wie er dieses System selbst durchbrechen kann.

12 Empirische Ergebnisse

In diesem Kapitel soll insbesondere ein kurzer Überblick über wichtige Ergebnisse der Prozessforschung sowie der Ergebnisforschung im Hinblick auf relevante Prozesse der Klärungsorientierten Psychotherapie gegeben werden. Diese Ergebnisse dienen dazu, einige der hier vorgestellten Prinzipien und Vorgehensweisen zu untermauern.

12.1 Prozessforschung

Ziel der Prozessforschung ist es, Einblick in die beim Klienten ablaufenden therapeutischen Prozesse und ihre Beeinflussung durch den Therapeuten zu erhalten. Zu weiteren Prozessergebnissen siehe: Sachse und Elliott (2002).

12.1.1 Ziele und Vorgehen

Durch Studien der Prozessforschung sollten in erster Linie die Einflüsse therapeutischer Interventionen auf Bearbeitungsprozesse bei Klienten untersucht werden. Die zentralen Fragen waren:

- Welchen Einfluss haben konkrete sprachliche Interventionen vom Therapeuten auf Problem-Bearbeitungsprozesse von Klienten?
- Wovon hängt der Einfluss von Therapeuten-Interventionen auf Klientenprozesse ab?

Ziele und Vorgehensweisen der Prozessforschung werden hier nur kurz behandelt; zum genaueren methodischen Vorgehen siehe Sachse (1990d, 1992a, 2000c; Sachse & Takens, 2002).

Um den Einfluss therapeutischer Interventionen zu untersuchen, wurde aus mittleren Abschnitten von Therapiesitzungen eine Reihe sogenannter Triples als Stichprobe gezogen. Triples bestehen aus einer Klientenaussage (K1), der darauf folgenden Therapeutenaussage (Th) und der sich daran anschließenden Klienten-Aussage (K2). Die Klientenaussage wird mit der Bearbeitungsweise-Skala geratet, um die jeweilige Bearbeitungstiefe des Klienten in diesem Moment einzuschätzen. Die Therapeuten-Aussage wird mit Hilfe der Bearbeitungs-Angebots-Skala eingeschätzt, um herauszufinden, welches Bearbeitungsangebot der Therapeut in der jeweiligen Intervention macht. Bei einem Triple gibt es damit zwei Bearbeitungsweisen (BW) und ein Bearbeitungsangebot (BA):

.... K1 - Th - K2 ....
BW1 BA BW2

Aus dem Verhältnis von BW1 und BA lässt sich das „relative Bearbeitungsangebot" des Therapeuten ableiten. Es kann

- gleichhaltend sein: der Therapeut macht ein Bearbeitungsangebot auf der gleichen Stufe, auf der der Klient bereits arbeitet (z.B. BW=3, BA=3);
- vertiefend sein: der Therapeut macht ein Bearbeitungsangebot, das „tiefer" liegt als die augenblickliche Bearbeitungsweise des Klienten (z.B. BW=3, BA=5);
- verflachend sein: der Therapeut macht ein Bearbeitungsangebot, das „flacher" ist als die augenblickliche Bearbeitungsweise des Klienten (z.B. BW=5, BA=3).

Des weiteren lassen sich Veränderungen der Bearbeitungsweisen von BW1 zu BW2 feststellen. Auch hier kann die Bearbeitungsweise eines Klienten in einem Triple

- gleichbleiben, z.B.: BW1=3, BW2=3;
- vertiefen, z.B.: BW1=3, BW2=5;
- verflachen, z.B.: BW1=6, BW2=3.

Relatives Bearbeitungsangebot und Veränderungen der Bearbeitungsweise kann man nun miteinander in Beziehung setzen: daraus ergibt sich die sogenannte „Steuerungsmatrix".

Tabelle 5: Steuerungsmatrix

Relatives BA \ Veränderung der BW	+	=	–	Σ
+				
=				
–				
Σ				

+ = vertiefend

= = gleichhaltend/gleichbleibend

— = verflachend

Das Ergebnis jedes analysierten Triples kann nun in die Matrix eingetragen werden.

Wenn man nun, wie in der Klärungsorientierten Psychotherapie, annimmt, dass ein Therapeut mit seinen Interventionen einen großen Einfluss auf die jeweilige Bearbeitung des Klienten ausübt, dann sollte ein Klient den jeweiligen Bearbeitungsangeboten des Therapeuten in hohem Maße folgen: macht ein Therapeut ein vertiefendes Bearbeitungsangebot (BA), dann sollte der Klient seine Bearbeitungsweise (BW) vertiefen; macht ein Therapeut ein gleichhaltendes BA, dann sollte der Klient seine BW gleichhalten und macht ein Therapeut ein verflachendes BA, dann sollte der Klient seine BW verflachen. Daraus ergibt sich eine diagonale *Erwartungs-Struktur* für die Steuerungsmatrix.

Tabelle 6: Diagonale Erwartungsstruktur für die Steuerungsmatrix

Relatives BA	Veränderung der BW: +	=	–
+	**E**		
=		**E**	
–			**E**

E = Erwartungs-Zelle

Mit Hilfe der sogenannten DEL-Analyse (Hildebrandt et al., 1974a, 1974b, 1976, 1977a, 1977b) kann man eine solche Struktur-Hypothese direkt überprüfen: die Größe des DEL-Wertes gibt an, in welchem Ausmaß die Daten der Hypothese entsprechen. Der DEL-Wert kann daher als „Maß für die Steuerung" des Klienten-Prozesses durch den Therapeuten angesehen werden. Ein DEL-Wert von 1 bedeutet totale Steuerung: alle Daten entsprechen der Hypothese. Ein DEL-Wert von 0 bedeutet keine Steuerung: die Daten sind zufällig verteilt; und ein DEL-Wert <0 bedeutet eine „negative Steuerung": die Klienten tun das Gegenteil von dem, was der Therapeut anregt.

12.1.2 Steuerungseffekte und Annahme von Bearbeitungsangeboten

In mehreren empirischen Untersuchungen wurden die Steuerungseffekte erforscht (Sachse, 1988c, 1990a, 1990b, 1990c, 1991a, 1991b, 1991c, 1992a; Sachse & Maus, 1987, 1991). Ein typisches Ergebnis ist in Tabelle 7 dargestellt.

Tabelle 7: Typisches Ergebnis einer Untersuchung zur Steuerung

Veränderung der BW

Relatives BA	+	=	–	Σ
+	70,2	21,0	8,0	11,9
=	34,1	46,4	19,5	79,3
–	11,3	13,0	75,7	8,8
Σ	36,4	40,7	22,9	100

DEL = 0,212

Die Zahlen in der Tabelle sind Prozentangaben; so bedeuten die 70,2 % bei BA+ und BW+ z.B., dass Klienten vertiefende BA des Therapeuten zu 70,2 % annehmen. Dieses und ähnliche Ergebnisse zeigen:

- Es gibt einen starken Steuerungseffekt therapeutischer Interventionen auf den Klienten-Prozess: Klienten nehmen die Bearbeitungsangebote der Therapeuten überwiegend an. Das zeigt einen großen Einfluss therapeutischer Interventionen auf Bearbeitungsprozesse von Klienten. Dies zeigt auch, dass Therapie keineswegs „non-direktiv“ ist: vielmehr üben Therapeuten einen sehr starken Einfluss aus. Es macht auch deutlich, dass Therapeuten *Prozessexperten* sein sollten, denn sie sollten die Prozesse der Klienten zielgerichtet und konstruktiv beeinflussen.
- Klienten vertiefen ihre Bearbeitung in erster Linie aufgrund von therapeutischen Angeboten (70,2 %). Sie vertiefen den Prozess jedoch kaum von sich aus. Dies bedeutet, dass Klienten „kaum von sich aus arbeiten“, sondern für eine konstruktive therapeutische Arbeit dringend Unterstützung und Steuerung vom Therapeuten benötigen.
- Klienten nehmen dagegen verflachende Bearbeitungsangebote des Therapeuten in extrem hohem Maße an. Dies zeigt, dass Klienten in ihrem Bearbeitungsprozess leicht störbar sind. Dies zeigt auch, dass Therapeuten eine hohe Prozessverantwortung haben: sie können auch negativ auf den Prozess einwirken.

12.1.3 Kernbezug des Therapeuten

Einige Studien beziehen sich auf die Frage, inwieweit sich ein inhaltlich korrektes Verstehen des Therapeuten auf die Prozesssteuerung auswirkt (Sachse, 1990b, 1990c, 1991a, 1992a). Um dies zu untersuchen, wurden die jeweils ersten Aussagen jedes Triples in zwei Teile geteilt:

- in die sogenannten *„Kernaussagen" (K)*, also in den Inhalt, den ein Klient jeweils zentral meint, der im Focus seiner Aufmerksamkeit steht und in
- periphere Aussage-Aspekte, sogenannte *„Standard-Aussagen" (SA)*, die dem Klienten weniger wesentlich sind, die zusätzliche oder ergänzende Aspekte enthalten.

Die therapeutische Intervention eines Triples wurde danach analysiert, ob sich der Therapeut

- auf den Kern des vom Klienten Gesagten bezieht, also ein gutes therapeutisches Verstehen realisiert: *Kernbezug,*
  oder ob er sich
- auf Standardaussagen bezieht, also ein weniger gutes therapeutisches Verstehen zeigt: *Standardaussagen-Bezug*
  oder ob der Therapeut
- den Klienten missversteht, also ein sehr schlechtes therapeutisches Verstehen realisiert.

Es wurde durchweg gefunden: der Steuerungseffekt ist am größten bei Kernbezug, gefolgt von Standardaussagen-Bezug und ist nur noch schwach bei Missverstehen. Das bedeutet, dass ein Therapeut nur dann mit seinen Interventionen einen hohen Einfluss auf die Bearbeitungsprozesse des Klienten hat, wenn seinen Interventionen ein gutes therapeutisches Verstehen zugrunde liegt. Versteht der Therapeut den Klienten gar nicht, schwindet sein Einfluss auf den Klienten-Prozess dramatisch. Am stärksten wirkt sich die Qualität des Verstehens auf die Annahme *vertiefender* Bearbeitungsangebote durch den Klienten aus: für einen konstruktiven Einfluss auf den Klienten ist ein gutes therapeutisches Verstehen grundlegend. Versteht der Therapeut den Klienten nicht, dann kann er dessen Prozesse praktisch nicht mehr konstruktiv fördern. Dagegen führt Missverstehen zu einer extremen Zunahme in der Annahme verflachender Bearbeitungsangebote: Missverstehen verstärkt den destruktiven Einfluss, den ein Therapeut auf den Bearbeitungsprozess ausübt.

12.1.4 Sprachliche Gestaltung der Interventionen

Eine Untersuchung beschäftigt sich mit dem Einfluss der sprachlichen Gestaltung von Interventionen auf den Steuerungseffekt (Sachse, 1992a,1993a). Es zeigt sich, dass z.B. die reine *Länge* der Interventionen einen Einfluss hat: je länger eine therapeutische Intervention ist, d.h., je mehr ein Therapeut redet, desto *geringer* ist sein Einfluss auf den Klienten. Die beste Wirkung auf den Bearbeitungsprozess haben *kurze* Interventionen. Je mehr Information der Klient verarbeiten muss, desto weniger davon kann er umsetzen. Einen Einfluss hat auch die Komplexität: je sprachlich komplexer eine therapeutische Intervention ist, desto geringer ist ihr Einfluss. Therapeuten sollten sich daher um einfach strukturierte Formulierungen bemühen: Psychotherapie ist keine Deutsch-Stunde!

Je mehr Aufgaben ein Therapeut in einer einzelnen Intervention an den Klienten gibt, desto geringer ist der Einfluss der Intervention. Daher sollte ein Therapeut mit jeder Intervention dem Klienten nur *eine* Aufgabe stellen; hat er diese ausgeführt, stellt er die nächste!

Je klarer, expliziter und verständlicher sich Therapeuten ausdrücken, desto höher ist ihr Einfluss auf die Klienten: Therapeuten sollten direkt sagen, was sie meinen oder wollen; drücken sie sich indirekt, verklausuliert oder unklar aus, verlieren sie ihren Einfluss auf den Klienten.

Dies zeigt insgesamt, dass konkretes sprachliches Handeln der Therapeuten einen immensen Einfluss hat auf das, was ein Klient im Psychotherapie-Prozess tut. Es ist weder unwichtig, was ein Therapeut sagt, noch *wie* er es sagt. Auch dies zeigt, dass Therapeuten in hohem Ausmaß Prozessexperten sein müssen, um die Prozesse ihrer Klienten angemessen fördern zu können.

12.1.5 Eingangsvoraussetzungen von Klienten

Wie stark der Steuerungseffekt eines Therapeuten ist, hängt jedoch nicht allein vom Therapeuten ab. Orlinsky und Howard (1986) haben postuliert, dass Klienten, um in der Therapie erfolgreich zu sein, auch eine „Aufnahmebereitschaft" mitbringen müssen. Das bedeutet, dass auch Eingangsvoraussetzungen der Klienten darüber mitbestimmen, wie gut ein Therapieprozess jeweils läuft. In zwei Untersuchungen wurden die Effekte unterschiedlicher Eingangsvoraussetzungen erforscht (Sachse, 1992a, 1992c). Als Beispiel sollen hier die Ergebnisse bei psychosomatischen Patienten im Vergleich zu „mixed neurotics" besprochen werden.

Man kann davon ausgehen, dass Klienten mit psychosomatischen Störungen im Therapieprozess ein extremes Vermeidungsverhalten aufweisen (Atrops & Sachse, 1994; Sachse, 1993c, 1994c, 1995a, 1997a). Daher sollten Klienten mit psychosomatischen Störungen die Bearbeitungsangebote von Therapeuten in deutlich geringerem Ausmaß umsetzen als „neurotische" Klienten. Es zeigt sich, dass bei psychosomatischen Klienten insgesamt der Steuerungseffekt geringer ist und dass sie vertiefende Bearbeitungsangebote der Therapeuten hoch signifikant seltener annahmen als neurotische Klienten. Dagegen ist die Annahme verflachender Bearbeitungsangebote nicht reduziert: psychosomatische Klienten sind daher mit „normalen" Bearbeitungsangeboten sehr viel schwerer zu fördern als neurotische Klienten, können aber ebenso leicht in ihren Prozessen beeinträchtigt werden.

12.1.6 Therapie-Phasen

Eine Studie widmet sich der Frage, welchen Einfluss die Therapiephase darauf hat, in welchem Ausmaß Klienten vertiefende Bearbeitungsangebote der Therapeuten annehmen (Frohburg & Sachse, 1992). Dabei wurde jeweils eine Stichprobe gezogen aus der Eingangsphase, der Mittel- oder Arbeitsphase der Therapie sowie aus der Abschluss- oder Transfer-Phase. Es zeigt sich, dass Therapeuten in der Anfangsphase signifikant weniger vertiefende Bearbeitungsangebote machen als in der Arbeitsphase; sie machen in der Arbeitsphase signifikant mehr vertiefende Bearbeitungsangebote als in der Transferphase; und sie machen in der Transfer-Phase signifikant mehr vertiefende Bearbeitungsangebote als in der Eingangsphase. In der Eingangsphase der Therapie (erste

3-4 Stunden) geht es offenbar noch nicht zentral um eine vertiefende Problembearbeitung; es geht um die Klärung der Themen, um Beziehungsaufbau u.a. In der Arbeitsphase der Therapie spielt dagegen eine vertiefte Problembearbeitung eine zentrale Rolle. Diese Rolle nimmt in der Transferphase ab, bleibt aber größer als in der Eingangsphase.

Vergleicht man die Annahme vertiefender Bearbeitungsangebote durch die Klienten, dann sieht man, dass in der Arbeitsphase der Therapie hoch signifikant mehr vertiefende Bearbeitungsangebote angenommen werden als in der Anfangsphase; und man erkennt, dass auch in der Transferphase hoch signifikant mehr vertiefende Bearbeitungsangebote angenommen werden als in der Anfangsphase; Arbeitsphase und Transferphase unterscheiden sich dagegen nicht. Offenbar sind in der Anfangsphase der Therapie die Voraussetzungen auf Klientenseite für eine Annahme vertiefender Bearbeitungsangebote noch nicht hinreichend gegeben; dies könnte vor allem daran liegen, dass noch keine therapeutische Allianz etabliert ist. In der Arbeitsphase arbeiten die Klienten dann aber konstruktiv mit: sie lassen sich zum großen Teil durch den Therapeuten konstruktiv steuern. Und dieser Effekt, sich auf therapeutische Interventionen einzulassen, nimmt in der Transferphase *nicht* ab: dies zeigt, dass, wenn Klienten in der Therapie einmal kooperativ sind, sie ihre Kooperationsbereitschaft beibehalten.

Vergleicht man das Ausmaß, in dem Klienten in den Therapiephasen insgesamt vertiefend arbeiten (Annahme vertiefender Bearbeitungsangebote + vertiefende Eigenaktivität), dann sieht man, dass das Ausmaß der vertiefenden Arbeit in der Arbeitsphase der Therapie hoch signifikant höher ist als in der Anfangsphase und signifikant höher als in der Transferphase. In der Transferphase liegt es hoch signifikant höher als in der Eingangsphase. In der Anfangsphase liegen demnach für die vertiefende Arbeit der Klienten noch keine geeigneten Bedingungen vor: das unterstützt die Hypothese, dass Klienten sich erst dann auf Explizierungsprozesse einlassen, wenn die therapeutische Beziehung vertrauensvoll ist (Sachse & Neumann, 1987a). In der Arbeitsphase liegt eine gute Voraussetzung für tiefe Arbeit vor; eine tiefe Explizierung spielt hier im Therapieprozess eine große Rolle. In der Transferphase stehen beim Klienten offenbar andere Fragen auf der Tagesordnung: eine tiefe explizierende Arbeit nimmt nicht mehr die zentrale Stellung ein: Fragen der Umsetzung, der Handlungsausführung u.a. stehen nun im Vordergrund.

Vergleicht man schließlich die vertiefte Eigeninitiative der Klienten, dann sieht man, dass sie in allen drei Phasen relativ niedrig ist; sie ist jedoch in der Transferphase signifikant höher als in der Anfangs- und der Arbeitsphase. Offenbar haben die Klienten zum Ende der Therapie etwas über konstruktive Problembearbeitungen gelernt.

12.1.7 Therapie-Formen

In zwei Studien wurde untersucht, welchen Einfluss die Therapieform auf den Therapieprozess hat (Sachse, 1995d, 1998a; Sachse & Takens, 2002).

In einer Einzelfall-Studie wurden eine Verhaltenstherapie (VT), eine Klärungsorientierte Therapie (KT), eine Heuristische Psychotherapie (HT) nach Grawe und eine Psychoanalyse (PS) verglichen. Es zeigte sich,

- dass der VT-Therapeut so gut wie gar keine vertiefenden Bearbeitungsangebote in der Therapie realisiert; er realisiert überwiegend gleichhaltende Bearbeitungsangebote.
- der Therapeut der KT realisiert in hohem Maße vertiefende Bearbeitungsangebote.
- die Therapeuten der HT und PS überwiegend gleichhaltende Bearbeitungsangebote realisieren.

Betrachtet man die Annahme vertiefender Bearbeitungsangebote durch die Klienten, dann werden in der Klärungsorientierten Therapie die Bearbeitungsangebote signifikant weniger angenommen als in der HT; dies liegt im Wesentlichen daran, dass die vertiefenden Bearbeitungsangebote des Klärungsorientierten-Therapeuten im Durchschnitt *tiefer* liegen als die des HT-Therapeuten; man weiß aus früheren Untersuchungen (Sachse & Maus,1991), dass Klienten vertiefende Bearbeitungsangebote umso schwerer umsetzen können, je tiefer sie sind.

Man kann analysieren, auf welchen Bearbeitungsstufen die Klienten sich im Therapieprozess im Wesentlichen aufhalten, d.h., auf welchem Niveau der Bearbeitung sie überwiegend arbeiten. Dazu

- fasst man die Bearbeitungsweisestufen 1 und 2 zu einer flachen Bearbeitung zusammen;
- die Stufen 3 und 4 zu einer mittleren Bearbeitung
  und
- die Stufen 5, 6, 7 und 8 zu einer tiefen Bearbeitung.

Vergleicht man die verschiedenen Therapieformen unter diesem Aspekt, dann sieht man,

- dass der VT-Klient sich zu 90 % im mittleren Bearbeitungsniveau aufhält und nur 1,9 % (!) seiner Arbeit auf tiefem Niveau stattfindet;
- der Klient der ZGT überwiegend (zu 61,4 %) auf tiefem Niveau und nur zu 1,8 % auf flachem Niveau arbeitet;
- ähnliches für den Klienten der HT: er arbeitet zu 55 % auf tiefem und zu 2,5 % auf flachem Niveau.
- Der Klient der PS arbeitet zu gleichen Teilen, 36,7 %, auf tiefem wie auf flachem Niveau.

Dies zeigt,

- tiefe Bearbeitungsprozesse spielen offenbar in einer (klassischen) Verhaltenstherapie keine Rolle; die VT erreicht ihre Erfolge offenbar über ganz andere Prozesse als die Klärungsorientierte Psychotherapie. Das zeigt auch die zweite Studie (Sachse & Takens, 2002). Dies bestätigt die Annahme von Grawe (1998, S. 48ff), dass es in verschiedenen Therapieformen sehr unterschiedliche Wege zu einem Therapieerfolg gibt (vgl. Jeger, 1996).
- in der Klärungsorientierten Therapie spielen dagegen Explizierungs- und Repräsentationsprozesse eine zentrale therapeutische Rolle: die zweite Studie zeigt, dass das Ausmaß dieser Prozesse auch deutlich mit dem Therapieerfolg zusammenhängt (Sachse & Takens, 2002).
- in der HT spielen ebenfalls tiefe Bearbeitungsprozesse eine Rolle; HT und Klärungsorientierte Therapie sind sich diesbezüglich ähnlich.

– in der Psychoanalyse spielen einerseits tiefe Bearbeitungsprozesse eine Rolle; eine gleich große Rolle spielen jedoch Prozesse der Intellektualisierung; in keiner anderen Therapieform wird so viel intellektualisiert wie in der Psychoanalyse.

Insgesamt bestätigen die empirischen Ergebnisse die theoretischen Aussagen der Klärungsorientierten Psychotherapie.

12.2 Erfolgsforschung

12.2.1 Psychosomatische Klienten

12.2.1.1 Das Projekt

Für Klienten mit psychosomatischen Magen-Darm-Erkrankungen (Colitus ulceroso und Morbus Crohn) wurde eine umfangreiche Therapiestudie mit Klärungsorientierter Psychotherapie durchgeführt. Dazu liegen die ersten Ergebnisse zu einer Unter-Stichprobe von Klienten vor (Sachse, 1995b, 1999c).

In diesem Projekt wurden in zwei Phasen insgesamt 88 Patientinnen und Patienten mit chronisch-entzündlichen Magen-Darm-Erkrankungen (PMDE; vgl. Volk & Gerok, 1992) mit speziell für diese Patientengruppe adaptierter Zielorientierter Gesprächspsychotherapie behandelt. Es handelt sich damit um eine hochgradig störungsspezifische Form von Psychotherapie.

Die Patientinnen und Patienten wurden durch Zeitungsanzeigen und Radio-Mitteilungen auf dieses Projekt aufmerksam gemacht. In der ersten Projektphase meldeten sich aufgrund der Zeitungsinformation 845 Patientinnen und Patienten, bei der zweiten Projektphase 736 telefonisch für die Therapie an.

Den meisten musste mitgeteilt werden, dass die therapeutische Kapazität des Zentrums nicht annähernd in der Lage sei, derart viele Patienten therapeutisch zu betreuen. Insgesamt 145 Patientinnen und Patienten wurden aufgrund telefonischer Vorerhebungen zum Erstgespräch eingeladen; 136 erschienen zum Erstgespräch.

Von diesen wurden aufgrund der diagnostischen Kriterien 106 in Psychotherapie aufgenommen (einige Patienten hatten entgegen ihrer telefonischen Angaben keine PMDE). Von den aufgenommenen Patienten brachen 14 die Therapie innerhalb der ersten 5 Therapiesitzungen ab; 5 brachen die Therapie nach der 5. Sitzung ab; 88 Patientinnen und Patienten beendeten die Therapie.

Zur Zeit sind noch nicht alle relevanten Projektdaten ausgewertet; berichtet werden soll hier daher

– über die psychologisch relevanten Erfolgsdaten der ersten 29 Patientinnen und Patienten, die die Therapien abgeschlossen haben;

– über die kostenrelevanten Erfolgsindikatoren der bisher ausgewerteten Erfolgs- und Katamnese-Daten.

12.2.1.2 Psychotherapeutische Ergebnisdaten

Stichprobe der ersten Phase des Therapieprojektes

In der ersten Phase des Therapieprojektes wurden 29 Klienten mit psychosomatischen Magen-Darm-Problemen mit Zielorientierter Gesprächspsychotherapie behandelt (18w, 11m). Davon hatten 4 die (medizinisch, von Internisten gestellte) Diagnose Ulcus Duodeni, 13 die Diagnose Colitis Ulcerosa und 12 die Diagnose Morbus Crohn. Alle Klienten waren internistisch untersucht und hatten gesicherte Diagnosen.

Die Therapien wurden durchgeführt von 5 Therapeutinnen und 3 Therapeuten mit mindestens 3 Jahren Berufserfahrung und abgeschlossener Ausbildung in Klärungsorientierter Psychotherapie. Fünf Therapeuten erhielten ein spezielles Therapeutentraining zur Realisierung von Interventionen auf Bearbeitungsebene, drei der Therapeuten erhielten ein solches spezielles Training nicht. Fünf der Therapeuten behandelten jeweils 4 Klienten; drei der Therapeuten behandelten jeweils 3 Klienten. Die Zuweisung der Klienten an die Therapeuten erfolgte nach Zufall.

Maße und Messzeitpunkte

Alle Klienten erhielten nach dem Vorgespräch eine umfangreiche Batterie von Fragebögen; eine Reihe von Klienten erhielt nach einer Wartezeit von 2-3 Monaten die gleiche Batterie erneut (wodurch eine Eigen-Warte-Gruppe entstand); nach der 10. und 20. Therapiesitzung fand eine Zwischen-Diagnostik statt. Nach der 30. Stunde wurde die gleiche Fragebogen-Batterie verwendet wie am Anfang. Falls die Therapie vor der 30. Stunde beendet war, wurde die Testung entsprechend früher durchgeführt; dauerte die Therapie länger als 30 Stunden, wurde die gleiche Batterie am Therapieende erneut gegeben. Nach 6 Monaten wird mit den gleichen Messinstrumenten eine Katamnese stattfinden. Hier wird über den augenblicklichen Zustand des Projektes berichtet, der die Vor- und Nacherhebungen von 29 abgeschlossenen Psychotherapien umfasst. Die Therapien dauerten im Schnitt 33.1 Stunden (Range 28 bis 45 Stunden).

Berichtet werden soll hier über Veränderungen in den folgenden Skalen der verwendeten Fraugebögen:

– „Selbstakzeptierung“ aus dem Fragebogen zur Selbstakzeptierung von Sorembe und Westhoff (1985);
– „Internale Kontrolle“ (IPC von Krampen, 1981);
– „Externale Kontrolle P“ (Kontrolle durch andere Personen) (IPC);
– „Externale Kontrolle C“ (Kontrolle durch Glück und Zufall) (IPC);
– „Handlungs-Orientierung nach Misserfolg; HOM“ (Hakemp-Fragebogen zur Handlungs-Lage-Orientierung von Kuhl, 1994b);
– „Handlungs-Orientierung bei der Planung: HOP“ (Hakemp);

- „Fordern können“ (aus dem „U-Fragebogen“ zur sozialen Unsicherheit von Ullrich & Ullrich de Muynck, 1977);
- „Nicht-Nein-Sagen-Können“ (U-Fragebogen);
- „Gedankliche Weiterbeschäftigung“ (aus dem Stress-Verarbeitungs-Fragebogen SVF von Janke et al., 1985);
- „Herunterspielen“ (SVF);
- „Fluchttendenz“ (SVF);
- „Situations-Kontrolle“ (SVF);
- „Symptomausprägung und Symptombelastung“ aus dem „Fragebogen zur Symptombelastung“ von Sachse und Rohde (1994).

Für alle Maße wurden Outcome-Effektstärken berechnet (Rosenthal, 1991), wobei (da Kontrollgruppen noch nicht ausgewertet sind) die jeweiligen prä- und post-Werte der Behandlungsgruppe in die Berechnung der Effektstärke eingehen.

Außerdem wurde für jedes Maß berechnet, ob sich eine signifikante Veränderung vom prä- zum post-Zeitpunkt feststellen lässt.

Psychologische Ergebnisse

Für die angegebenen Erhebungsinstrumente sind die Effektstärken in Tabelle 8 angegeben; alle Maße zeigen eine signifikante prä- zu post-Veränderung in der erwarteten Richtung. Effektstärken von > 0.8 gelten als befriedigender Therapieerfolg (*); Effektstärken von > 1.1 gelten als guter Therapieerfolg (**); Effektstärken von > 1.5 gelten als sehr guter Therapieerfolg (***) (vgl. Grawe et al., 1994).

Tabelle 8: Outcome-Effektstärken für die verschiedenen Erhebungsinstrumente

Variable	**Effektstärke**	**Therapieerfolg**
Selbstakzeptierung; SESA; Anstieg	1.52	***
Internale Kontrolle; Anstieg	0.94	*
Externale Kontrolle P; Abfall	2.22	***
Externale Kontrolle C; Abfall	1.55	***
HOM; Anstieg	1.71	***
HOP; Anstieg	1.45	**
Fordern können; Anstieg	1.18	**
Nicht Neinsagen können; Abfall	1.54	***
Gedankliche Weiterbeschäftigung; Abfall	2.47	***
Herunterspielen; Anstieg	0.799	
Fluchttendenz; Abfall	1.18	**
Situationskontrolle; Anstieg	1.10	**
FB zur Symptombelastung	1.68	**
Mittelwert der Effektstärken	*1.318*	

Eine deutliche Veränderung ist bezüglich der Selbstakzeptierung zu verzeichnen: die Klienten schätzen nach der Therapie ihre eigenen personalen Ressourcen und Fähigkeiten sowie die Möglichkeit, Anerkennung zu erhalten, deutlich höher ein als vor der Therapie.

Eine deutliche Abnahme zeigt sich in der Variable „Externale Kontrolle": die Personen empfinden sich als deutlich weniger abhängig und gelenkt von anderen Personen und vom Schicksal als vorher: ihre Tendenz sich als „pawn" (De Charms, 1968), als Spielball anderer zu erleben, nimmt deutlich ab. Dies wird auch erkennbar in einer Verbesserung sozialer Kontrolle: die Klienten können in höherem Maße Forderungen an andere stellen und können sich gegenüber Anforderungen anderer deutlicher abgrenzen als früher.

Die Klienten zeigen nach der Therapie eine deutlich bessere Fähigkeit, sich von unangenehmen Inhalten gedanklich abzulösen und zu distanzieren: dies zeigt sich in einem Abfall der „gedanklichen Weiterbeschäftigung", einem Anstieg der Handlungsorientierung (HOM, HOP), und in einem Anstieg der Fähigkeit zum „Herunterspielen". Die vor der Therapie ausgeprägte Tendenz, über unangenehme Aspekte zu grübeln und sich dabei gedanklich hochzuschaukeln, hat nach der Therapie deutlich nachgelassen. Die Klienten können damit einen internalen Stressfaktor reduzieren sowie ihre Entscheidungs- und Handlungsfähigkeit verbessern.

Eher passiv-palliative Stressverarbeitungs-Strategien wie Fluchttendenz nehmen nach der Therapie ab, wohingegen aktiv-adaptive Strategien wie Situationskontrolle zunehmen: die Tendenz der Klienten, bei Belastungen „den Kopf in den Sand zu stecken", nimmt ab und ihre Fähigkeit, sich aktiv verändernd mit Stressquellen auseinander zu setzen, nimmt zu.

Diese Veränderungen in den psychischen Belastungen und in den Coping-Fähigkeiten beeinflussen auch Symptomhäufigkeit und Symptombelastung selbst: Häufigkeit der Magen-Darm-Symptome sowie Belastung durch diese Symptome gehen deutlich zurück.

12.2.1.3 Psychotherapeutische Ergebnisse bei hoher Prozessqualität der Psychotherapie

Prozessgüte

Theoretisch wurde davon ausgegangen, dass es sinnvoll, ja sogar für einen Therapieerfolg notwendig ist, Klienten mit PMDE in der ersten Phase der Therapie ein Therapieangebot zu machen, das sich in hohem Maße auf die Bearbeitungsebene bezieht: Therapeuten machen den Klienten ihre eigene, dysfunktionale Bearbeitung transparent, so dass diese verändert werden kann. Arbeitet der Therapeut nicht oder nur in sehr geringem Maße auf der Bearbeitungsebene, dann sollte sich die dysfunktionale Bearbeitung auch nicht verändern: damit sollten dann aber auch nennenswerte therapeutische Veränderungen ausbleiben, da durch das Bestehenbleiben der ungünstigen Bearbeitungen ja auch keine nennenswert konstruktiven Inhaltsbearbeitungen möglich sind.

Wenn dies zutrifft, dann sollte man deutliche Unterschiede in den Therapieeffekten von Klienten sehen, wenn man die Klienten von Therapeuten vergleicht, die in hohem Ausmaß eine „Bearbeitung der Bearbeitung" realisieren (und damit eine *hohe Prozessgüte* aufweisen) und von Therapeuten, die nur in geringem Ausmaß auf der Bearbeitungsebene intervenieren (und damit eine niedrige Prozessgüte aufweisen).

Um diese zu untersuchen, wurde von allen Therapien die dritte Therapiestunde nach dem Ausmaß analysiert, in dem Therapeuten Interventionen auf Bearbeitungsebene realisieren. Dazu wurde ein Codier-System entwickelt, nach dem Interventionen danach beurteilt werden können, ob sie auf die Inhaltsebene, die Bearbeitungsebene oder die Beziehungsebene abzielen. Trainierte Rater (4 Psychologiestudentinnen) raten dann paarweise und unabhängig voneinander die jeweils 3. Stunde: alle Therapeuten-Aussagen wurden dabei einer der 3 Kategorien zugeordnet. Die Übereinstimmung zwischen den Rater-Paaren betrug .86 und .89. Als Maß für die Prozessgüte wurde der Prozentsatz der Interventionen auf Bearbeitungsebene (in Relation zu allen Interventionen) verwendet.

Vergleichsgruppen

Aufgrund dieses Maßes wurden zwei Extremgruppen gebildet:

- *Hohe Prozessgüte HP:*
  Die sieben Therapie-Dyaden wurden ausgewählt, deren Therapien die höchsten Werte in der Prozessgüte aufwiesen (die Werte liegen im Mittel bei 27,7%).
  Alle Dyaden weisen Therapeuten auf, die das spezielle Therapietraining zur Realisation von Bearbeitungs-Interventionen erhalten haben.
- *Niedrige Prozessgüte NP:*
  Es wurden die sieben Therapie-Dyaden ausgewählt, deren Therapien die niedrigsten Werte in Prozessgüte aufwiesen (die Werte liegen im Mittel bei 4,6%).
  Alle Dyaden weisen Therapeuten auf, die kein spezielles Training zur Realisation von Bearbeitungs-Interventionen erhalten haben.

Dies macht deutlich, wie wichtig es ist, Therapeuten speziell in störungsspezifisch relevanten therapeutischen Strategien zu trainieren: die Trainings wirken sich in den Therapieerfolgen aus.

Kontrollen

Um die Bedeutung der Therapeutenvariable „Prozessgüte" zu bestimmen, ist es wesentlich, anderen potentielle Einflussfaktoren zu kontrollieren.

Als erstes wurden die Klienten der beiden Gruppen danach verglichen, ob sie sich hinsichtlich Art und Ausmaß der Symptomatik sowie in relevanten Prädiktor-Variablen, die einen Einfluss auf den Therapieerfolg haben können, unterscheiden. Untersucht wurden hier Selbstakzeptierung, Kontrollüberzeugung, Handlungs-Lage-Orientierung, soziale Ängstlichkeit (Self-Consciousness Scale, SCS von Fenigstein et al., 1975), Depressivität (Beck-Depression-Inventory, BDI von Beck et al., 1961) und Ausmaß der Belastung durch psychopathologische Symptome (Symptom-Check-List, SCL-90-R von Derogatis, 1977). In den Skalen dieser Messinstrumente (sowie in Art und Ausmaß der Symptomatik) unterscheiden sich die Gruppen HP und NP *vor* Beginn der Therapie nicht signifikant voneinander (überhaupt erweisen sich die PMDE-Klienten bezüglich dieser Variablen als sehr homogen!) (vgl. Dikomey, 1994; Rohde, 1994). Unterschiede in den Erfolgsausprägungen der beiden Gruppen können damit nicht auf unterschiedliche Eingangsvoraussetzungen der beiden Gruppen zurückgeführt werden. Auch treffen die Therapeuten der beiden Gruppen auf Klienten mit ähnlichen Eingangsvoraussetzungen.

Um festzustellen, ob die Unterschiede in den Vorgehensweisen der Therapeuten auf unterschiedliche inner-therapeutische Verhaltensweisen der Klienten zurückgehen, wurde das Ausmaß der von den Klienten realisierten Selbstexploration (SE) in der zweiten Therapiestunde erhoben und der sog. Steuerungseffekt in der dritten Therapiestunde ermittelt (der Steuerungseffekt ist ein Maß dafür, in welchem Ausmaß Klienten therapeutische Angebote umsetzen, sich also „nach den Angeboten des Therapeuten richten", vgl. Sachse, 1992a). Diese Maße könnten von Bedeutung sein: es ist denkbar, dass Therapeuten *dann* besonders konstruktiv intervenieren können, wenn sich die Klienten auch besonders konzeptgemäß verhalten, also eine hohe Selbstexploration zeigen und den Angeboten der Therapeuten folgen. Außerdem ist Selbstexploration zu Therapiebeginn selbst ein Erfolgsprädiktor und muss daher kontrolliert werden (Schwartz, 1975a, 1975b). Weder im Ausmaß der SE (die mit 2,2 bzw. 2,3 niedrig liegt), noch im Ausmaß der Steuerung (die in beiden Gruppen leicht negativ ist, d.h., die Klienten tun bezüglich der Explizierung meist *nicht*, was die Therapeuten anregen) ergeben sich signifikante Unterschiede zwischen den Gruppen. Weder bringen die Klienten der beiden Gruppen unterschiedliche „Erfolgsvoraussetzungen" in die Therapie mit, noch sind die therapeutischen Bedingungen, auf die die Therapeuten im Prozess treffen, unterschiedlich, zumindest nicht, was die erhobenen Indikatoren betrifft.

Ergebnisvergleich: Die Bedeutung der psychotherapeutischen Prozessgüte

Die Effektstärke-Werte werden dann für die Klienten beider Gruppen getrennt berechnet und können so verglichen werden. Die Ergebnisse sind in Tabelle 9 dargestellt.

Tabelle 9: Effektstärkenvergleich der Extremgruppen (HP = hohe Prozessgüte; NP = niedrige Prozessgüte)

Variable	**HP**	**NP**
Selbstakzeptierung SESA	2.27	.44
Internale Kontrolle	1.18	.59
Externale Kontrolle P	5.40	.49
Externale Kontrolle C	2.04	.60
HOM	2.90	.61
HOP	2.18	.01
Fordern können	1.56	.18
Nicht Neinsagen können	2.42	.52

Gedankliche Weiterbeschäftigung	5.58	.75
Herunterspielen	3.20	.81
Fluchttendenz	1.47	.39
Situationskontrolle	1.31	.42
FB zur Symptombelastung	2.41	.36
Mittelwert der Effektstärken	*2.63*	*.48*

Es zeigen sich drastische und durchweg signifikante Unterschiede zwischen den Gruppen mit hoher und niedriger Prozessgüte. Realisieren die Therapeuten (zu Therapiebeginn) nur ein geringes Ausmaß von Interventionen auf Bearbeitungsebene, sind die Effekte durchweg gering: die durchschnittliche Effektstärke beträgt .48; dies liegt nur unwesentlich höher als das, was Grawe (1992c) als mögliche Effektstärken unbehandelter Kontrollgruppen angibt und deutlich unter dem durchschnittlichen Effektstärke-Wert von Behandlungsgruppen von .85. Realisiert ein Therapeut jedoch in hohem Maße eine „Bearbeitung der Bearbeitung", dann ergeben sich sehr deutliche Effektstärken, d.h., dieses therapeutische Vorgehen erweist sich als hoch effektiv: die Therapieerfolge können durchweg als *sehr gut* angesehen werden.

12.2.1.4 Resümee

Die Ergebnisse zeigen, dass Klienten mit psychosomatischen Magen-Darm-Beschwerden (Ulcus duodeni, Colitis ulcerosa und Morbus Crohn) mit einer speziell an diese Klienten adaptierten psychologischen Psychotherapie effektiv geholfen werden kann. Keineswegs ist daher für sog. „alexithyme Klienten" nur ein verhaltenstherapeutischer Ansatz hilfreich (Tönnies, 1986; Tönnies et al., 1987).

Des Weiteren wird deutlich, dass die hier dargestellte Therapieform, wenn sie von Therapeuten lege artis angewandt wird, bei psychosomatischen Klienten sehr viel höhere Effektstärken erbringt, also sehr viel bessere Therapieerfolge, als alle anderen Therapieformen, wie Grawe et al. (1994) deutlich machen. Dieser Ansatz ist daher sehr effektiv in der Behandlung von Patienten mit PMDE.

Die therapeutischen Verbesserungen sind breit: sie reichen von einer Verbesserung der Selbstakzeptierung, der Handlungsfähigkeit, über eine verbesserte soziale Durchsetzung bis zur Entwicklung aktiver Stressbewältigungsstrategien und schließen eine Verbesserung der körperlichen Symptomatik ein. Dabei sind die Therapiezeiten eher kurz: die Effekte sind mit einem durchaus ökonomischen Therapieaufwand realisierbar.

Die Ergebnisse machen auch deutlich, dass es bei Klienten mit PMDE sehr wesentlich ist, zu Therapiebeginn die bestehenden dysfunktionalen Problembearbeitungs-Muster systematisch therapeutisch zu bearbeiten. Die Therapie wird damit über längere Zeit zu einer systematischen „Bearbeitung der Bearbeitung". Diese Art des therapeutischen Vorgehens scheint speziell sinnvoll zu sein für Klienten mit psychosomatischen

Beschwerden, vielleicht ist es sogar spezifisch sinnvoll bei Klienten mit PMDE. Diese Art von Vorgehen scheint dagegen nicht sinnvoll bei Klienten mit „neurotischen Störungen", die bezüglich der inhaltlichen Arbeit andere Voraussetzungen in die Therapie mitbringen.

Außerdem wurden durch die Therapie gesundheitskosten-relevante Ergebnisse gefunden:

- eine signifikante Abnahme der stationären Aufenthalte;
- eine signifikante Abnahme der Arztbesuche;
- eine signifikante Abnahme der Medikamenteneinnahme;
- eine signifikante Abnahme der beruflichen Fehlzeiten.

12.2.2 Weitere Studien

Da die Klärungsorientierte Psychotherapie die therapeutischen Strategien der „klassischen" Gesprächspsychotherapie einschließt, gelten die empirischen Forschungsergebnisse der Gesprächspsychotherapie auch für die Klärungsorientierte Psychotherapie.

Man kann annehmen, dass eine weitaus therapeutisch elaboriertere Methode wie die Klärungsorientierte Psychotherapie zu höheren Effektstärken geführt hätte (jedoch, da der Effektivitätszuwachs einer Methode nach einer negativ akzelerierten Kurve verläuft, nicht zu so immens höheren). Somit erlauben die empirischen Ergebnisse der Gesprächspsychotherapie die Mindestabschätzung der Effektivität der Klärungsorientierten Psychotherapie. Da der Ergebnisstand der Gesprächspsychotherapie an anderer Stelle ausführlich dargestellt wurde (Sachse, 1999b, S. 115ff) soll hier lediglich darauf verwiesen werden.

Literatur

Ambühl, H. & Dobbies, G. (1991). Wie sieht ein klientInnengerechtes therapeutisches Angebot aus? Ein Plädoyer für fallspezifische Analysemethoden in der Psychotherapieforschung. *Verhaltenstherapie und Psychosoziale Praxis, 3, 289-304.*

Anderson, J.R. (1978). Arguments concerning representations for mental imagery. *Psychological Review, 85, 249-277.*

Aschke, M. (1995). *Der Einfluß der Lageorientierung auf die Selbstregulation bei Psychosomatikern.* Diplomarbeit, Ruhr-Universität Bochum, Fakultät für Psychologie.

Atrops, A. & Sachse, R. (1994). Vermeiden psychosomatische Klienten die Klärung eigener Motive? Eine empirische Untersuchung mit Hilfe des Focusing. In: M. Behr, U. Esser, F. Petermann, R. Sachse & R. Tausch (Hrsg.), *Jahrbuch für Personenzentrierte Psychologie und Psychotherapie, 41-59.* Köln: GwG.

August, T. (1994). *Die Auswirkung von Ängstlichkeit von Psychosomatikern auf den Therapieverlaufsprozeß.* Diplomarbeit, Ruhr-Universität Bochum, Fakultät für Psychologie.

Baars, B.J. (1981). Cognitive versus inference. *American Psychologist, 36, 223-224.*

Bartlett, F.C. (1932). *Remembering.* Cambridge: University Press.

Baudzus, E. (1986). *Auswirkungen des Focusing auf das Selbsterleben des Klienten in der Klientenzentrierten Psychotherapie.* Diplomarbeit, Ruhr-Universität Bochum, Fakultät für Psychologie.

Baus, M. (1989). *The Role of Interpretation in Client-Centered Therapy.* Paper presented at the First European Congress of Psychology, Amsterdam.

Bauta, A. (1995). *Streßverarbeitung und Symptomatik bei Psychosomatikern: Beziehungen zwischen Coping und Beschwerden.* Diplomarbeit, Ruhr-Universität Bochum, Fakultät für Psychologie.

Beck, A.T. (1979). *Wahrnehmung der Wirklichkeit und Neurose.* München: Pfeiffer.

Beck, A.T. & Emery, G. (1981). *Kognitive Verhaltenstherapie bei Angst und Phobien. Eine Anleitung für Therapeuten* (Sonderheft 2). Tübingen: DGVT.

Beck, A.T., Freeman, A. & Pretzer, J. (1993). *Kognitive Therapie der Persönlichkeitsstörungen.* Weinheim: Psychologie Verlags Union.

Beck, A.T. & Greenberg, R.L. (1979). Kognitive Therapie bei der Behandlung von Depressionen. In: N. Hoffmann (Hrsg.), *Grundlagen kognitiver Therapie, 177-203.* Bern: Huber.

Beck, A.T., Rush, A.J. & Kovacs, M. (1976). *Individual treatment manual for cognitive-behavioral psychotherapy of depression.* Unpublished manuscript. University of Pennsylvania.

Beck, A.T., Rush, A.J., Shaw, B.F. & Emery, G. (1981). *Kognitive Therapie der Depression.* München: Urban & Schwarzenberg.

Beck, A.T., Ward, C.H., Mendelson, M., Mock, J. & Erbaugh, J. (1961). An inventory for measuring depression. *Archives of General Psychiatry, 4, 561-571.*

Beck, A.T., Wright, F.D., Newman, C.F. & Liese, B.S. (1997). *Kognitive Therapie der Sucht*. Weinheim: Psychologie Verlags Union.

Becker, K. & Sachse, R. (1998). *Therapeutisches Verstehen*. Göttingen: Hogrefe.

Bellezza, F.S. & Bower, G.H. (1981). The representational and processing characteristics of scripts. *Bulletin of the Psychonomic Society, 18, 1-4.*

Berne, E. (1961). *Transactional analysis of psychotherapy*. New York: Ballantine Books.

Berne, E. (1963). *The structure and dynamics of organizations and groups*. New York: Ballantine Books.

Berne, E. (1967). *Spiele der Erwachsenen*. Hamburg: Rohwolt.

Biergann, B. (1994). *Der Herzinfarktpatient: Körperwahrnehmung, Affektverarbeitung und Verhalten im sozialen Kontext*. Diplomarbeit, Ruhr-Universität Bochum, Fakultät für Psychologie.

Biermann-Ratjen, E.M., Eckert, J. & Schwartz, H.-J. (1989). *Gesprächspsychotherapie: Verändern durch Verstehen*. Stuttgart: Kohlhammer.

Black, J.B. & Bower, G.H. (1980). Story understanding and problem solving. *Poetics, 9, 233-250.*

Bobrow, D.G. & Norman, D.A. (1975). Some principles of memory schemata. In: D.G. Bobrow & A. Collins (Eds.), *Representation and understanding*. New York: Academic Press.

Bock, H. (1990). *Semantische Relativität.* Göttingen: Hogrefe.

Bohart, A.C. & Greenberg, L.S. (1997a). Empathy and Psychotherapy: an Introductory Overview. In: A.C. Bohart & L.S. Greenberg (Eds.), *Empathy Reconsidered - New Directions in Psychotherapy, 3-31.* Washington, DC: American Psychological Association.

Bohart, A.C. & Greenberg, L.S. (1997b). Empathy: where are we and where do we go from here? In: A.C. Bohart & L.S. Greenberg (Eds.), *Empathy Reconsidered - New Directions in Psychotherapy, 419-449.* Washington, DC: American Psychological Association.

Bordin, E.S. (1976). The generalizability of the psychoanalytic concept of the working alliance. *Psychotherapy, 16, 252-260.*

Bransford, J.D. & McCarrell, N.S. (1975). A sketch of cognitive approach to comprehension: Some thoughts about understanding what it means to comprehend. In: W. Weiner & D.S. Palermo (Eds.), *Cognition and the symbolic processes, 189-229.* Hillsdale, N.J.: Erlbaum.

Briggs, J. & Peat, F.D. (1990). *Die Entdeckung des Chaos*. München: Carl Hanser Verlag.

Brunstein, J.C. (1993). Personal goals and subjective well-being: A longitudinal study. *Journal of Personality and Social Psychology, 65, 1061-1070.*

Brunstein, J.C., Lautenschlager, U., Nawroth, B., Pöhlmann, K. & Schultheiß, O. (1995). Persönliches Anliegen, soziale Motive und emotionales Wohlbefinden. *Zeitschrift für Differentielle und Diagnostische Psychologie, 16, 1-10.*

Brunstein, J.C. & Schultheiß, O.C. (1996). Persönliche Ziele, soziale Motive und Dimensionen des affektiven Erlebens. *Abschlußbericht zum DFG-Projekt. BR 1056/2-1*; Universität Erlangen-Nürnberg.

Bublath, J. (2001). *Chaos im Universum*. München: Droemersche Verlagsanstalt Knaur.

Buck, R. (1985). Prime theory: an integrated theory of motivation and emotion. *Psychological Review, 92, 389-413.*

Carver, C.S. (1979). A cybernetic model of self-attention processes. *Journal of Personality and Social Psychology, 37, 1251-1281.*

Carver, C.S., Blaney, P.H. & Scheier, M.F. (1979). Focus of attention, chronic expectancy, and responses to a feared stimulus. *Journal of Personality and Social Psychology, 37, 1186-1195.*

Carver, C.S. & Scheier, M.F. (1981). *Attention and self-regulation: A control theory approach to human behavior.* New York: Springer.

Carver, C.S. & Scheier, M.F. (1985a). Aspects of self, and the control of behavior. In: B.R. Schlenker (Ed.), *The self and social life, 146-174.* New York: Mc Graw-Hill.

Carver, C.S. & Scheier, M.F. (1985b). Self-Consciousness, expectancies, and the coping process. In: T.M. Field, P.M. McCabe & N. Scheidermann (Eds.), *Stress and Coping, 305-330.* Hillsdale, New Jersey: Lawrence Erlbaum.

Caspar, F. (1984). *Analyse interaktioneller Pläne.* Bern: Universität Bern. Unveröffentlichte Dissertation.

Caspar, F. (1986). Die Plananalyse als Konzept und Methode. *Verhaltensmodifikation, 4, 235-256.*

Caspar, F. (1989). *Beziehungen und Probleme verstehen.* Bern: Huber.

Caspar, F. & Grawe, K. (1982a). *Vertikale Verhaltensanalyse (VVA): Analyse des Interaktionsverhaltens als Grundlage der Problemanalyse und Therapieplanung.* Forschungsberichte aus dem Psychologischen Institut. Bern: Universität Bern.

Caspar, F. & Grawe, K. (1982b). Vertikale Verhaltensanalyse (VVA): Analyse des Interaktionsverhaltens als Grundlage der Problemanalyse und Therapieplanung. In: H. Bommert & F. Petermann (Hrsg.), *Diagnostik und Praxiskontrolle in der klinischen Psychologie, 25-29.* München: Steinbauer & Rau.

Caspar, F. & Grawe, K. (1992). Psychotherapie: Anwendung von Methoden oder ein heuristischer integrierender Produktionsprozeß? *Report Psychologie, 7, 10-22.*

Caspar, F. & Grawe, K. (1996). Was spricht für, was gegen individuelle Fallkonzeptionen? - Überlegungen zu einem alten Problem aus einer neuen Perspektive. In: F. Caspar (Hrsg.), *Psychotherapeutische Problemanalyse, 66-85.* Tübingen: DGVT-Verlag.

Caspar, F., Rothenfluh, T. & Segal, Z.V. (1992). The appeal of connectionism for clinical psychology. *Clinical psychology review, 12, 719-762.*

Collins, A.M. & Quillian, M.R. (1969). Retrieval time from semantic memory. *Journal of Verbal Learning and Verbal Behavior, 8, 241-248.*

Collins, A.M. & Quillian, M.R. (1970). Does category size affect categorization time? *Journal of Verbal Learning and Verbal Behavior, 9, 432-438.*

Cramer, F. (1989). *Chaos und Ordnung.* Stuttgart: Deutsche Verlags-Anstalt.

Crocker, J., Fiske, S.T. & Taylor, S.E. (1984). Schematic bases of belief change. In: J.R. Eiser (Eds.), *Attitudinal judgement, 197-226.* New York: Springer.

Dalgleish, T., Mathews, A. & Wood, J. (1999). Inhibition Processes in Cognition and Emotion: A Special Case? In: T. Dalgleish & M. Power (Eds.), *Handbook of Cognition and Emotion, 243-265*. New York: Wiley.

Damasio, A.R. (1997). *Descartes, Irrtum – Fühlen, Denken und das menschliche Gehirn*. München: Deutscher Taschenbuch Verlag.

DeBeaugrande, R. & Colby, B. (1979). Narrative models of action and interaction. *Cognitive Science, 3, 43-66*.

De Charms (1968). *Personal causation*. New York: Academic Press.

Deges, G. (1998). *Wahrnehmungs- und Verarbeitungsprozesse bei psychosomatischen Störungen*. Diplomarbeit, Ruhr-Universität Bochum, Fakultät für Psychologie.

Derksen, J. (1995). *Personality disorders: Clinical & social perspektives*. New York: John Willey & Sons.

Derogatis, L.R. (1977). *SCL-90-R, administration, scoring and procedures manual – I for the R(evised) version*. John Hopkins University School of Medicine: Eigendruck.

Di Bari, R. (1994). Relevanz einer defizitären Selbstaufmerksamkeits- und Handlungsorientierung bei Psychosomatikern. *Diplomarbeit, Ruhr-Universität Bochum, Fakultät für Psychologie.*

Dick, A., Grawe, K., Regli, D. & Heim, P. (1999). Was soll ich tun, wenn...? – Empirische Hinweise für die adaptive Feinsteuerung des Therapiegeschehens innerhalb einzelner Sitzungen. *Verhaltenstherapie & psychosoziale Praxis, 2, 253-279.*

Diedrich, U. (1989). *Die Explizierungsfähigkeit psychosomatischer Klienten in der Gesprächspsychotherapie*. Diplomarbeit, Ruhr-Universität Bochum, Fakultät für Psychologie.

Dijk, T. van & Kintsch, W. (1983). *Strategies of Discourse Comprehension*. New York: Harcourt.

Dikomey, H. (1994). *Psychosomatische Erkrankung als Selbstregulationsstörung: Prüfung auf klinische Relevanz*. Diplomarbeit, Ruhr-Universität Bochum, Fakultät für Psychologie.

Dörner, D. (2001). *Bauplan für eine Seele*. Reinbek: Rowohlt.

Düppe, M. (1997). *Interaktions- und Bearbeitungsmuster in der Therapie von Angst- und Persönlichkeitsstörungen*. Diplomarbeit, Ruhr-Universität Bochum, Fakultät für Psychologie.

Duval, S. & Wicklund, R.A. (1972). *A theory of objective self-awareness*. New York: Academic Press.

Ebeling, W. & Feistel, R. (1994). *Chaos und Kosmos – Prinzipien der Evolution*. Heidelberg: Spektrum Akademischer Verlag.

Ecker, W. (1996). Persönlichkeitsstörungen. In: M. Linden & M. Hautzinger (Hrsg.), *Verhaltenstherapie, 3. Auflage, 381-386*. Berlin: Springer.

Ekman, P. (1999). Basic Emotions. In: T. Dalgleish & M. Power (Eds.), *Handbook of Cognition and Emotion, 45-60*. New York: Wiley.

Elliott, R., Davis, K.L. & Slatick, E. (1998). Process Experiential Therapy for Posttraumatic Stress Difficulties. In: L.S. Greenberg, J.C. Watson & G. Lietaer (Eds.), *Handbook of Experiential Psychotherapy, 249-271*. New York: Guilford.

Ellis, A. (1979a). Das ABC der rational-emotiven Therapie. In: R. van Quekelberghe (Hrsg.), *Modelle kognitiver Therapien, 38-48.* München: Urban & Schwarzenberg.

Ellis, A. (1979b). Die wichtigsten Methoden der rational-emotiven Therapie. In: A. Ellis & R. Grieger (Hrsg.), *Handbuch der rational-emotiven Therapie, 155-165.* München: Urban & Schwarzenberg.

Ellis, A. (1979c). Ein integrativer psychotherapeutischer Ansatz. In: R. van Quekelberghe (Hrsg.), *Modelle kognitiver Therapien, 48-60.* München: Urban & Schwarzenberg.

Ellis, A. (1979d). Klinisch-therapeutische Grundlagen der rational-emotiven Therapie. In: A. Ellis & R. Grieger (Hrsg.), *Handbuch der rational-emotiven Therapie, 38-48.* München: Urban & Schwarzenberg.

Ellis, H.C. & Moore, B.A. (1999). Mood and Memory. In: T. Dalgleish & M. Power (Eds.), *Handbook of Cognition and Emotion, 193-210.* New York: Wiley.

Engelkamp, J. (1984a). Einleitung. In: J. Engelkamp (Hrsg.), *Psychologische Aspekte des Verstehens, 1-11.* Berlin: Springer.

Engelkamp, J. (1984b). Verstehen als Informationsverarbeitung. In: J. Engelkamp (Hrsg.), *Psychologische Aspekte des Verstehens, 31-53.* Berlin: Springer.

Engelkamp, J. (1994). Mentale Repräsentationen im Kontext verschiedener Aufgaben. In: H.J. Kornadt, J. Grabowski & R. Mangold-Allwinn (Hrsg.), *Sprache und Kognition, 37-54.* Berlin: Spektrum Akademischer Verlag.

English, T. (1980). *Transaktionsanalyse.* Hamburg: ISKO-Press.

Epke, S. (1995). *Klassifikation von Alkoholikertypen nach divergierenden Interaktionsmustern in der Psychotherapie.* Diplomarbeit, Ruhr-Universität Bochum, Fakultät für Psychologie.

Erickson, K.A. & Mattson, M.E. (1981). From words to meaning: A semantic illusion. *Journal of Verbal Learning and Verbal Behavior, 20, 540-551.*

Esser, P. (1978). Erlebnisaktivierung in der Psychotherapie. In: H. Bommert & H.D. Dahlhoff (Hrsg.), *Das Selbsterleben (Experiencing) in der Psychotherapie, 129-187.* München: Urban & Schwarzenberg.

Esser, P. (1983). *Erlebnisorientierte Psychotherapie.* Stuttgart: Kohlhammer.

Eysenck, A.J. & Rachman, F. (1973). *Neurosen – Ursachen und Heilmethoden.* Berlin: Deutscher Verlag der Wissenschaft.

Federwisch, B. (1995). *Dysfunktionale Beziehungsmuster bei psychosomatischen Klienten mit und ohne Persönlichkeitsstörungen.* Diplomarbeit, Ruhr-Universität Bochum, Fakultät für Psychologie.

Fenigstein, A. (1979). Self-consciousness, self-attention, and social interaction. *Journal of Personality and Social Psychology, 37, 75-86.*

Fenigstein, A. (1987). On the nature of public and private self-consciousness. *Journal of Personality, 55, 543-554.*

Fenigstein, A., Scheier, M.F. & Buss, A.H. (1975). Public and private self-consciousness: Assessment and theory. *Journal of Counseling and Clinical Psychology, 43, 522-527.*

Feshbach, N.D. (1997). Empathy: The Formative Years - Implications for Clinical Practice. In: A.C. Bohart & L.S. Greenberg (Eds.), *Empathy Reconsidered - New Di-*

rections in Psychotherapy, 33-59. Washington, DC: American Psychological Association.

Fiedler, P.A. (1980). Wider die Methodenintegration: Argumente für eine problemorientierte Psychotherapie (1). In: W. Schulz & M. Hautzinger (Hrsg.), *Klinische Psychologie und Psychotherapie, 43-50*. München: Steinbauer & Rau.

Fiedler, P.A. (1981). *Psychotherapieziel Selbstbehandlung*. Weinheim: Edition Psychologie.

Fiedler, P. (1993). Persönlichkeitsstörungen. In: H. Reinecker (Hrsg.), *Lehrbuch der Klinischen Psychologie. Modelle psychischer Störungen, 219-266*. Göttingen: Hogrefe.

Fiedler, P. (1994a). *Persönlichkeitsstörungen*. Weinheim: Psychologie Verlags Union.

Fiedler, P. (1994b). Persönlichkeitsstörungen. In: A. Ehlers & K. Hahlweg (Hrsg.), *Enzyklopädie der Psychologie: Klinische Psychologie, Bd. 2*. Göttingen: Hogrefe.

Fiedler, P. (1994c). Persönlichkeitsstörung. In: H. Reinecker (Hrsg.), *Fallsammlung zum Lehrbuch für Klinische Psychologie*. Göttingen: Hogrefe.

Fiedler, P. (1994d). Persönlichkeitsstörungen. In: H. Reinecker (Hrsg.), *Lehrbuch der Klinischen Psychologie. Modelle psychischer Störungen, 219-266*. Göttingen: Hogrefe.

Fiedler, P. (1995). Verhaltenstherapeutische Diagnostik bei Persönlichkeitsstörungen: Ein Schema zur Problemanalyse und Therapieplanung. *Verhaltensmodifikation und Verhaltensmedizin, 16, 223-244*.

Fiedler, P. (2000). *Integrative Psychotherapie bei Persönlichkeitsstörungen*. Göttingen: Hogrefe.

Foppa, K. (1994). Wie muß man was wissen, um sprechen (und verstehen) zu können? In: H.J. Kornadt, J. Grabowski & R. Mangold-Allwinn (Hrsg.), *Sprache und Kognition, 93-111*. Berlin: Spektrum Akademischer Verlag.

Forgas, J.P. (1999). Network Theories and Beyond. In: T. Dalgleish & M. Power (Eds.), *Handbook of Cognition and Emotion, 591-611*. New York: Wiley.

Franzoi, S.L. & Brewer, L.C. (1984). The experience of self-awareness and its relation to level of self-consciousness: An experimental sampling study. *Journal of Research in Personality, 18, 522-540*.

Frederiksen, C.H. (1972). Effects of task-induced cognitive operations on comprehension and memory processes. In: R. Freedle & J.B. Caroll (Eds.), *Language comprehension and the acquisition of knowledge*. Washington, DC: Winston.

Frederiksen, C.H. (1975a). Acquisition of semantic information from discourse: effects of repeated exposures. *Journal of Verbal Learning and Verbal Behavior, 14, 158-169*.

Frederiksen, C.H. (1975b). Effects of context-induces processing operations on semantic information acquired from discourse. *Cognitive Psychology, 7, 139-166*.

Frohburg, I. & Sachse, R. (1992). Steuerungseffekte im Verlauf der Psychotherapie oder: Wann arbeiten Klienten am intensivsten an der Klärung eigener Motive? In: R. Sachse, G. Lietaer & W.B. Stiles (Hrsg.), *Neue Handlungskonzepte der Klientenzentrierten Psychotherapie, 95-108*. Heidelberg: Asanger.

Fuhrmann, H. (1986). *Evaluation eines Focusing-Trainings für Therapeuten*. Diplomarbeit, Ruhr-Universität Bochum, Fakultät für Psychologie.

Fuß, D. (1995). *Selbstregulationsstörung und Streßverarbeitung bei Psychosomatikern.* Diplomarbeit, Ruhr-Universität Bochum, Fakultät für Psychologie.

Gäßler, B. (1994). *Psychotherapeuten als Experten. Gedächtnis und Informationsverarbeitung.* Regensburg: Roderer.

Gäßler, B. & Sachse, R. (1992a). Psychotherapeuten als Experten: Unter welchen Voraussetzungen können Psychotherapeuten die komplexe sprachliche Information ihrer Klienten verarbeiten? In: R. Sachse, G. Lietaer & W.B. Stiles (Hrsg.), *Neue Handlungskonzepte der Klientenzentrierten Psychotherapie, 133-142.* Heidelberg: Asanger.

Gäßler, B. & Sachse, R. (1992b). Psychotherapeuten als Experten. In: L. Montada (Hrsg.), *Bericht über den 38. Kongress der Deutschen Gesellschaft für Psychologie in Trier, 1, 663-664.* Göttingen: Hogrefe.

Gendlin, E.T. (1970). The significance of felt meaning. In: R. Cornier et al. (Eds.), *An introduction to philosophy.* Glenview.

Gendlin, E.T. (1978a). Eine Theorie der Persönlichkeitsveränderung. In: H. Bommert & H.D. Dahlhoff (Hrsg.), *Das Selbsterleben (Experiencing) in der Psychotherapie, 1-62.* München: Urban & Schwarzenberg.

Gendlin, E.T. (1978b). *Focusing.* New York: Everest House.

Gleick, J. (1990). *Chaos – die Ordnung des Universums.* München: Droemersche Verlagsanstalt Knaur.

Gödel, K. (1931). Über formal unentscheidbare Sätze der Principia Mathematica und verwandter Systeme, I. *Monatshefte für Mathematik und Physik, 38, 173-198.*

Gomes-Schwartz, B. (1978). Effective ingredients in psychotherapy: Prediction of outcome from process variables. *Journal of Consulting and Clinical Psychology, 36, 1023-1035.*

Goschke, T. (1996). Lernen und Gedächtnis: Mentale Prozesse und Gehirnstrukturen. In: G. Roth & W. Prinz (Hrsg.), *Kopf-Arbeit.* Heidelberg: Spektrum Akademischer Verlag.

Grabowski, J. (1994). Kommunikative Unschärfen – Zur Rezeption und Produktion von Richtungspräpositionen am Beispiel von „vor" und „hinter". In: H.J. Kornadt, J. Grabowski & R. Mangold-Allwinn (Hrsg.), *Sprache und Kognition, 183-208.* Berlin: Spektrum Akademischer Verlag.

Grabowski, J., Herrmann, T. & Weiß, P. (1992). *Wenn „vor" gleich „hinter" ist – zur multiplen Determination des Verstehens von Richtungspräpositionen* (Arbeiten aus dem Sonderforschungsbereich 245 „Sprache und Situation" Heidelberg/Mannheim, Bericht Nr. 45). Universität Mannheim: Lehrstuhl Psychologie III.

Graesser, A.C. (1981). *Prose comprehension beyond the word.* New York: Springer.

Graesser, A.C. & Nakamura, G.V. (1982). The impact of a schema on comprehension and memory. In: G.H. Bower (Ed.), *The psychology of learning and motivation, 16, 60-109.* New York: Academic Press.

Grawe, K. (1982). *Implikationen und Anwendungsmöglichkeiten der Vertikalen Verhaltensanalyse für die Sichtweise und Behandlung psychischer Störungen* (Forschungsbericht 1/86). Bern: Psychologisches Institut der Universität Bern.

Grawe, K. (1986). *Schema-Theorie und Heuristische Psychotherapie* (Forschungsbericht 2/86, 2. Auflage 1/87). Bern: Psychologisches Institut der Universität Bern.

Grawe, K. (1987a). Psychotherapie als Entwicklungsstimulation von Schemata. Ein Prozeß mit nicht voraussehbarem Ausgang. In: F.M. Caspar (Hrsg.), *Problemanalyse in der Psychotherapie. Bestandsaufnahme und Perspektiven, 72-87*. Tübingen: DGVT.

Grawe, K. (1987b). *Schema-Theorie und heuristische Psychotherapie* (Forschungsbericht Teil 2). Bern: Psychologisches Institut der Universität Bern.

Grawe, K. (1988a). Der Weg entsteht beim Gehen. Ein heuristisches Verständnis von Psychotherapie. *Verhaltenstherapie und Psychosoziale Praxis, 1, 39-49.*

Grawe, K. (1988b). Heuristische Psychotherapie. Eine schematheoretisch fundierte Konzeption des Psychotherapieprozesses. *Integrative Therapie, 4, 309-324.*

Grawe, K. (1992a). Komplementäre Beziehungsgestaltung als Mittel zur Herstellung einer guten Therapiebeziehung. In: J. Margraf & J.C. Brengekmann (Hrsg.), *Die Therapeut-Patient-Beziehung in der Verhaltenstherapie, 215-244*. München: Röttger.

Grawe, K. (1992b). *Schema theory and heuristic psychotherapy* (Forschungsbericht 1). Bern: Psychologisches Institut der Universität Bern.

Grawe, K. (1992c). Psychotherapieforschung zu Beginn der neunziger Jahre. *Psychologische Rundschau, 3, 132-162.*

Grawe, K. (1994). Psychotherapie ohne Grenzen – Von den Therapieschulen zur Allgemeinen Psychotherapie. *Verhaltenstherapie und psychosoziale Praxis, 26, 357-370.*

Grawe, K. (1995). Grundriss einer Allgemeinen Psychotherapie. *Psychotherapeut, 40, 130-145.*

Grawe, K. (1996). Klärung und Bewältigung. Zum Verhältnis der beiden wichtigsten therapeutischen Veränderungsprinzipien. In H.S. Reinecker & D. Schmelzer (Hrsg.), *Verhaltenstherapie, Selbstregulation, Selbstmanagement, 49-74*. Göttingen: Hogrefe.

Grawe, K. (1997). „Moderne Verhaltenstherapie" oder allgemeine Psychotherapie? *Verhaltenstherapie und Verhaltensmedizin, 18, 137-159.*

Grawe, K. (1998). *Psychologische Therapie*. Göttingen: Hogrefe.

Grawe, K. (1999). Wie kann Psychotherapie noch wirksamer werden? *Verhaltenstherapie & psychosoziale Praxis, 2, 185-199.*

Grawe, K. & Caspar, F.M. (1984). Die Plananalyse als Konzept und Instrument für die Psychotherapieforschung. In Baumann, U. (Hrsg.), *Psychotherapieforschung. Makro- und Mikroperspektive, 177-197*. Göttingen: Hogrefe.

Grawe, K., Caspar, F.M. & Ambühl, H. (1990a). Differentielle Psychotherapieforschung: Vier Therapieformen im Vergleich: Prozessvergleich. *Zeitschrift für Klinische Psychologie, 19 (4), 316-337.*

Grawe, K., Caspar, F.M. & Ambühl, H. (1990b). Die Berner Therapievergleichsstudie: Wirkungsvergleich und differentielle Indikation. *Zeitschrift für Klinische Psychologie, 19 (4), 338-361.*

Grawe, K., Donati, R. & Bernauer, F. (1994). *Psychotherapie im Wandel. Von der Konfession zur Profession*. Göttingen: Hogrefe.

Grawe, K., Regli, D., Smith, E. & Dick, A. (1999). Wirkfaktorenanalyse ein Spektroskop für die Psychotherapie. *Verhaltenstherapie und Psychosoziale Praxis, 2, 201-225.*

Greenberg, L.S. (1984a). A Task Analysis of Intrapersonal Conflict Resolution. In: L.N. Rice & L.S. Greenberg (Eds.), *Patterns of Change. Intensive Analysis of Psychotherapy Process, 67-123.* New York: Guilford Press.

Greenberg, L.S. (1984b). Task Analysis: The General Approach. In: L.N. Rice & L.S. Greenberg (Eds.), *Patterns of Change. Intensive Analysis of Psychotherapy Process, 124-148.* New York: Guilford Press.

Greenberg, L.S. & Elliott, R. (1997). Varieties of Empathic Responding. In: A.C. Bohart & L.S. Greenberg (Eds.), *Empathy Reconsidered - New Directions in Psychotherapy, 167-186.* Washington, DC: American Psychological Association.

Greenberg, L.S. & Paivio, S.C. (1997). *Working with Emotions in Psychotherapy.* New York: Guilford Press.

Greenberg, L.S. & Pinsof, W.M. (1986). Process Research: Current Trends and Future Perspektives. In: L.S. Greenberg & Pinsof, W.M. (Eds.), *The Psychotherapeutic Process: A Research Handbook, 3-20.* New York: Guilford Press.

Greenberg, L.S., Rice, L.N. & Elliott, R. (1993). *Facilitating Emotional Change: The Moment-by-Moment Process.* New York: Guilford.

Grossek, G. (1990). *Physiologische Faktoren als Erfolgsindikatoren im Focusing-Prozeß bei Nicht-Psychosomatikern.* Diplomarbeit, Ruhr-Universität Bochum, Fakultät für Psychologie.

Gruber, H. (1994). *Expertise - Modelle und empirische Untersuchungen.* Opladen: Westdeutscher Verlag.

Guidano, V.F. & Liotti, G. (1983). *Cognitive processes and emotional disorders.* New York: Guilford Press.

Guidano, V.F. & Liotti, G. (1985). A Constructivist Foundation for Cognitive Therapy. In: M.J. Mahoney & A. Freeman (Eds.), *Cognition and psychotherapy.* New York: Plenum.

Haken, H. (1981). *Synergetik: Die Lehre vom Zusammenwirken.* Berlin: Ullstein.

Haken, H. (1995). *Synergetik: Die Lehre vom Zusammenwirken.* Hamburg: Rowohlt.

Hartley, D.E. & Strupp, H.H. (1983). The therapeutic alliance: Its relationship to outcome in brief psychotherapy. In: J. Masling (Ed.), *Empirical studies of psychoanalytic theories (Vol. 1), 1-38.* Hillsdale, NJ: Analytic Press.

Heckhausen, H. (1963). Eine Rahmentheorie der Motivation in zehn Thesen. *Zeitschrift für experimentelle und angewandte Psychologie, 10, 604-624.*

Heckhausen, H. (1969). Förderung der Lernmotivierung und der intellektuellen Tüchtigkeit. In Roth, H. (Hrsg.), *Begabung und Lernen. Ergebnisse und Folgerungen neuer Forschungen, 193-228.* Stuttgart: Klett.

Heckhausen, H. (1977). Motivation: Kognitionspsychologische Aufspaltung eines summarischen Konstrukts. *Psychologische Rundschau, 28, 175-189.*

Heckhausen, H. (1980). *Motivation und Handeln: Lehrbuch der Motivationspsychologie.* Berlin: Springer.

Heckhausen, H. (1987a). Wünschen – Wählen – Wollen. In: H. Heckhausen, P.M. Gollwitzer & F.E. Weinert (Hrsg.), *Jenseits des Rubikon: Der Wille in den Humanwissenschaften, 1-9.* Berlin: Springer.

Heckhausen, H. (1987b). Vorsatz, Wille und Bedürfnis: Lewins frühes Vermächtnis und ein zugeschütteter Rubikon. In: H. Heckhausen, P.M. Gollwitzer & F.E. Weinert

(Hrsg.), *Jenseits des Rubikon: Der Wille in den Humanwissenschaften, 86-96*. Berlin: Springer.

Heckhausen, H. (1987c). Perspektiven einer Psychologie des Wollens. In: H. Heckhausen, P.M. Gollwitzer & F.E. Weinert (Hrsg.), *Jenseits des Rubikon: Der Wille in den Humanwissenschaften, 121-141*. Berlin: Springer.

Heckhausen, H. (1987d). Intentionsgeleitetes Handeln und seine Fehler. In: H. Heckhausen, P.M. Gollwitzer & F.E. Weinert (Hrsg.), *Jenseits des Rubikon: Der Wille in den Humanwissenschaften, 143-175*. Berlin: Springer.

Hedlund, S. & Rude, S.S. (1995). Evidence of latent depressive schemas in formerly depressed individuals. *Journal of Abnormal Psychology, 104, 517-525*.

Helfer, M. (1994). *Kontrollüberzeugungen, Selbstaufmerksamkeit und Psychosomatik*. Diplomarbeit, Ruhr-Universität Bochum, Fakultät für Psychologie.

Hempelmann, J. (1995). *Angst und Streßverarbeitung bei Psychosomatikern*. Diplomarbeit, Ruhr-Universität Bochum, Fakultät für Psychologie.

Henry, W.P., Strupp, H.H., Schacht, T.E. & Gaston, L. (1994). Psychodynamic approaches. In: A.E. Bergin & S.L. Garfield (Eds.), *Handbook of Psychotherapy and Behavior Change*. New York: Wiley.

Herrmann, T. (1969). *Lehrbuch der empirischen Persönlichkeitsforschung*. Göttingen: Hogrefe.

Herrmann, T. (1972). *Einführung in die Psychologie: Sprache*. Frankfurt: Akademische Verlagsgesellschaft.

Herrmann, T. (1982). *Sprechen und Situation*. Berlin: Springer.

Herrmann, T. (1984). „Sprachverstehen“ und das Verstehen von Sprechern. In: J. Engelkamp (Hrsg.), *Psychologische Aspekte des Verstehens, 15-30*. Berlin: Springer.

Herrmann, T. (1985). *Allgemeine Sprachpsychologie. Grundlagen und Probleme*. München: Urban & Schwarzenberg.

Herrmann, T. & Grabowski, J. (1994). *Sprechen – Psychologie der Sprachproduktion*. Berlin: Spektrum Akademischer Verlag.

Herrmann, T. & Laucht, M. (1977). Pars pro toto. Überlegungen zur situationsspezifischen Variation des Sprechens. *Psychologische Rundschau, 28, 247-265*.

Hildebrand, D.K., Laing, J.D. & Rosenthal, H. (1974). Prediction logic and quasi-independence in empirical evaluation of formal theory. *Journal of Mathematical Sociology, 3, 163-185*.

Hildebrand, D.K., Laing, J.D. & Rosenthal, H. (1976). Prediction analysis in political research. *The American Political Science Review, 70, 509-535*.

Hildebrand, D.K., Laing, J.D. & Rosenthal, H. (1977a). Analysis of ordinal data. *Series: Quantitative applications in the social science, 8*. Beverly Hills: Sage.

Hildebrand, D.K., Laing, J.D. & Rosenthal, H. (1977b). *Prediction analysis of cross classifications*. New York: Wiley.

Hille, K. (1997). *Die künstliche Seele – Analyse einer Theorie*. Wiesbaden: Deutscher Universitätsverlag.

Hörmann, H. (1976a). *Meinen und Verstehen: Grundzüge einer psychologischen Semantik*. Frankfurt: Suhrkamp.

Hörmann, H. (1976b). The concept of sense constancy. *Lingua, 39, 269-280*.

Hörmann, H. (1983). *Was tun die Wörter miteinander im Satz? oder: Wieviele sind einige, mehrere und ein paar?* Göttingen: Hogrefe.

Horowitz, M.J. (1987). *States of Mind*. New York: Plenum Medical Book Company.

Horowitz, M.J., Marmar, C., Weiss, D.S., DeWitt, K.N. & Rosenbaum, R. (1984). Brief Psychotherapy of bereavement reactions: The relationship of process to outcome. *Archives of General Psychiatry, 41, 438-448.*

Janke, W., Erdmann, G. & Kallus, W. (1985). *Der Streßverarbeitungsfragebogen (SVF)*. Göttingen: Hogrefe.

Jansen, B. (1995). *Präzisierung der Alexithymie als affektive Reflexionsvermeidung und deren Implikationen*. Diplomarbeit, Ruhr-Universität Bochum, Fakultät für Psychologie.

Jeger, P. (1996). *Reflektieren und Handeln*. Unveröffentlichte Dissertation, Institut für Psychologie der Universität Bern.

Johnson-Laird, P.N. (1983). *Mental models: Towards a cognitive science of language, inference, and consciousness*. Cambridge: Cambridge University Press.

Johnson, S.M. & Greenberg, L.S. (1994). Emotion in Intimate Relationships: Theory and Implications for Therapy. In: S.M. Johnson & L.S. Greenberg (Eds.). *The Heart of the Matter. Perspectives on Emotion in Marital Therapy, 3-22*. New York: Brunner/Mazel Publishers.

Kalle, S. (1994). *Die Auswirkung der Selbstaufmerksamkeit von Psychosomatikern auf den Therapieverlaufsprozeß*. Diplomarbeit, Ruhr-Universität Bochum, Fakultät für Psychologie.

Kintsch, W. (1988). The role of knowledge in discourse comprehension: A construction-integration model. *Psychological Review, 95, 16-182.*

Klaßen-Leithoff, B. (1997). *Dysfunktionale Bearbeitungs- und Interaktionsmuster bei Psychosomatikern mit histrionischer Störung*. Diplomarbeit, Ruhr-Universität Bochum, Fakultät für Psychologie.

Kockott, G. (1996). Sexuelle Störungen. In: J. Margraf (Hrsg.), *Lehrbuch der Verhaltenstherapie, 295-318*. Berlin: Springer.

Kockott, G. & Fahrner, E.M. (2000). *Sexualstörungen des Mannes*. Göttingen: Hogrefe.

Krampen, G. (1981). *IPC-Fragebogen zu Kontrollüberzeugungen („Locus of control"): Handanweisung*. Göttingen: Hogrefe.

Kriz, J. (1992). *Chaos und Struktur – Systemtheorie Band 1*. München: Quintessenz.

Kuhl, J. (1983a). Emotion, Kognition und Motivation: II. Die funktionale Bedeutung der Emotionen für das problemlösende Denken und für das konkrete Handeln. *Sprache & Kognition, 2, 228-253.*

Kuhl, J. (1983b). *Motivation, Konflikt und Handlungskontrolle*. Berlin: Springer.

Kuhl, J. (1994a). A theory of action and state orientation. In J. Kuhl & J. Beckmann (Eds.), *Volition and Personality. Action versus state orientation, 9-46*. Seattle: Hogrefe & Huber Publishers.

Kuhl, J. (1994b). Action versus state orientation: Psychometric properties of the Action Control Scale (ACS-90). In: K. Kuhl & J. Beckmann (Eds.), *Volition and Personality. Action versus state orientation, 47-59*. Seattle: Hogrefe & Huber Publishers.

Kuhl, J. (1994c). Handlungs- und Lageorientierung. In: W. Sarges (Hrsg.), *Managementdiagnostik (2. Aufl.)*. Göttingen: Hogrefe.

Kuhl, J. (1994d). Wille und Freiheitserleben: Formen der Selbststeuerung. In: J. Kuhl & H. Heckhausen (Hrsg.), *Motivation, Volition und Handlung. Enzyklopädie der Psychologie, Serie Motivation und Emotion, Bd. 4*. Göttingen: Hogrefe.

Kuhl, J. & Beckmann, J. (1994). Alienation: Ignoring one`s preferences. In Kuhl, J. & Beckmann, J. (Eds.), *Volition and Personality: Action versus state orientation, 375-390*. Göttingen: Hogrefe.

Kuhl, J. & Eisenbeißer, T. (1986). Mediating versus mediating cognitions in human motivation: Action control, inertial motivation, and the alienation effect. In: J. Kuhl & J.W. Atkinson (Eds.), *Motivation, thought, and action, 288-306*, New York: Praeger.

Kukorus, P. (1995). *Lageorientierte Handlungsregulationsstörung im Kern eines Funktionsmodells psychosomatischer Erkrankungen*. Diplomarbeit, Ruhr-Universität Bochum, Fakultät für Psychologie.

Laaks, G. (1989). *Der Einfluß interaktioneller Ziele und der Attribuierungen von Klienten auf das Prozeßgeschehen im Focusing*. Diplomarbeit, Ruhr-Universität Bochum, Fakultät für Psychologie.

Laessle, R.G., Wurmser, H. & Pirke, K.M. (1996). Essstörungen. In: J. Margraf (Hrsg.), *Lehrbuch der Verhaltenstherapie, 191-214*. Berlin: Springer.

Langenbach, M. (1987). *Auswirkungen unangemessener Therapeuten-Interventionen auf den Klienten im Focusing*. Diplomarbeit, Ruhr-Universität Bochum, Fakultät für Psychologie.

Langer, E.J. & Abelson, R.P. (1974). A patient by any other name...: Clinician group difference in labelling bias. *Journal of Consulting and Clinical Psychology, 42, 4-9.*

Lazarus, R.S. (1966). *Psychological stress and the coping process*. New York: McGraw Hill.

Lazarus, R.S. (1984). On the primacy of cognition. *American Psychologist, 39, 124-129.*

Lazarus, R.S. (1991). Cognition and motivation in emotion. *American Psychologist, 46, 4, 352-367.*

Lazarus, R.S. (1999). The Cognition-Emotion Debate: A Bit of History. In: T. Dalgleish & M. Power (Eds.), *Handbook of Cognition and Emotion, 3-19*. New York: Wiley.

Lazarus, R.S., Averill, J.R. & Opton, E.M.jr. (1970). Towards a cognitive theory of emotion. In: Arnold, M.B. (Ed.), *Feelings and emotions, 207-232*. New York: Academic Press.

Lazarus, R.S., Cohen, J.B., Folkman, S., Kanner, A. & Schaefer, C. (1980a). Psychological stress and adaptation: Some unresolved issues. In: H. Selye (Ed.), *Selye's guide to stress research. Vol. 1, 90-117*. New York: Van Nostrad Reinhold.

Lazarus, R.S., Kanner, A.D. & Folkman, S. (1980b). Emotions: A cognitive-phenomenological analysis. In: R. Plutchik & H. Kellerman (Eds.), *Emotion. Theory, Research and Experience, Vol. 1, 189-217*. New York: Academic Press.

LeDoux, J.E. (1987). Emotion. In: F. Plum (Ed.), *Handbook of Physiology. Section 1: The Nervous System. Vol. 5, Higher Functions of the Brain, 419-460*. Bethesda: American Physiological Society.

LeDoux, J.E. (1989). Cognitive-emotional interactions in the brain. *Cognition and Emotion, 3, 267-289.*

LeDoux, J.E. (1994). Emotion, memory and the brain. *Scientific American, 270, 32-39.*

LeDoux, J.E. (1998). *The Emotional Brain – The Mysterious Underpinnings of Emotional Life.* London: Weidenfeld & Nicolson.

LeDoux, J.E., Romanski, L.M. & Xagoraris, A.E. (1989). Indelibility of subcortical emotional memories. *Journal of Cognitive Neuroscience, 1, 238-243.*

Lehnert, W.G. (1980). *Affect units and narrative summarization (Technical Report No. 179).* Yale University, Department of Computer Science.

Leisch, M. (1998). *Mikro-Prozess-Analyse der Therapeut-Klient-Beziehung bei Angstklienten ohne Interaktionsstörungen.* Diplomarbeit, Ruhr-Universität Bochum, Fakultät für Psychologie.

Le Ny, J.F. (1993). Wie kann man mentale Repräsentationen repräsentieren? In: J. Engelkamp & T. Pechmann (Hrsg.), *Mentale Repräsentation, 30-39.* Bern: Huber.

Leventhal, H. & Scherer, K. (1987). The relationship of emotion to cognition: a functional approach to a semantic controversy. *Cognition and Emotion, 1, 3-28.*

Liotti, G. (1988). Attachment and cognition: A guideline for the reconstruction of early pathogenic experiences in cognitive psychotherapy. In: C. Perris, M. Bleckburn & H. Perris (Eds.), *Cognitive Psychotherapy. Theory and Practice, 62-79.* Berlin: Springer.

Liotti, G. (1991). Insecure attachment and agoraphobia. In: C.M. Parkes, J. Stevenson-Hinde & P. Marris (Eds.), *Attachment across the Life Cycle, 216-233.* London: Routledge.

Litz, A. (1995). *Streß und Streßbewältigung bei psychosomatischen Klienten.* Diplomarbeit, Ruhr-Universität Bochum, Fakultät für Psychologie.

Loftus, E.F. (1975). Leading questions and eyewitness report. *Cognitive Psychology, 7, 560-572.*

Loftus, E.F. & Palmer, J.C. (1974). Reconstruction of Automobile Destruction: An Example of the Interaction between Language and Memory. *Journal of Verbal Learning and Verbal Behavior, 13, 585-589.*

Luborsky, L. (1984). *Principles of psychoanalytic psychotherapy.* New York: Basic Books.

Luborsky, L., Mintz, J., Auerbach, A., Christoph, P., Bachrach, H., Todd, T., Johnson, M., Cohen, M. & O'Brien, E.P. (1980). Predicting the outcome of psychotherapy: Findings of the Penn Psychotherapy Project. *Archives of General Psychiatry, 37, 471-481.*

MacLeod, C. (1999). Anxiety and Anxiety Disorders. In: T. Dalgleish & M. Power (Eds.), *Handbook of Cognition and Emotion, 447-477.* New York: Wiley.

Maetze, S. (1995). *Dysfunktionale Interaktionsmuster bei psychosomatischen Klienten mit und ohne Persönlichkeitsstörungen.* Diplomarbeit, Ruhr-Universität Bochum, Fakultät für Psychologie.

Malitte, N. (1997). *Dysfunktionale Bearbeitungs- und Interaktionsmuster von Psychosomatikern mit narzißtischer Störung.* Diplomarbeit, Ruhr-Universität Bochum, Fakultät für Psychologie.

Mandl, H. & Huber, G.L. (1983). Theoretische Grundpositionen zum Verhältnis von Emotion und Kognition. In: H. Mandl & G.L. Huber (Hrsg.), *Emotion und Kognition, 1-60*. München: Urban & Schwarzenberg.

Martin, D.G. (1972). *Learning-based client-centered therapy.* Monterey, California: Brooks, Cole.

Marziali, E. (1984). Three viewpoints on the therapeutic alliance: Similarities, differences, and association with psychotherapy outcome. *Journal of Nervous and Mental Disease, 7, 417-423.*

Marziali, E., Marmar, C. & Krupnick, J. (1981). Therapeutic alliance scales: Development and relationship to psychotherapy outcome. *American Journal of Psychiatry, 138, 361-364.*

Merdian, F. (1977). *Kommunikation über Personen. Zur Verarbeitung evaluativer Äußerungen durch den Hörer.* Bochum: Studienverlag Brockmeyer.

Millon, Th. (1996). *Disorders of Personality. DSM IV and Beyond.* New York: Wiley.

Moras, K. & Strupp, H.H. (1982). Pretherapy interpersonal relations, patients' alliance, and outcome in brief therapy. *Archives of General Psychiatry, 39, 405-409.*

Morfill, G. & Scheingraber, H. (1991). *Chaos ist überall ... und es funktioniert.* Berlin: Ullstein.

Morgan, R.W. (1978). The relationships among the therapeutic alliance, therapist facilitative behaviours, patient insight, patient resistance and treatment outcome in psychoanalytically oriented psychotherapy. *Dissertation Abstracts International, 38, 3408B.*

Morgan, R., Luborsky, L., Crits-Christoph, P., Curtis, H. & Solomon, J. (1982). Predicting the outcomes of psychotherapy by the Penn Helping Alliance Rating Method. *Archives of General Psychiatry, 39, 397-402.*

Murdock, N.L. & Fremont, S.K. (1989). Attributional influences in counselor decision making. *Journal of Counseling Psychology, 36, 4, 417-422.*

Muß, B. (1993). *Auffälligkeiten in der Körperwahrnehmung von Psychosomatikern.* Diplomarbeit, Ruhr-Universität Bochum, Fakultät für Psychologie.

Neumann, W. & Sachse, R. (1992). Zielorientiertes Handeln im Focusing: Die Entwicklung überprüfbarer Handlungsmodelle für den Focusing-Prozeß. In: R. Sachse, G. Lietaer & W.B. Stiles (Hrsg.), *Neue Handlungskonzepte der Klientenzentrierten Psychotherapie, 161-174.* Heidelberg: Asanger.

Norman, D.A. & Bobrow, D.G. (1975). On the role of active memory processes in perception and cognition. In: C.N. Cofer (Ed.), *The structure of human memory.* San Francisco: Freeman.

Nuyken, K. (1996). *Demoralisierung bei psychosomatisch erkrankten Patienten.* Diplomarbeit, Ruhr-Universität Bochum, Fakultät für Psychologie.

Öhman, A. (1986). Face the beast and fear the face: animal and social fears as prototypes of evolutionary analyses of emotion. *Psychophysiology, 23, 123-145.*

Öhman, A. (1999). Distinguishing Unconscious from Conscious Emotional Processes: Methodological Considerations and Theoretical Implications. In: T. Dalgleish & M. Power (Eds.), *Handbook of Cognition and Emotion, 321-352.* New York: Wiley.

Orlinsky, D.E., Grawe, K., & Parks, B.K. (1994). Process and outcome in psychotherapy. In: A.E. Bergin & S.L. Garfield (Eds.), *Handbook of psychotherapy and behaviour change, 4th edition, 270-276*. New York: Wiley.

Orlinsky, D.E. & Howard, K.I. (1986). Process and outcome in psychotherapy. In: A.E. Bergin & S.L. Garfield (Eds.), *Handbook of psychotherapy and behavior change, 1st edition, 311-384*. New York: Wiley.

Paivio, F.C. & Nieuwenhuis, J.A. (2000). Efficacy of emotion-focused therapy for adult survivors of child abuse. *Journal of traumatic stress, 14, 136-148*.

Palmer, S.E. (1978). Fundamental aspects of cognitive representation. In: E. Rosch & B.B. Lloyd (Eds.), *Cognition and categorization, 259-303*. Hillsdale, N.J.: Erlbaum.

Pascual-Leone, J. (1990a). Reflections on life-span intelligence, consciousness and ego development. In: C.N. Alexander & E. Langer (Eds.), *Higher stages of human development, 258-285*. New York: Oxford University Press.

Pascual-Leone, J. (1990b). An essay on wisdom: Toward organismic processes that make it possible. In: R.J. Sternberg (Ed.), *Wisdom: Its nature, origins and development, 244-278*. New York: Cambridge University Press.

Pascual-Leone, J. (1991). Emotions, development, and psychotherapy: A dialectical-constructivist perspective. In: J.D. Safran & L.S. Greenberg (Eds.), *Emotion, psychotherapy, and change, 302-335*. New York: Guilford.

Patrikalakis, J. (1995). *Psychosomatiker im Gesprächspsychotherapieprozeß: Die Auswirkung stringenten Therapeutenverhaltens*. Diplomarbeit, Ruhr-Universität Bochum, Fakultät für Psychologie.

Peitgen, H.O., Jürgens, H. & Saupe, D. (1998). *Chaos – Bausteine der Ordnung*. Hamburg: Rowohlt.

Peitgen, H.O. & Richter, P.H. (1986). *The Beauty of Fractals*. Berlin: Springer-Verlag.

Perrig, W.J., Wippich, W. & Perrig-Chiello, P. (1993). *Unbewußte Informationsverarbeitung*. Bern: Huber.

Piaget, J. (1936). *La naissance de intelligence chez lenfant*. Neuchatel: Delachaux & Niestle.

Piaget, J. (1976). *Die Äquilibration kognitiver Strukturen*. Stuttgart: Klett.

Pichert, J.W. & Anderson, R.C. (1977). Taking different perspectives of a story. *Journal of Educational Psychology, 69, 309-315*.

Piper, W.E., Azim, F.A., Joyce, S.A. & McCallum, M. (1991). Transference interpretations, therapeutic alliance and outcome in short-term individual psychotherapy. *Archives of General Psychiatry, 48, 946-953*.

Pleiger, S. (1996). *Selbstaufmerksamkeit und Selbstakzeptierung als Prädiktoren psychosomatischer Beschwerden*. Diplomarbeit, Ruhr-Universität Bochum, Fakultät für Psychologie.

Plutchik, R. (1980). *Emotion: A psychoevolutionary synthesis*. New York: Harper & Row.

Pörschke, S. (1994). *Die Auswirkungen der sozialen Unsicherheit von Psychosomatikern auf den Therapieverlaufsprozeß*. Diplomarbeit, Ruhr-Universität Bochum, Fakultät für Psychologie.

Power, M.J. & Dalgleish, T. (1997). *Cognition and Emotion: From Order to Disorder*. Hove: Psychology Press.

Prigogine, I. & Stengers, I. (1986). *Dialog mit der Natur.* München: Piper.

Raum, U. & Sachse, R. (1992). Zielgerichtetes Handeln in der Gesprächstherapie: Eine Untersuchung zum zeitlichen Verlauf therapeutischen Handelns und zur Handlungskontrolle. In: R. Sachse, G. Lietaer & W.B. Stiles (Hrsg.), *Neue Handlungskonzepte der Klientenzentrierten Psychotherapie, 143-152.* Heidelberg: Asanger.

Rice, L.N. & Greenberg, L.S. (1984). Introduction. In: L.N. Rice & L.S. Greenberg (Eds.), *Patterns of Change. Intensive Analysis of Psychotherapy Process, 1-4.* New York: Guilford Press.

Rice, L.N. & Saperia, E.P. (1984). Task Analysis of the Resolution of Problematic Reactions. In: L.N. Rice & L.S. Greenberg (Eds.), *Patterns of Change. Intensive Analysis of Psychotherapy Process, 29-66.* New York: Guilford Press.

Ries, M. (1993). *Die Beeinflussbarkeit der Körperwahrnehmung von Psychosomatikern.* Diplomarbeit, Ruhr-Universität Bochum, Fakultät für Psychologie.

Rogers, C.R. (1959). A theory of therapy, personality, and interpersonal relationships as developed in the client-centered framework. In: S. Koch (Ed.), *Psychology: A study of science, 3, 184-256.* New York: Mc Graw-Hill.

Rohde, D. (1994). *Psychosomatische Erkrankung als Selbstregulationsstörung: Ein Modelltest.* Diplomarbeit, Ruhr-Universität Bochum, Fakultät für Psychologie.

Rosenthal, R. (1991). *Meta-analytic procedures for social research.* Sage: Newbury Park.

Rothbart, M., Evans, M. & Fulero, S. (1979). Recall for confirming events: Memory processes and the maintainance of social stereotypes. *Journal of Experimental Social Psychology, 15, 343-355.*

Rüter, S. (1996). *Handlungs-Lage-Orientierung und Kontrollüberzeugung als Prädiktoren psychosomatischer Beschwerden.* Diplomarbeit, Ruhr-Universität Bochum, Fakultät für Psychologie.

Sachse, R. (1982). Der Begriff des „Klientenzentrierten Handelns“ und seine therapeutischen Konsequenzen: Vier Thesen für ein erweitertes Verständnis. *GwG-Info 40, 44-50.*

Sachse, R. (1983). Das Ein-Personen-Rollenspiel: Ein integratives Therapieverfahren. *Partnerberatung, 4, 187-200.*

Sachse, R. (1984). Vertiefende Interventionen in der Klientenzentrierten Psychotherapie. *Partnerberatung, 5, 106-113.*

Sachse, R. (1985). Focusing als prozesszielorientiertes Therapieangebot. *GwG-Info 60, 14-30.*

Sachse, R. (1986a). *Gesprächspsychotherapie.* Kurseinheit zum Kurs „Formen der Psychotherapie“ im Projekt „Wege zum Menschen“ der Fern-Universität Hagen.

Sachse, R. (1986b). Was bedeutet „Selbstexploration“ und wie kann ein Therapeut den Selbstklärungsprozeß des Klienten fördern? Versuch einer theoretischen Klärung mit Hilfe sprachpsychologischer Konzepte. *GwG-Info 64, 33-52.*

Sachse, R. (1986c). Selbstentfaltung in der Gesprächspsychotherapie mit vertiefenden Interventionen. *Zeitschrift für Personenzentrierte Psychologie und Psychotherapie, 5, 183-193.*

Sachse, R. (1987). Funktion und Gestaltung der therapeutischen Beziehung in der Klientenzentrierten Psychotherapie bei interaktionellen Zielen und Interaktionsproblemen des Klienten. *Zeitschrift für Klinische Psychologie, Psychopathologie und Psychotherapie, 35, 219-230.*

Sachse, R. (1988a). *From attitude to action: On the necessity of an action-oriented approach in client-centered therapy.* Berichte aus der Arbeitseinheit Klinische Psychologie, Fakultät für Psychologie, Ruhr-Universität Bochum, 64.

Sachse, R. (1988b). Das Konzept des empathischen Verstehens: Versuch einer sprachpsychologischen Klärung und Konsequenzen für das therapeutische Handeln. In: GwG (Hrsg.), *Orientierung an der Person: Diesseits und Jenseits von Psychotherapie, Bd. 2, 162-174.*

Sachse, R. (1988c). Steuerung des Explizierungsprozesses von Klienten durch zentrale Bearbeitungsangebote des Therapeuten. In: W. Schönpflug (Hrsg.), *Bericht über den 36. Kongress der Deutschen Gesellschaft für Psychologie in Berlin, Bd. 1.* Göttingen: Hogrefe.

Sachse, R. (1989). Zur allgemeinpsychologischen Fundierung von Klientenzentrierter Therapie: Die Theorien zur „Konzeptgesteuerten Informationsverarbeitung“ und ihre Bedeutung für den Verstehensprozeß. In: R. Sachse & J. Howe (Hrsg.), *Zur Zukunft der Klientenzentrierten Psychotherapie, 76-101.* Heidelberg: Asanger.

Sachse, R. (1990a). Concrete interventions are crucial: The influence of therapist‘s processing-proposals on the client‘s intrapersonal exploration. In: G. Lietaer, J. Rombauts & R. van Balen (Eds.), *Client-centered and experiential psychotherapy towards the nineties, 295-308.* Leuven: University Press.

Sachse, R. (1990b). The influence of therapists‘ processing proposals on the explication process of the client. *Person-Centered Review, 5, 321-344.*

Sachse, R. (1990c). Acting purposefully in client-centered therapy. In: P.J.D. Drenth, J.A. Sergeant & R.-J. Takens (Eds.), *European perspectives in psychology, 1, 65-80.* New York: Wiley.

Sachse, R. (1990d). *Ein sprach- und textpsychologisch fundiertes Verfahren zur Mikro-Prozeßanalyse der Therapeut-Klient-Interaktion: Manual für formale, inhaltliche und Bearbeitungs-Analyse von Klienten- und Therapeutenäußerungen (Finbe-System).* Berichte aus der Arbeitseinheit Klinische Psychologie, Fakultät für Psychologie, Ruhr-Universität Bochum, 65, 2. Fassung.

Sachse, R. (1990e). Dialog zwischen Expertinnen oder: Das Ergänzungsverhältnis von Verhaltenstherapie, Kognitiver Therapie und Gesprächspsychotherapie. *Verhaltenstherapie und Psychosoziale Praxis, 22, 167-198.* Auch erschienen in: Verhaltenstherapie / Therapie Comportementale. *Zeitschrift der Schweizerischen Gesellschaft für Verhaltenstherapie, 3, 9-40.*

Sachse, R. (1990f). Schwierigkeiten im Explizierungsprozeß psychosomatischer Klienten: Zur Bedeutung von Verstehen und Prozeßdirektivität. *Zeitschrift für Klinische Psychologie, Psychopathologie und Psychotherapie, 38, 191-205.*

Sachse, R. (1991a). Zielorientiertes Handeln in der Gesprächspsychotherapie: Steuerung des Explizierungsprozesses von Klienten durch zentrale Bearbeitungsangebote des Therapeuten. In: D. Schulte (Hrsg.), *Therapeutische Entscheidungen, 89-106.* Göttingen: Hogrefe.

Sachse, R. (1991b). Spezifische Wirkfaktoren in der Klientenzentrierten Psychotherapie: Zur Bedeutung von Bearbeitungsangeboten und Inhaltsbezügen. *Verhaltenstherapie und psychosoziale Praxis, 23, 157-171.*

Sachse, R. (1991c). Gesprächspsychotherapie als „affektive Psychotherapie“: Bericht über ein Forschungsprojekt. Teil 1 in *GwG-Zeitschrift 83, 30-42.* Teil 2 in *GwG-Zeitschrift 84, 32-40.*

Sachse, R. (1991d). *Potentials and difficulties of the process of understanding in psychotherapy: The concept of „empathic understanding“ as viewed in psycholinguistics and cognitive psychology.* Berichte aus der Arbeitseinheit Klinische Psychologie, Fakultät für Psychologie, Ruhr-Universität Bochum, 73.

Sachse, R. (1991e). Probleme und Potentiale in der gesprächspsychotherapeutischen Behandlung psychosomatischer Klienten. In: J. Finke & L. Teusch (Hrsg.), *Gesprächspsychotherapie bei Neurosen und Psychosomatischen Erkrankungen, 197-215.* Heidelberg: Asanger

Sachse, R. (1991f). *Selbstaufmerksamkeit und Streßbewältigung.* Habilitationsvortrag, Ruhr-Universität Bochum. Berichte aus der Arbeitseinheit Klinische Psychologie, Fakultät für Psychologie, Ruhr-Universität Bochum, 75.

Sachse, R. (1992a). *Zielorientierte Gesprächspsychotherapie – Eine grundlegende Neukonzeption.* Göttingen: Hogrefe.

Sachse, R. (1992b). Zielorientiertes Handeln in der Gesprächspsychotherapie: Zum tatsächlichen und notwendigen Einfluß von Therapeuten auf die Explizierungsprozesse bei Klienten. *Zeitschrift für Klinische Psychologie, 21, 286-301.*

Sachse, R. (1992c). Differential effects of processing proposals and content references on the explication process of clients with different starting conditions. *Psychotherapy research, 4, 235-251.*

Sachse, R. (1992d). *Improving client processes by understanding and intervening. Theoretical and practical advances in client-centered therapy based on psychological concepts.* Berichte aus der Arbeitseinheit Klinische Psychologie, Fakultät für Psychologie, Ruhr-Universität Bochum, 81.

Sachse, R. (1992e). Informationsverarbeitungs- und Handlungsplanungsprozesse bei Psychotherapeuten. In: L. Montada (Hrsg.), *Bericht über den 38. Kongress der Deutschen Gesellschaft für Psychologie in Trier, 2, 942-946.* Göttingen: Hogrefe.

Sachse, R. (1992f). Psychotherapie als komplexe Aufgabe: Verarbeitungs-, Intentionsbildungs- und Handlungsplanungsprozesse bei Psychotherapeuten. In: R. Sachse, G. Lietaer & W.B. Stiles (Hrsg.), *Neue Handlungskonzepte der Klientenzentrierten Psychotherapie, 109-112.* Heidelberg: Asanger.

Sachse, R. (1992g). Flexibilität der Intentionsbildung im Therapieprozeß. In: L. Montada (Hrsg.), *Bericht über den 38. Kongress der Deutschen Gesellschaft für Psychologie in Trier, 1, 665-666.* Göttingen: Hogrefe.

Sachse, R. (1993a). The effects of intervention phrasing of therapist-client communication. *Psychotherapy research, 3, 4, 260-277.*

Sachse, R. (1993b). Empathie. In: A. Schorr (Hrsg.), *Handwörterbuch der Angewandten Psychologie, 170-173.* Bonn: Deutscher Psychologen-Verlag.

Sachse, R. (1993c). Gesprächspsychotherapie mit psychosomatischen Klienten: Eine theoretische Begründung der Indikation. In: L. Teusch und J. Finke (Hrsg.), *Die Ex-*

plizierung der Krankheitslehre der Gesprächspsychotherapie auf der Ebene eines sprachpsychologischen Modells, 173-193. Heidelberg: Asanger.

Sachse, R. (1994a). Gesprächspsychotherapie und Verhaltenstherapie im Rahmen einer Differentiellen Psychotherapie. In: M. Behr, U. Esser, F. Petermann, R. Sachse & R. Tausch (Hrsg.), *Jahrbuch für Personenzentrierte Psychologie und Psychotherapie, 163-183.* Köln: GwG-Verlag.

Sachse, R. (1994b). Der Einfluß von Expertise und Lageorientierung auf den Informationsverarbeitungsprozeß von Therapeuten. In K. Pawlik (Hrsg.), *39. Kongress der Deutschen Gesellschaft für Psychologie, 601.* Hamburg: Psychologisches Institut I der Universität Hamburg.

Sachse, R. (1994c). Veränderungsprozesse im Verlauf Klientenzentrierter Behandlung psychosomatischer Patienten. In: K. Pawlik (Hrsg.), *39. Kongress der Deutschen Gesellschaft für Psychologie, 601-602.* Hamburg: Psychologisches Institut I der Universität Hamburg.

Sachse, R. (1994d). Herzschlagwahrnehmung bei psychosomatischen Patienten: Abwendung der Aufmerksamkeit von eigenen Körperprozessen. *Psychotherapie, Psychosomatik, Medizinische Psychologie, 44, 284-292.*

Sachse, R. (1995a). Psychosomatische Störungen als Beeinträchtigung der Selbstregulation. In: S. Schmidtchen, G.-W. Speierer, H. Linster (Hrsg.), *Die Entwicklung der Person und ihre Störung, 2, 83-116.* Köln: GwG.

Sachse, R. (1995b). Zielorientierte Gesprächspsychotherapie: Effektive psychotherapeutische Strategien bei Klienten und Klientinnen mit psychosomatischen Magen-Darm-Erkrankungen. In: J. Eckert (Hrsg.), *Forschung zur Klientenzentrierten Psychotherapie: Aktuelle Ansätze und Ergebnisse, 27-49.* Köln: GwG.

Sachse, R. (1995c). *Der psychosomatische Klient in der Praxis: Grundlagen einer effektiven Therapie mit „schwierigen" Klienten.* Stuttgart: Kohlhammer.

Sachse, R. (1995d). *Explizierungsprozesse in Heuristischer und Psychoanalytischer Therapie.* Ein Beitrag zum Projekt „Psychotherapeutische Einzelfall-Prozeßforschung (PEP)". Berichte aus der Arbeitseinheit Klinische Psychologie, Fakultät für Psychologie, Ruhr-Universität Bochum.

Sachse, R. (1996a). *Praxis der Zielorientierten Gesprächspsychotherapie.* Göttingen: Hogrefe.

Sachse, R. (1996b). Empathisches Verstehen. In: M. Linden und M. Hautzinger (Hrsg.), *Verhaltenstherapie: Techniken, Einzelverfahren und Behandlungsanleitungen, 24-30.* Berlin: Springer.

Sachse, R. (1996c). Goal-oriented client-centered psychotherapy: A process-oriented form of client-centered psychotherapy. In: U. Esser, H. Papst, G.-W. Speierer (Eds.), *The power of the person-centered approach.* Köln: GwG.

Sachse, R. (1997a). Zielorientierte Gesprächspsychotherapie bei Klienten mit psychosomatischen Störungen. Therapiekonzepte und Ergebnisse. *Gesprächspsychotherapie und Personenzentrierte Beratung, 28, 90-107.*

Sachse, R. (1997b). Clientgerichte Psychotherapie bij psychosomatische stoornissen. *Tijdschrift voor Clientgerichte Psychotherapie, 35, 5-32.*

Sachse, R. (1998a). Spezifische Wirkweisen unterschiedlicher Therapieformen: Ein Vergleich der Therapieprozesse in Heuristischer Therapie, Psychoanalyse, Verhaltenstherapie und Zielorientierter Gesprächspsychotherapie. *Zeitschrift für Klinische Psychologie, Psychiatrie und Psychotherapie, 46, 132-151.*

Sachse, R. (1998b). *Wissenschaftliches Gutachten zur Anerkennung der Gesprächspsychotherapie als Richtlinienverfahren*. Köln: Gesellschaft für wissenschaftliche Gesprächspsychotherapie.

Sachse, R. (1998c). Goal-oriented Client-centered Psychotherapy of Psychosomatic Disorders. In: L. Greenberg, J. Watson & G. Lietaer (Eds.), *Handbook of experiential Psychotherapy, 295-327*. New York: Guilford.

Sachse, R. (1999a). *Persönlichkeitsstörungen. Psychotherapie dysfunktionaler Interaktionsstile*. Göttingen: Hogrefe, 2. Auflage.

Sachse, R. (1999b). *Lehrbuch der Gesprächspsychotherapie*. Göttingen: Hogrefe.

Sachse, R. (1999c). *Psychotherapie psychosomatischer Magen-Darm-Erkrankungen. Psychologische und somatische Veränderungen und Reduktion der Gesundheitskosten*. Ruhr-Universität Bochum, Fakultät für Psychologie.

Sachse, R. (2000a). Klärungsorientierte Psychotherapie bei depressiven Störungen. In: M. Lasar & Trenkmann, U. (Hrsg.), *Depressionen – Neue Befunde aus Klinik und Wissenschaft, 21-36*. Lengerich: Pabst.

Sachse, R. (2000b). Gesprächspsychotherapie. In: J. Straut, A. Kochinka & H. Werbik (Hrsg.), *Psychologie in der Praxis, 183-208*. München: Deutscher Taschenbuch-Verlag.

Sachse, R. (2000c). Diagnostik in der Gesprächspsychotherapie. In: A.-R. Laireiter (Hrsg.), *Diagnostik in der Psychotherapie, 165-178*. Wien: Springer.

Sachse, R. (2000d). Der Einfluss von Persönlichkeitsstörungen auf den Therapieprozess. In: Parfy, E., Rethenbacher, H., Sigmund, R., Schoberger, R. & Butschek, C. (Hrsg.), *Bindung und Interaktion. Dimensionen der professionellen Beziehungsgestaltung, 85-111*. Wien: Facultas.

Sachse, R. (2000e). Perspektiven der therapeutischen Beziehungsgestaltung. In: M. Hermer (Hrsg.), *Psychotherapeutische Perspektiven am Beginn des 21. Jahrhunderts, 157-176*. Tübingen: DGVT-Verlag.

Sachse, R. (2001a). *Psychologische Psychotherapie der Persönlichkeitsstörungen*. Göttingen: Hogrefe.

Sachse, R. (2001b). Persönlichkeitsstörung als Interaktionsstörung: Der Beitrag der Gesprächspsychotherapie zur Modellbildung und Intervention. *Psychotherapie, 5, 2, 282-292.*

Sachse, R. (2002). *Histrionische und narzisstische Persönlichkeitsstörungen*. Göttingen: Hogrefe.

Sachse, R. & Atrops, A. (1989). Focusing: Beziehungs- oder Bearbeitungsangebot? In: M. Behr, F. Petermann, W.M. Pfeiffer & C. Seewald (Hrsg.), *Jahrbuch für Personenzentrierte Psychologie und Psychotherapie, Bd. 1, 107-119*. Salzburg: Otto Müller.

Sachse, R. & Atrops, A. (1991). Schwierigkeiten psychosomatischer Klienten bei der Klärung eigener Emotionen und Motive: Mögliche Konsequenzen für die therapeutische Arbeit. *Psychotherapie, Psychosomatik, Medizinische Psychologie, 41, 155-198.*

Sachse, R., Atrops, A., Wilke, F. & Maus, C. (1992). *Focusing: Ein emotionszentriertes Psychotherapie-Verfahren*. Bern: Huber.

Sachse, R. & Elliott, R. (2002). Process-Outcome Research on Humanistic Therapy Variables. In: D. Cain, & J. Seeman (Eds.), *Humanistic Psychotherapies. Handbook of Research and Practice.* Washington, DC: American Psychological Association.

Sachse, R. & Howe, J. (1989). *Zur Zukunft der Klientenzentrierten Psychotherapie.* Heidelberg: Asanger.

Sachse, R., Lietaer, G. & Stiles, W.B. (1992). *Neue Handlungskonzepte der Klientenzentrierten Psychotherapie*. Heidelberg: Asanger.

Sachse, R. & Maus, C. (1987). Einfluß differentieller Bearbeitungsangebote auf den Explizierungsprozeß von Klienten in der Klientenzentrierten Psychotherapie. *Zeitschrift für Personenzentrierte Psychologie und Psychotherapie, 6, 75-86.*

Sachse, R. & Maus, C. (1991). *Zielorientiertes Handeln in der Gesprächspsychotherapie*. Stuttgart: Kohlhammer.

Sachse, R. & Musial, E.H. (1981). *Kognitionsanalyse und Kognitive Therapie*. Stuttgart: Kohlhammer.

Sachse, R. & Neumann, W. (1983). Prozeßmodell zum Focusing unter Berücksichtigung spezifischer Probleme. *GwG-Info 53, 51-75.*

Sachse, R. & Neumann, W. (1986). Prognostische Indikation zum Focusing aufgrund von Selbstexploration und Selbsterleben von Klienten in Klientenzentrierter Psychotherapie. *Zeitschrift für Personenzentrierte Psychologie und Psychotherapie, 5, 79-85.*

Sachse, R. & Neumann, W. (1987a). *Prognostische Indikation zum Focusing aufgrund von Klienten-Prozeßerfahrungen in Klientenzentrierter Psychotherapie.* Bochumer Berichte zur Klinischen Psychologie, Nr. 2.

Sachse, R. & Neumann, W. (1987b). *Entwicklung und Überprüfung von Maßen zur Beurteilung des Erfolges im Focusing.* Bochumer Berichte zur Klinischen Psychologie, Nr. 3.

Sachse, R. & Rohde, D. (1994). *Der Symptomfragebogen für Patienten mit entzündlichen Magen-Darm-Erkrankungen.* Berichte aus der Arbeitseinheit Klinische Psychologie, Ruhr-Universität Bochum.

Sachse, R. & Rudolph, R. (1992a). Selbstaufmerksamkeit bei psychosomatischen Patienten. *Zeitschrift für Klinische Psychologie, Psychopathologie und Psychotherapie, 40, 146-164.*

Sachse, R. & Rudolph, R. (1992b). Gesprächspsychotherapie mit psychosomatischen Klienten? Eine empirische Untersuchung auf der Basis der Theorie der objektiven Selbstaufmerksamkeit. In: M. Behr, U. Esser, F. Petermann, W.M. Pfeiffer & R. Tausch (Hrsg.), *Jahrbuch für Personenzentrierte Psychologie und Psychotherapie, 3, 66-84*. Köln: GwG-Verlag.

Sachse, R., Schlebusch, P. & Leisch, M. (2002). *Psychologische Psychotherapie des Alkoholismus.* Bochum: Schriftreihe des Instituts für Psychologische Psychotherapie.

Sachse, R. & Takens, R.J. (2002). *Klärungsprozesse in der Psychotherapie.* In Vorbereitung.

Salkovskis, P.M. (1996). Somatoforme Störungen. In: J. Margraf (Hrsg.), *Lehrbuch der Verhaltenstherapie, 163-189.* Berlin: Springer.

Sampson, J. & Weiss, T.J. (1986). Testing hypotheses: The Approach Of The Mount Zion Psychotherapy Research Group. In: L.S. Greenberg & W. Pinsof (Eds.), *The Psychotherapeutic Process: A Research Handbook.* New York: Guilford.

Santura, P. (1985). *Die phasenweise psychophysiologische Überprüfung des Focusing-Prozesses.* Diplomarbeit, Ruhr-Universität Bochum, Fakultät für Psychologie.

Saß, H., Wittchen, H.U. & Zaudig, M. (1996). *Diagnostisches und Statistisches Manual Psychischer Störungen: DSM-IV.* Göttingen: Hogrefe.

Schank, P.C. & Abelson, R.P. (1977). *Scripts, plans, goals and understanding.* Hillsdale: Erlbaum.

Scharmann, M. (1996). *Was stört an der Persönlichkeitsstörung? Klientenverhalten und therapeutische Interventionen.* Diplomarbeit, Ruhr-Universität Bochum, Fakultät für Psychologie.

Scheier, M.F. (1980). Effects of public and private self-consciousness on the public expression of personal beliefs. *Journal of Personality and Social Psychology, 39, 514-521.*

Scheier, M.F. & Carver, C.S. (1983). Self-directed attention and the comparison of self with standards. *Journal of Experimental Social Psychology, 19, 205-222.*

Scherer, K.R. (1984). On the nature and function of emotion: A component process approach. In: K.R. Scherer & P. Ekman (Eds.), *Approaches to Emotion, 293-318.* Hillsdale, N.J.: Erlbaum.

Scherer, K.R. (1989). Die Essenz der Emotionen: Bedeutungskonstituenten der Alltagssprache oder multikomponentiale Verlaufsmuster? *Sprache und Kognition, 8, 19-22.*

Schiermeyer-Wendlandt, B. (1996). *Dysfunktionale Beziehungs- und Bearbeitungsstrukturen in der Therapeut-Klient-Beziehung bei Alkoholikern.* Diplomarbeit, Ruhr-Universität Bochum, Fakultät für Psychologie.

Schlegel, L. (1987). *Die Transaktionale Analyse* (3. Aufl.). Tübingen: Francke Verlag.

Schmitz, B. (1996). Verhaltenstherapie bei Persönlichkeitsstörungen. In: W. Senf & M. Broda (Hrsg.), *Praxis der Psychotherapie.* Stuttgart: Thieme.

Schmitz, B., Fydrich, T. & Limbacher, K. (1996). Diagnostik und Psychotherapie bei Persönlichkeitsstörungen: Eine Einführung. In: B. Schmitz, T. Fydrich & K. Limbacher (Hrsg.), *Persönlichkeitsstörungen: Diagnostik und Psychotherapie, 1-23.* Weinheim: Beltz Psychologie Verlags Union.

Schmücker, B. (1995). *Psychosomatiker im Gesprächspsychotherapieprozeß: Die Berücksichtigung impliziter Klientenaussagen.* Diplomarbeit, Ruhr-Universität Bochum, Fakultät für Psychologie.

Schneider, H. (1988). Veränderung in der Psychotherapie als selbstorganisierender Prozeß: Ein Modell der Entstehung einer neuen Struktur. *Verhaltensther. Psychosoz. Prax., 20, 1, 24-38.*

Schneider, R. & Sachse, R. (1992). Repression-Sensitization: Eine prognostisch bedeutsame Persönlichkeitsdimension im erlebnisaktivierenden Therapieverfahren des Focusing. In: R. Sachse, G. Lietaer & W.B. Stiles (Hrsg.), *Neue Handlungskonzepte der Klientenzentrierten Psychotherapie, 175-186.* Heidelberg: Asanger.

Schneider, W. & Shiffrin, R.M. (1977). Controlled and automatic human information processing: I. Detection, search, and attention. *Psychological Review, 84, 1-66.*

Schneider, W., Dumais, S.T. & Shiffrin, R.M. (1984). Automatic and control processing and attention. In: R. Parasuraman & D.R. Davies (Eds.), *Varieties of Attention, 1-28.* New York: Academic Press.

Schulz von Thun, F. (1983). *Miteinander reden: Störungen und Klärungen: Psychologie der zwischenmenschlichen Kommunikation.* Reinbeck: Rowohlt.

Schwartz, H.-J. (1975a). Empirisch überprüfte Prozeßmerkmale in der Gesprächspsychotherapie. In: GwG (Hrsg.), *Die klientenzentrierte Gesprächspsychotherapie, 114-123.* München: Kindler.

Schwartz, H.-J. (1975b). *Prozeßforschung in klientenzentrierter Gesprächspsychotherapie: Bedingungen des Behandlungseffektes im Anfangsgespräch.* Unveröffentlichte Dissertation: Universität Hamburg.

Schwarz, N. (1985). Theorien konzeptgesteuerter Informationsverarbeitung in der Sozialpsychologie. In: D. Frey & M. Irle (Hrsg.), *Theorien der Sozialpsychologie, Bd. 3, 269-291.* Bern: Huber.

Seel, N.M. (1991). *Weltwissen und mentale Modelle.* Göttingen: Hogrefe.

Shiffrin, R.M., Dumais, S.T. & Schneider, W. (1981). Characteristics of automatism. In: J.B. Long & A.D. Baddeley (Eds.), *Attention and performance.* IX. Hillsdale, New York: Erlbaum.

Shiffrin, R.M. & Schneider, W. (1984). Theoretical Note. Automatic and controlled processing revisited. *Psychological Review, 91, 2, 269-276.*

Silberschatz, G. (1986). Testing Pathogenic Believes. In: J. Weiss, H. Sampson & the Mount Zion Psychotherapy Research Group (Eds.), *The Psychoanalytic Process: Theory, Clinical Observation, and Empirical research, 256-266.* New York: Guilford.

Silberschatz, G., Curtis, J.T. & Nathans, S. (1989). Using the patients plans to assess progress in psychotherapy. *Psychotherapy, 26, 40-46.*

Silberschatz, G., Curtis, J.T., Sampson, H. & Weiss, J. (1990). Research on the process of change in psychotherapy: An approach of the Mount Zion Psychotherapy Research Group. In: L. Beutler & M. Cargo (Eds.), *International psychotherapy research programs.* Washington, DC: American Psychological Association.

Silberschatz, G., Curtis, J.T., Sampson, H. & Weiss, J. (1991). Mount Zion Hospital and Medical Center: Research on the Process of Change in Psychotherapy. In: L. Beutler & M. Craigo (Eds.), *Psychotherapie Research. An international review of programmatic studies.* Washington, D.C.: American Psychological Association.

Silberschatz, G., Fretter, P.B. & Curtis, J.T. (1986). How do interpretations influence the progress in psychotherapy? *Journal of Consulting and Clinical Psychology, 54, 646-652.*

Sipps, G.J., Sudgen, G.J. & Faiver, C.M. (1988). Counselor training level and verbal response type: their relationship to efficacy and outcome expectations. *Journal of Counseling Psychology, 35, 4, 397-401.*

Smith, C.A. & Ellsworth, P.C. (1985). Patterns of cognitive appraisal in emotion. *Journal of Personality and Social Psychology, 56, 339-353.*

Smith, E., Regli, D. & Grawe, K. (1999). Wenn Therapie wehtut – Wie können Therapeuten zu fruchtbaren Problemaktualisierungen beitragen? *Verhaltenstherapie & psychosoziale Praxis, 2, 227-251.*

Snyder, M. & Uranowitz, S.W. (1978). Reconstructing the past: Some cognitive consequences of person perception. *Journal of Experimental Social Psychology, 34, 1034-1042.*

Sorembe, V. & Westhoff, K. (1985). *Skala zur Erfassung der Selbstakzeptierung (SESA).* Göttingen: Hogrefe.

Spiro, R.J. (1977). Remembering information from text: The „state of schema" approach. In: R. Anderson, R. Spiro & W. Montague (Eds.), *Schooling and the acquisition of knowledge, 137-165.* Hillsdale, NJ: Lawrence Erlbaum Associates.

Spiro, R.J. (1980). Accomodative reconstruction in prose recall. *Journal of Verbal Learning and Verbal Behavior, 19, 84-95.*

Stengel, J. (1995). *Dysfunktionale Interaktionsstrukturen in der Therapeut-Klient-Beziehung bei Alkoholabhängigen.* Diplomarbeit, Ruhr-Universität Bochum, Fakultät für Psychologie.

Stöber, R. (1984). *Entwicklung und Überprüfung eines Trainings zur Steigerung der Focusing-Fähigkeit von Klienten.* Diplomarbeit, Ruhr-Universität Bochum, Fakultät für Psychologie.

Stratmann, A. (1986). *Auswirkungen eines zielorientierten Handelns des Therapeuten im Focusing-Prozeß auf die Prozeßmerkmale des Klienten.* Diplomarbeit, Ruhr-Universität Bochum, Fakultät für Psychologie.

Swildens, H. (1989). Über Psychopathologie und ihre Bedeutung für die klientenzentrierte Psychotherapie (1). In: GwG (Hrsg.), *Jahrbuch für personenzentrierte Psychologie und Psychotherapie, 80-106.* Salzburg: Müller.

Taylor, S.E. & Crocker, J. (1981). Schematic bases of social information processing. In: E.T. Higgins, P. Herman & M. Zanna (Eds.), *Social cognition: The Ontario Symposium, Vol. 1.* Hillsdale: Erlbaum.

Teasdale, J.D. (1999). Multi-level Theories of Cognition-Emotion Relations. In: T. Dalgleish & M. Power (Eds.), *Handbook of Cognition and Emotion, 665-681.* New York: Wiley.

Tholen, C. (1994). *Der Umgang mit selbsterzeugtem Streß: Kontrolle und Körperwahrnehmung bei Herzinfarktpatienten.* Diplomarbeit, Ruhr-Universität Bochum, Fakultät für Psychologie.

Thorndyke, P.W. (1977). Cognitive structures in comprehension and memory of narrative discourse. *Cognitive Psychology, 9, 77-110.*

Tönnies, S. (1986). Die Bedeutung der Alexithymie-Diagnose für die Verhaltenstherapie psychosomatisch Erkrankter. In: A. Schnorr (Hrsg.), *Bericht über den 13. Kongress für Angewandte Psychologie, Band 2, 158-163.* Bonn: Deutscher Psychologen-Verlag.

Tönnies, S., Gades, H. & Pieper-Raether, M. (1987). Die Effekte verhaltenstherapeutischer Gruppen mit psychosomatischen Patienten unter besonderer Berücksichtigung alexithymen Verhaltens. *Verhaltensmodifikation und Verhaltensmedizin, 8, 193-211.*

Tracey, T.J., Hays, K.H., Malone, J. & Herman, B. (1988). Changes in counselor response as a function of experience. *Journal of Counseling Psychology, 35, 2, 119-126.*

Truax, C.B. (1966). Reinforcement and non-reinforcement in Rogerian psychotherapy. *Journal of Abnormal Psychology, 71, 1-9.*

Truax, C.B. & Mitchell, K.M. (1971). Research on certain therapist interpersonal skills in relation to process and outcome. In: A.E. Bergin & S.L. Garfield (Eds.), *Psychotherapy and behavior change, 299-344.* New York: Wiley.

Tschacher, W. (1990). *Interaktion in selbstorganisierten Systemen.* Heidelberg: Roland Asanger Verlag.

Tulving, E. (1972). Episodic and semantic memory. In: E. Tulving & W. Donaldson (Eds.), *Organization of memory, 382-403.* New York: Academic Press.

Ullrich, R. & Ullrich de Muynck, R. (1977). *Der Unsicherheitsfragebogen.* München: Pfeiffer.

Ulmer, W. (1986). *Auswirkungen eines zielorientierten therapeutischen Handelns auf den Focusing-Prozeß des Klienten.* Diplomarbeit, Ruhr-Universität Bochum, Fakultät für Psychologie.

Urbaniak, B. (1998). *Mikro-Prozess-Analyse der Therapeut-Klient-Beziehung bei Angstklienten und Interaktionsstörungen.* Diplomarbeit, Ruhr-Universität Bochum, Fakultät für Psychologie.

Urlaß, A. (1998). *Unterschiedliche Perspektiven dysfunktionaler Selbstregulation bei Psychosomatikern und Angstpatienten.* Diplomarbeit, Ruhr-Universität Bochum, Fakultät für Psychologie.

Vahsen, B. (1986). *Untersuchung über Prädiktoren zum Focusing-Prozeß.* Diplomarbeit, Ruhr-Universität Bochum, Fakultät für Psychologie.

Vaillant, G.E. (1987). A developmental view of old and new perspectives of personality disorders. *Journal of Personality Disorders, 1, 146-156.*

Vaillant, G.E. & Perry, J.C. (1988). Persönlichkeitsstörungen. In: A.M. Freedman, H.J. Kaplan, B.J. Sadock & U.H. Peters (Hrsg.), *Psychosomatische Störungen (Psychiatrie in Praxis und Klinik, Band 4, 113-157).* Stuttgart: Thieme.

Vogel, G. (1993). *Planung und Improvisation im Therapieprozeß. Eine Analyse mikrotherapeutischer Entscheidungsprozesse.* Münster: Waxmann.

Vogel, G. & Schulte, D. (1990). Der Prozeß therapeutischer Entscheidungen. In: D. Schulte (Hrsg.), *Therapeutische Entscheidungen.* Göttingen: Hogrefe.

Volk, B.A. & Gerok, W. (1992). Neue Erkenntnisse der Pathogenese chronisch-entzündlicher Darmerkrankungen. *Schweizerische Rundschau der Medizin (Praxis), 81, 863-865.*

Watzlawick, P. (1982). *Die Möglichkeit des Andersseins. Zur Technik der therapeutischen Kommunikation.* Bern: Huber.

Watzlawick, P. (1983). *Anleitung zum Unglücklichsein.* München: Piper & Co.

Watzlawick, P., Weakland, J.H. & Fisch, R. (1974). *Lösungen.* Bern: Huber.

Weinrich, E. (1993). *Auswirkungen von Handlungs-Kontroll-Strategien und Wissen auf den Problemlösungsprozeß von Gesprächspsychotherapeuten.* Dissertation, Ruhr-Universität Bochum, Fakultät für Psychologie.

Weinrich, E. & Sachse, R. (1992). Informationsverarbeitung und Intentionsbildung von Psychotherapeuten. In: R. Sachse, G. Lietaer & W.B. Stiles (Hrsg.), *Neue Handlungskonzepte der Klientenzentrierten Psychotherapie, 113-132.* Heidelberg: Asanger.

Weis, C. (1985). *Untersuchung über den Zusammenhang zwischen Focusing-Fähigkeit des Therapeuten und der von ihm realisierten Passung.* Diplomarbeit, Ruhr-Universität Bochum, Fakultät für Psychologie.

Wexler, D.A. (1974). A cognitive Theory of Experiencing, Self-Actualization, Therapeutic Process. In: D.A. Wexler & L.N. Rice (Eds.), *Innovations in client-centered therapy, 49-116.* New York: Wiley.

Wexler, D.A. & Rice, L.N. (1974). *Innovations in client-centered therapy.* New York: John Wiley & Sons.

Wickens, C.D. (1972). Characteristics of word encoding. In: A.W. Melton & E. Martin (Eds.), *Coding processes in human memory.* Washington, DC: Winston.

Wickens, C.D. (1980). The structure of attentional ressources (8). In: R.S. Nickerson (Ed.), *Attention and Performance.* Hillsdale, New York: Lawrence Erlbaum.

Wickens, C.D. (1983). Processing Ressources in attention. In: R. Parasuraman & D.R. Davies (Eds.), *Varieties of attention, 63-102.* New York: Academic Press.

Wiegert, G. (1995). *Der Einfluß der objektiven Selbstaufmerksamkeit auf die Selbstdiskriminierung bei Psychosomatikern.* Diplomarbeit, Ruhr-Universität Bochum, Fakultät für Psychologie.

Wilke, F. (1989). *Intuitive Informationsverarbeitung als Merkmal des Focusing-Prozesses.* Diplomarbeit, Ruhr-Universität Bochum, Fakultät für Psychologie.

Wyer, R.S. & Srull, T.K. (1980). Category accessibility: Some theoretical and empirical issues concerning of social information. In: E.T. Higgins, C.P. Herman & M. Zanna (Eds.), *Social cognition: The Ontario Symposion, Vol. 1.* Hillsdale, NJ: Erlbaum.

Zadny, J. & Gerard, H.B. (1974). Attributed intentions and informational selectivity. *Journal of Experimental Social Psychology, 10, 34-52.*

Zajonc, R.B. (1980). Feeling and thinking. Preferences need no inferences. *American Psychologist, 35, 151-175.*

Zajonc, R.B. (1984). On the Primacy of Affect. *American Psychologist, 39, 117-123.*

Zysik, B. (1988). *Auswirkungen von Fähigkeit und Widerstand auf den Focusingprozeß.* Diplomarbeit, Ruhr-Universität Bochum, Fakultät für Psychologie.

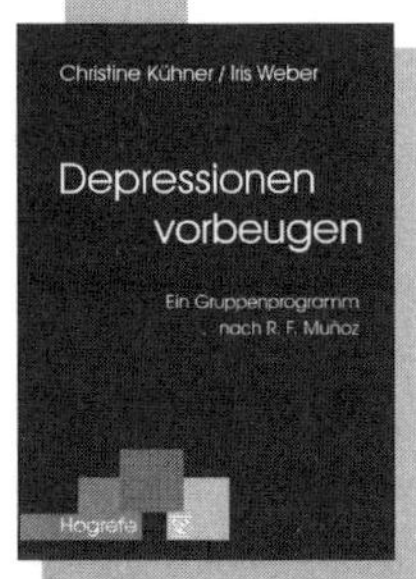

Christine Kühner / Iris Weber

Depressionen vorbeugen

Ein Gruppenprogramm nach R.F. Muñoz

(Therapeutische Praxis)
2001, 204 Seiten, Großformat,
€ 36,95 / sFr. 60,–
ISBN 3-8017-1422-5

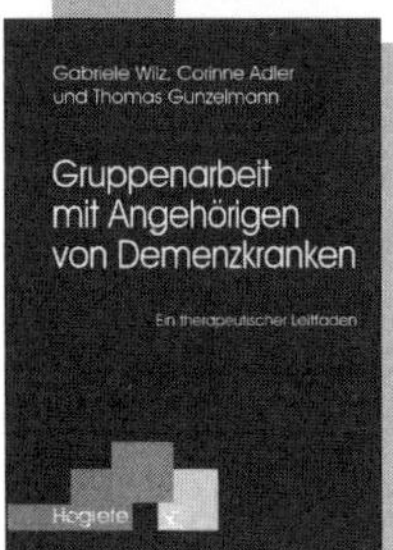

Gabriele Wilz / Corinne Adler
Thomas Gunzelmann

Gruppenarbeit mit Angehörigen von Demenzkranken

Ein therapeutischer Leitfaden

(Therapeutische Praxis)
2001, 130 Seiten, Großformat,
€ 32,95 / sFr. 51,–
ISBN 3-8017-1340-7

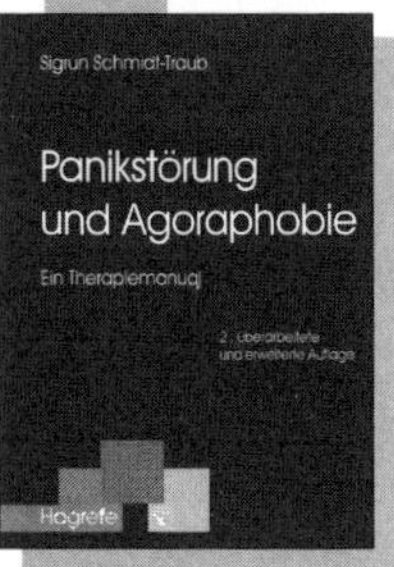

Sigrun Schmidt-Traub

Panikstörung und Agoraphobie

Ein Therapiemanual

(Therapeutische Praxis)
2., überarbeitete und erweiterte Auflage 2000,
154 Seiten, Großformat,
€ 26,95 / sFr. 44,80
ISBN 3-8017-1364-4

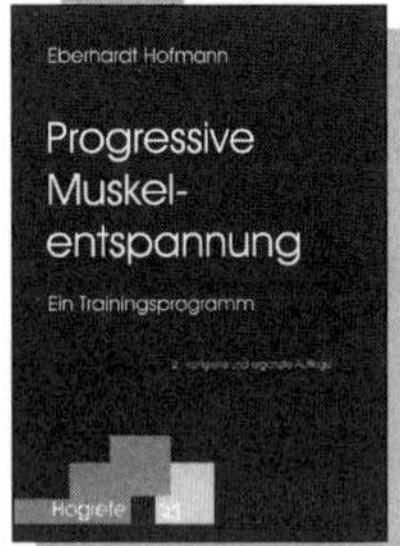

Eberhardt Hofmann

Progressive Muskelentspannung

Ein Trainingsprogramm

(Therapeutische Praxis)
2., korrigierte und ergänzte Auflage 2003,
102 Seiten, Großformat,
€ 24,95 / sFr. 42,80
ISBN 3-8017-1639-2

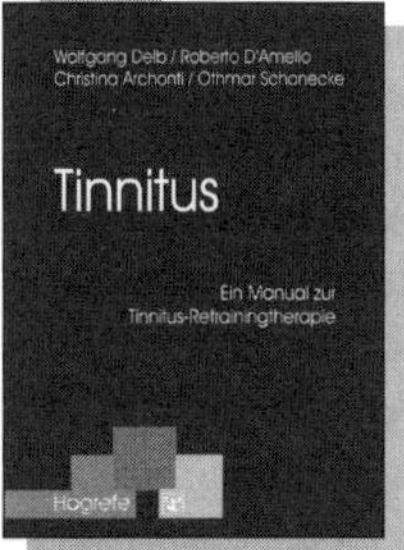

Wolfgang Delb
Roberto D'Amelio
Christina Archonti
Othmar Schonecke

Tinnitus

Ein Manual zur Tinnitus-Retrainingtherapie

(Therapeutische Praxis)
2002, 240 Seiten, Großformat,
€ 39,95 / sFr. 68,–
ISBN 3-8017-1379-2

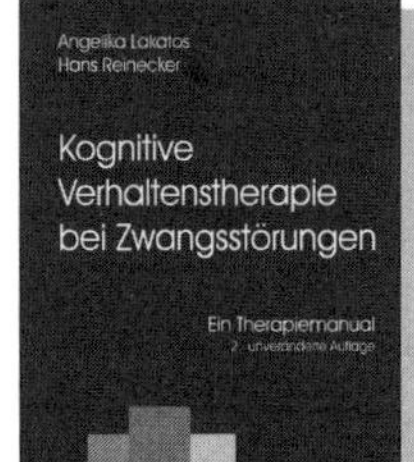

Angelika Lakatos / Hans Reinecker

Kognitive Verhaltenstherapie bei Zwangsstörungen

Ein Therapiemanual

(Therapeutische Praxis)
2., unveränderte Auflage 2001,
137 Seiten, Großformat,
€ 26,95 / sFr. 44,80
ISBN 3-8017-0960-4

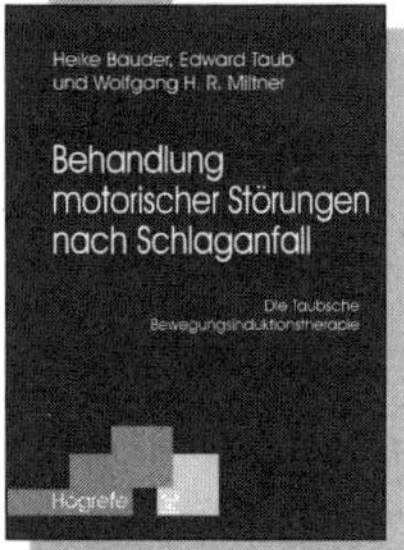

Heike Bauder / Edward Taub
Wolfgang H.R. Miltner

Behandlung motorischer Störungen nach Schlaganfall

Die Taubsche Bewegungsinduktionstherapie

(Therapeutische Praxis)
2001, 135 Seiten, Großformat,
€ 32,95 / sFr. 51,–
ISBN 3-8017-1464-0

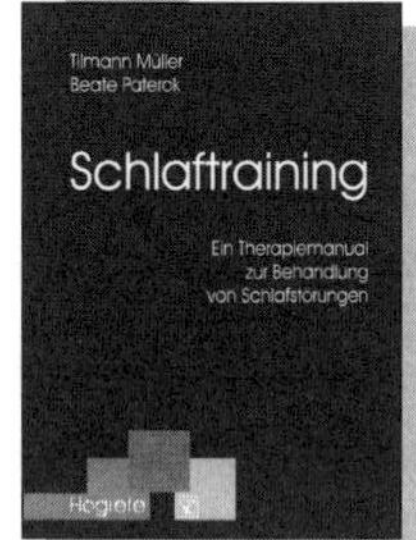

Tilmann Müller / Beate Paterok

Schlaftraining

Ein Therapiemanual zur Behandlung von Schlafstörungen

(Therapeutische Praxis)
1999, 162 Seiten, Großformat,
€ 26,95 / sFr. 44,80
ISBN 3-8017-1299-0

Hogrefe

Hogrefe-Verlag

GmbH & Co. KG
Rohnsweg 25 • 37085 Göttingen
Tel.: 05 51 - 4 96 09-0
Fax: 05 51 - 4 96 09-88
E-mail: verlag@hogrefe.de